Vetter/Losse/Düsing/Vetter
Prognose innerer Erkrankungen

Prognose innerer Erkrankungen

Herausgegeben von
Hans Vetter, Heinz Losse, Rainer Düsing und
Wilhelm Vetter

Mit Beiträgen von

B. Baumeister
R. Düsing
K. Glänzer
D. Klingmüller
O. Koch
R. Kolloch
H. J. Kramer
M. Ludwig
K.-P. Maier
H. Meyer-Lehnert
A. Overlack
Ch. Schmidt
E. Schmidt-Hengst
H.-U. Schweikert
M. Sorger
A. Steiner
H. Vetter
W. Vetter
P. Walger
B. Weißer

40 Abbildungen, 26 Tabellen

Georg Thieme Verlag Stuttgart · New York 1994

Die Deutsche Bibliothek – CIP-Einheitsaufnahme:

Prognose innerer Erkrankungen / hrsg. von Hans Vetter ... Mit Beitr. von B. Baumeister ... – Stuttgart ; New York : Thieme, 1994
NE: Vetter, Hans; Baumeister, R.

Geschützte Warennamen (Warenzeichen) werden *nicht* besonders kenntlich gemacht. Aus dem Fehlen eines solchen Hinweises kann also nicht geschlossen werden, daß es sich um einen freien Warennamen handele.

Das Werk, einschließlich aller seiner Teile, ist urheberrechtlich geschützt. Jede Verwertung außerhalb der engen Grenzen des Urheberrechtsgesetzes ist ohne Zustimmung des Verlages unzulässig und strafbar. Das gilt insbesondere für Vervielfältigungen, Übersetzungen, Mikroverfilmungen und die Einspeicherung und Verarbeitung in elektronischen Systemen.

© 1994 Georg Thieme Verlag,
Rüdigerstraße 14, D-70469 Stuttgart
Printed in Germany
Satz: Gulde-Druck GmbH,
D-72070 Tübingen (Linotype System 4/300)
Druck: Gutmann + Co, Talheim

Wichtiger Hinweis:

Wie jede Wissenschaft ist die Medizin ständigen Entwicklungen unterworfen. Forschung und klinische Erfahrung erweitern unsere Erkenntnisse, insbesondere was Behandlung und medikamentöse Therapie anbelangt. Soweit in diesem Werk eine Dosierung oder eine Applikation erwähnt wird, darf der Leser zwar darauf vertrauen, daß Autoren, Herausgeber und Verlag große Sorgfalt darauf verwandt haben, daß diese Angabe dem Wissensstand bei Fertigstellung des Werkes entspricht.

Für Angaben über Dosierungsanweisungen und Applikationsformen kann vom Verlag jedoch keine Gewähr übernommen werden. Jeder Benutzer ist angehalten, durch sorgfältige Prüfung der Beipackzettel der verwendeten Präparate und gegebenenfalls nach Konsultation eines Spezialisten festzustellen, ob die dort gegebene Empfehlung für Dosierungen oder die Beachtung von Kontraindikationen gegenüber der Angabe in diesem Buch abweicht. Eine solche Prüfung ist besonders wichtig bei selten verwendeten Präparaten oder solchen, die neu auf den Markt gebracht worden sind. Jede Dosierung oder Applikation erfolgt auf eigene Gefahr des Benutzers. Autoren und Verlag appellieren an jeden Benutzer, ihm etwa auffallende Ungenauigkeiten dem Verlag mitzuteilen.

ISBN 3-13-112901-8   1 2 3 4 5 6

Vorwort

Medizin ist in ihrer Grundlage der Versuch, die menschliche Existenz gegenüber solchen Zuständen zu schützen und zu verteidigen, die sie bedrohen. Dabei kann diese Bedrohung qualitativer oder auch quantitativer Natur sein. So können Krankheiten einerseits durch Symptome und Behinderungen ausschließlich die Qualität der Existenz einschränken oder aber sogar die Lebensspanne des Einzelindividuums verkürzen. Beiden Aspekten ist die Medizin in ihrer klassischen Funktion als „heilende" Disziplin durch ihr schwerpunktmäßiges Interesse an der Wiederherstellung der Integrität des Gesamtorganismus bzw. von Teilfunktionen gerecht geworden. Der Bedeutung zukünftiger Entwicklungen hat die Medizin dadurch Rechnung getragen, daß sie mit Stellungnahmen und Maßnahmen bereits im Vorfeld manifester Erkrankung oder Verletzung Zuständigkeit übernommen hat. Die reparative Funktion der Medizin ist demzufolge als die eine Seite des medizinischen Auftrages zu verstehen, dem durch Krankheit und Verletzung individuell betroffenen Patienten zu helfen. Prävention kann die Effektivität solcher Maßnahmen um ein Vielfaches übertreffen. Es sind diese zwei Seiten des gleichen Auftrages an die Medizin, einem Patienten mit akutem Myokardinfarkt einerseits alle Segnungen moderner Interventionen zukommen zu lassen; andererseits muß sie sich bei der primären Prävention der koronaren Herzkrankheit engagieren, da hier größere Erfolgschancen liegen und sie demzufolge ihrem Auftrag insgesamt nur bei Wahrnehmung auch dieser Aufgaben gerecht wird.

Medizin tritt also nicht nur mit dem Anspruch an, Symptome zu lindern und Lebensqualität zu erhalten, eines ihrer wichtigsten Anliegen ist es, durch ihren Einsatz einen günstigen Verlauf der gesundheitlichen Entwicklung und des Lebens zu gewährleisten. Die medizinische bzw. ärztliche Leistung der Abschätzung künftiger Entwicklungen ist das, was wir heute als Prognose bezeichnen. Daß Ärzte in diesem Sinne Stellung nehmen, dürfte aus der hippokratischen Medizin stammen. Hier wurden vom Arzt, der als reisender Handwerker von Ort zu Ort seine Dienste anbot, Prognosen, also Vorhersagen, erwartet und auch geleistet. Heute geht der Begriff der Prognose mit einem wissenschaftlichen Anspruch einher, der sich durch Verlaufsbeobachtungen, retrospektive und prospektive Untersuchungen absichern läßt. Dabei muß streng zwischen der Prognose im Sinne der statistischen Wahrscheinlichkeit von Entwicklungen in größeren Kollektiven und der individuellen Prognose unterschieden werden. Hier offenbart sich auch die Vielschichtigkeit der Medizin, die letztlich ja mehr ist als angewandte Naturwissenschaft. Während mit wissenschaftlichen Methoden also die Frage nach der Prognose im statistischen Sinne untersucht und beantwortet werden kann, werden die Ergebnisse solcher Untersuchungen zusammen mit den vom jeweiligen Arzt gemachten Erfahrungen für den individuellen Patienten immer nur Orientierungsrahmen sein.

Obwohl die Prognose als Teil der medizinischen Wissenschaft und der ärztlichen Kunst eine zentrale Bedeutung innehat, wird ihr in den herkömmlichen Darstellungen der Medizin eine eher untergeordnete Rolle zugewiesen. Pathophysiologische Überlegungen und klinisch-phänomenologische Darstellungen überwiegen hier eindeutig. Das vorliegende Werk hat es sich daher zur Aufgabe gemacht, die innere Medizin schwerpunktmäßig aus dem Blickwinkel der Prognose darzustellen. Dies betrifft einerseits den Spontanverlauf der jeweiligen Erkrankung selbst als auch die Wertigkeit therapeutischer Maßnahmen. Damit soll eine unseres Erachtens bestehende Lücke in der medizinischen Fachliteratur geschlossen werden. Es ist das zentrale Anliegen dieses Werkes, die ärztliche Kunst, prognostische Aussagen machen zu können, zu fördern. Dabei wird die Kunst einer angemessenen ärztlichen Prognose darin bestehen, einerseits die Kenntnis aus epidemiologischer und medizinischer Forschung wiederzugeben, gleichzeitig aber die hohe Variabilität der Verläufe anzuerkennen und im Einzelfall zu berücksichtigen.

Anschriften

Dr. med. B. Baumeister
Medizinische Universitätspoliklinik
Wilhelmstr. 35–37
53111 Bonn

Prof. Dr. med. R. Düsing
Medizinische Universitätspoliklinik
Wilhelmstr. 35–37
53111 Bonn

Priv.-Doz. Dr. med. K. Glänzer
Medizinische Universitätspoliklinik
Wilhelmstr. 35–37
53111 Bonn

Priv.-Doz. Dr. med. D. Klingmüller
Medizinische Universitätspoliklinik
Wilhelmstr. 35–37
53111 Bonn

Dr. med. O. Koch
Universität Münster
Innere Medizin A
Albert-Schweitzer-Str. 33
48149 Münster

Priv.-Doz. Dr. med. R. Kolloch
Medizinische Universitätspoliklinik
Wilhelmstr. 35–37
53111 Bonn

Prof. Dr. med. H. J. Kramer
Medizinische Universitätspoliklinik
Wilhelmstr. 35–37
53111 Bonn

Prof. Dr. med. H. Losse
Holteistr. 8
48141 Münster/Westf.

Dr. med. M. Ludwig
Medizinische Universitätspoliklinik
Wilhelmstr. 35–37
53111 Bonn

Prof. Dr. med. K.-P. Maier
Fachbereich Gastroenterologie der
Medizinischen Klinik der Städtischen Kliniken
Eßlingen
Akademisches Lehrkrankenhaus der Universität
Tübingen
Hirschlandstr. 97
73730 Eßlingen

Dr. med. H. Meyer-Lehnert
Medizinische Universitätspoliklinik
Wilhelmstr. 35–37
53111 Bonn

Prof. Dr. med. A. Overlack
Medizinische Universitätspoliklinik
Wilhelmstr. 35–37
53111 Bonn

Dr. med. Ch. Schmidt
Medizinische Universitätspoliklinik
Wilhelmstr. 35–37
53111 Bonn

Dr. med. E. Schmidt-Hengst
Medizinische Universitätspoliklinik
Wilhelmstr. 35–37
53111 Bonn

Prof. Dr. med. H.-U. Schweikert
Medizinische Universitätspoliklinik
Wilhelmstr. 35–37
53111 Bonn

Dr. med. M. Sorger
Medizinische Universitätspoliklinik
Wilhelmstr. 35–37
53111 Bonn

Dr. A. Steiner
Dep. Inn. Med. Univ. Spital
Rämistr. 100
CH 8091 Zürich

Prof. Dr. med. H. Vetter
Medizinische Universitätspoliklinik
Wilhelmstr. 35–37
53111 Bonn

Prof. Dr. med. W. Vetter
Dep. Inn. Med. Univ. Spital
Rämistr. 100
CH 8091 Zürich

Dr. med. P. Walger
Medizinische Universitätspoliklinik
Wilhelmstr. 35–37
53111 Bonn

Dr. med. B. Weißer
Medizinische Universitätspoliklinik
Wilhelmstr. 35–37
53111 Bonn

Inhaltsverzeichnis

1 Herzerkrankungen 1
R. Düsing, K. Glänzer und B. Weißer

Chronische Koronarinsuffizienz 1
B. Weißer und R. Düsing

Sterblichkeit 1
Prognostische Kriterien bei
chronischer Koronarinsuffizienz 1
Therapeutische Beeinflussung der
Prognose 3

Akuter Myokardinfarkt 4
B. Weißer und R. Düsing

Sterblichkeit 4
Prognostische Kriterien bei akutem
Myokardinfarkt 4
Therapeutische Beeinflussung der
Prognose 4
Literatur 7

Chronische Herzinsuffizienz 9
R. Düsing und B. Weißer

Epidemiologie 9
Klinischer Schweregrad 9
Prognose der Herzinsuffizienz 10
Prospektive Studien 10
   PROMISE-Studie 10
   Veterans Administration Heart
   Failure Trials (VHeFT) 1 und 2 ... 10
   Consensus-Studie 11
   SOLVD-T-Studie 11
   Die Münchener
   Herzinsuffizienzstudie 12
   SOLVD-P- und SAVE 12
Literatur 14

Primäre Kardiomyopathien 15
K. Glänzer

Primär hypertrophische
Kardiomyopathie (HCM) 15
   Hypertrophe obstruktive
   Kardiomyopathie (HOCM) 15

Hypertrophe nicht obstruktive
Kardiomyopathie 16
Dilatative Kardiomyopathie ohne und
mit Kongestion 16
Restriktive Kardiomyopathien 17
Obliterative Kardiomyopathien 17
*Ätiologisch bekannte sekundäre
Kardiomyopathie* 18
Myokarditis 18
   Viruskarditis 18
   Rheumatische Myokarditis 18
   Granulomatöse Myokarditis
   (Sarkoidose) 19
Herzmuskelerkrankungen durch
toxische/nutritive Einflüsse 19
   Alkoholisch bedingte
   Kardiomyopathien 20
   Medikamentös induzierte
   Kardiomyopathien 20
   Kardiomyopathie infolge
   Bestrahlungsbehandlung 21
Perikarditis 22
Idiopathische Perikarditis 22
Bakterielle Perikarditis 22
Virusperikarditis 22
Perikarditis bei Kollagenosen und
rheumatoider Arthritis 23
Immunogene Perikarditis 23
Perikarditis bei
Stoffwechselerkrankungen 23
Chronische Perikarditis 23
Endokarditis 24
Rheumatische Endokarditis 24
Infektiöse Endokarditis 24
Mitralstenose 25
Mitralinsuffizienz 27
Aortenstenose 28
Leichtgradige Aortenstenose 29
Mittelgradige Aortenstenose 29
Schwere Aortenstenose 30
Aorteninsuffizienz 31
Mittelgradige Aorteninsuffizienz ... 31
Hochgradige Aorteninsuffizienz ... 32
Trikuspidalfehler 32

Trikuspidalinsuffizienz	32	Renale Hypertonie	63
Pulmonalklappenfehler	33	Renovaskuläre Hypertonie	63
Pulmonalarterielle Hypertonie	34	Renoparenchymatöse Hypertonie	63
Ventrikelseptumdefekt	34	Primärer Aldosteronismus	64
Persistierender Ductus arteriosus	35	Cushing-Syndrom	64
Aortenisthmusstenose	35	Phäochromozytom	64
Koronaranomalien	36	Schwangerschaft	65
Literatur	37	Literatur	65

2 Erkrankungen der Gefäße 38
M. Ludwig

4 Hypotonie 67
R. Kolloch

Arterien	38	*Einleitung*	67
Prognose bei akuter arterieller Verschlußkrankheit	38	*Orthostatische Hypotonie*	67
Spontanverlauf	38	*Hypotonie mit Synkope*	69
Therapie	38	*Chronische Hypotonie*	69
Prognose bei peripherer chronischer arterieller Verschlußkrankheit	39	Chronische idiopathische orthostatische Hypotonie	69
Allgemeine Aspekte	39	Bradburry-Eggleston-Syndrom	69
Spontanverlauf	39	Shy-Drager-Syndrom	70
Therapie	41	Riley-Day-Syndrom	70
Prognose von Aortenaneurysmen	44	Literatur	70
Spontanverlauf	44		
Therapie	44	**5 Erkrankungen der Atmungsorgane**	
Prognose der extrakraniellen Verschlußkrankheit	45	**(einschließlich Lungentuberkulose)** .. 72 A. Overlack	
Spontanverlauf	45		
Therapie	45	*Infektionskrankheiten*	72
Venen	47	Tuberkulose und atypische	
Varikosesyndrom	47	Mykobakteriosen	72
Spontanverlauf	47	Pneumonie	73
Therapie	47	*Atemwegserkrankungen*	74
Thrombosesyndrom	48	Asthma bronchiale	74
Spontanverlauf	48	Chronische Bronchitis und	
Therapie	48	Lungenemphysem	76
Lymphgefäße	50	Obstruktive Schlafapnoe	77
Spontanverlauf von Lymphabflußstörungen	51	Bronchiolitis	78
Therapie	51	Bronchiektasen	78
Literatur	51	Mukoviszidose	78
		Lungenembolie und Cor pulmonale	79
3 Hypertonie 60		*Schocklunge (ARDS)*	80
A. Steiner und W. Vetter		*Interstitielle Lungenerkrankungen*	80
		Sarkoidose	80
Risikofaktor Hypertonie	60	Exogen allergische Alveolitis	81
Verlauf der unbehandelten essentiellen Hypertonie	61	Idiopathische Lungenfibrose	81
Ergebnisse aus Behandlungsstudien	61	Histiocytosis X	82
Mittelschwere und schwere Hypertonie	61	Lymphangioleiomyomatose	82
Leichte Hypertonie	61	Eosinophile Lungenerkrankungen	82
Hypertonie beim älteren Patienten	62	Vaskulitiden – immunologische Erkrankungen	82
Spezielle Hypertonieformen	63	*Pneumokoniosen*	83
		Silikose	83
		Asbestose	83

Benigne und semimaligne Tumoren	84	Akute Hepatitis D	120
Pleura- und Thoraxwanderkrankungen	84	Akute Hepatitis E	121
		Besondere Verlaufsformen akuter Hepatitiden	121
Pleuraerguß-Empyem	84	Infektionen	121
Pneumothorax	84	Toxine und Medikamente	122
Zwerchfell- und Thoraxwanderkrankungen	85	Metabolische Störungen	123
Literatur	85	Immunologische Ursachen	124
		Chronische Hepatitiden	124
		Primär biliäre Zirrhose (PBC)	124

6 Erkrankungen des Ösophagus- und Magen-Darm-Traktes ... 92
Ch. Schmidt

		Primär sklerosierende Cholangitis (PSC)	126
		Morbus Wilson	127
Ösophagus	92	Idiopathische Hämochromatose (IHC)	127
Funktionelle Störungen	92		
Hiatushernie und Refluxösophagitis	93	Chronische Hepatitis B	128
Barrett-Ösophagus	94	Chronische Hepatitis C	128
Ösophagusverletzungen	94	Chronische Hepatitis D	129
Ösophagusvarizen	95	Chronische autoimmune Hepatitis	129
Magen und Duodenum	96	Leberzirrhose – Zirrhosekomplikationen	129
Funktionelle Störungen	96		
Akute Gastritis	97	Aszites	130
Chronische Gastritis	97	Ösophagusvarizenblutung	130
Ulkuskrankheit	98	Hepatische Enzephalopathie (portosystemische Enzephalopathie)	131
Spontanverlauf	98		
Konservative Therapie	99		
Operative Therapie	103	Primäres Leberzellkarzinom	132
Benigne Tumoren des Magens	103	*Erkrankungen der Gallenblase und der Gallenwege*	133
Dünndarm und Dickdarm	109		
Funktionelle Störungen	109	Erkrankungen der Gallenblase	133
Malassimilationssyndrome	105	Gallensteine	133
Lactoseintoleranz	105	Cholezystitis	133
Sprue	105	Gallenblasenkarzinom	133
Morbus Whipple	105	Erkrankungen der Gallenwege	134
Appendizitis	106	Choledocholithiasis	134
Chronisch-entzündliche Darmerkrankungen	106	Cholangitis	134
		Gallengangstumoren	134
Colitis ulcerosa	106	Biliäre Pankreatitis	134
Morbus Crohn	108	Literatur	134
Kurzdarmsyndrom	110		
Durchblutungsstörungen	110		
Divertikulose, Divertikulitis	110		
Benigne Tumoren	111		
Literatur	112		

8 Erkrankungen des Pankreas ... 137
Ch. Schmidt

7 Erkrankungen der Leber und der Gallenwege ... 119
K. P. Maier

		Akute Pankreatitis	137
		Spontanverlauf	137
		Konservative Therapie	138
		Operative Therapie	139
Lebererkrankungen	119	*Chronische Pankreatitis*	139
Akute Virushepatitiden	119	Spontanverlauf	140
Akute Hepatitis A	119	Konservative Therapie	141
Akute Hepatitis B	119	Operative Therapie	141
Akute Hepatitis C	120	*Endokrin aktive Pankreastumoren*	141
		Literatur	142

9 Erkrankungen der Nieren und ableitenden Harnwege ... 144
H. Meyer-Lehnert und H. J. Kramer

Das akute Nierenversagen ... 144
Chronische Nierenerkrankungen ... 145
Allgemeine Bemerkungen ... 145
Glomerulopathien ... 146
    Nephrotisches Syndrom ... 146
    Glomerulopathien bei Systemerkrankungen ... 150
    Chronische tubulointerstitielle Nierenerkrankungen ... 154
    Bakterielle Infektionen der Niere ... 154
    Analgetikanephropathie ... 154
    Gicht ... 154
Obstruktive Nephropathie ... 155
Angeborene Nierenerkrankungen ... 155
    Polyzystische Nierenerkrankungen ... 155
    Markschwammniere ... 156
    Medullär-zystische Nierenerkrankung (Nephronophthise) ... 156
    Alport-Syndrom ... 156
    Fabry-Syndrom (Angiokeratoma corporis diffusum) ... 156
    Nagel-Patella-Syndrom ... 157
    Isolierte tubuläre Defekte ... 157
Nierenersatztherapie ... 157
Literatur ... 158

10 Endokrine Erkrankungen ... 160
D. Klingmüller und H.-U. Schweikert

Erkrankungen der Hypophyse ... 158
Akromegalie ... 160
Hyperprolaktinämie ... 161
Morbus Cushing ... 161
Hypophysenvorderlappeninsuffizienz ... 162
Hypophysärer Kleinwuchs ... 162
Erkrankungen der Schilddrüse ... 163
Euthyreote Struma diffusa ... 163
Hyperthyreose ... 163
Endokrine Orbitopathie ... 163
Hypothyreose ... 164
Entzündungen der Schilddrüse ... 164
Schilddrüsentumoren ... 164
    Gutartige Knoten ... 164
    Bösartige Schilddrüsentumoren ... 164
Nebenschilddrüse ... 165
Hyperparathyreoidismus ... 165
Sekundärer Hyperparathyreoidismus ... 165
Nebenschilddrüsenkarzinom ... 165
Hypoparathyreoidismus ... 165
Pseudohypoparathyreoidismus ... 165
Gonaden ... 166
Hypogonadismus beim Mann ... 166
Hodentumoren ... 166
    Seminome ... 166
    Nichtseminomatöse Tumoren ... 166
Amenorrhoe ... 166
Nebenniere ... 167
Primärer Hyperaldosteronismus ... 167
Phäochromozytom ... 167
Cushing-Syndrom ... 167
Adrenogenitales Syndrom (AGS) ... 167
Nebennierenrindeninsuffizienz ... 168
Literatur ... 168

11 Gicht ... 170
M. Sorger

Risikofaktor Gicht ... 170
Verlauf der Gicht ... 170
Begleiterkrankungen als zusätzliche Risikofaktoren ... 172
Literatur ... 172

12 Diabetes mellitus ... 174
M. Sorger

Klassifikation des Diabetes mellitus (modifiziert nach National Diabetes Data Group und WHO) ... 174
Verlauf des Diabetes mellitus ... 174
Prognose des Typ-I-Diabetes ... 174
Zusätzliche Risikofaktoren ... 175
Prognose des Typ-II-Diabetes ... 176
Risikofaktoren für die Makroangiopathie ... 177
Prognostische Risikofaktoren ... 178
Literatur ... 178

13 Hyperlipidämien ... 180
R. Kolloch

Bedeutung der Hyperlipidämien ... 180
Erhöhtes Gesamtcholesterin und koronares Risiko ... 181
Zusammenhang zwischen Cholesterin und koronarer Herzkrankheit in prospektiven Studien ... 181
Senkung des Serumcholesterins und Primärprävention der koronaren Herzkrankheit ... 182
Senkung des Serumcholesterins und Beeinflussung der Prognose durch Änderungen der Gesamtmortalität ... 183

*Senkung des Gesamtcholesterins und
Progression/Regression der Athero-
sklerose bei bereits bestehender
koronarer Herzkrankheit* 184
*Prognose von Hyperlipidämien in
Abhängigkeit von Geschlecht
und Alter* 185
*Krebsinzidenz und Krebsmortalität in
Abhängigkeit vom Serumcholesterin* . 186
*High-density-Lipoprotein-(HDL-)
Cholesterin-Spiegel und kardio-
vaskuläres Risiko* 186
*Triglyceride und kardiovaskuläres
Risiko* 187
*Die Prognose von primären (familiär-
genetischen) Hyperlipidämien* 187
*Prognosebeeinflussung von Hyper-
lipidämien durch weitere Faktoren* . . . 187
Literatur 188

**14 Störungen des Wasser-, Elektrolyt-
und Säure-Basen-Haushaltes** 190
K. Glänzer

Störungen des Wasserhaushaltes 190
Primäre Wassermangelzustände 190
Primärer Wasserüberschuß 190
Störungen des Natriumhaushaltes . . . 191
Primärer Natriummangel 191
Primärer Natriumüberschuß 192
Störungen des Kaliumhaushaltes 193
Kaliummangel 193
Kaliumüberschuß 193
Störungen des Calciumhaushaltes . . . 194
Calciummangel 194
Calciumüberschuß 194
*Störungen des Säure-Basen-
Haushaltes* 195
Azidose 195
   Metabolische Azidose 195
   Respiratorische Azidose 195
Alkalose 196
   Metabolische Alkalose 196
   Respiratorische Alkalose 196
Literatur 196

**15 Rheumatische und degenerative Er-
krankungen des Bewegungsapparates
einschließlich Kollagenosen** 198
E. Schmidt-Hengst

Entzündliche Gelenkerkrankungen . . 198
Chronische Polyarthritis (CP) 198
   Felty-Syndrom 199

Morbus Still des Erwachsenen 199
Kollagenosen 199
   Systemischer Lupus erythemytodes
   (SLE) 199
   Progressive systemische Sklerose
   (PSS) 201
   Polymyositis-(PM-)Dermato-
   myositis (DM) 201
   Mischkollagenose (MCTD) 201
   Sjögren-Syndrom (SS) 202
   Nekrotisierende Vaskulitiden 202
Sonderformen 202
   Polymyalgia rheumatica (PMR) –
   Riesenzellarteriitis (RZA) 202
   Juvenile chronische Arthritis
   (JCA) 203
   Behcet-Syndrom 203
Seronegative Spondylarthropathien . 203
   Spondylitis ankylosans (SPA),
   Morbus Bechterew 203
   Enteroarthritis bei Morbus Crohn
   und Colitis ulcerosa 204
   Psoriasisarthritis 204
Postinfektiös-reaktive Arthritis 204
   Postenteritische Arthritis 204
   Reiter-Syndrom 204
   Lyme-Arthritis 204
   Rheumatisches Fieber 205
Infektarthritiden 205
   Gonokokkenarthritis 205
   Andere bakterielle Arthritiden . . . 205
   Tuberkulöse Arthritis 206
*Degenerative Gelenk- und Binde-
gewebserkrankungen* 206
Arthrosen 206
Wirbelsäulensyndrome 206
   Vertebrale und spondylogene
   Wirbelsäulensyndrome 206
   Spondylosis hyperostotica (Morbus
   Forestier) 206
   Juvenile Osteochondrose (Morbus
   Scheuermann) 207
   Kompressionsbedingte Wirbel-
   säulensyndrome 207
Periarthropathie 207
Fibromyalgiesyndrom 207
Literatur 207

16 Infektionskrankheiten 209
B. Baumeister und H. Vetter

Bakterielle Erkrankungen 209
Streptokokkeninfektionen 209

Erkrankungen durch hämolysierende Streptokokken 209
Erkrankungen durch Pneumokokken 210
Streptokokkenendokarditis 210
Staphylokokkeninfektionen 211
Diphtherie 211
Infektionen mit Clostridien 212
Tetanus 212
Botulismus 212
Pseudomembranöse Kolitis 212
Milzbrand 212
Infektionen mit Enterobakterien ... 213
Salmonellosen 213
Shigellosen 213
Erkrankungen durch Escherichia coli 213
Cholera 214
Pertussis 214
Infektionen mit Neisserien 214
Gonorrhoe 214
Meningokokkeninfektionen 215
Legionellose 215
Infektionen mit Spirochäten 215
Syphilis 215
Zecken-Borreliose 216
Leptospirose 216
Chlamydieninfektionen 217
Mykoplasmeninfektionen 217
Infektionen mit Mykobakterien ... 217
Tuberkulose 217
Lepra 218
Virale Erkrankungen 218
Herpesvirusinfektionen 219
Herpes simplex 219
Varizellen-Zoster 219
Infektiöse Mononukleose 219
Zytomegalie 220
Virushepatitiden 220
Hepatitis A 220
Hepatitis B 220
Hepatitis C 221
Hepatitis D 221
Hepatitis E 221
Picornavirusinfektionen 221
Erkrankungen durch Polioviren .. 221
Orthomyxovirusinfektionen 222
Influenza 222
Paramyxovirusinfektionen 222
Parainfluenza 222
Mumps 222
Masern 222
Togavirusinfektionen 223
Röteln 223
Frühsommer-Meningoenzephalomyelitis 223
Denguevirusinfektionen 223
Gelbfieber 223
Rhabdovirusinfektionen 223
Tollwut 223
Parasitäre Erkrankungen 224
Infektionen mit Flagellaten 224
Lambliasis 224
Leishmaniosen 224
Trypanosomiasis 224
Infektionen mit Sporozoen 225
Malaria 225
Toxoplasmose 225
Infektionen mit Rhizopoden 225
Amöbenruhr 225
Infektionen mit Zestoden 228
Rinder- und Zwergbandwurmbefall 228
Schweinebandwurmbefall 228
Echinokokkose 228
Infektionen mit Trematoden 228
Bilharziose 228
Infektionen mit Nematoden 229
Trichinellose 229
Pilzerkrankungen 229
Infektionen mit Sproßpilzen 229
Candidiasis 229
Cryptococcus-Mykose 229
Infektionen mit Schimmelpilzen ... 229
Aspergillusmykose 229
Literatur 230

17 HIV-Infektion 232
P. Walger und H. Vetter

Übertragung der HIV-Infektion 232
Natürlicher Verlauf der HIV-Infektion 232
AIDS-Manifestation 233
Kofaktoren der Progression zu AIDS . 234
Überlebenszeit von AIDS 236
Kofaktoren mit Einfluß auf die AIDS-Überlebenszeit 236
Literatur 237

18 Maligne Erkrankungen 238
O. Koch

Hämatologische Systemerkrankungen und maligne Lymphome 239
Akute myeloische Leukämie 239
Akute lymphatische Leukämie 240
Chronische lymphatische Leukämie und Morbus Waldenström 240

Haarzellenleukämie 241
Niedrigmaligne Non-Hodgkin-
Lymphome 241
Hochmaligne Non-Hodgkin-
Lymphome 242
Lymphogranulomatose (Morbus
Hodgkin) 242
Multiples Myelom (Plasmozytom,
Morbus Kahler) 243
Myeloproliferative Syndrome 243
   Chronische myeloische Leukämie . 244
   Polycythaemia vera 244
   Essentielle Thrombozythämie ... 245
Myelodysplastische Syndrome 245
*Karzinome und nicht epitheliale
bösartige Tumoren* 245

Bronchialkarzinom 245
   Nichtkleinzelliges Bronchial-
   karzinom 245
   Kleinzelliges Bronchialkarzinom ... 246
Kolorektale Karzinome 246
Mammakarzinom 247
Magenkarzinom 248
Ösophaguskarzinom 248
Pankreaskarzinom und Karzinom der
Gallenwege 248
Hepatozelluläres Karzinom 249
Mesenchymale Tumoren 249
   Weichteilsarkome 249
Literatur 249

Sachverzeichnis 253

1 Herzerkrankungen

R. Düsing, K. Glänzer und B. Weißer

Chronische Koronarinsuffizienz

B. Weißer und R. Düsing

Die Prognose der koronaren Herzkrankheit ist sowohl für den einzelnen Patienten als auch für größere Patientenkollektive schwierig zu bestimmen. Es liegt in der Natur dieser Erkrankung, daß auf lange Phasen einer relativen Stabilität und Symptomarmut plötzlich Ereignisse wie ein Myokardinfarkt oder – meistens aufgrund maligner Herzrhythmusstörungen – sogar ein plötzlicher Herztod folgen können. Bei Patienten, die einen Myokardinfarkt erlitten haben, kommt es danach zu einer Phase eines erhöhten Risikos mit verschlechterter Prognose, die sich mit zunehmender zeitlicher Distanz zum Infarkt wieder verbessern kann. Bei anderen Patienten kommt es dagegen zu einer kontinuierlichen Verschlechterung der Symptomatik bis hin zu instabiler Angina pectoris und Myokardinfarkt. Trotz dieser sehr unterschiedlichen Verläufe ist es gelungen, einige wichtige Grundsätze zur Prognose der koronaren Herzkrankheit zu erarbeiten. Das Erkennen von prognostisch sehr ungünstigen Konstellationen erlaubt es, beim individuellen Patienten Konsequenzen für das weitere diagnostische und therapeutische Vorgehen zu ziehen.

Sterblichkeit

Obwohl die ersten Daten zur Prognose der koronaren Herzkrankheit bereits Anfang dieses Jahrhunderts gewonnen wurden (1), konnten erst größere Studien, die nach dem 2. Weltkrieg in den USA begonnen wurden, gesicherte Hinweise auf die Sterblichkeitsraten geben. In der Framingham-Studie wurde eine Gruppe von 5127 Personen bezüglich der Sterblichkeit bei koronarer Herzkrankheit von 1952–1966 untersucht. Bei Patienten mit einer klinisch typischen Angina pectoris lag die jährliche Sterblichkeitsrate bei etwa 4% (2). In einer anderen Untersuchung wurden in Rochester, im US-Bundesstaat Minnesota, die Krankengeschichten von 3080 Patienten mit koronarer Herzkrankheit von 1950–1975 verfolgt (3). In dieser Untersuchung stieg die 5-Jahres-Überlebensrate bei Patienten mit Angina pectoris von 75% (1950–1970) auf 87% in den Jahren 1970–1975. In beiden Studien wurden jedoch noch keine Faktoren untersucht, die eine eigene prognostische Bedeutung besitzen. Einzig das weibliche Geschlecht schien in der Framingham-Studie einen gewissen positiven prognostischen Aussagewert zu haben. Weiterhin wurden die Daten unabhängig von der jeweiligen Therapie erhoben. Inzwischen wurden in einer ganzen Anzahl prospektiver Untersuchungen Faktoren identifiziert, die unabhängig von anderen Variablen eine eigene prognostische Bedeutung besitzen. In Tab. 1.**1** sind die wichtigsten prognostisch ungünstigen Faktoren aufgeführt.

Prognostische Kriterien bei chronischer Koronarinsuffizienz

Auch wenn die Reihenfolge dieser Kriterien für die prognostische Wertigkeit zur Zeit noch unklar ist, so gibt es doch nach dem heutigen Kenntnisstand Hinweise darauf, daß linksventrikuläre Funktionsstörungen zusammen mit dem Ausmaß der angiographisch nachgewiese-

Tabelle 1.1 Prognostisch ungünstige Faktoren bei koronarer Herzkrankheit

Eingeschränkte linksventrikuläre Pumpfunktion
Stenose des linken Hauptstammes oder Mehrgefäßerkrankung
Geringe Belastbarkeit und ST-Strecken-Senkung im Belastungs-EKG
Instabile Angina pectoris oder Myokardinfarkt in den letzten 6 Monaten
Ventrikuläre Arrhythmien
Arterielle Hypertonie
Diabetes mellitus
Fortbestehende Risikofaktoren (Rauchen, Hypercholesterinämie)
Alter über 60 Jahre

---

nen Gefäßstenosen die wichtigsten Kriterien zur Prognosebeurteilung darstellen. In der CASS-Studie (4), einer Multicenter-Studie mit über 20000 Patienten, hatten Patienten mit einer Eingefäßerkrankung und einer linksventrikulären Ejektionsfraktion von unter 35% eine 4-Jahres-Überlebensrate von 72%, während Patienten mit einer Dreigefäßerkrankung und einer Ejektionsfraktion von über 50% eine bessere Prognose hatten (4-Jahres-Überlebensrate 82%). In dieser Studie hatte der Funktionszustand des linken Ventrikels somit eine wichtigere prognostische Bedeutung als das Ausmaß der Gefäßstenosen. Für das Ausmaß und die Anzahl der Stenosen der Koronararterien wurde jedoch ebenfalls eine unabhängige prognostische Bedeutung nachgewiesen. Die kumulativen 4-Jahres-Überlebensraten betrugen 92, 84 und 68% für Ein-, Zwei- und Dreigefäßkranke (Stenosen über 70%). Diese Befunde konnten von anderen Studien bestätigt werden (5, 6). Das angiographisch am ungünstigsten zu bewertende Kriterium ist eine höhergradige Stenose des Hauptstammes der linken Koronararterie. In der erwähnten CASS-Studie ergab sich für Patienten mit einer Stenose von über 80% eine 4-Jahres-Überlebensrate von unter 50%. Die prognostische Bedeutung von Stenosen des R. interventricularis anterior und des R. circumflexus scheint sich nicht signifikant zu unterscheiden, während beide eine höhere Sterblichkeit als Stenosen der rechten Koronartarterie mit sich bringen (7).

Angiographisch und ventrikulographisch gewonnene Daten sind bezüglich ihrer prognostischen Bedeutung bei koronarer Herzkrankheit am besten untersucht. Klinisch ist es jedoch oft wichtiger, zu beurteilen, welche anamnestischen und nichtinvasiven Parameter aufgrund ihrer prognostischen Bedeutung ein invasiveres diagnostisches Vorgehen rechtfertigen.

Zunächst ist es wichtig festzustellen, daß die Schwere der subjektiven Symptomatik nicht mit der Prognose korrelieren muß (8). Patienten können sich durch Schonung und Vermeidung von Situationen, die eine Angina pectoris auslösen, auch an eine ausgeprägte Verminderung der körperlichen Belastungsfähigkeit adaptieren. Eindeutig gezeigt wurde jedoch die prognostische Bedeutung einer plötzlichen Verschlimmerung der klinischen Symptomatik, z.B. Steigerung der Häufigkeit und Schwere der Angina-pectoris-Anfälle (8). Diese instabile Angina pectoris (neu aufgetretene Angina pectoris, Angina pectoris in Ruhe oder nach geringer körperlicher Belastung) brachte in verschiedenen Untersuchungen (9, 10) eine 1-Jahres-Sterblichkeit von 4–18% mit sich. In 12–22% trat innerhalb eines Jahres ein Myokardinfarkt ein, während dies in Patientengruppen mit chronischer, stabiler Angina pectoris nur in etwa 7% der Fall war (8).

Häufig läßt sich eine durch Koronarinsuffizienz eingeschränkte körperliche Belastungsfähigkeit mit Hilfe des Belastungs-EKG objektivieren. Mehrere Studien haben eine Korrelation zwischen körperlicher Belastungsfähigkeit bis zum Auftreten von Angina pectoris und der Sterblichkeit bei koronarer Herzkrankheit gezeigt (11–13). Eine weitere unabhängige prognostische Variable ist das Ausmaß der ischämischen ST-Strecken-Senkungen im Belastungs-EKG (13). Einen hohen prognostischen Vorhersagewert hatte die Kombination von Belastungsfähigkeit und ST-Senkung in einer Untersuchung mit 4083 Patienten (14). Patienten mit koronarer Herzkrankheit, die die höchste Stufe eines Laufbandergometertests erreichten und ST-Senkungen von weniger als 1 mm aufwiesen, hatten eine sehr gute Prognose (jährliche Sterblichkeit < 1%). Dagegen ergab die Kombination aus niedriger körperlicher Belastbarkeit (niedrigste Stufe des Laufbandtests) und einer ST-Senkung von über 1 mm die Identifikation einer Hochrisikogruppe mit einer jährlichen Sterblichkeit von über 5%. Systematische Untersuchungen über belastungsinduzierte ventrikuläre Arrhythmien als unabhängiger Faktor für die Prognose der koronaren Herzkrankheit existieren nicht. Eine belastungsinduzierte Hypotonie ist dagegen ein prognostisch sehr ungünstiges Zeichen. Es zeigt eine Vorschädigung des linken Ventrikels durch Ischämien oder myokardiale Narben und die Unfähigkeit, eine erhöhte Pumpleistung zu erbringen.

Weitere nichtinvasiv zu bestimmende Parameter sind Häufigkeit und Komplexität von ventrikulären Rhythmusstörungen im 24-Stunden-EKG. Obgleich ventrikuläre Ektopien häufig mit anderen prognostischen Parametern wie Einschränkung der linksventrikulären Ejektionsfraktion und Herzgröße korreliert sind, haben doch besonders komplexe Rhythmusstörungen einen eigenen prognostischen Wert bei koronarer Herzkrankheit (15). Zusätzlich verschlechtern schlecht eingestellte arterielle Hypertonie und Diabetes mellitus die Prognose eines Patienten mit koronarer Herzkrankheit (8). Wie erwartet wurde gezeigt, daß Patienten mit koronarer Herzkrankheit, die weiter rauchen, gegenüber Exrauchern ein erhöhtes Infarktrisiko und eine schlechte Prognose bezüglich der 5-Jahres-Sterblichkeit haben (22 bzw. 15%) (16).

Therapeutische Beeinflussung der Prognose

Die bisher dargestellten Daten beziehen sich ausschließlich auf medikamentös therapierte Patienten. Gesicherte Aussagen über den natürlichen Verlauf der unbehandelten koronaren Herzkrankheit gibt es nicht, da der symptomatische Effekt der medikamentösen Therapie unbestritten ist und somit ein Vergleich mit Plazebo nicht in Frage kommt. Für die 3 wichtigsten Stoffklassen bei der pharmakologischen Therapie der koronaren Herzkrankheit, Nitrate, Betablocker und Calciumantagonisten, wurde nachgewiesen, daß sie die körperliche Belastbarkeit verbessern und die Frequenz der Angina-pectoris-Anfälle senken (8). Dieses kann mit Einschränkungen auch als indirekter Hinweis auf eine verbesserte Prognose gewertet werden. Es gibt jedoch keine randomisierten, prospektiven Untersuchungen, in denen die Letalitätsrate für die Therapie mit den unterschiedlichen Stoffklassen untersucht wurde. Bei instabiler Angina pectoris bestehen allerdings Hinweise darauf, daß die Sterblichkeit im akuten Anfall bei hospitalisierten Patienten durch Therapie, z. B. mit Aspirin oder Heparin, gesenkt werden kann.

Die Entwicklung der koronaren Bypasschirurgie hat zu großen Untersuchungen geführt, die die Prognose unter medikamentöser Therapie mit den Langzeitverläufen nach Bypassoperation vergleichen (16–18). Das wichtigste Ergebnis war, daß eine Bypassoperation die Prognose bezüglich Überleben, Reinfarkt und Symptomfreiheit nicht bei allen Patienten mit koronarer Herzkrankheit verbessert. Wenn man die Ergebnisse der genannten Untersuchungen zusammenfaßt, so profitieren diejenigen Patienten von einer Bypassoperation, die eines der folgenden Kriterien erfüllen: Stenose des Hauptstammes der linken Koronararterie ($>$ 60% des Lumens), Patienten mit Dreigefäßerkrankung (Stenosen jeweils $>$ 70%) und positivem Belastungs-EKG, Patienten mit sehr schlechter linksventrikulärer Funktion (Ejektionsfraktion $<$ 35%) sowie pharmakologisch austherapierte Patienten, die weiter an schweren Angina-pectoris-Anfällen leiden. Umstritten ist, ob eine Bypassoperation die Prognose von Patienten mit Ein- oder Zweigefäßerkrankung (besonders proximaler R. interventricularis anterior) und eindeutiger klinischer Symptomatik verbessert.

Zusammenfassend bleibt festzustellen, daß bei Patienten mit koronarer Herzkrankheit schon aus einer Kombination nichtinvasiver Untersuchungen bzw. klinisch anamnestischer Daten Aussagen zum erwarteten Krankheitsverlauf gemacht werden können. Anamnese, klinische Beurteilung, linksventrikuläre Ejektionsfraktion, Belastbarkeit im Ergometertest sowie dort auftretende ST-Strecken-Veränderungen ergeben die Identifikation von Hoch-Risikopatienten, die invasiv weiter abgeklärt werden müssen. Koronarangiographische Kriterien, die die Prognose der koronaren Herzkrankheit bestimmen, sind inzwischen gut bekannt und erlauben die Entscheidung über das weitere therapeutische Vorgehen. Da die anatomisch-pathologischen Veränderungen bei einer Koronarinsuffizienz fortschreiten können, ist die regelmäßige Reevaluierung der Prognose eines individuellen Patienten sehr wichtig, damit auch die therapeutischen Konzepte angepaßt werden können.

Akuter Myokardinfarkt

B. Weißer und R. Düsing

Sterblichkeit

Die Letalität nach akutem Myokardinfarkt konnte in den letzten Jahrzehnten erheblich gesenkt werden. Sowohl die Phase des Krankenhausaufenthaltes als auch die Langzeitverläufe zeigen eine verbesserte Prognose des Myokardinfarktes. Obwohl der Myokardinfarkt auch heute noch eine der häufigsten und bedrohlichsten Notfallsituationen in der inneren Medizin darstellt, konnten mit verbesserter Kenntnis des pathophysiologischen Geschehens Konzepte entwickelt werden, die den Erfolg der Therapie bei Myokardinfarkt verbessern.

In den 60er Jahren waren die kardialen Überwachungsstationen (coronary care unit) weit verbreitet, und allein die konsequente Immobilisierung und Monitor-Überwachung der Patienten mit einem Myokardinfarkt brachten eine dramatische Reduktion der Letalität während der Hospitalisierung. Noch zu Beginn der 70er Jahre lag die Frühletalität jedoch bei etwa 20–30%. In einer Studie aus dem Jahre 1973 mit mehreren tausend Patienten wurde festgestellt, daß sich fast 50% der Todesfälle der ersten 30 Tage nach einem Infarkt in den ersten 1–2 Stunden ereigneten. 70–80% der Todesfälle fanden in den ersten 24 Stunden statt (19). Neuere Daten zeigen einen Rückgang dieses sehr hohen Anteils der frühen Todesfälle (20), der Anteil liegt gegenwärtig bei etwa 50%. Die Prognose des Myokardinfarktes in der Prähospitalisierungsphase ist jedoch sehr schwierig zu bestimmen, da in den großen Studien in der Regel nur Patienten erfaßt werden können, die das Krankenhaus erreichen und nicht vor der Hospitalisierung versterben. Aufgrund der unterschiedlichen Organisationsstruktur der Rettungsdienste muß hier von großen regionalen Unterschieden ausgegangen werden.

In den letzten 20 Jahren ist es auch aufgrund verbesserter Behandlungsmöglichkeiten der Komplikationen des Myokardinfarktes (besonders des akuten Linksherzversagens) zu einer weiteren Reduktion der Sterblichkeit gekommen. In der ISIS-2-Studie (20) kam es in einem Kollektiv von 17187 Patienten auch ohne thrombolytische Therapie zu einer 35-Tage-Letalität von 13%. Es ist inzwischen unumstritten, daß der Begrenzung der Infarktgröße eine entscheidende prognostische Bedeutung zukommt.

Tabelle 1.2 Prognostisch ungünstige Faktoren bei akutem Myokardinfarkt

Faktoren, die auf ein großes Infarktareal und eine eingeschränkte linksventrikuläre Funktion hindeuten:
– Ejektionsfraktion < 40%
– klinisch Pumpversagen (Lungenstauung, Hypotonie)
– AV-Block oder Schenkelblock im EKG
– hoher Anstieg der CK-MB im Serum
– Leukozyten > 20000/mm^3
– hohes Postinfarktfieber
– transmuraler Infarkt
– Vorderwandinfarkt

Begleiterkrankungen und anamnestische Daten:
– Diabetes mellitus
– arterielle Hypertonie
– Infarkt in der Anamnese
– chronische Lungenerkrankung
– Alter > 65 Jahre

Hinweise auf fortbestehende Ischämie:
– Angina pectoris während des Krankenhausaufenthaltes
– ST-Senkungen, Angina pectoris oder Blutdruckabfall im Belastungs-EKG
– angiographisch Mehrgefäßerkrankung

Prognostische Kriterien bei akutem Myokardinfarkt

Bevor auf die therapeutischen Möglichkeiten zur Verbesserung der Prognose des Myokardinfarkts (besonders die Thrombolyse) eingegangen wird, sollen zunächst die Faktoren diskutiert werden, die die Prognose des Myokardinfarkts bestimmen. In Tab. 1.2 sind die wichtigsten Faktoren aufgeführt.

Es fällt auf, daß eine ganze Anzahl klinischer und diagnostischer Parameter in Zusammenhang mit der zu erwartenden linksventrikukären Funktion stehen. Parameter wie Anstieg der Kreatinkinase (CK-MB), Leukozytose, Postinfarktfieber, Blockbilder und ST-He-

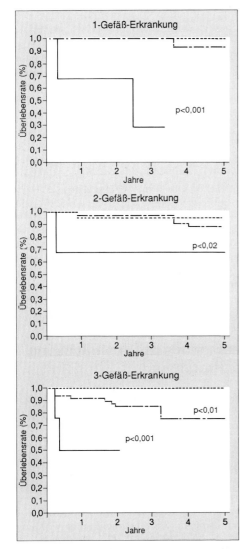

Abb. 1.1 Zusammenhang zwischen koronarem Gefäßbefall, Ejektionsfraktion und Überlebensraten (5 Jahre) nach akutem Myokardinfarkt (nach Sanz u. Mitarb.). Ejektionsfraktion > 50% ·······, 21–49% ----, < 21% ——

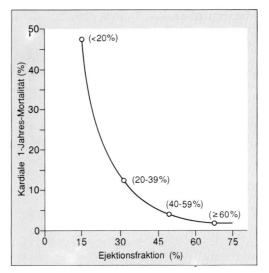

Abb. 1.2 Zusammenhang zwischen kardialer 1-Jahres-Letalität und Ejektionsfraktion nach akutem Myokardinfarkt (n = 799, mittlere Ejektionsfraktion 46%) (nach Multicenter Postinfarction Research Group)

bungen im EKG sind in der Regel stärker ausgebildet, wenn größere Myokardareale untergegangen sind. Die Infarktgröße wiederum bestimmt wesentlich die funktionale Restkapazität des linken Ventrikels. Klinische Faktoren wie Lungenstauung und Hypotonie können Ausdruck einer eingeschränkten Pumpleistung des linken Ventrikels sein. Weitere Faktoren wie die Anzahl der angiographisch nachgewiesenen Koronarstenosen und Begleiterkrankungen bilden Nebenbedingungen, die bei einer gegebenen linksventrikulären Funktion die Prognose zusätzlich beeinflussen können.

Mehrere Untersuchungen haben gezeigt, daß die linksventrikuläre Funktion, ausgedrückt durch die Ejektionsfraktion, der wichtigste prognostische Parameter ist. Dieses wurde eindrucksvoll in einer spanischen Studie (21) gezeigt, in der 259 Patienten nach Myokardinfarkt bezüglich ihrer Prognose untersucht wurden. Von 79 untersuchten Merkmalen stellten sich nur die Ejektionsfraktion, die Anzahl der befallenen Gefäße in der Angiographie und klinische Zeichen einer Herzinsuffizienz während des Krankenhausaufenthaltes als unabhängige prognostische Parameter heraus (Abb. 1.1). Die größte Bedeutung hatte in dieser Untersuchung die Ejektionsfraktion. Patienten mit einer normalen Ejektionsfraktion wiesen je nach Anzahl der angiographisch befallenen Gefäße eine 4-Jahres-Überlebensrate von 96–100% auf, während 78–95% der Patienten mit einer Ejektionsfraktion von 21–49% 4 Jahre überlebten. Bei Patienten mit einer extrem schlechten Ejektionsfraktion (< 21%) lagen diese Zahlen – wiederum abhängig vom angiographisch nachgewiesenen Gefäßbefall – bei 30–75%.

In einer Multicenter-Studie mit 866 Patienten (22) (Abb. 1.2), die allerdings nicht angiographiert wurden, waren eine Ejektionsfraktion von unter 40%, ventrikuläre Arrythmien (> 10 h), Herzinsuffizienz (NYHA II-IV) und auskultatorische Hinweise auf eine Lungenstauung während des Krankenhausaufenthaltes unabhängige prognostische Faktoren. Die Kombination dieser Faktoren ergab 2-Jahres-Absterberaten zwischen 3% (keiner dieser Faktoren vorhanden) und 60% (alle 4 Faktoren).

Transmurale Infarkte weisen eine schlechtere Prognose als nichttransmurale (subendokardiale) Infarkte auf. Für weitere Parameter, die ebenfalls Ausdruck der Infarktgröße sind, wie Ausmaß der ST-Strecken-Veränderungen, maximaler Anstieg der Kreatinkinase sowie Leukozytose und Fieber nach dem Infarkt, wurde eine prognostische Bedeutung gezeigt (8, 23). Auch die prognostische Bedeutung von Schenkelblockbildern im EKG oder höhergradigen AV-Blockierungen (24) als Ausdruck einer Schädigung des Reizleitungssystems kann als indirekter Hinweis auf ein großes Infarktareal gewertet werden. Auch wenn die Masse des untergegangenen Myokards gleich groß ist, scheinen Vorderwandinfarkte jedoch eine schlechtere Prognose als Hinterwandinfarkte zu haben (25).

Eine sehr hohe Sterblichkeit (> 90%) bringen bestimmte Komplikationen wie neu aufgetretener Ventrikelseptumdefekt oder ein Papillarmuskelabriß mit Klappeninsuffizienz und Pumpversagen mit sich (8). Die Inzidenz dieser Komplikationen liegt jedoch nur bei 1% der Myokardinfarkte. Bei Patienten mit einem Kammerflimmern während der ersten 48 Stunden nach Infarkt betrug die Letalität im Krankenhaus 25% im Vergleich zu 13% der Patienten ohne Kammerflimmern. Die Langzeitprognose der Überlebenden war jedoch gegenüber anderen Infarktpatienten nicht verschlechtert (26).

Eine höhere Infarktsterblichkeit wurde bei Patienten über 65 Jahren, bei Patienten mit Diabetes mellitus (27) und bei Patienten mit arterieller Hypertonie (29) festgestellt. Patienten, deren Blutdruck während der akuten Phase des Myokardinfarkts abfällt, haben eine schlechtere Prognose als diejenigen, deren Blutdruck konstant bleibt oder ansteigt. Außerdem bringt ein Reinfarkt eine schlechtere Prognose als ein erster Infarkt mit sich (28).

Im weiteren Verlauf können zusätzlich zu den bis jetzt erwähnten Faktoren, die das akute Infarktgeschehen sowie anamnestische Daten betreffen, weitere prognostische Parameter erhoben werden. Ein Belastungs-EKG, durchgeführt 4-6 Wochen nach dem Infarkt, kann 3 prognostisch ungünstige Befunde ergeben. Es sind dies belastungsinduzierte Angina pectoris oder Hypotonie sowie typische ST-Strecken-Senkungen(8). In einer Untersuchung mit 210 Patienten betrug die 1-Jahres-Sterblichkeit 2,1% bei Patienten ohne jede Auffälligkeit im Belastungs-EKG, während bei Patienten mit typischen, belastungsinduzierten ST-Strecken-Senkungen die Sterblichkeit bei 27% lag (29).

In den ersten 9-12 Monaten nach einem Myokardinfarkt ist das Risiko, an einer kardialen Ursache zu versterben, erhöht. Im 1. Jahr nach einem ersten Infarkt sterben 6-10% der Patienten, die die Frühphase überlebt haben. In den folgenden Jahren sinkt die jährliche Letalität auf etwa 3-4%, was in der Größenordnung den Daten für die koronare Herzkrankheit ohne abgelaufenen Infarkt entspricht (8).

Therapeutische Beeinflussung der Prognose

Eine allgemeine Verminderung der Sterblichkeit nach einem Myokardinfarkt konnte in großen Studien für den Einsatz von Betarezeptorenblockern nachgewiesen werden. Stellvertretend sei hier die International Study of Infarct Survival (ISIS 1) genannt (30). 16027 Patienten wurden entweder mit Atenolol (5 mg i. v. sofort und 100 mg oral während 1 Woche) oder mit Plazebo behandelt. Die Betarezeptorenblockade reduzierte die Sterblichkeit sowohl nach 1 Woche als auch nach 1 Jahr um etwa 15%.

Entscheidende Fortschritte bei der Verbesserung der Prognose des Myokardinfarkts wurden in den letzten Jahren mit der breiten Anwendung der Thrombolyse gemacht. Der erste Bericht über eine thrombolytische Behandlung nach akutem Myokardinfarkt datiert aus dem Jahre 1958 (31). Trotzdem konnte sich die thrombolytische Therapie erst 20 Jahre später breit durchsetzen, da die ersten Studien Patienten bis 72 Stunden nach Symptombeginn einschlossen und oft nicht signifikante Ergebnisse ergaben. In einer wichtigen Untersuchung konnte 1979 nach Streptokinasebehandlung eine Verringerung der Sterblichkeit in den ersten 6 Monaten um 50% dokumentiert werden (32). Inzwischen ist in einer großen Anzahl von Untersuchungen der positive Effekt einer Thrombolyse mit Streptokinase gesichert worden. In einer der größten Studien dieser Art, ISIS 2 (19), konnte die 30-Tage-Letalität in einer Gruppe von über 16000 Patienten mit intravenöser Streptokinasetherapie plus 160 mg Aspirin von 13,2 auf 8% gesenkt werden. Interessanterweise ergab schon Aspirin allein einen mit der Streptokinase vergleichbaren signifikanten Effekt auf die Sterblichkeit (10,7%).

Eine weitere Verbesserung der Prognose des Myokardinfarkts scheint die Anwendung des Tissue plasminogen activator (t-PA) zu versprechen. In einer kleineren Studie ergaben sich gegenüber Streptokinase Hinweise auf eine geringere Sterblichkeit, höhere Rekanalisationsraten der verschlossenen Koronararterien sowie eine bessere linksventrikuläre Ejektionsfraktion (33). In der ISIS-3-Studie ergaben sich bei über 40000 Patienten keine Hinweise auf eine Überlegenheit gegenüber Streptokinase (34). In der GUSTO-Studie zeigte sich jedoch bei einer großen Patientenzahl die Überlegenheit von t-PA gegenüber Streptokinase nicht nur bezüglich der Wiedereröffnungsrate des Infarktgefäßes und der linksventrikulären Pumpfunktion, sondern auch in der Gesamtletalität nach Myokardinfarkt.

Mit der Verbreitung der Thrombolyse gewinnt ein bisher noch nicht erwähnter prognostisch wichtiger Faktor eine weiter steigende Bedeutung, nämlich das Zeitintervall zwischen Beginn der Infarktsymptomatik und dem Beginn der thrombolytischen Therapie. Auch früher war eine sofortige Krankenhauseinweisung wegen der hohen Frühmortalität und der Möglichkeit einer Therapie der Frühkomplikationen von entscheidender Bedeutung. Ein frühzeitiger Einsatz der Thrombolyse erlaubt jedoch zusätzlich die Wiedereröffnung von Koronargefäßen, die Verhinderung einer größeren Nekrose und damit eine verbesserte linksventrikuläre Funktion. Somit ist der Zeitfaktor nicht nur für die Frühletalität entscheidend, sondern bestimmt auch wesentlich die Langzeitprognose. Der notfallmäßige Einsatz der Ballondilatation nach erfolgter Thrombolyse hat jedoch keine Verbesserung der Prognose erbracht (36).

Zusammenfassend bleibt festzustellen, daß sich die Prognose des akuten Myokardinfarkts in den letzten Jahrzehnten entscheidend verbessert hat und daß sich die Sterblichkeit mit der Verbreitung der Thrombolyse wahrscheinlich noch weiter verringern wird. Das Konzept der Begrenzung der Masse des untergegangenen Myokards und der Intensivüberwachung der Patienten hat eine möglichst weitgehende Erhaltung der linksventrikulären Funktion zum Ziel. Dieser Parameter hatte in großen Untersuchungen die wichtigste prognostische Bedeutung und kann mit anderen Faktoren wie dem Belastungs-EKG nach Abschluß der Akutbehandlung des Infarkts und der Koronarangiographie dazu herangezogen werden, Hochrisikopatienten mit einer schlechten Prognose zu identifizieren.

Literatur

1 Herrick, J. B., F. R. Nuzum: Angina pectoris: clinical experience with 200 cases. J. Amer. med. Ass. 67 (1918) 70

2 Kannel, W. B., M. Feinlieb: Natural history of angina pectoris in the Framingham study: prognosis and survival. Amer. J. Cardiol. 29 (1972) 154–163

3 Elveback, L. R., D. C. Conolly, L. T. Kurland: Coronary heart disease in residents of Rochester, Minnesota. II. Mortality, incidence, and survivorship, 1950–1975. Mayo Clin. Proc. 56 (1981) 665–672

4 Mock, M. B., and the participants in the Coronary Artery Surgery Study: Survival of medically treated patients in the Coronary Artery Surgery Study (CASS) registry. Circulation 66 (1982) 562–568

5 Bruschke, A. V. G.: Ten-year follow-up of 601 non-surgical cases of angiographic documented coronary disease: angiographic correlations. Cleveland Clin. Quart. 45 (1978) 143–149

6 Read, R., M. Murphy, H. Multgren: Survival of men treated for chronic stable angina pectoris: a cooperative randomized study. J. thorac, cardiovasc. Surg. 75 (1978) 16–22

7 Califf, R. M., Y. Tomabechi, K. L. Lee, H. Phillips, B. B. Pryor, F. E. Harrell, P. J. Harris, R. H. Peter, V. S. Behar, Y. Kong, R. A. Rosati: Outcome in one vessel coronary artery disease. Circulation 67 (1983) 283–287

8 Friesinger, G. C.: The natural history of atherosclerotic heart disease. In Hurst, J. W., R. C. Schlant: The Heart. Mc-Graw-Hill, New York 1990 (pp. 1001–1017)

9 Gazes, P. C., E. M. Mobley, M. H. Faris, R. C. Cuncan, G. B. Humphries: Preinfarctional (unstable) angina a prospective study: ten-year follow-up. Circulation 48 (1978) 331–337

10 Duncan, B., M. Fulton, S. L. Morrison, W. Lutz, K. W. Donald, F. Kerr, B. J. Kirby, D. G. Julian, M. F. Oliver: Prognosis of new and worsening angina pectoris. Brit. med. J. 1976/I, 981–985

11 McNeer, J. F., J. R. Margolis, K. L. Lee, J. A. Kisslo, R. H. Peter, Y. Kong, V. S. Behar, A. G.

Wallace, C. B. McCants, R. A. Rosati: The role of the exercise test in the evaluation of patients for ischemich heart disease. Circulation 57 (1978) 64–70

12 Dagenais, G. R., J. R. Rouleau, A. Christen, J. Fabia: Survival of patients with a strongly positive exercise electrocardiogramm. Circulation 65 (1982) 452–456

13 Gohlke, H., L. Samek, P. Betz, H. Roskamm: Exercise testing provides additional information in angiographically defined subgroups of patients with coronary artery disease. Circulation 68 (1983) 979–985

14 Weiner, D. A., T. J. Ryan, C. H. McCabe, B. R. Chaitman, L. T. Sheffield, J. C. Ferguson, L. D. Fisher, F Tristani: Prognostic significance of a clinical profile and exercise test in medically treated patients with coronary artery disease. J. Amer. Coll. Cardiol. 3 (1984) 772–779

15 Rubermann, W., E. Weinblatt, J. D. Goldberg, C. W. Frank, S. Shapiro, B. S. Chaudhary: Ventricular premature complexes in prognosis of angina. Circulation 61 (1980) 1172–1178

16 Murphy, M. L., H. N. Huntgren, K. Detre, J. Tomsen, T. Takaro and the participants of the Veterans Administration Cooperative Study: Treatment of chronic stable angina: a preliminary report of survival data of the randomized Veterans Administration Cooperative study. New Engl. J. Med. 297 (1977) 621–627

17 European Coronary Surgery Study Group: Prospective randomized study of coronary artery bypass surgery in stable angina pectoris. Lancet 1980/II, 491–495

18 CASS Principal Investigators and their Associates: Coronary Artery Surgery Study (CASS): a randomized trial of coronary bypass surgery, survival data. Circulation 68 (1983) 939–950

19 Armstrong, A., B. Duncan, M. F. Oliver, D. G. Julian, K. W. Donald, M. Fulton, W. Lutz, S. L. Morrison: Natural history of acute coronary attacks: a community study. Brit. Heart J. 34 (1972) 67–80

20 ISIS-2 (Second International Study of Infarct Survival) Collaborative Group: Randomised trial of intravenous streptokinase, oral aspirin, both, or neither among 17187 cases of suspected acute myocardial infarction: ISIS-2. Lancet 1988/II, 349–360

21 Sanz, G., A. Castaner, A. Betriu, J. Magrina, E. Roig, S. Coll, J. C. Pare, F. Navaro-Lopez: Determinants of prognosis in survivors of myocardial infarction. New Engl. J. Med. 306 (1982) 1065–1070

22 The Multicenter Postinfarction Research Group: Risk stratification and survival after myocardial infarction. New Engl. J. Med. 309 (1983) 331–336

23 Chapman, B. L.: Correlation of mortality rate and serum enzymes in myocardial infarction: test of efficiency of coronary care. Brit. Heart J. 33 (1971) 643–646

24 Hindman, M. C., G. S. Wagner, M. Ja Ro, J. M. Atkins, M. M. Scheinman, R. W. DeSanctis, A. H. Hutter, L. Yeatman, M. Rubenfire, C. Pujura, M. Rubin, J. J. Morris: The clinical significance of bundle branch block complicating acute myocardial infarction. 2: Indications for temporary and permanent pacemaker insertion. Circulation 58 (1978) 689–699

25 Stone, P. H., D. S. Raabe, A. S. Jaffe, N. Gustafson, J. E. Muller, Z. G. Turi, J. D. Rutherford, K. Poole, E. Passamani, J. T. Willerson, B. E. Sobel, T. Robertson, E. Braunwald: Prognostic significance of location and type of myocardial infarction: independent adverse outcome associated with anterior location. J. Amer. Coll. Cardiol. 11 (1998) 453–463

26 Nicod, P., E. Gilpin, H. Dittrich, M. Wright, R. Engler, J. Rittlemeyer, H. Henning, J. Ross: Late clinical outcome in patients with early ventricular fibrillation after myocardial infarction. J. Amer. Coll. Cardiol. 11 (1988) 464–470

27 Smith, J. M., F. I. Marcus, R. Serokman with the Multicenter Postinfarction Research Group: Prognosis of patients with diabetes mellitus after acute myocardial infarction. Amer. J. Cardiol. 54 (1984) 718–721

28 Meelilees, M. A., P. J. Scott, R. M. Norris, Prognosis after myocardial infarction: results of a 15-year follow-up. Brit. med. J. 288 (1984) 356–359

29 Theroux, P., D. D. Waters, C. Halphen, J. C. Debaisieux, H. F. Mizgala: Prognostic value of exercise testing soon after myocardial infarction. New Engl. J. Med. 301 (1979) 341–345

30 Sleight, P. for th ISIS-1 Trial Group: Beta blockade early in myocardial infarction. Amer. J. Cardiol. 60 (1987) 6A–10A

31 Fletcher, A. P., N. Alkjaersing, F. E. Smyrniotis: The treatment of patients suffering from early myocardial infarction with massive and prolonged streptokinase therapy. Trans. Ass. Amer. Phycns 71 (1958) 287–296

32 European Cooperative Study Group for Streptokinase Treatment in Acute Myocardial Infarction: Streptokinase in acute myocardial infarction. New Engl. J. Med. 301 (1979) 797–802

33 White, H. D., J. T. Rivers, R. M. Norris, M. Takayama, A. Maslowski, A. Hart, N. Sharpe, J. Ormiston: Is RT-PA or streptokinase superior for preservation of left ventricular function after myocardial infarction? Circulation 78, Suppl. 2 (1988) 303

34 ISIS-3 Collaborative Group: ISIS-3: a randomised comparison of streptokinase vs tissue plasminogen activator vs anistreptase and of aspirin plus heparin vs aspirin alone among 41299 cases of suspected acute myocardial infarction. Lancet 339 (1992) 753–770

35 The GUSTO Investigators. An international randomized trial comparing four thrombolytic strategies for acute myocardial infarction. N. Engl. J. Med. 329 (1993)

36 The TIMI Research Group: Immediate versus delayed catherization and angioplasty following thrombolytic therapy for acute myocardial infarction: TIMI II A results. J. Amer. med. Ass. 260 (1988) 2849–2858

Chronische Herzinsuffizienz

R. Düsing und B. Weißer

Epidemiologie

Chronische Herzinsuffizienz bezeichnet eine systolische und/oder diastolische Funktionsstörung des Herzens mit oder ohne klinische Symptomatik. Die Prävalenz wird mit 1–2% der Bevölkerung angegeben. Dies ergibt für die Bundesrepublik Deutschland in etwa 800000–1600000 Patienten. Die Herzinsuffizienz ist keine Erkrankung sui generis, sondern Symptom, Komplikation bzw. Endzustand einer zugrundeliegenden Erkrankung. Daher wird die Prognose der Herzinsuffizienz auch von der Erkrankung bestimmt, die ihr vorausgeht. Während in den Auswertungen der Framingham-Studie von 1971 der Hypertonie neben der koronaren Herzkrankheit noch eine zentrale Bedeutung für die Entstehung einer (Links-) Herzinsuffizienz zukam, ist dies in neueren Studien Ende der 80er und zu Beginn der 90er Jahre nicht mehr der Fall. In diesen neueren Studien steht als Ursachenkonstellation der Herzinsuffizienz eindeutig die koronare Herzkrankheit, in der Mehrzahl der Fälle mit durchgemachtem Myokardinfarkt, im Vordergrund (etwa ⅔ aller Patienten mit Herzinsuffizienz weisen in der Anamnese einen durchgemachten Myokardinfarkt auf). Das restliche Drittel läßt sich auf Hypertonie, Myokarditis/Kardiomyopathie und Vitien zurückführen. Ob die Abnahme der relativen Bedeutung der Hypertonie einen Erfolg der kardiovaskulären Medizin, d. h. der konsequenten Diagnostik und Behandlung des hohen Blutdrucks, widerspiegelt, wird als eine mögliche Interpretation dieser Befunde diskutiert. Auf der anderen Seite ist es möglich, daß die Art und Weise der Patientenrekrutierung in den modernen Herzinsuffizienzstudien Patienten mit koronarer Herzkrankheit einseitig begünstigte. Dies würde einen methodischen Fehler in die Vergleiche der Framingham-Studie und der modernen Herzinsuffizienzstudien einführen, der, zumindest teilweise, für die genannten Unterschiede verantwortlich sein könnte.

Klinischer Schweregrad

Der klinische Schweregrad der myokardialen Insuffizienz wird mit Hilfe der Klassifikation der New York Heart Association (NYHA) festgelegt. Zwischen dem Schweregrad I (keine Beschwerden) und dem Schweregrad IV (Beschwerden in Ruhe) bezeichnen die Graduierungen II und III Patienten mit Beschwerden bei geringer bzw. ausgeprägter Belastung. Die relative Häufigkeit der verschiedenen klinischen Schweregrade am Gesamtaufkommen von Patienten mit Herzinsuffizienz ist aus offiziellen Daten nicht abzuleiten. Einschätzungen verschiedener inoffizieller Statistiken (Lebensversicherungsunternehmen und pharmazeutische Industrie in den USA) geben die relative Häufigkeit der 4 Schweregrade mit 31% (NYHA I), 36% (NYHA II), 23% (NYHA III) und 10% (NYHA IV) an. Dabei gehen diese Schätzungen von einer Gesamtzahl von 3,4 Millionen Patienten mit Herzinsuffizienz in den USA (1990) aus (Abb. 1.3). Die Korrelation von klinischem Schweregrad mit der Prognose einer myokardialen Insuffizienz wird unter-

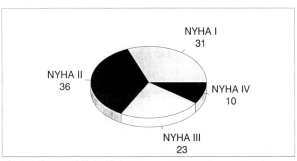

Abb. 1.3 Epidemiologie der Herzinsuffizienz. Verteilung der NYHA-Schweregrade (%)

USA 1990 (Gesamtzahl HI: 3,4 Mio.)

schiedlich beurteilt. Bei Patienten mit myokardialer Insuffizienz im Stadium IV ist eine hohe Letalität von etwa 60% pro Jahr anzunehmen. Bei Patienten in den Schweregraden I–III ist die prognostische Unterscheidung jedoch schwieriger. Die Letalität der Patienten im Stadium I betrug in der SOLVD-P- und der SAVE-Studie etwa 5 bzw. 10% pro Jahr und lag bei symptomatischen Patienten in den Stadien II und III etwa bei 15% (SOLVD-T) bzw. 20% (VHeFT 1). Die Untersuchungen zur Abhängigkeit der Prognose herzinsuffizienter Patienten in Abhängigkeit vom Schweregrad wird darüber hinaus dadurch erschwert, daß es sich bei den meisten Patienten um Zustandsbeschreibungen unter Behandlung handelt. So kann ein schwerkranker Patient unter effizienter Behandlung durchaus 1–2 Schweregrade aufrücken, während andere Patienten unter insuffizienter Therapie in ihrem Schweregrad verbleiben.

Prognose der Herzinsuffizienz

Patienten mit chronischer Herzinsuffizienz haben eine ungünstige Prognose. Unter den Parametern, die sich zur Prognosebeurteilung bewährt haben, gehören neben klinischen Kriterien insbesondere hämodynamische und neurohormonale Befunde. So haben verschiedene Studien die Abhängigkeit der Prognose von der Größe des linken Ventrikels sowie der linksventrikulären Auswurffraktion, der Aktivität des Renin-Angiotensin-Systems, des sympathischen Nervensystems sowie des atrialen natriuretischen Peptids und der Serumnatriumkonzentration beschrieben.

Prospektive Studien

Eine Reihe von Untersuchungen hat die Frage aufgegriffen, ob die Prognose der Herzinsuffizienz durch medikamentöse Behandlung gebessert werden kann. Dabei ist es von großem Interesse, daß solche Untersuchungen für die beiden Therapiestrategien Digitalis und Diuretika derzeit nicht vorliegen. Eine von den National Institutes of Health initiierte und noch nicht abgeschlossene Untersuchung der Digitalisbehandlung herzinsuffizienter Patienten wird in den nächsten Jahren auch Daten zur prognostischen Wertigkeit dieses Therapiekonzeptes bereitstellen. Neben den großen Studien zu vasoaktiven Substanzen, insbesondere ACE-Hemmstoffen, liegt derzeit auch eine Studie zu einem positiv inotropen Therapieprinzip vor, den Phosphodiesterasehemmstoffen.

PROMISE-Studie

In dieser doppelblinden, plazebokontrollierten Studie (PROMISE = Prospective Randomized Milrinone Survival Evaluation) wurde der Einfluß einer oralen Milrinontherapie auf die Letalität von Patienten mit schwerer chronischer Herzinsuffizienz (NYHA III und IV) untersucht. Insgesamt erhielten 561 Patienten Milrinon 4 mal 10 mg/die zu einer konventionellen Therapie mit Digoxin, Diuretika und ACE-Hemmer. Der mediane Beobachtungszeitraum lag bei 6,1 Monaten. Im Vergleich zu Plazebo war die Milrinontherapie mit einer Erhöhung der Gesamtletalität von 28% assoziiert (p = 0,038); der Anstieg der kardiovaskulären Todesfälle betrug 34% (p = 0,016). Die unerwünschten Wirkungen waren am gravierendsten bei Patienten im Stadium IV: Der Anstieg der Letalität betrug in dieser Subgruppe 53% (p = 0,006). Diejenigen Patienten, die Milrinon erhielten, hatten eine höhere Frequenz an Hospitalisierungen (44 vs 39%, p = 0,041) und Therapieabbrüchen (12,7 vs. 8,7%, p = 0.041) sowie häufiger ernsthafte kardiovaskuläre Nebenwirkungen wie hypotone Dysregulation (p = 0,006) und Synkopen (p = 0,002) als die Patienten, welche nur Plazebo erhielten. Zusammenfassend zeigen diese Ergebnisse, daß trotz hämodynamischer Verbesserungen die chronische Therapie mit Milrinon die Morbidität und Letalität von Patienten mit schwerer chronischer Herzinsuffizienz erhöht. Die Ursachen dieser schädlichen Effekte sind nicht bekannt.

Veterans Administration Heart Failure Trials (VHeFT) 1 und 2

Eine erste Untersuchung zur Abschätzung der Prognose von Patienten mit Belastungsinsuffizienz, die gleichzeitig die Auswirkungen verschiedener Therapieformen auf den weiteren Verlauf der Herzinsuffizienz berücksichtigte, war die 1986 veröffentlichte multizentrische VHeFT-1-Studie (Veterans Administration Heart Failure Trial 1). In dieser Untersuchung

Abb. 1.4 Dargestellt sind die kumulative Letalität in den beiden Studien V-HeFT I und V-Heft II. In der V-Heft I-Studie wurde die Gabe von Plazebo mit einer Therapie mit Prazosin und der Kombinationsbehandlung mit Hydralazin/Isosorbiddinitrat (ISDN) verglichen. Die V-Heft II-Studie vergleicht die Behandlungsmodalitäten ISDN/Hydralazin und Enalapril.

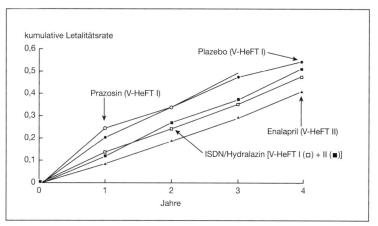

an Patienten mit einem mittleren klinischen Schweregrad NYHA II-III lag die kumulative Letalitätsrate über 12 Monate unter Plazebo bei knapp 20%. Diese Untersuchung weist erstmals auf, daß eine Behandlung mit Isosorbiddinitrat und Hydralazin die Prognose solcher Patienten deutlich verbessert, während Prazosin keinen Effekt auf die Absterberate aufwies. In einer Folgeuntersuchung dieser Arbeitsgruppe (VHeFT 2) wurde dann der Effekt der als wirksam erwiesenen Isosorbiddinitrat-Hydralazin-Behandlung mit der Therapie mit einem ACE-Hemmstoff (Enalapril) verglichen. Dabei zeigte sich, daß der ACE-Hemmstoff die Prognosebesserung der Kombinationsbehandlung noch übertreffen konnte (Abb. 1.4).

Consensus-Studie

Bereits 1987 war in der Cooperative North Scandinavian Enalapril Survival Study (Consensus) an Patienten mit schwerer Herzinsuffizienz im klinischen Schweregrad IV gezeigt worden, daß die Gabe des ACE-Hemmstoffes Enalapril zusätzlich zur Standardbehandlung im Vergleich zu Plazebo eine deutliche Reduktion der hohen Letalität dieses schweren Krankheitsbildes bewirkt. Von insgesamt 253 Patienten erhielten in dieser doppelblinden Untersuchung 126 Plazebo und 127 Patienten Enalapril. Die Behandlung mit dem ACE-Hemmstoff konnte dabei die Letalität gegenüber der ausschließlich „konventionell" behandelten Gruppe statistisch signifikant nach 6 Monaten um 40% und nach 12 Monaten um 27% senken.

SOLVD-T-Studie

Eine umfassende Studie zur Beeinflussung der Prognose von Patienten mit Belastungsinsuffizienz stellt die SOLVD-T-Untersuchung dar (SOLVD = Studies of left ventricular dysfunction; das T steht für Therapie. Damit wird die SOLVD-T-Studie von der SOLVD-P-Studie unterschieden; hier steht P für Prävention). In dieser prospektiven und randomisierten Untersuchung an insgesamt 2569 Patienten mit Herzinsuffizienz und einer Auswurffraktion von ≤ 35%, wobei 90% der Patienten den klinischen Schweregraden NYHA II und III zuzuordnen waren, wurde in einem doppelblinden, plazebokontrollierten Protokoll der Einfluß von Enalapril zusätzlich zu einer „konventionellen" Therapie auf Letalität und Hospitalisation untersucht. Im Mittel wurden die Patienten über 41 Monate observiert. Insgesamt waren über den Untersuchungszeitraum in der Plazebogruppe 510 Todesfälle auffällig (39,7%) gegenüber 452 in der enalaprilbehandelten Gruppe (35,2%). Dies entspricht einer Risikoreduktion von 16%, die hochsignifikant war (p = 0,0036). Die Reduktion der Gesamtletalität war insbesondere auf einen Rückgang an Todesfällen infolge progredienten Pumpversagens zurückzuführen (251 in der Plazebogruppe vs. 209 in der Enalaprilgruppe, Risikoreduktion 22%). Weiter ist interessant, daß in der Plazebogruppe 53 tödliche Herzinfarkte auftraten im Vergleich zu 40 solcher Ereignisse in der Enalaprilgruppe (Abb. 1.5).

950 Patienten in der Plazebogruppe (74%) und 893 Patienten in der Enalaprilgruppe

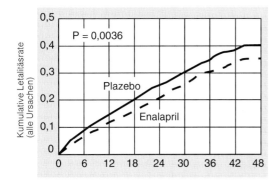

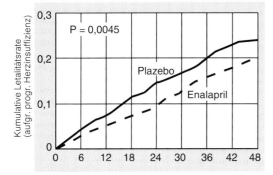

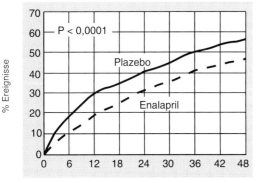

Abb. 1.5 Darstellung einiger Ergebnisse der SOLVD-T-Studie an Patienten mit symptomatischer Herzinsuffizienz und eingeschränkter Ventrikelfunktion. Im oberen Teil der Abbildung ist die kumulative Letalitätsrate über den Observationszeitraum für die Placebo-Gruppe und die Enalapril-Gruppe aufgetragen. Der mittlere Teil der Abbildung zeigt die kumulative Letalitätsrate infolge progredienter Herzinsuffizienz. Im unteren Teil der Abbildung ist die Häufigkeit des kombinierten Endpunktes Tod und Hospitalisation für die beiden Gruppen aufgetragen.

(69%) wurden während der Studienphase mindestens einmal stationär behandelt. Davon war die Indikation bei 810 Patienten in der Plazebogruppe und bei 729 Patienten in der Enalaprilgruppe kardiovaskulärer Natur. Die Gesamtzahl der stationären Behandlungen betrug 2833 in der Plazebogruppe und 2396 in der Enalaprilgruppe. Während in der Plazebogruppe insgesamt 971mal eine stationäre Aufnahme mit der Indikation Herzinsuffizienz erfolgte, war die Rate der stationären Behandlungen einer Herzinsuffizienz in der Enalaprilgruppe auf 683 reduziert (Abb. 1.5).

Die Münchener Herzinsuffizienzstudie

Auch eine große deutsche Untersuchung aus dem Schwabinger Krankenhaus, das Munich Heart Failure Trial (MHFT), hat die prognosebessernde Wirkung einer ACE-Hemmer-Behandlung von symptomatischen Patienten mit chronischer Herzinsuffizienz, in diesem Fall mit Captopril, eindeutig belegt. In dieser prospektiven, plazebokontrollierten Untersuchung an insgesamt 170 Patienten im klinischen Schweregrad I-III wurde der Einfluß der Behandlung mit dem ACE-Hemmstoff zusätzlich zu einer Standardtherapie auf Progression der Herzinsuffizienz und Tod infolge von Pumpversagen und plötzlichem Herztod untersucht. Dabei zeigte sich, daß Captopril die Progression der Herzinsuffizienz um 34% und (bei unveränderter Gesamtletalität) die prozentuale Häufigkeit eines Todes durch Pumpversagen von 50 auf 18% reduzierte.

SOLVD-P und SAVE

Der symptomatischen Herzinsuffizienz (NYHA-Stadien II-IV) geht ein klinisch stummes Stadium I voran, in dem per definitionem keine Einschränkungen und Symptome bestehen. Dieses Stadium findet man z.B. häufig nach Myokardinfarkt, wenn Ventrikelfunktionsstörung und struktureller Umbau des Ventrikels im Sinne der Dilatation bereits eindeutig objektivierbar sind, Symptome aber noch nicht geklagt werden. Bereits dieses Stadium I bedeutet für den betroffenen Patienten Prognoseverschlechterung, die im wesentlichen durch die Progression der Ventrikelfunktionsstörung in die symptomatische Herzinsuffizienz bedingt ist. In einer weiteren prospektiven Studie der SOLVD-Untersucher wurde daher die Wirksamkeit einer Behandlung von asymptomatischen Patienten mit einer systolischen Ventrikelfunktionsstörung (Auswurffraktion ≤ 35%) untersucht. Dabei wurden insgesamt 4228 solcher Patienten, die Mehrheit mit zugrundeliegender koronarer Herzkrankheit und Zustand nach Myokardinfarkt (~ 80%), doppelblind entweder mit Plazebo oder mit dem ACE-Hemmstoff Enalapril über einen mittleren Beobachtungszeitraum von 37,4 Monaten behandelt. Diese Studie wird als SOLVD-P (P = Prävention) bezeichnet und von der obengenannten SOLVD-T-Studie (T = Therapie) an Patienten mit symptomatischer Herzinsuffizienz unterschieden. Einige Ergebnisse dieser SOLVD-P-Untersuchung sind in Abb. 1.6 dargestellt.

In der Plazebogruppe waren insgesamt 334, in der Enalaprilgruppe 313 Todesfälle zu verzeichnen (Risikoreduktion 8%, p = 0,30). Infolge kardiovaskulärer Ursachen starben in der Plazebogruppe 298 gegenüber 265 Patienten in der Enalaprilgruppe (Risikoreduktion 12%, p = 0,12). In der Plazebogruppe mußten insgesamt 454, in der Enalaprilgruppe 305 Patienten stationär behandelt werden. 102 Patienten in der Plazebogruppe (4,8%) und 58 Patienten in der Enalaprilgruppe (2,7%) mußten mehrmals wegen Verschlechterung der Herzinsuffizienz stationär behandelt werden (Risikoreduktion 44%). Bis zur ersten Klinikaufnahme infolge Herzinsuffizienz vergingen in der Plazebogruppe im Durchschnitt 13,2, in der Enalaprilgruppe 27,8 Monate.

In der prospektiven *Survival and Ventricular Enlargement* Studie (SAVE) wurden insgesamt 2231 Patienten mit eingeschränkter linksventrikulärer Auswurffraktion (≤ 40%), aber ohne klinische Symptome einer Herzinsuffizienz, doppelblind entweder mit dem ACE-Hemmstoff Captopril oder Plazebo behandelt. Alle Patienten hatten 3–16 Tage zuvor einen Myokardinfarkt durchgemacht, der Beobachtungszeitraum in dieser Studie betrug im Mittel 3,6 Jahre. Insgesamt starben in der Plazebogruppe 275 und in der Captoprilgruppe 228 Patienten (Risikoreduktion 19%, p = 0,019). Darüber hinaus war auch die Letalität mit kardiovaskulärer Ursache (Risikoreduktion 21%, p = 0,014), die Entwicklung einer höhergradigen Herzinsuffizienz (Risikoreduktion 73%, p < 0,001) und die Notwendigkeit einer stationären Behandlung wegen Herzinsuffizienz (Risikoreduktion 22%, p = 0,019) unter Captopril

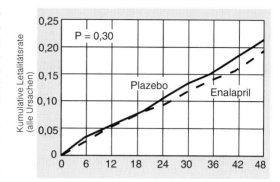

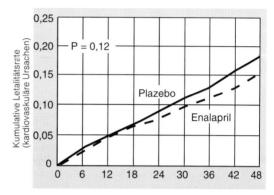

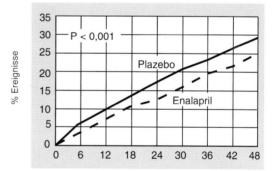

Abb. 1.6 Darstellung einiger Ergebnisse der SOLVD-P Studie an Patienten mit eingeschränkter Ventrikelfunktion ohne klinische Zeichen einer Herzinsuffinzienz. Im oberen Teil der Abbildung ist die kumulative Letalitätsrate über den Observationszeitraum für die Placebo-Gruppe und die Enalapril-Gruppe aufgetragen. Der mittlere Teil der Abbildung zeigt die kumulative Letalitätsrate infolge kardiovaskulärer Ursachen. Im unteren Teil der Abbildung ist die Häufigkeit des kombinierten Endpunktes Tod und Hospitalisation für die beiden Gruppen aufgetragen.

deutlich vermindert. Letztlich war in der SAVE-Studie auch die Reinfarktrate unter dem ACE-Hemmstoff von 170 auf 133 vermindert (Risikoreduktion 25%, p = 0,015).

SOLVD-P und SAVE belegen damit, daß eine Therapie mit ACE-Inhibitoren bereits im klinisch stummen Stadium I der Herzinsuffizienz sinnvoll sein kann, wenn ein bestimmter Grad der systolischen Funktionsstörung vorhanden ist (Ejektionsfraktion $\leq 35-40\%$), da die Prognose der so behandelten Patienten verbessert wird. Von Interesse ist weiterhin, daß sowohl in der SOLVD- als auch der SAVE-Studie die Reinfarktrate unter Enalapril bzw. Captopril im Vergleich zu Plazebo deutlich verringert war. Weitere Studien werden dieser Frage gezielt nachgehen müssen, um diese Substanzgruppe als wirksame Sekundärprophylaxe des Myokardinfarktes zu etablieren.

Literatur

1 Cohn, J. N., B. Levine, M. T. Olivari, V. Garberg, D. Lura, G. S. Francis, A. B. Simon, T. Rector: Plasma norepinephrine as a guide to prognosis in patients with chronic congestive heart failure. New Engl. J. Med. 311 (1984) 891–903
2 Cohn, J. N., D. G. Archibald, S. Ziesche, J. A. Franciosa, W. E. Harston, F. E. Tristani, W. B. Dunkman, W. Jacobs, G. S. Francis, K. H. Flohr, S. Goldman, F. R. Cobb, P. M. Shah, R. Saunders, R. D. Fletcher, H. S. Loeb, V. C. Hughes, B. Baker: Effects of vasodilator therapy on mortality in chronic congestive heart failure: results of the Veterans Administration Cooperative Study. New Engl. J. Med. 314 (1986) 1547–1552
3 Consensus Trial Study Group: Effects of enalapril on mortality in severe congestive heart failure: results of The Cooperative North Scandinavian Enalapril Survival Study. New Engl. J. Med. 316 (1987) 1429–1435
Gottlieb, S. S., M. L. Kukin, D. Ahern, M. Packer: Prognostic importance of atrial natriuretic peptide in patients with chronic heart failure. J. Amer. Coll. Cardiol. 13 (1989) 1534–1539
5 Gradman, A., P. Deedwania, R. Cody, B. Massie, M. Packer, B. Pitt, S. Goldstein for the Captopril-Digoxin Study Group: Predictors of total mortality and sudden death in mild to moderate heart failure. J. Amer. Coll. Cardiol. 14 (1989) 564–570
6 Kleber, F. X., W. Doehring: Prognose bei leichter chronischer Herzinsuffizienz: Einflüsse des ACE-Hemmers Captopril. Herz 16 (1991) 283–293
7 Lee, W. H., M. Packer: Prognostic importance of serum sodium concentration and its modification by converting enzyme inhibition in patients with severe chronic heart failure. Circulation 73 (1986) 257–267
8 McFate-Smith, W.: Epidemiology of congestive heart failure. Amer. J. Cardiol. 55, Suppl. (1985) 3–8
9 McKee, P. A., W. P. Castell, P. M. McNamara, W. B. Kannel: The natural history of congestive heart failure: the Framingham study. New Engl. J. Med. 285 (1971) 1441–1446
10 Packer, M., N. Medina, M. Yushak: Correction of dilutional hyponatremia in severe chronic heart failure by converting enzyme inhibition. Ann. intern. Med. 100 (1984) 782–789
11 Pfeffer, M. A., E. Braunwald, L. A. Moye, L. Basta, E. J. Brown, T. E. Cuddy, B. R. Davis, E. M. Geltman, S. Goldman, G. C. Flaker, M. Klein, G. A. Lamas, M. Packer, J. Rouleau, J. L. Rouleau, J. Rutherford, J. H. Wertheimer, C. M. Hawkins, et al.: Effect of captopril on mortality and morbidity in patients with left ventricular dysfunction after myocardial infarction. New Engl. J. Med. 327 (1992) 669–677
12 Rector, T., M. Olivari, B. Levine, G. Francis, J. Cohn: Predicting survival for an individual with congestive heart failure using plasma morepinephrine concentration. Amer. Heart J. 114 (1987) 148–152
13 The SOLVD Investigators: Studies of left ventricular dysfunction (SOLVD) – rationale, design and methods: two trials that evaluate the effect of enalapril in patients with reduced ejection fraction. Amer. J. Cardiol. 66 (1990) 315–322
14 The SOLVD Investigators: Effect of enalapril on survival in patients with reduced left ventricular ejection fractions and congestive heart failure. New Engl. J. Med. 325 (1991) 293–302
15 The SOLVD Investigators: Effect of enalapril on mortality and the development of heart failure in asymptomatic patients with reduced ventricular ejection fractions. New Engl. J. Med. 327 (1992) 685–691

Primäre Kardiomyopathien

K. Glänzer

Definition: Unter Kardiomyopathien wird eine Vielzahl von Erkrankungen des Herzmuskels zusammengefaßt, die weder durch eine Erkrankung der Koronararterien noch durch eine Drucksteigerung im großen oder kleinen Kreislauf noch durch einen Herzklappenfehler hervorgerufen sind.

Nach ätiologischen Gesichtspunkten lassen sich die Kardiomyopathien in *primäre* (Synonym: idiopathische) Kardiomyopathien unbekannter Ursache und in *sekundäre* Kardiomyopathien mit bekannter Ursache einteilen.

Primär hypertrophische Kardiomyopathie (HCM)

Bei der hypertrophen Kardiomyopathie besteht eine in ihrer Ätiologie nicht geklärte pathologische Hypertrophie der Ventrikelmuskulatur. Die Lokalisation der hypertrophen Myokardareale ist variabel. Bei den meisten Patienten besteht eine linksventrikuläre Hypertrophie mit einer asymmetrischen Septumhypertrophie. Es kann aber auch der rechte Ventrikel mitbefallen sein. Das zumeist stark verdickte Septum führt während der Systole zu einer intraventrikulären Obstruktion und Entstehung eines intrakavitären Druckgradienten. Dies ist jedoch nicht bei jeder hypertrophen Kardiomyopathie der Fall.

Deswegen unterscheidet man 2 Formen:
- die hypertrophe obstruktive Kardiomyopathie und
- die hypertrophe nicht obstruktive Kardiomyopathie.

Hypertrophe obstruktive Kardiomyopathie (HOCM)

Bei einem Drittel der Patienten findet man eine familiäre Disposition (1). Bei zwei Drittel der Patienten läßt sich jedoch keine familiäre Häufung nachweisen. Männer erkranken etwa 4mal häufiger als Frauen. Insgesamt ist die hypertrophe obstruktive Kardiomyopathie eine langsam progrediente Myokarderkrankung. Frank u. Braunwald (2) fanden als erste klinische Manifestation ein abnormes Herzgeräusch bei einem mittleren Alter von 20 Jahren. 10 Jahre nach der ersten Manifestation wurde eine klinische Symptomatik beobachtet. Mit zunehmendem Alter kommt es zu einer Akzeleration der Hypertrophie mit zunehmenden Beschwerden. Bis zum 40. Lebensjahr sterben etwa 21% der Patienten. Nach Goodwin (3) liegt die jährliche Sterberate bei 3,5%. Es gibt keine sicheren klinischen Hinweise für besonders gefährdete Patienten, daher ist es im Einzelfall sehr schwierig, Aussagen über die Prognose der Erkrankung zu machen. Weder das Vorhandensein noch die Höhe des intraventrikulären Druckgradienten noch der Schweregrad der klinischen Symptomatik steht mit der Prognose in irgendeinem Zusammenhang. Die Patienten sterben besonders häufig an einem plötzlichen Herztod, der Folge von Herzrhythmusstörungen ist. Besonders gefährdet sind offensichtlich junge Patienten mit Obstruktion der Ausflußbahn, die familiär belastet sind. Prognostisch ungünstig gelten Arrhythmien in Form von Vorhofflimmern und paroxysmalen supraventrikulären Tachykardien.

Prognose unter Therapie

Bei der Ätiologie der hypertrophischen obstruktiven Kardiomyopathien dürfte bei einer Subgruppe von Patienten eine hereditäre Ursache bedeutsam sein. Viele Fragen bleiben jedoch offen, so daß derzeit keine kausale, sondern nur eine symptomatische Therapie verfügbar ist. Therapieziel ist, die pathologischen, anatomischen und funktionellen Veränderungen so zu verbessern, daß eine Minderung der Beschwerden und ein günstiger Einfluß auf den Verlauf und die Prognose der Erkrankung herbeigeführt werden können.

Folgende Maßnahmen werden verwandt:
1. medikamentöse Therapie mit Calciumantagonisten und Antiarrhythmika,
2. chirurgische Therapie mit Exzision des hypertrophischen Myokards und eventuell Mitralklappenkonstruktion oder Mitralklappenersatz bei Mitralinsuffizienz.

Positiv inotrope Pharmaka und Nitrate sind kontraindiziert, da sie die Obstruktion der ventrikulären Ausflußbahn erheblich verstärken können bzw. die diastolische Herzfunktion weiter verschlechtern.

Calciumantagonisten (Verapamil) besitzen einen festen Stellenwert in der Therapie der hypertrophen obstruktiven Kardiomyopathie seit ihrer Einführung bei dieser Indikation durch Kaltenbach (4). Als Ursache für die günstige symptomatische Besserung wird eine verbesserte linksventrikuläre Relaxation und linksventrikuläre Funktion sowie eine Rückbildung der Obstruktion angenommen. Es wurde echokardiographisch und teilweise auch angiographisch über eine Rückbildung der hypertrophierten Muskelmasse berichtet (5). Untersuchungsergebnisse sowie Anzahl der Patienten, die durch die Therapie in der Symptomatik gebessert wurden, sind unterschiedlich und schwanken zwischen 40 und 54 bis 78%.

Die Indikation zu einem operativen Eingriff beim Vorliegen einer Obstruktion ist gegeben, wenn trotz einer medikamentösen Behandlung eine Herzinsuffizienz nach NYHA-Stadium III vorliegt, da bei diesen Patienten die Letalität sehr hoch ist. Heute wird in der Regel eine Myotomie durch einen transaortalen Zugang vorgenommen, der bei sehr schwerer Mitralklappeninsuffizienz auch zusätzlich durch einen Klappenersatz ergänzt wird. Bei Patienten, bei denen keine sehr ausgeprägte Hypertrophie bestand, wurde operativ bei mehr als 80% eine symptomatische Besserung um 1−2 Schweregrade nach NYHA berichtet. Die Ergebnisse sind postoperativ besonders günstig, im Spätverlauf bis zu 10 Jahren nach Operation muß man jedoch mit einer Rezidivrate bis zu 4% und eventuell sogar noch mehr rechnen. Nach einer Untersuchung von Senning u. Rothlin 1982 (6) errechnete sich nach 15 Jahren eine Überlebensrate von 63%. Der Spätverlauf zeigt, daß die Krankheit trotz Behebung des systolischen Druckgradienten progredient bleibt. Wesentliche Komplikationen durch die Operation wurden bei 8,8% der Patienten verzeichnet.

Bei den postoperativen Komplikationen führen der Ventrikelseptumdefekt, AV-Block III. Grades, arterielle Embolien und Mitralinsuffizienzen. Die Operationsletalität beträgt zwischen 0 und 10,7% und ist somit gegenüber früheren Mitteilungen (ca. 20%) wesentlich geringer. Leider verhindert auch das chirurgische Vorgehen nicht den plötzlichen Herztod, so daß eine antiarrhythmische Therapie in jedem Fall mitindiziert ist. Als Therapeutikum der Wahl hat sich nach mehreren Studien Amiodaron erwiesen.

Die Schwierigkeit der Beurteilung der Prognose der hypertrophen obstruktiven Kardiomyopathie besteht darin, daß die Untersuchungen und verschiedenen Behandlungsmethoden nicht einheitlich angelegt und zum Teil auch nicht kontrolliert sind. Sowohl medikamentös (Verapamil und Amiodaron) als auch chirurgisch kann eine Besserung der Symptomatik der Patienten erreicht werden. Die 5-Jahres-Überlebenszeit läßt sich durch eine Operation um 8% anheben, demgegenüber haben nicht behandelte Patienten eine Sterblichkeit von 21% in 5 Jahren.

Hypertrophe nicht obstruktive Kardiomyopathie

Bei der nicht obstruktiven Kardiomyopathie (HNOCM) ist wahrscheinlich der gleiche Krankheitsmechanismus unbekannter Ätiologie wirksam. Allerdings kommt es nicht zu einer Obstruktion der linksventrikulären Ausflußbahn. Infolge der starken Hypertrophie des linken Ventrikels steht die Relaxationsstörung des linken Ventrikels häufig im Vordergrund und weniger eine systolische Funktionsstörung. Bei 10−15% der Patienten mit hypertropher nicht obstruktiver Kardiomyopathie ist der klinische Verlauf recht langsam und über viele Jahre stabil. Manche Patienten haben überhaupt keine Beschwerden, ein Teil der Patienten klagt über rasche Ermüdbarkeit bei körperlicher Belastung und über Synkopen. Etwa 50% aller Patienten mit hypertropher Kardiomyopathie haben Herzrhythmusstörungen.

Dilatative Kardiomyopathie ohne und mit Kongestion

Bei der dilatativen Kardiomyopathie liegt eine Dilatation der Herzhöhle vor. Die Ventrikelwände sind nicht verdickt, sondern erscheinen eher im Vergleich zu dem sehr großen Innendurchmesser der Ventrikel verdünnt. Bei der dilatativen Kardiomyopathie ohne Kongestion ist das Herz in der Regel weniger stark dilatiert, und die ventrikulären Füllungsdrücke sind in Ruhe und während Belastung normal oder allenfalls unter Belastung leicht erhöht. Im Verlauf der Erkrankung kann eine dilatative Kardiomyopathie ohne Kongestion in ein Endstadium der dilatativen Kardiomyopathie mit kardialer Stauung einmünden. Bei den kongestiven dilatativen Kardiomyopathien sind die Herzen in der Regel stärker dilatiert, und das Herzminutenvolumen ist in Ruhe und bereits bei geringer Belastung reduziert. Der Verlauf und die Prognose einer dilatativen Kardiomyopathie sind weitgehend davon abhängig, ob zum Zeitpunkt der Diagnose bereits eine Stauung vorliegt oder nicht. Wird eine Herzvergrößerung als Zufallsbefund entdeckt, ohne daß Beschwerden oder Zeichen einer Herzinsuffizienz vorliegen („latente Kardiomyopathie"), kann mit einem relativ günstigen Verlauf gerechnet werden. In diesem Stadium ist eine sichere Aussage über die Prognose der Erkrankung nicht möglich, sondern ergibt sich erst aus der engmaschigen Verlaufskontrolle. Lassen die pathologisch veränderten Parameter wie Größe des Herzens und die Funktion des linken Ventrikels jahrelang keine Veränderung erkennen, dann ist der Verlauf der Erkrankung als gutartig einzuschätzen. Treten jedoch rasch hintereinander trotz Therapie Phasen von Stauungsherzinsuffizienz auf, ist die Prognose als deutlich ernster zu bewerten. Sind die Patienten in einem Stadium angelangt, bei dem unter konsequenter medikamentöser Therapie keine dauernde Beseitigung der Herzinsuffizienz erreicht wird, dann haben die Patienten in der Regel nur noch eine Lebenserwartung von wenigen Monaten.

Für die Entstehung von malignen Herzrhythmusstörungen ist die Größe der Ejektionsfraktion (EF) prognostisch wichtig. Liegt die Ejektionsfraktion unter 40%, ist mit vorwiegend ventrikulären Tachykardien zu rechnen. Ob und inwieweit Antiarrhythmika die Prognose verbessern, ist bislang nicht geklärt. Neben dem plötzlichen Herztod infolge von Rhythmusstörungen ist die Myokardinsuffizienz eine wesentliche Todesursache für die Patienten. Wesentlich seltener ist die Todesursache eine arterielle Embolie, die von muralen Ventrikelthromben ausgehen kann. Durch eine Therapie mit ACE-Hemmern und Diuretika läßt sich der klinische Zustand der Patienten mit dilatativer Kardiomyopathie verbessern (s. auch Chronische Herzinsuffizienz).

Restriktive Kardiomyopathien

Restriktive Kardiomyopathien entstehen durch die Einlagerung von Eisen, Amyloid, Calcium und Glykogen in den Zellen des Interstitiums oder die Herzmuskelzellen selbst. Dazu gehört z.B. auch die Myokardbeteiligung bei Systemerkrankungen, beispielsweise der Sklerodermie. Die Einlagerung all dieser Substanzen führt zu einer diastolischen Funktionsstörung, die systolische Ventrikelfunktion ist im Frühstadium zunächst ungestört. Durch die diastolische Füllungsbehinderung kommt es zu einem Blutstau in die Vorhöfe, die dann häufig sehr stark dilatiert sind. Dies führt zur Bildung von intrakardialen Thromben, die dann wiederum durch Embolisationen Probleme machen können. Kommt es zu einer Veränderung der systolischen Ventrikelfunktion mit Abnahme der Verkürzungsfraktion, ist die Prognose als sehr schlecht zu beurteilen.

Größere Sammelstatistiken über restriktive Kardiomyopathien liegen derzeit nicht vor.

Obliterative Kardiomyopathien

Die obliterativen Kardiomyopathien gehören streng genommen nicht zu den Kardio*myo*pathien, da sie vom Endokard ausgehen. Die bekannteste Erkrankung ist die Endocarditis parietalis fibroplastica (7). Bei dieser Erkrankung besteht eine nekrotisierende Entzündung des Endokards, die nach etwa 2 Jahren in eine Fibrose des Endokards übergeht.

Bei der Endomyokardfibrose liegt neben der Verdickung des Endokards eine Fibrosierung des Myokards vor. Die Erkrankung wird häufig in Afrika beobachtet. Ätiologisch scheint eine Unterernährung eine wesentliche Rolle zu spielen. Sehr selten wird eine Endokardfibrose mit Beteiligung der Klappen, vor allen Dingen des rechten Herzens, als Folge einer Karzinoidmetastasierung in die Leber beobachtet. Gerade bei letzterem Krankheitsbild ist die Prognose infaust, denn es entwickelt sich bei einem metastasierten Karzinoid innerhalb weniger Wochen eine schwere Trikuspidalinsuffizienz. Weiteres statistisches Material über die Prognose obliterativer Kardiomyopathien liegt in der Literatur nicht vor.

Ätiologisch bekannte sekundäre Kardiomyopathie

Myokarditis

Myokarditis ist eine entzündliche Herzerkrankung, die durch direkte oder indirekte Einwirkung von Erregern sowie durch allergische Reaktionen, durch toxische, chemische oder physikalische Agenzien sowie im Rahmen von Systemerkrankungen entsteht. Das Myokard selbst kann herdförmig oder diffus befallen sein. Die Myokarditis kann isoliert oder auch zusammen mit einer Endokarditis oder einer Perikarditis auftreten. Sie verläuft häufig klinisch stumm und gutartig, so daß die Auftretenshäufigkeit nicht genau bekannt ist. Im Obduktionsgut ist vereinzelt über eine Gesamthäufigkeit von 5–6% berichtet worden (8).

Die akute Myokarditis kann in 3 wesentlichen klinischen Erscheinungsformen auftreten:

- als Zufallsbefund bei im Vordergrund stehender allgemeiner fieberhafter Erkrankung durch zumeist Virusinfekte,
- unter dem Bild der dilatativen Kardiomyopathie mit und ohne Kongestion,
- durch schwerwiegende Rhythmusstörungen (Kammerflimmern oder Asystolie).

Virusmyokarditis

Häufig ist in unseren Breitengraden eine **Virusmyokarditis**. Die Herzerkrankung beginnt nach einem Virusinfekt in der Regel mit einer Latenz von 7–11 Tagen. An eine Begleitmyokarditis muß gedacht werden, wenn nach dieser Latenz und typischen Symptomen von Virusinfekten (Infektion der oberen Atemwege oder Magen-Darm-Symptome) kardiale Symptome auftreten. Insbesondere leichter präkordialer Schmerz, aber auch Ruhedyspnoe und Rhythmusstörungen müssen unbedingt an das Vorliegen einer Myokarditis denken lassen. Initial findet sich häufig ein begleitender Perikarderguß.

Die akute Prognose der Myokarditis wird von der Ventrikeldilatation in der akuten Erkrankungsphase sowie von dem Vorliegen eines Perikardergusses bestimmt. Gleichzeitiger Alkoholgenuß verstärkt zumindest im Tierexperiment die Kardiotropie der Viren.

Die Prognose der Virusmyokarditiden ist im allgemeinen als gut zu bezeichnen. Die Entzündungen am Herzen heilen in der Regel ohne Nekrosen oder mit kleinen, nur mikroskopisch faßbaren Narbenbildungen aus. Akute Todesfälle bei Virusmyokarditis sind vor allen Dingen bei Ornithose, Psittakose und Coxsackie-Karditiden beschrieben worden. Prospektive oder retrospektive systemische Untersuchungen liegen nicht vor. Im allgemeinen ist bei einer Infektion mit Coxsackie-Viren selbst bei schwerem Krankheitsverlauf mit Ausheilung der Erkrankung zu rechnen. Es ist umstritten, ob es chronisch-entzündliche Verlaufsformen einer akuten Myokarditis gibt oder ob aus dem Krankheitsgeschehen einer akuten Myokarditis eine chronische Myokarditis entstehen kann. Bei Nachuntersuchungen konnten bei 5–20% der Patienten, die früher an einer Coxsackie-Myokarditis erkrankt waren, EKG-Veränderungen oder bleibende Kardiomyopathien nachgewiesen werden (9). Die Frage, ob eine chronische Myokarditis als eine Autoimmunerkrankung durch Wirksamkeit von Antigenen aus denaturierten Herzmuskelzellen verstanden werden kann, ist bislang noch offen. Ebenso offen ist die Frage, ob Immunsuppressiva bei Langzeitverläufen therapeutisch wirksam sein können. Insgesamt wird die Prognose der akuten Virusmyokarditis von der Stärke der initialen Entzündung und der schon bei der Aufnahme bestehenden Dilatation des Herzmuskels bestimmt. Ausreichend großes Zahlenmaterial über chronische Verläufe unter kontrollierten Bedingungen liegt jedoch nicht vor.

Rheumatische Myokarditis

Das rheumatische Fieber ist ein immunologischer Vorgang, der durch Infektion mit β-hämolysierenden Streptokokken der Gruppe A ausgelöst wird. Im Alter zwischen 5 und 24 Jahren entwickelt sich bei etwa 60–70% der Patienten eine Karditis. Die Erkrankungshäufigkeit liegt im jugendlichen Alter zwischen 6 und 19 Jahren zwischen 2 und 4% (10). Bei etwa 40% der Fälle von akutem rheumatischem Fieber wird eine Myokarditis beobachtet. 30–50% der Patienten mit rheumatischer Myokarditis erkranken später an entzündlichen Veränderungen der Klappen. Mit zunehmendem Alter (über 25 Jahre) nimmt die Karditishäufigkeit ab.

Prognose der rheumatischen Karditis

Die Dauer der rheumatischen Myokarditis beträgt in der Regel 4–8 Wochen. Bei Kindern wird die akute Letalität mit 1–4% angegeben, bei Erwachsenen mit unter 2%. Wenn die Patienten im rheumatischen Fieber versterben, liegt in 80% eine Herzinsuffizienz zugrunde. Die Kinder leiden häufiger an einer Herzinsuffizienz während des ersten Schubes eines rheumatischen Fiebers, während Erwachsene nur in 2–4% eine Herzinsuffizienz entwickeln. Jedoch ist die Entwicklung von Rezidiven prognostisch wichtig. Mit jedem Rezidiv nimmt die Häufigkeit einer Herzinsuffizienz zu, und beim 3. Rezidiv ist schon mit einer Herzinsuffizienzhäufigkeit von 80% zu rechnen. Bei einem rheumatischen Fieber ist die Rezidivbereitschaft besonders hoch. 70% der Rezidive ereignen sich innerhalb von 5 Jahren. Besonders bei Kindern unter 10 Jahren werden Rezidive sehr häufig gefunden (70–90% der Fälle). Die Rezidivhäufigkeit ist in den ersten Jahren besonders hoch. Die Spätprognose der Karditis bei rheumatischem Fieber wird in erster Linie davon bestimmt, ob zusätzlich neben der Myokarditis ein oder mehrere Herzklappenfehler bestehen. Mit dem Auftreten von Klappenfehlern (s. auch Aorten- und Mitralvitium) ist bei ca. 30–50% der Patienten zu rechnen.

Granulomatöse Myokarditis (Sarkoidose)

Von den granulomatösen Erkrankungen des Myokards kommt der myokardialen Sarkoidose die zahlenmäßig größte Bedeutung zu. Bei etwa 20% der Patienten mit Sarkoidose ist mit einem myokardialen Befall zu rechnen, während die Erkrankung Sarkoidose selbst eine Erkrankungshäufigkeit von 10–24 pro 100000 Einwohner hat. Im Prinzip kann jedes Teil des Herzens befallen sein. Besonders dramatisch und mit akuten Todesfällen noch bei scheinbarer Gesundheit einhergehend, ist eine Lokalisation von granulomatösen Veränderungen im Erregungsleitungssystem. Die akute myokardiale Sarkoidose verursacht vor allen Dingen Erregungsleitungsstörungen und Erregungsbildungsstörungen im Sinne von Extrasystolen.

Ein klassisches elektrokardiographisches Zeichen ist die T-Inversion. Es muß betont werden, daß ein Myokardbefall bei Sarkoidose vorliegen kann, ohne daß das faßbare klinische Zeichen einer Lungensarkoidose vorliegt.

Die Prognose einer myokardialen Sarkoidose ist im allgemeinen gut, da auch die Sarkoidose eine hohe Spontanheilungsrate hat. Kritisch kann die Erkrankung durch den Befall des Erregungsleitungssystems werden. Üblicherweise wird dann eine antiarrhythmische Therapie durchgeführt, beziehungsweise bei Erregungsleitungsstörungen höheren Grades eine passagere oder permanente Schrittmacherimplantation notwendig. Eine Cortisonbehandlung ist solange erforderlich, wie die Sarkoidose aktiv ist und ist erst nach der Annahme einer Rückbildung der Granulome abzusetzen (11).

Herzmuskelerkrankungen durch toxische/nutritive Einflüsse

Alkoholisch bedingte Kardiomyopathie

Alkohol hat einen unbestrittenen toxischen Effekt auf den Herzmuskel und auf die Skelettmuskulatur. Das Ausmaß der Veränderung des Herzmuskels und der Skelettmuskulatur korreliert unter anderem mit der Gesamtmenge an Alkohol, die von dem Patienten bisher konsumiert wurde. Klinisch äußert sich die alkoholische Kardiomyopathie als latente oder dilatative Kardiomyopathie mit oder ohne Kongestion. Die Bedeutung des Alkohols für die Schädigung des Myokards wird dadurch hervorgehoben, daß die kardialen Schäden nach Alkoholentzug verschwinden und nach erneuter Alkoholgabe wieder auftreten. In akuten Versuchen konnte die kardial schädigende Wirkung des Alkohols sowohl durch invasive wie nichtinvasive Untersuchungen nachgewiesen werden. Schon kleine Mengen Alkohol (über 2 Drinks pro Tag) führten zu einer reduzierten Kontraktilität und einer Abnahme der Ejektionsfraktion. Dabei zeigten Patienten mit einer koronaren Herzkrankheit eine stärkere Reaktion ihrer hämodynamischen Parameter. Bei der Alkoholkardiomyopathie spielen neben der direkten schädigenden Wirkung des Alkohols beziehungsweise seines ersten Abbauproduktes Acetaldehyd auch andere Faktoren wie Vitaminmangel, Fehlernährung und Eiweißmangel eine Rolle. Virusinfekte bei Alkoholikern betreffen mehrfach häufiger das Herz als bei Alkoholabstinenz. Nach Absetzen der Noxe Alkohol sistiert in der Regel die Progredienz der Kardiomyopathie. Eine Restitutio ad integrum tritt nur bei sehr frühen Stadien der dilatativen Kardiomyopathie ein (11).

Medikamentös induzierte Kardiomyopathien

Chemotherapeutika

Besonders kardiotoxische Zytostatika stammen aus der Gruppe der Anthracycline. Zwei Substanzen werden routinemäßig klinisch eingesetzt, Doxorubicin und Daunorubicin. Deren kardiotoxische Wirkung ist schon in frühen Erprobungsphasen erkannt worden und ist für alle Anthracycline spezifisch. Die Herzschädigung tritt relativ plötzlich und nach einer Latenzzeit von mehreren Monaten auf (12). Es entwickelt sich sehr rasch eine Kardiomegalie mit globaler Herzinsuffizienz. Die klassische Behandlung der Herzinsuffizienz mit Digitalis, Diuretika und Vasodilatatoren ist häufig wenig effektiv. Es kommt also darauf an, eine beginnende Myokardschädigung früh zu erkennen, so daß man die Therapie rechtzeitig absetzen kann. Aus Erfahrungswerten hat man eine Grenzdosis von 550 mg Doxorubicin/m^2 Körperoberfläche gesetzt. Ab dieser Grenze nimmt das Risiko der Myokardschäden stetig zu. Das Risiko einer Kardiomyopathie potenziert sich noch, wenn zusätzlich eine Bestrahlungstherapie erfolgt oder gleichzeitig eine Behandlung mit Cyclophosphamid durchgeführt wird.

Ist das Myokard bereits vorgeschädigt, z. B. durch eine lang dauernde Hypertonie oder durchgemachte andere Myokarderkrankungen, wird die kritische Gesamtdosis z. B. von Doxorubicin bereits bei 450 mg/m^2 der Körperoberfläche erreicht. Patienten unter einer Doxorubicintherapie sollten sorgfältig kardiologisch überwacht werden. Eine reine EKG-Kontrolle reicht nicht aus. Zwar sieht man in etwa 10% der Patienten unter Doxorubicinbehandlung EKG-Veränderungen in Form von QT-Verlängerungen, Überleitungsstörungen, Erregungsausbreitungsstörungen, Niedervoltage und supraventrikulären Rhythmusstörungen. Diese EKG-Veränderungen haben jedoch keinerlei prädiktiven Wert und sind auch nicht proportional zur Anthracyclindosis. Die sicherste Methode ist die Echokardiographie mit direkter und genauerer Messung der Ventrikelfunktion. Nach einer retrospektiven Untersuchung des National Cancer Institute in den USA (13) an 4018 Patienten wurde eine adriamycininduzierte Herzinsuffizienz bei 2,2% der Patienten beobachtet. Die kumulative Wahrscheinlichkeit für das Auftreten einer Herzinsuffizienz war deutlich dosisabhängig und nahm von 0,03 bei 400 mg/m^2 auf 0,18 bei 700 mg/m^2 Körperoberfläche zu. Ab dem 15. Lebensjahr stieg das Risiko der Herzschädigung stetig an, obwohl auch Patienten unter 15 Jahren eine erhöhte Schädigungsrate zeigten. Da die Prognose bei eingetretener biventrikulärer Herzinsuffizienz praktisch infaust ist, kommt es auf eine frühzeitige Erfassung der doxorubicininduzierten Schädigung an.

Daunorubicin ist dem Doxorubicin verwandt und ebenfalls kardiotoxisch. Kinder können Dosen bis zu 20 mg/kg Körpergewicht ertragen, dagegen kommt es bei Erwachsenen schon bei Dosen zwischen 2,5 und 8 mg/kg Körpergewicht zu toxischen Erscheinungen. Dieses Medikament wird aus diesem Grunde nicht mehr an Patienten über 40 Jahre verabreicht, ebenfalls nicht an jüngere Patienten, die eine kardiale Vorschädigung haben.

Cyclophosphamid: Bei hohen Dosen von Cyclophosphamid (mehr als 0,45 g/kg Körpergewicht und Tag) sind EKG-Veränderungen bis hin zu einer tödlichen Globalinsuffizienz beschrieben worden. Globalinsuffizienzen beruhen pathologisch-anatomisch auf einer hämorrhagisch dilatativen Myokarditis.

Antiparasitäre Chemotherapeutika: Emetin und Dehydroemetin werden zur Behandlung der Amöbiasis und der Schistosomiasis verwandt. Die Medikamente sind bekanntermaßen kardiotoxisch. Es kommt unter Anwendung dieser Substanzen in vielen Fällen relativ plötzlich zu einer globalen Herzinsuffizienz mit schlechter Prognose. Die Dehydroemetine scheinen weniger kardiotoxisch zu sein, jedoch findet man in ca. 50% der Fälle EKG-Veränderungen in Form von Repolarisationsstörungen, QT-Verlängerungen oder auch ST-Veränderungen. Auch hier reagieren ältere Patienten und solche mit Vorerkrankungen des Herzens empfindlicher. Bei zunehmenden EKG-Veränderungen und ernsterer toxischer Wirkung auf das Herz muß das Medikament abgesetzt werden.

Psychiatrische Medikamente

Trizyklische Antidepressiva: Zu dieser Substanzgruppe zählen vor allen Dingen Imipramin und Amitryptilin und ihre chemischen Abkömmlinge. Ihre Wirkung beruht darauf, daß die Aufnahme von Serotonin und Noradrenalin an noradrenergen Neuronen verhindert wird, so daß die Noradrenalinkonzentration an den Rezeptoren ansteigt. Dies erklärt zum Teil auch die kardiovaskulären Nebenwirkungen. Sie sind in der Mehrzahl leicht und beschränken sich auf EKG-Veränderungen in Form von reversiblen T-Abflachungen oder -Inversionen und gelegentliches Auftreten von Tachykardien. Längere Behandlungen mit höheren Dosen führen zu QRS-Verbreiterung, PR- und QT-Verlängerung und höhergradigen atrioventrikulären und intraventrikulären Blockbildern. Bei toxischen Dosen können sämtliche Herzrhythmusstörungen (ventrikulär und supraventrikulär) entstehen. Bei größeren Dosen und vor allen Dingen bei längerer Behandlungsdauer tritt zusätzlich eine negativ inotrope Wirkung hinzu, die zu einer relativ therapieresistenten Herzinsuffizienz führt. Die Herzinsuffizienz ist im Prinzip reversibel.

Phenothiazine: Zu der Gruppe der Phenothiazine gehören Chlorpromazin, Promazin und Trichlorpromazin und die Piperazine (Fluphenazin, Perphenazin). Auch hier treten EKG-Veränderungen meistens sehr ausgeprägt und dosisabhängig auf. Ernste Rhythmusstörungen und Überleitungsstörungen treten in Form von Kammerektopien und Kammertachykardien auf und sind sicherlich für einen Teil der beschriebenen Todesfälle verantwortlich.

Lithiumsalze: Sie sind besonders wirksam bei der Behandlung manisch-depressiver Erkrankungen. Unter Lithiumtherapie treten EKG-Veränderungen meist in Form von QT-Abflachungen oder T-Inversionen auf, sind aber häufig ohne klinische Bedeutung. Die EKG-Veränderungen sind dosisabhängig, wobei schwere Rhythmus- bzw. Überleitungsstörungen beschrieben worden sind. Eine direkte myokardiale Schädigung durch Lithium läßt sich in prospektiven Untersuchungen (14) nicht nachweisen. In seltenen Fällen kommt es wohl zu einer direkten myokardialen Schädigung unter dem Bilde einer Myokarditis. Oberhalb von therapeutischen Serumspiegeln von 0,6–1 mmol/l treten schwere Nebenwirkungen und Myokardschäden auf. Als Ausschlußkriterium für eine Lithiumbehandlung gelten Patienten mit Herzinsuffizienz, Hypertonie, Überleitungsstörungen oder Nierenfunktionsstörungen. Unter Lithiumtherapie sollte in allen Fällen eine negative Natriumbilanz vermieden werden, da sich sonst die tubuläre Resorptionskapazität für Lithium vermindert und toxische Serum- bzw. Myokardspiegel auftreten können. Daher dürfen Patienten unter Lithiumtherapie *nie* mit salzarmer Kost oder Diuretika behandelt werden.

Kardiomyopathie infolge Bestrahlungsbehandlung

Strahlenbedingte Myokard- und Perikardveränderungen findet man häufig bei Patienten mit Mammakarzinom oder Morbus Hodgkin. Häufig findet sich eine Perikarditis, die seltener mit einer Myokardfibrose einhergeht. Eine isolierte Kardiomyopathie oder eine Koronarinsuffizienz infolge einer Bestrahlungsserie ist relativ selten. Die Dosis zur Erzeugung einer Perikarditis liegt bei etwa 40 Gy, für eine Myokarditis liegt die Dosis deutlich höher. Es finden sich pathologisch-anatomisch Perikardverdickungen mit fibrotischen Adhäsionen und Ergußbildungen. Eine Concretio cordis und Tamponaden können daraus resultieren. Das Myokard weist diffuse fleckige Fibrosierungen nach einer Latenzzeit von nur Monaten oder sogar Jahren auf. Auch der Klappenapparat kann durch die Bestrahlung in Mitleidenschaft gezogen werden, so daß Mitral- und Aorteninsuffizienen auftreten.

Im EKG sieht man T-Abflachungen oder ST-Veränderungen wie bei einer diffusen Außenschichtalteration. Dies ist fast nach jeder Strahlenbehandlung nachweisbar und persistiert in ca. 15–30% der Fälle. Häufig treten supraventrikuläre und ventrikuläre Rhythmusstörungen auf, und es sind auch tödliche Kammertachykardien beschrieben worden. Selten tritt eine strahleninduzierte Kardiomyopathie auf, die sich in einer globalen Herzinsuffizienz mit Herzvergrößerung und intraventrikulären Erregungsausbreitungsstörungen zeigt. Da die Prognose einer eingetretenen Myokard- und Perikardschädigung durch Bestrahlung nicht beeinflußbar ist, ist größte Aufmerksamkeit auf eine gut geplante Bestrahlungstechnik zu legen, die nicht mehr als 30% des Herzens im Strahlengang läßt und die Mediastinaldosis auf 40 Gy beschränkt. Darunter ist das Risiko einer klinisch manifesten Peri- oder Myokarderkrankung auf 2–4% anzunehmen. Kontrollierte Studien zur Prognose der Strahlenschädigung des Herzens gibt es nicht, da der Verlauf der Grundkrankheit die Prognose der Patienten bestimmt.

Perikarditis

Als Perikarditis werden primäre oder infolge anderer Grunderkrankungen auftretende Entzündungen des Herzbeutels bezeichnet. Von der fibrinösen Perikarditis ohne wesentliche Ergußmenge muß eine exsudative Form abgegrenzt werden. Bei starker Exsudation kann die Erhöhung des Drucks im Perikardraum bedrohliche hämodynamische Auswirkungen haben. Eine Perikarditis kann folgenlos ausheilen oder bestenfalls zu geringen Verklebungen führen. Andererseits kann sich auch eine chronische Perikarditis mit Erguß, die in Verschwielung, Schrumpfung und Verkalkung des Perikards übergeht, entwickeln. Die Häufigkeit im klinischen Untersuchungsgut beträgt etwa 0,5–1%. Die klinische Symptomatik der Perikarditis hängt oft mit der zugrundeliegenden Erkrankung zusammen und kann von der Symptomatik der Grunderkrankung überdeckt werden, z.B. beim akuten Myokardinfarkt oder der Urämie. Aber auch bei einer rheumatoiden Arthritis kann die Symptomatik der Perikarditis vollständig in den Hintergrund treten.

Prognose der Perikarditis

Verlauf und Prognose der Perikarditis werden von der Ätiologie bestimmt. Die akute Perikarditis kann ohne Folgen ausheilen. Es kommt jedoch teilweise oder vollständig zur Obliteration der Perikardblätter mit nachfolgender Konstriktion und Verkalkung. Eine konstriktive Perikarditis kann nach Monaten und Jahren auftreten. Gelegentlich gibt es einen rezidivierenden Verlauf mit Ergußbildungen, vor allen Dingen, wenn das Grundleiden chronisch-rezidivierend verläuft. Chronische Verläufe nach einer akuten Perikarditis sind eher selten.

Idiopathische Perikarditis

Die idiopathische Perikarditis ist als akute serofibrinöse Perikarditis ohne bekannte Ätiologie definiert. Sie ist wahrscheinlich die häufigste Form aller akuten Herzbeutelentzündungen. Ursächlich kommen Virusinfekte, allergische oder immunologische Prozesse in Frage. Häufig findet sich eine Pleurabeteiligung und bei ca. 20% der Patienten eine Begleitpankreatitis. Der Verlauf ist häufig langwierig und die Rezidivquote mit ca. 35% relativ hoch. Außerdem kann sich eine konstriktive Perikarditis aus der idiopathischen Perikarditis entwickeln.

Bakterielle Perikarditis

Diese Art der Perikarditis ist seit Einführung der Antibiotika selten. Nach Stellung der Diagnose mit entsprechendem Erregernachweis ist die Prognose als gut zu bezeichnen.

Die tuberkulöse Perikarditis findet sich in ca. 2,5% aller Herzbeutelentzündungen. Männer sind bevorzugt befallen. In der Regel besteht ein serös-hämorrhagischer Erguß, der manchmal mehrere Liter betragen kann. Die Symptomatik wird von der Einflußbehinderung durch den Erguß geprägt. Da die Diagnose selten frühzeitig gestellt wird, kommen verschleppte Krankheitsbilder häufiger vor, die dann in eine konstriktive Perikarditis einmünden können. Wird jedoch frühzeitig durch bakteriologischen Nachweis die Tuberkulose im Punktat oder durch die Perikardbiopsie gesichert, ist die Prognose als gut zu bezeichnen.

Virusperikarditis

Bei zahlreichen Virusinfekten kommt es neben einer Myokarditis auch zu einer Perikarditis. Zu den häufigsten gesicherten Erregern gehören die Grippeviren, Coxsackie-Viren vom Typ

B, Echoviren vom Typ A und die Erreger von Mumps, Masern, Röteln, Ornithose und infektiöser Mononukleose. Der klinische Verlauf entspricht weitgehend dem idiopathischen Perikarderguß und ist prinzipiell gutartig. Da die Entwicklung einer konstriktiven Perikarditis oder einer Herztamponade nach Virusperikarditiden selten ist, kann die Prognose als gut bezeichnet werden.

Perikarditis bei Kollagenosen und rheumatoider Arthritis

Die häufigste Beteiligung des Perikards im Rahmen von Kollagenosen wird beim Lupus erythematodes gefunden. Nach verschiedenen Statistiken liegt die Häufigkeit zwischen 17 und 30%. Die Perikarditis verläuft meist als fibrinöse oder serofibrinöse Form. Die Prognose und die Behandlung richten sich nach der Grundkrankheit.

In ca. 2% der rheumatoiden Arthritisfälle wird eine Perikarditis diagnostiziert. Eine hohe Dunkelzifffer wird angenommen. Pathologisch-anatomisch finden sich in ca. einem Drittel der Fälle Hinweise für eine abgelaufene Perikarditis. Nur selten führt eine rheumatoide Arthritis zu einer bedrohlichen Herzbeuteltamponade, so daß die Prognose dieser Organbeteiligung als gut bezeichnet werden kann.

Immunogene Perikarditis

Hauptsächlich tritt eine Perikarditis infolge immunologischer Vorgänge 2–4 Wochen nach dem Infarktereignis auf und wird in ca. 1–8% der Infarktpatienten beobachtet (Dressler-Syndrom).

Die Differentialdiagnose zum Infarktrezidiv wird durch die Echokardiographie gestellt.

Ähnliche Symptome werden bei ca. 20–30% der Patienten nach Kardiotomie mit gleicher Latenz beobachtet.

Beide Syndrome sprechen auf eine Behandlung mit Corticosteroiden an. Allerdings sind Rezidive nicht selten, die beim Dressler-Syndrom bis zu 2 Jahren dauern können.

Die Prognose dieser Ergüsse ist gutartig, nur sehr selten ist eine operative Perikardfensterung als Palliativeingriff nötig.

Perikarditis bei Stoffwechselerkrankungen

Die *urämische Perikarditis* tritt bei sehr fortgeschrittenem Nierenversagen auf. In 5% der Patienten mit akutem Nierenversagen und in ca. 25–30% der Patienten mit terminalem chronischem Nierenversagen wird eine Perikarditis gefunden. Die Beschwerden sind häufig sehr gering, und die EKG-Veränderungen treten bei gleichzeitigen Zeichen der Linksherzhypertrophie, der Hypokalzämie, Hyperkalämie häufig nicht deutlich sichtbar hervor. Die Prognose einer urämischen Perikarditis hängt von der Nierenfunktion bzw. der Therapie (Dialysebehandlung) ab. Bei sehr langem Bestehen einer Pericarditis uraemica können die Perikardblätter obliterieren. Selten kommen tödliche Herztamponaden infolge Hämoperikard vor.

Bei der *Perikarditis bei Myxödem* finden sich nur selten klinische Symptome. Eine entzündliche Reaktion des Herzbeutels besteht nicht, nach Einstellung einer euthyreoten Stoffwechsellage bilden sich die Ergüsse nur langsam zurück.

Chronische Perikarditis

Einige Formen der akuten Perikarditis neigen zum Fortbestehen der entzündlichen Veränderungen. Jede Perikarderkrankung, die mehr als 3 Monate dauert, wird als chronisch bezeichnet. Typische chronische Perikarditiden sind solche bei Kollagenosen sowie bei anderen Autoimmunerkrankungen, bei Pilzerkrankungen, bei Urämie und bei neoplastischen Prozessen. Chronische Perikarditiden machen sich erst bei größerem Ausmaß oder Entwicklung einer Konstriktion des Herzens bemerkbar. Das Auftreten von hämodynamischen Rückwirkungen hängt von der Dehnbarkeit des Perikardsackes ab. Erst chronische Ergüsse von mehr als 250–300 ml werden klinisch bemerkt. Die wichtigste Ausprägung der chronischen Perikarditis ist die chronisch *konstriktive* Perikarditis, unter der sämtliche Formen der Herzbeutelentzündung zusammengefaßt werden, bei denen durch narbige Konstriktionen des Herzbeutels eine diastolische Füllungsbehinderung besteht. Eine zusätzliche Kalkeinlagerung, die insbesondere bei tuberkulöser Perikarditis entsteht, kann zur „Panzerherzbildung" führen.

Die *Prognose der konstriktiven Perikarditis* hängt vom Ausmaß der perikardialen Konstriktion ab. Ist z. B. infolge einer Tuberkulose eine ausgeprägte Verkalkung nachweisbar, kann eine konservative Therapie nur vorübergehend Besserung erbringen. Digitalispräparate zeigen in der Regel keinen wesentlichen Effekt, Diuretika führen zu einer subjektiv angenehm empfundenen Beseitigung der peripheren Ödeme. Die Operation, die als einzige Maßnahme die Hämodynamik verbessern kann, ist bei einem erhöhten Venendruck bei nachgewiesener Verschwielung oder Verkalkung indiziert. Operativ sollte die Verschwielung im Bereich der Kammer und Vorhöfe möglichst vollständig beseitigt werden. Die präoperative Letalität war in den 60er Jahren durch die meist späte Diagnosestellung mit 15–20% sehr hoch. Da heutzutage die verfeinerte Diagnostik die Patienten früher zur Operation führt, sind auch die besseren Früh- und Langzeitergebnisse erklärt. Die *Prognose wird infaust*, wenn die Operation hinausgezögert wird, bis eine kardiale Kachexie mit schweren Organkomplikationen eingetreten ist.

Endokarditis

Entzündliche Erkrankungen des Endokards lassen sich in die rheumatische und die infektiöse Endokarditis unterscheiden. Sekundäre Endokarditiden, z. B. bei Lupus erythematodes, bei der Panarteriitis nodosa, der rheumatoiden Arthritis und bei der Spondyloarthritis ankylopoetica, sind vergleichsweise selten.

Rheumatische Endokarditis

Während die Akutprognose der rheumatischen Karditis relativ gut ist, ist die Spätprognose deutlich schlechter, weil bei ca. 60% der Kinder und ca. 15% der Erwachsenen ein Klappenfehler entsteht. Die Veränderungen führen am häufigsten zu einer Mitralstenose in ca. 60% der Fälle und zu einem kombinierten Mitralvitium in ca. 20% der Fälle. Aortenstenosen infolge einer rheumatischen Karditis sind nur selten isoliert und meist kombiniert mit einer Mitralstenose (40%) und einer Aorteninsuffizienz, in 19% mit einer Mitralstenose, Mitralinsuffizienz und Aorteninsuffizienz und nur in 14% mit einer reinen Aorteninsuffizienz. Neben der Dauerbehandlung des auslösenden und eventuell noch vorhandenen Streptokokkeninfektes mit Penicillin (1 Millionen Einheiten täglich) werden symptomatisch Salicylate und Glucocorticoide verwendet.

Keines der drei Behandlungsverfahren besitzt eine statistisch signifikante Überlegenheit und verbessert die Prognose der Patienten in irgendeiner Weise.

Infektiöse Endokarditis

Die infektiöse Endokarditis ist bedingt durch Bakterien oder Pilze, die zu einer charakteristischen Vegetation (keim- und fibrinhaltiges Material) führen. Bevorzugt sind die Herzklappen befallen. Gelegentlich findet sich jedoch eine Infektion des übrigen Endokards oder der Innenwand einer großen Arterie. Die akute bakterielle Endokarditis entwickelt sich innerhalb weniger Tage bis Wochen und hat einen raschen Verlauf mit schlechter Prognose, während die subakute bakterielle Endokarditis (Endocarditis lenta) eher schleichend über einige Wochen hinweg bis zum Auftreten von Komplikationen verläuft. Seit dem letzten Jahrzehnt hat sich das Krankheitsbild der infektiösen Endokarditis bezüglich Ätiologie, Symptomatik, Verlauf und Prognose sehr stark verändert. Es treten heute häufiger atypische Formen auf. Die Prognose der Patienten wird bestimmt von der frühzeitigen Diagnose und dem Ansprechen auf Antibiotika. Entwickeln sie eine Herzinsuffizienz, bestimmen das Ausmaß und die Therapierbarkeit der Herzinsuffizienz die Prognose der Patienten.

Unbehandelt hat die infektiöse Endokarditis in der Regel einen fatalen Ausgang. Bei einer akuten Endokarditis versterben die Patienten innerhalb von 1 Monat nach Diagnosestellung, bei subakuter Verlaufsform im Mittel 6 Monate nach Diagnosestellung. Die Letalität bei diesem Krankheitsbild beträgt trotz Ausschöpfung der heutigen therapeutischen Mittel immer noch 20–30%. Rezidive treten meistens innerhalb der ersten 2 Monate nach Beendigung der Therapie auf und sind bei etwa 5—8% der Patienten zu beobachten. Die Herzinsuffizienz ist der ungünstigste Prognosefaktor bei einer Endokarditis, besonders schlecht wird die Prognose bei einer Endokarditis an künstlichen Herzklappen (Letalität ca. 77% bei der Frühform und 46% bei der Spätform der Endokarditis). Besonders niedrige Heilungsraten finden sich auch bei Pilzendokarditis und bei Infektionen mit gramnegativen Keimen. In Abhängigkeit von dem Erreger läßt sich folgendes prognostisch einschätzen: 90% der Patienten mit Streptococcus-viridans-Infektion überleben die Endokarditis, etwa 70—80% der Patienten mit Enterokokkenendokarditis und etwa 50% der Patienten mit Staphylococcus-aureus-Endokarditis.

Selbstverständlich kann die Prognose einer Endokarditis nicht allein vom Erreger und von dem Auftreten einer Herzinsuffizienz abhängig gemacht werden, sondern es sind auch das Lebensalter, Geschlecht und die Abwehrlage des Patienten zu beachten. Patienten über 70 Jahren und Kinder unter 10 Jahren haben eine besonders schlechte Prognose. Die 5-Jahres-Überlebensrate bei Endokarditis liegt im Durchschnitt bei 75%, die 10-Jahres-Überlebensrate bei ca. 50%. Zusammenfassend ist festzustellen, daß die Prognose der Patienten mit Endokarditis von der rechtzeitigen Diagnosestellung und der Entwicklung einer Herzinsuffizienz abhängt. Entwickelt sich eine therapierefraktäre Herzinsuffizienz unter ausreichender antibiotischer Therapie, ist eine kardiochirurgische Intervention indiziert. Endokarditiden, die durch Staphylococcus aureus, Pseudomonas oder Serratia verursacht sind, sollten bei schlechtem Ansprechen auf eine konservative Therapie frühzeitig operiert werden.

Mitralstenose

Die erworbene Mitralstenose ist von sehr wenigen Ausnahmen abgesehen rheumatischer Genese. In einzelnen Fällen kann einmal eine abgeheilte infektiöse Endokarditis zu einer Mitralstenose führen, sehr selten kann auch ein Vorhofmyxom die Mitralklappe einengen und so eine funktionelle Mitralstenose hervorrufen. Angeborene Mitralstenosen sind sehr selten. Die Prognose einer Mitralstenose ist bestimmt durch 1. den Schweregrad der Klappenstenosierung, 2. die Entwicklung einer reaktiven pulmonalen Hypertonie und 3. den Zustand des Myokards (postrheumatische Schädigung, chronisch-rezidivierende Myokarditiden). Weiterhin bestimmen der sozioökonomische Status und das Vorliegen einer zusätzlichen koronaren Herzkrankheit die Prognose der Patienten. Treten zu der Mitralstenose noch Komplikationen wie Vorhofflimmern, systemische Embolien, bakterielle Endokarditis und respiratorische Infektionen hinzu, kann die Prognose deutlich verschlechtert werden.

Unter mitteleuropäischen Bedingungen entwickelt sich die Mitralstenose nach einer rheumatischen Endokarditis in einem Zeitraum von 10—20 Jahren mit einem Minimum von 2—3 Jahren. Die Patienten sind meistens im 4. Lebensjahrzehnt, wenn die Stenose hämodynamisch signifikant wird und Symptome verursacht. (Abb. 1.**7**). Dabei muß die Mitralöffnungsfläche etwa auf 1,5—2,5 cm^2 reduziert sein. Vorhofflimmern und eventuell Embolien sind dann das erste Zeichen einer Mitralstenose. Nach Untersuchungen von Horstkotte u. Loogen (15) dauert es bis zur Entwicklung eines (New-York-Heart-Association-Stadiums II 16—18 Jahre, bis zum Erreichen des NYHA-Stadiums III betrug das Zeitintervall 22—23 Jahre. Bei Patienten aus Ländern und Gegenden mit niedrigem sozioökomischem Status kommt es sehr häufig zu einer rasch progredienten Mitralstenose. Im westeuropäischen Krankengut ist vor allen Dingen bei Patienten aus Indien, Asien, der Türkei, Italien sowie aus den Ostblockländern damit zu rechnen. Die Patienten, die bei Beginn der Diagnosestellung asymptomatisch sind, haben meistens die beste Prognose und können für 10 Jahre und länger asymptomatisch bleiben. Die schlechteste Prognose betrifft Patienten mit den Beschwerdestadien III und IV nach NYHA, die 10-Jahres-Überlebensraten zwischen 15 und 50% aufweisen. Nach einer Untersuchung von Rowe u. Mitarb. (16) versterben Patienten mit Mitral-

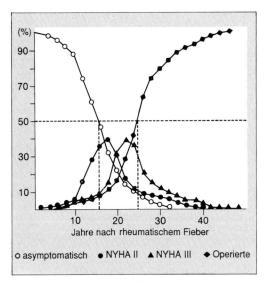

Abb. 1.7 Progredienz des klinischen Schweregrades bei 159 Patienten mit einer Mitralstenose nach akutem rheumatischem Fieber, bei denen eine Operationsindikation bestand. 50% der Patienten waren nach 16 Jahren noch asymptomatisch und 50% der Patienten mußten innerhalb von 25 Jahren operiert werden (nach Horstkotte u. Loogen)

stenose an Herzversagen, systemischen und pulmonalen Embolien, bakterieller Endokarditis und nichtkardialen Ursachen.

Die prognostische Bedeutung des myokardialen Faktors bei einer rheumatischen Mitralstenose läßt sich aus der Literatur nicht einheitlich bewerten. Eine primäre zusätzliche Myokardschädigung infolge des rheumatischen Fiebers wird bei gering- bis mittelgradigen Stenosierungen angenommen, wenn eine erhebliche Herzvergrößerung festgestellt wird. Dabei ist es sicherlich von wesentlicher Bedeutung, ob die Herzvergrößerung sich allein auf die rechten Herzhöhlen und den linken Vorhof bezieht oder ob der linke Ventrikel auch deutlich dilatiert ist, was bei reinen Mitralstenosen sehr selten ist.

Liegen zusätzliche Klappenerkrankungen vor, haben die Patienten im Vergleich zur isolierten Mitralstenose eine geringere Überlebensrate.

Die Wertigkeit einer zusätzlichen koronaren Herzkrankheit bei Mitralstenose ist durch vergleichende Untersuchungen bei Patienten mit und ohne koronare Herzkrankheit nicht gesichert. Tritt ein Vorhofflimmern bei Patienten mit einer Mitralstenose auf, bedeutet dies eine deutliche Verschlechterung der Prognose, unter anderem weil das Risiko für die Entwicklung aterieller Embolien steigt. Systemische Embolien treten bei Patienten mit Mitralstenose in 10-20% der Fälle auf. Zustätzlich zum Vorliegen von Vorhofflimmern bestimmt das Alter das Embolierisiko. Bei Patienten unter 30 Jahren, die sich im Sinusrhythmus befinden, sind arterielle Embolien vergleichsweise selten. Nach der ersten systemischen Embolie besteht ein erhöhtes Risiko für ein Rezidiv, 15% der Patienten sterben an den Folgen der systemischen Embolie. Die Mortalität infolge der Embolien steigt mit jedem weiteren Embolus an. Ca. 50% der systemischen Embolien betreffen das Gehirn, und die Letalität der Hirnembolien ist mit 50% am höchsten. Insgesamt stellt die systemische Embolie nach dem Herzversagen die zweithäufigste Todesursache für Patienten mit Mitralstenose dar.

Entwickelt sich eine schwere, reaktive pulmonale Hypertonie und eine nachfolgende rechtsventrikuläre Insuffizienz, so werden das Befinden der Patienten, die klinische Manifestation, aber auch die Prognose davon entscheidend bestimmt. Die Häufigkeit einer schweren pulmonalen Hypertonie bei Mitralstenose wird mit ca. 10% angegeben. Die mittlere Überlebensdauer von Patienten mit einem systolischen Pulmonalarteriendruck von mehr als 80 mmHg beträgt im Mittel 2,9 Jahre. 50% der Patienten sterben innerhalb eines Jahres nach Diagnosestellung. Nach Untersuchungen von Horstkotte u. Loogen (15) hatten die Patienten mit einem mittleren Pulmonalarteriendruck von über 30 mmHg eine 5-Jahres-Überlebenszeit von 33% im Vergleich zu einer 5-Jahres-Überlebenszeit von 82%, wenn der mittlere Pulmonaldruck unter 30 mmHg lag.

Bei einer hochgradigen reinen Mitralstenose kommt es im Verlauf von 10 Jahren nur bei 2% der Patienten zum Auftreten einer bakteriellen Endokarditis. Eine Schwangerschaft kann eine bis dahin bestehende asymptomatische Mitralstenose verschlechtern.

Mitralinsuffizienz

Im Gegensatz zur Mitralstenose ist die Ätiologie der Mitralinsuffizienz sehr komplex. Über die Häufigkeit der verschiedenen Formen besteht Unklarheit. Bei älteren Patienten überwiegen die koronare Herzkrankheit und dekompensierte Hypertonieherzen, bei jüngeren Patienten liegt dagegen häufig eine organische Veränderung des Klappenapparates (Mitralklappenprolaps) als Ursache einer Mitralinsuffizien vor. Das Mitralklappenprolapssyndrom ist ein häufiger ätiologischer Faktor bei organischer Mitralinsuffizienz und tritt öfter als die rheumatische Mitralinsuffizienz auf.

Verlauf und Prognose: Bei der rheumatisch bedingten Mitralinsuffizienz muß die Mitralinsuffizienz infolge einer akuten rheumatischen Karditis von derjenigen unterschieden werden, die nach einem langen Intervall von über 20 Jahren, meist kombiniert im Rahmen einer Mitralstenose, vorkommt. Etwa ein Fünftel der mit einer akuten rheumatischen Karditis auftretenden Mitralinsuffizienzen verschwinden später spontan. Da sich die Mitralinsuffizienz erst langsam entwickelt, kommt es über eine Zunahme des linksventrikulären enddiastolischen Volumens zu einer Erhöhung des Schlagvolumens, ohne gleichzeitige Erhöhung des Pulmonalkapillardrucks. Die Patienten haben deswegen meistens keine pulmonalen Stauungssymptome, das führt allerdings auch dazu, daß die Diagnose später gestellt wird. Die leichtgradige rheumatische Mitralinsuffizienz hat eine lange Überlebenszeit (80% Überlebenszeit nach 5 Jahren) (Abb. 1.**8**). Nach Horstkotte u. Loogen (15) haben Patienten mit operationswürdiger Mitralinsuffizienz, die eine Operation ablehnen oder bei denen aus anderen Gründen der Eingriff nicht erfolgen konnte, eine kumulative Überlebensrate von $60 \pm 14\%$ nach 1 und $27 \pm 30\%$ nach 5 Jahren (Abb. 1.**9**).

Anders als bei der Mitralstenose ist das Vorhandensein von Vorhofflimmern prognostisch irrelevant, der klinische Schweregrad

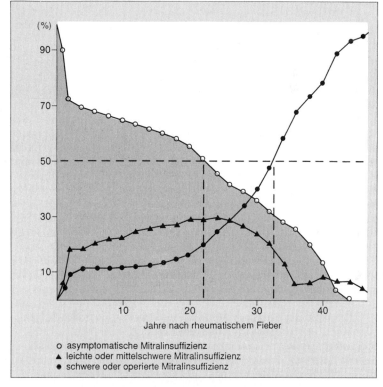

Abb. 1.**8** Progredienz des klinischen Schweregrades bei 67 Patienten mit einer Mitralinsuffizienz nach akutem rheumatischem Fieber. 50% der Patienten waren nach 22 Jahren noch asymptomatisch und 50% der Patienten mußten nach 11 Jahren operiert werden oder erfüllten die Operationsindikation (nach Horstkotte u. Loogen)

o asymptomatische Mitralinsuffizienz
▲ leichte oder mittelschwere Mitralinsuffizienz
● schwere oder operierte Mitralinsuffizienz

und seine hämodynamischen Folgen bestimmen vielmehr den Verlauf der Erkrankung.

Liegt eine Kardiomegalie, eine (mittlere) Pulmonaldruckerhöhung über 30 mmHg oder eine Widerstandserhöhung in der Lungenstrombahn auf mehr als 400 dyn · s · cm^{-5} vor oder tritt ein inkompletter Rechtsschenkelblock auf, hat dieses einen signifikanten negativen Einfluß auf die Prognose der Erkrankung.

Den größten statistischen Einfluß auf die Überlebenswahrscheinlichkeit hat die Einschränkung der linksventrikulären Funktion (17, 18).

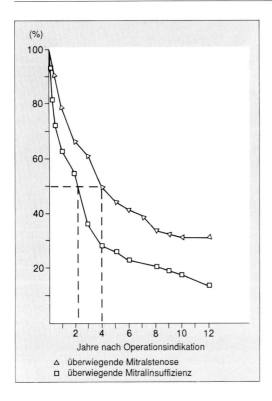

Abb. 1.9 Kumulative Überlebensraten (1967–1982) konservativ behandelter Patienten mit operationsbedürftigen Mitralvitien, die jedoch die Operation abgelehnt hatten. Patienten mit Mitralstenose haben eine günstigere Prognose (Mittelwert 4 Jahre) als solche mit einer überwiegenden Mitralinsuffizienz (Mittelwert 2,2 Jahre) (nach Horstkotte u. Loogen)

Aortenstenose

Valvuläre und nichtvalvuläre Behinderungen in der systolischen Ausstrombahn des linken Ventrikels haben vergleichbare pathologische Konsequenzen. Sie führen zur linksventrikulären Druckbelastung und rufen Mechanismen zur Kompensation des erhöhten Austreibungswiderstandes hervor. Dazu zählen Erhöhung des systolischen Ventrikeldrucks durch Zunahme der linksventrikulären Muskelmasse und Kontraktilität sowie eine Verlängerung der systolischen Austreibungszeit. Erst wenn bei stetiger Zunahme der Druckbelastung oder Versagen der Kompensationsmechanismen die Stenosierung nicht mehr kompensiert werden kann, treten chrarakteristische Symptome einer linksventrikulären Dilatation und Zeichen der myokardialen Insuffizienz auf.

Klinik und natürlicher Verlauf der angeborenen Aortenstenose und der erworbenen Stenosierung von bikuspid und trikuspid angelegten Aortenklappen unterscheiden sich kaum. Der bikuspidale Aortenklappenapparat (eine angeborene Fehlbildung) findet sich in ca. 1–2% der Gesamtbevölkerung. Dies ist insofern von Bedeutung, da degenerative Veränderungen mit Kalzifizierung bei bikuspid angelegtem Klappenapparat zeitlich früher eintreten als bei trikuspidalen Klappen. Die Geschwindigkeit, mit der eine Aortenklappenstenose fortschreitet, wird im wesentlichen von der Genese der Aortenstenose bestimmt. Bei kongenitaler Aortenstenose lassen sich die Verkalkungen durchschnittlich mit dem 30. Lebensjahr, bei angeborenen bikuspiden Aortenklappen mit etwa 50 Jahren nachweisen. Bei Patienten mit Aortenstenose und rheumatischem Fieber in der Kindheit treten die Klappenverkalkungen im Durchschnitt mit dem 45. Lebensjahr auf, dagegen haben Patienten mit normalangelegten Trikuspidalklappen ohne rheumatische Anamnese mit 70 Jahren nur in 20% Verkalkungen an der Klappe, die in aller Regel auf degenerative Prozesse bezogen werden können. Patienten mit trikuspiden

Aortenklappen bieten in der Regel vor dem 40. Lebensjahr keine hämodynamische Indikation zum Klappenersatz. Die Klappenstenosierungen werden über Jahrzehnte langsam progredient, bis schließlich eine kritische Grenze erreicht wird, ab der es innerhalb weniger Jahre zu einer raschen Zunahme des transaortalen Gradienten kommt. Bei den fehlgebildeten bikuspiden Aortenklappen ist im Mittel mit 48 Lebensjahren mit einer raschen Progredienz zu rechnen, während bei rheumatisch bedingten Aortenstenosen die Progredienz im Mittel geringfügig später, nämlich bei 51 Jahren liegt.

Leichtgradige Aortenstenose

Beschwerdesymptomatik und hämodynamische Auswirkungen einer Aortenklappenstenose korrelieren im allgemeinen weniger gut miteinander, als dies bei der Mitralstenose der Fall ist. Zwischen Einengung des Aortenklappenostiums und dem transaortalen Druckgradienten besteht eine exponentielle Beziehung entsprechend der Gorlinschen Formel. Bei einem normalen Rückflußvolumen in Ruhe besteht deshalb ein hämodynamisch bedeutsamer Gradient erst bei einer Einengung der Klappenöffnungsfläche auf unter $1\,cm^2$. Typische Beschwerden wie Dyspnoe, Schwindel, Angina pectoris oder Synkopen manifestieren sich im allgemeinen erst unter Belastung ab einer Verminderung der Aortenklappensegelseparation auf ein Viertel (Klappenöffnungsfläche < $0,75\,cm^2$). Die isolierte kalzifizierende Aortenstenose ist ein sich progressiv entwickelnder Prozeß. Wenn sich ein gewisses Maß einer Klappenstenosierung entwickelt hat, kommt es auf der Seite der Obstruktion zu hohen Strömungsgeschwindigkeiten mit turbulentem Fluß, der wiederum das Ausmaß der Traumatisierung des Endothels der Klappen und damit der pathologisch-anatomischen Veränderungen steigert. Dieser sich selbst unterhaltende Prozeß läuft bei vielen Patienten ganz langsam ab, es kann sich jedoch selten einmal eine leichte Aortenstenose schnell in eine schwere umwandeln. Der natürliche Verlauf der Aortenstenose ist also durch eine langandauernde Phase hämodynamisch bedeutsamer, aber gut kompensierter und damit asymptomatischer Klappenstenosierung gekennzeichnet, der dann eine sehr viel kürzere symptomatische Phase folgt.

In einer Langzeitbeobachtungsstudie von 142 Patienten (15) zeigt sich, daß während der ersten 10 Beobachtungsjahre der Schweregrad der Aortenstenose bei 88% der Patienten unverändert war. Nur bei 4% lag eine mittelgradige und bei 8% eine schwere operationswürdige Aortenstenose vor. 20 Jahre nach Beobachtungsbeginn wurde die Aortenstenose bei 63% der Patienten weiterhin als leicht und bei 15% als mittelgradig eingestuft.

Mittelgradige Aortenstenose

Verglichen mit der leichten Aortenstenose zeigt der natürliche Verlauf der mittelgradigen Aortenstenose (Aortenklappenöffnungsfläche $1,5-0,8\,cm^2$) eine raschere Progredienz (Abb. 1.**10**). 13 Jahre, nachdem die Aortenstenose als mittelgradig eingestuft wurde, war die Hälfte der Patienten entweder operiert (41%) oder zumindest mußte die Operationsindikation ausgesprochen werden (9%). Nach 18 Jahren lag nur noch bei 26% der Patienten eine mittelgradige Aortenstenose vor, während die

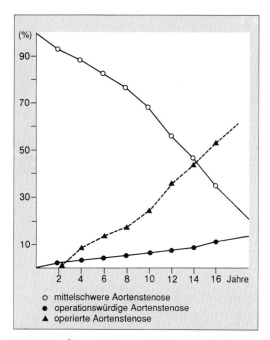

○ mittelschwere Aortenstenose
● operationswürdige Aortenstenose
▲ operierte Aortenstenose

Abb. 1.**10** Übergang einer mittelschweren in eine operationswürdige valvuläre Aortenstenose bei 236 retrospektiv untersuchten Patienten (nach Horstkotte u. Loogen)

übrigen Patienten bereits operiert worden waren oder auf die Operation warteten. Das mittlere Intervall zwischen der Diagnosestellung einer mittelgradigen Aortenstenose und der Operationswürdigkeit des Klappenfehlers beträgt somit nach dieser Untersuchung etwa 13 Jahre.

Schwere Aortenstenose

Auch hämodynamisch schwere Aortenstenosen können über viele Jahre asymptomatisch verlaufen. Die Klappenöffnungsfläche beträgt in der Regel 0,8−0,4 cm^2. Bei einer Einengung der Klappenöffnungsfläche auf weniger als 0,5 cm^2 resultiert bei einem Aortenfluß von 250 ml/s (entsprechend einem HZV von 15 l/min) ein transaortaler Druckgradient von mehr als 120 mmHg.

Die erhöhte Muskelmasse des linken Ventrikels führt zu einer linksventrikulären Dehnbarkeitsstörung und erfordert daher erhöhte Füllungsdrücke. Damit muß die Kontraktion des linken Vorhofs zur Überwindung dieses Widerstandes ansteigen. Es kommt daher, solange der linke Ventrikel suffizient ist, nicht zu einer Erhöhung der Drücke in der Lungenstrombahn. Dies erklärt unter anderem, warum sehr spät im natürlichen Verlauf der Aortenstenose eine Dyspnoe auftritt. Beim Verlust des Sinusrhythmus und Übergang in ein Vor-

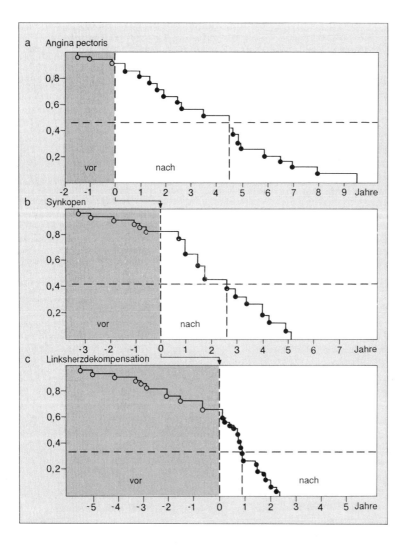

Abb. 1.**11a–c** Kumulative Überlebensraten für konservativ behandelte Patienten mit operationswürdiger Aortenstenose (n = 61) vor und nach dem Auftreten von **a** Angina pectoris (n = 18), **b** Synkopen (n = 13) und **c** Zeichen der Linksherzinsuffizienz (n = 20) (nach Hortkotte u. Loogen)

hofflimmern ist eine rasche klinische Verschlechterung zu beobachten. Die Leitsymptome der hochgradigen Aortenstenose sind neben Schwindel, *Angina pectoris und Synkopen das Auftreten einer Linksherzinsuffizienz.* Bei Patienten, bei denen eine Belastungsangina als Leitsymptom einer hochgrdigen Aortenstenose zu beobachten war, verstarben alle innerhalb von 10 Jahren, nachdem erstmalig über pektanginöse Beschwerden geklagt wurde. Die mittlere Überlebensdauer beträgt 4,5 Jahre.

Sind bereits Synkopen aufgetreten, beträgt die mittlere Lebenserwartung der Patienten nach der ersten Synkope ca. 2,6 Jahre. Alle Patienten verstarben in der Verlaufsbeobachtung von Horstkotte u. Loogen (15) innerhalb von 62 Monaten (Abb. 1.**11**).

Bei Auftreten einer Linksherzinsuffizienz verstarben alle Patienten innerhalb von 29 Monaten, die mittlere Überlebenszeit betrug 12 ± 4 Monate. Insgesamt kann festgestellt werden, daß der transaortale Druckgradient zwar bedeutsam für die Hämodynamik ist, jedoch keinen signifikanten Einfluß auf die kumulativen Überlebensraten hat. Vielmehr sind es Parameter der linksventrikulären Funktion wie enddiastolischer linksventrikulärer Druck, der Mitteldruck in der Pulmonalarterie sowie der Druck im linken Vorhof, die die Überlebensraten statistisch beeinflussen.

Aorteninsuffizienz

Die hämodynamischen Konsequenzen einer Aortenklappeninsuffizienz sind abhängig

1. von der Größe der Insuffizienzfläche,
2. von der Höhe des peripheren Widerstandes,
3. von der Diastolendauer und
4. von der linksventrikulären Dehnbarkeit.

Die Regurgitation kann bei großer Rückflußöffnung bis zu 80% des totalen Schlagvolumens ausmachen. Steigt bei gleichen hämodynamischen Verhältnissen der arterielle Blutdruck an, so nimmt auch die Regurgitation deutlich zu. Je länger die Diastole dauert, um so größer ist ebenfalls die Regurgitation. Im Unterschied zur Mitralinsuffizienz besteht für den linken Ventrikel keine Möglichkeit, einen Teil seines Volumens gegen einen geringeren Widerstand zu pumpen. Die linksventrikuläre Muskelmasse ist infolge Überlastung des linken Ventrikels vermehrt und der myokardiale Sauerstoffverbrauch erhöht. Im Gegensatz zur Aortenstenose ist aber bei höhergradiger Aorteninsuffizienz der diastolische Aortendruck vermindert, wodurch die koronare Perfusion kompromittiert wird. Beim verminderten diastolischen Perfusionsdruck geht der physiologische transmurale Durchblutungsgradient zugunsten innerer Myokardschichten verloren, und es kann insbesondere bei sehr kurzer Diastolendauer eine Innenschichtischämie resultieren. Reine chronische Aorteninsuffizienzen sind relativ selten, so daß es bislang keine reproduzierbar erarbeiteten Kriterien für eine operative Intervention gibt.

Die chronische, sich langsam entwickelnde Aorteninsuffizienz verursacht meist über viele Jahre kaum Beschwerden. Die Patienten sind deshalb bis zu einem relativ weit fortgeschrittenem Stadium pathologisch-anatomischer und hämodynamischer Veränderungen frei von bedeutsamen kardiovaskulären Symptomen.

Die leichte Aorteninsuffizienz ist durch eine lange erhaltene körperliche Leistungsfähigkeit gekennzeichnet. Die mittlere 10-Jahres-Überlebensrate von Patienten mit leichter oder geringgradiger Aorteninsuffizienz wird mit 85−95% angegeben.

Mittelgradige Aorteninsuffizienz

Die Patienten klagen bevorzugt über Dyspnoe unter körperlicher Belastung, pektanginöse Beschwerden werden von ca. 15−27% der Patienten angegeben. Der natürliche Verlauf ist etwa dadurch gekennzeichnet, daß bei asymptomatischen Patienten nach 10 Jahren noch 73% der Patienten leben, nach 15 Jahren noch 45%, nach 20 Jahren nur noch 18%.

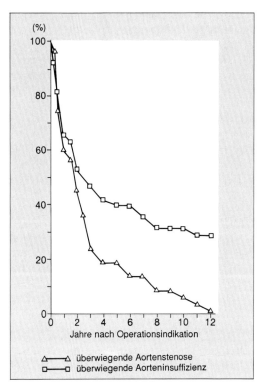

Abb. 1.12 Kumulative Überlebensarten (1967–1982) von 65 konservativ behandelten Patienten mit operationsbedürftigen reinen Aortenstenosen bzw. Aorteninsuffizienzen, die jedoch die Operation abgelehnt hatten (nach Horstkotte u. Loogen)

Hochgradige Aorteninsuffizienz

Durch die chronische Volumenüberlastung und die Hypertrophie des linksventrikulären Myokards tritt eine stetige, wenn auch langsame Progredienz der linksventrikulären Volumenzunahme und schließlich Dilatation und Dekompensation der linken Kammer ein. Häufig besteht dabei eine relative Mitralinsuffizienz. Die Patienten klagen bereits bei leichter Belastung über Dyspnoe, verspüren ein unangenehmes Klopfen im Kopf und Hals als Folge der verstärkten Karotispulsation. Kopfschmerzen und Schwindelerscheinungen sind im fortgeschrittenen Stadium zu beobachten.

Die linksventrikuläre Dekompensation kündigt sich häufig durch paroxysmale Dyspnoeanfälle an. Wird bereits das Symptom einer Rechtsherzinsuffizienz beobachtet, dann liegt ein weit fortgeschrittenes Stadium der Erkrankung vor, so daß die Prognose sehr ernst ist. Nach einmal eingetretener Linksherzdekompensation sind innerhalb von 2 Jahren 80% der Patienten verstorben. Im Durchschnitt dauert es bei rheumatischbedingter Aorteninsuffizienz ca. 20–22 Jahre, bis die Patienten versterben.

Der natürliche Verlauf operationswürdiger Aorteninsuffizienzen ist ebenfalls relativ kurz, aber besser als bei Aortenstenosen. Die mittlere Überlebenszeit der Patienten beträgt im Mittel 2,4 Jahre, nachdem die Operationsindikation ausgesprochen wurde. Die Verlaufsbeobachtung der Patienten mit operationswürdiger Aorteninsuffizienz, die die Operation abgelehnt haben, zeigt, daß 39% der Patienten mit höhergradigen oder schweren Aorteninsuffizienzen 5 Jahre und ein Drittel der Patienten auch 10 Jahre nach der Oprationsempfehlung noch lebte (Abb. 1.12). Ist aber eine Linksherzdekompensation eingetreten, versterben die Patienten ohne chirurgische Intervention zu 90% innerhalb von 2 Jahren.

Trikuspidalfehler

Die Trikuspidalfehler sind zahlenmäßig weniger bedeutend und sind meist mit solchen der Aorten- oder Mitralklappen vergesellschaftet. Es gibt daher auch keine isolierten Statistiken über den Verlauf von Trikuspidalvitien. Im allgemeinen wird der Verlauf von dem führenden Vitium des linken Herzens bestimmt. Treten Trikuspidalinsuffizienzen zusätzlich auf, dann kommt es zu einer Rechtsherzinsuffizienzsymptomatik.

Trikuspidalinsuffizienz

Die Schlußunfähigkeit der Trikuspidalklappe führt zur Volumenbelastung von rechtem Vorhof und rechtem Ventrikel, das Pendelblutvolumen ist jedoch bei Trikuspidalinsuffizienz meist deutlich geringer als bei Mitralinsuffizienz. Zudem regurgiert das Blut in ein System hoher Kapazität.

Patienten mit leicht- bis mittelgradiger isolierter Trikuspidalinsuffizienz sind nur gering symptomatisch. Bei schwerer chronischer oder akuter Trikuspidalinsuffizienz können ausgeprägte Stauungszeichen im großen Kreislauf mit Ödemen, Hepatomegalie, Aszites sowie Zyanose und Dyspnoe auftreten.

Pulmonalklappenfehler

Erworbene Pulmonalklappenfehler sind sehr selten. Isolierte Schlußunfähigkeiten der Pulmonalklappe sind in der Regel angeboren. Patienten mit erworbener isolierter Pulmonalstenose sind in aller Regel beschwerdefrei. Hochgradige Pulmonalstenosen können bei längerem Bestehen Synkopen und eine Rechtsherzinsuffizienz bedingen. Die Prognose der kongenitalen valvulären Pulmonalstenose hängt im wesentlichen von folgenden Faktoren ab: 1. Schweregrad der Stenose, 2. Progression der Stenose, 3. Funktionscharakteristika des rechten Ventrikels.

Patienten mit leichter Stenose sind in der Regel beschwerdefrei, ihre Lebenserwartung ist nicht eingeschränkt. Es ist jedoch so, daß es bereits im frühen Kindesalter auch bei leichten Stenosen häufig zu einer Progression kommt, die jedoch nach dem 5. Lebensjahr selten ist. Mittel- und schwergradige Stenosen können auch nach dem 5. Lebensjahr weiter zunehmen. Die häufigsten Symptome der Pulmonalstenose sind Dyspnoe und leichte Ermüdbarkeit. Diese Symptome treten zunächst während stärkerer Belastung auf, schließlich führt aber eine schwere chronische Druckbelastung zur Rechtsherzinsuffizienz mit Verminderung des Herzvolumens bereits in Ruhe. Die Todesursache ist meist ein plötzlicher Herztod oder die rechtsventrikuläre Insuffizienz. Patienten, die bereits im Kindesalter eine Pulmonalstenose haben, sterben häufig im frühen Erwachsenenalter an Herzversagen. Bei allen Formen der Pulmonalstenose, valvulär, subvalvulär und bei supravalvulärer peripherer Pulmonalstenose, kann sich eine bakterielle Endokarditis aufpfropfen. Diese tritt jedoch deutlich seltener als bei Patienten mit Mitral- und Aortenvitien auf.

Vorhofseptumdefekt

Der Vorhofseptumdefekt (Septum secundum) ist einer der häufigsten angeborenen Herzfehler, die das Erwachsenenalter erreichen. Der Sinus-venosus-Defekt entspricht im Verlauf dem Septum-secundum-Defekt. Die Prognose des Vorhofseptumdefekts vom Septum-primum-Typ ist deutlich schlechter als die des Secundum-Typs. Die Lebenserwartung von Patienten mit Septum-secundum-Defekt ist im Mittel deutlich eingeschränkt, obwohl viele Patienten das Erwachsenenalter erreichen oder sogar bis ins hohe Alter leben. 75% der Patienten mit Vorhofseptumdefekt erreichen das 30. Lebensjahr, jedoch nur 50% das 40., und 10% das 60. Lebensjahr. Die Mehrzahl der Kinder und Jugendlichen erreichten das 30. Lebensjahr ohne wesentliche Beeinträchtigung. Schwangerschaften verlaufen in der Regel komplikationslos. Nach dem 40. Lebensjahr nehmen die Symptome jedoch stark zu, und die Letalität steigt ebenfalls an. Im Vordergrund der Beschwerden steht die Belastungsdyspnoe, gelegentlich auch eine Orthopnoe. Die Prognose der Patienten wird im wesentlichen durch folgende Faktoren bestimmt: 1. pulmonale Hypertonie, 2. Arrhythmien, 3. pulmonale Infekte und 4. Begleiterkrankungen.

Pulmonalarterielle Hypertonie

Die bedeutendste Komplikation, die im Verlauf des Vorhofseptumdefektes auftritt, ist die Entwicklung einer pulmonalarteriellen Hypertonie. Sie tritt vereinzelt bereits im Kindesalter auf, trifft jedoch 15% der jungen Erwachsenen.

Mit einer Schwangerschaft kann es zu einer deutlichen Progression der pulmonalen Hypertonie kommen. Bei etwa 10% der Patienten mit Vorhofseptumdefekt ist ein deutlich erhöhter pulmonalvaskulärer Widerstand zu messen. Die Lebenserwartung ist nach dem Auftreten einer pulmonalen Hypertonie sehr stark eingeschränkt. Wenn bis zum 40. Lebensjahr noch keine pulmonale Hypertonie eingetreten ist, ist dagegen die Entwicklung einer pulmonalen Hypertonie eher selten. Die pulmonle Hypertonie entwickelt sich sehr viel häufiger und tritt früher bei Kindern auf, die in großen Höhen leben. Dies hat daher einen ungünstigen Einfluß auf die Lebenserwartung. Vorhofarrhythmien stellen eine bedeutende Komplikation dar. Sie treten nach der 4. Lebensdekade häufiger auf und können zu einer starken Einschränkung der kardialen Leistungsfähigkeit führen. Am häufigsten treten Vorhofflimmern, aber auch -flattern und paroxysmale Tachykardien auf.

Bronchopulmonale Infekte stellen eine weitere häufige Komplikation von Vorhofseptumdefekten dar. Sie können zu Rechtsherzversagen und/oder Shunt-Umkehr führen und sind daher eine häufige Todesursache.

Ventrikelseptumdefekt

Der Ventrikelseptumdefekt ist ein angeborener Herzfehler, wobei der Anschluß des Septum interventriculare an das Konus-Trunkus-Septum oder an die Ausläufer des unteren Endokardkissens ausbleibt. Beim überwiegenden Teil der Ventrikelseptumdefekte handelt es sich um hochsitzende Defekte. Die Prognose von Patienten mit einem Ventrikelseptumdefekt wird von der Größe des Defektes bestimmt, dem möglichen Auftreten eines Spontanverschlusses, der Entwicklung einer rechtsventrikulären Ausflußbahnobstruktion, einer begleitenden Aorteninsuffizienz, der Entwicklung einer pulmonalen Hypertonie mit pulmonaler Widerstandserhöhung und dem zusätzlichen Auftreten einer bakteriellen Endokarditis. Patienten mit einem kleinen Ventrikelseptumdefekt haben sehr gute Prognosen. Insofern keine bakterielle Endokarditis auftritt, ist die Lebenserwartung normal. Früher hatten die Patienten mit einem großen Defekt eine Letalität von etwa 30% innerhalb des 1. Lebensjahres infolge schwerer Herzinsuffizienz, pulmonaler Infektionen und pulmonaler Widerstandserhöhung mit Hypertonie. Dieser Prozentsatz ist in den letzten Jahren durch die Verbesserung der Therapie der Herzinsuffizienz wesentlich reduziert worden. Große Defekte mit einer pulmonalen Hypertonie können sich in verschiedene Richtungen entwickeln: 1. Die Defektgröße kann reduziert werden, der Shunt nimmt ab, und es kommt zu einem Abfall des pulmonalen Gefäßwiderstandes. 2. Die Defektgröße bleibt unverändert. 3. Es kann zu einem progressiven Anstieg des pulmonalen Gefäßwiderstandes sowie zur Shunt-Umkehr kommen. Bei etwa 17–40% der Ventrikelseptumdefekte im frühen Kindesalter und bei 60% der kleinen Patienten bis zum Alter von 5 Jahren kann der Ventrikelseptumdefekt an Größe abnehmen und sich verschließen. Der Spontanverschluß kann jedoch auch bei älteren Kindern und im Erwachsenenalter vorkommen. Je kleiner der Defekt initial ist, um so größer ist die Wahrscheinlichkeit, daß er sich spontan verschließt. Eine Herzinsuffizienz tritt für gewöhnlich nur bei Defekten mit Durchmessern von 1,5 cm^2 oder mehr auf und ist am wahrscheinlichsten während des Kleinkindesalters vor dem 2. Lebensjahr. Danach ist die Herzinsuffizienz eine seltene Todesursache. Eine pulmonale Hypertonie tritt äußerst selten bei kleinen und mittleren Defekten auf. Bei der initialen Diagnosestellung liegt der mittlere pulmonale Arteriendruck unter 50 mmHg. Liegt dagegen der Pulmonalarteriendruck über 50 mmHg bei Diagnosestellung, kommt es nur in seltenen Fällen zu einer Druckabnahme im weiteren Verlauf. In der Regel steigt der Druck weiter an oder bleibt zumindest erhöht. Eine Eisenmenger-Reaktion wurde bei 1% der Kleinkinder, bei 9% der jüngeren Kinder und bei 17% der älteren Kinder gefunden. Diese Patienten haben die schlechteste Prognose. Die Überlebensrate nach der Diagnosestellung einer schweren pulmonalen Widerstandserhöhung hängt vom Alter des Patienten ab: Die 5-Jahres-Überlebensrate beträgt in der Altersgruppe zwischen 10 und 19 Jahren 95%, bei den Patienten über 19 Jahren hingegen nur 56% (19). Die Patienten mit hohem Pulmonalisdruck sind jedoch jenseits des 20. Lebensjahres durch Hämoptysen gefährdet, wobei über Arteriokapillaranastomosen der hohe Druck vorbei an druckreduzierenden Arteriolen in das Kapillarbett fortgepflanzt werden kann. Das klinische Symptom der Hömoptyse signalisiert eine äußert ungünstige Prognose. Sie tritt bei 10% der Jugendlichen auf und bei 50% der über 20jährigen mit schwerer pulmonaler Hypertonie. Von diesen Patienten verstarben 64% innerhalb von 1 Jahr, zumeist an plötzlichem Herztod oder an Herzinsuffizienz. Das Risiko einer bakteriellen Endokarditis als wesentliche Komplikation bei einem Ventrikelseptumdefekt wird zwischen 1 und 10% angegeben. Nach Verschluß des Ventrikelseptumdefektes ist das Risiko einer bakteriellen Endokarditis deutlich reduziert.

Persistierender Ductus arteriosus

Der persistierende Ductus arteriosus ist eine angeborene Gefäßanomalie zwischen Aorta und Truncus pulmonalis. Die Prognose bezüglich des klinischen Verlaufs bei persistierendem Ductus arteriosus im Kindesalter und frühen Erwachsenenalter wird von der Größe der Verbindung, dem Verhältnis zwischen pulmonalem und systemischem Gefäßwiderstand und der Fähigkeit des Myokards, sich an die Volumenüberlastung zu adaptieren, bestimmt.

Patienten mit großem Ductus arteriosus werden schon nach der Geburt symptomatisch aufgrund von Linksherzversagen und Lungenödem. Der pulmonale Gefäßwiderstand kann ansteigen, bis er dem systemischen Widerstand entspricht. Der Links-Rechts-Shunt vermindert sich dann, und die Symptome verbessern sich zunächst, aber allmählich kommt es zur Shunt-Umkehr, zunächst nur während Belastung, später auch in Ruhe. Nach Auftreten der Shunt-Umkehr beträgt die Überlebenszeit im Mittel 2 Jahre. Es ist jedoch auch über Überlebenszeiten von 10 Jahren und mehr berichtet worden. Wenn bei seltenen Fällen der unmittelbar nach der Geburt vorhandene Druck im großen und kleinen Kreislauf weiterbesteht, erreichen die Patienten das mittlere Erwachsenenalter, im Vordergrund stehende Todesursachen sind dann Lungenblutungen. Kinder mit einem unkomplizierten Ductus arteriosus apertus und kleinem Shunt sind asymptomatisch und machen häufig eine normale Entwicklung durch.

Spontane Verschlüsse eines persistierenden Ductus Botalli im Kindesalter und frühen bis mittleren Erwachsenenalter sind beschrieben worden. Bei 2–8% tritt eine bakterielle Aortitis meist am pulmonalen Ende des Ductus auf. Es kann infolge der Infektion zu einer Aneurysmabildung kommen, und es kommt zu septischen Embolien. Gelegentlich verschließt sich der Ductus nach Ausheilung der Infektion unter antibiotischer Behandlung durch einen Thrombus.

Aortenisthmusstenose

Bei der Aortenisthmusstenose liegt durch eine Einstülpung der Aortenmedia eine Verengung des Lumens der Aorta vor. Bei der infantilen Form ist die Stenose oberhalb eines offenen Ductus arteriosus gelegen und meist mit anderen schwerwiegenden Herz- und Gefäßanomalien verbunden. In der Erwachsenenform liegt die meist umschriebene Stenose unterhalb eines in der Regel geschlossenen Ductus arteriosus. Anderweitige Herz- und Gefäßanomalien kommen selten vor, häufig ist eine bikuspide Aortenklappe in 20–85% der Patienten.

Die Mehrzahl der Patienten mit Aortenisthmusstenose ist bis zum jugendlichen Alter von 15 Jahren asymptomatisch. Einige Patienten entwickeln in den ersten Lebensmonaten Zeichen einer Herzinsuffizienz. Von den Patienten, die das Kleinkindesalter erreichen, verstirbt ein Viertel bis zu einem Alter von 20 Jahren, die Hälfte bis 30 Jahre, drei Viertel bis zum 50. Lebensjahr. Zwischen dem 20. und 30. Lebensjahr treten verstärkt Symptome auf. Die Prognose der Aortenisthmusstenose wird im wesentlichen von 4 Komplikationen bestimmt.

Die *Herzinsuffizienz* ist eine der wichtigen Komplikationen der Aortenisthmusstenose. Sie ist in den ersten Lebensmonaten und dann bevorzugt nach dem 30. Lebensjahr anzutreffen. Sie kann bei Erwachsenen auftreten, die vorher von seiten der Aortenisthmusstenose vollkommen beschwerdefrei waren. Die Häufigkeit steigt während des 4. Lebensjahrzehntes deutlich an.

Eine weitere wichtige Komplikation ist die *Ruptur der Aorta oder ein dissezierendes Aneurysma*, welches häufig in der 3. und 4. Lebensdekade vorkommt. Am häufigsten ist eine Dissektion der proximalen Aorta oder eine Ruptur der Aorta hinter der Aortenisthmusstenose. Die Aortenruptur und das Aneurysma dissecans sind Ursache für etwa 20% der Todesfälle. Patientinnen mit einer Aortenisthmusstenose haben in der Schwangerschaft ein etwas erhöhtes Risiko für eine Ruptur der Aorta, insbesondere im letzten Drittel der Schwangerschaft. Eine schwerwiegende Komplikation ist die *bakterielle Endokarditis*. Die überwiegende Mehrzahl der Endokarditiden kommt zwischen dem 10. und 40. Lebensjahr vor. Die Infektion geht meistens von der bikuspiden Aortenklappe aus, die während der Infektion hochgradig insuffizient werden kann. Eine bakterielle Aortitis an der Aortenisthmusstenose ist weniger häufig als die Endokarditis an der Aortenklappe. Die bakterielle Endokarditis ist für etwa 20% der Todesfälle verantwortlich.

Die viertgrößte Komplikation im Verlauf der Aortenisthmusstenose sind *intrakranielle Blutungen* infolge einer Ruptur eines Aneurysmas im Circulus Willisii. Gelegentlich ist auch einmal eine intrakranielle Blutung durch die Ruptur eines intrakraniellen mykotischen Aneurysmas bedingt. Die Mehrzahl der tödlichen intrakraniellen Blutungen tritt zwischen dem 2. und 3. Lebensjahr auf und ist für ca. 10% der Todesfälle verantwortlich.

Koronaranomalien

Man muß unterscheiden zwischen Koronaranomalien ohne Krankheitswert, die häufig den Abgang der Koronararterien betreffen, und Koronaranomalien mit Krankheitswert. Koronaranomalien mit Krankheitswert sind:

1. Koronarfisteln,
2. Ursprung der linken Koronararterie aus der A. pulmonalis,
3. konnatale Koronarstenosen oder -atresien,
4. Urprung der linken Koronararterie aus dem rechten Sinus Valsalvae mit anschließendem Verlauf des Gefäßes zwischen Aorta und rechtsventrikulärem Ausflußtrakt.

Koronarfisteln sind die häufigsten Koronaranomalien mit Krankheitswert. Die präkapillaren Fisteln verbinden eine Koronararterie direkt mit einer Herzkammer, dem Koronarsinus der oberen Hohlvene oder der Pulmonalarterie. Da die Fisteln meist in die rechte Herzkammer einmünden, entsteht ein Links-rechts-Shunt (ca. 90%). Der restliche Teil der Koronarfisteln mündet in den linken Ventrikel ein und führt somit zu keiner Shunt-Bildung.

Die zweithäufigste Koronaranomalie ist der Ursprung der linken Koronararterie aus der Pulmonalarterie (Bland-White-Garland-Syndrom).

Der Ursprung beider Koronararterien aus der Pulmonalarterie ist mit dem Leben nicht vereinbar. In 90% der Fälle entspringt die linke Koronararterie aus der A. pulmonalis. Die pathophysiologische Konstellation bedingt eine Koronarperfusion mit niedrigem Druck und niedriger Sauerstoffsättigung. Das führt zur Entwicklung eines Kollateralkreislaufs von der rechten Koronararterie; aber das von der rechten Koronararterie herangeschaffte Blut wählt den Weg des geringsten Widerstandes und läuft über die proximale linke Koronararterie in die A. pulmonalis wieder ab. Somit resultiert auch ein Links-Rechts-Shunt. Die Patienten entwickeln meist in den ersten Lebensmonaten Zeichen einer Myokardinsuffizienz, myokardiale Ischämie und eine Linksherzinsuffizienz. Die meisten Patienten sterben sehr früh, nur 25% der Patienten erreichen das Erwachsenenalter. Sie haben dann in der Regel eine Herzinsuffizienz, Infarktbilder im EKG und eine Angina pectoris. Prognostisch bedeutsam scheinen die Stärke der Kollateralisierung und damit auch der Links-Rechts-Shunt zu sein.

Eine weitere Koronaranomalie ist der Ursprung der linken Koronararterie aus dem rechten Sinus Valsalvae und der Verlauf des Gefäßes zwischen der A. pulmonalis und der Aorta. Diese Mißbildung ist dadurch gekennzeichnet, daß der Ursprung der Koronararterie aus dem Sinus Valsalvae in der Regel keine Bedeutung hat. Der anschließende Verlauf der linken Koronararterie zwischen Aorta und Pulmonalis kann jedoch unter bestimmten Bedingungen eine Kompression der linken Koronararterie ermöglichen, die vor allen Dingen bei starker körperlicher Arbeit auftreten kann. Bei starker Steigerung des Herzzeitvolumens dilatieren Aorta und Pulmonalarterie, und es kann an zwei Stellen zur totalen Kompression der linken Koronararterie mit plötzlichem Herztod kommen.

Literatur

1 Epstein, S. E., W. L. Henry, C. E Clark, W. C. Roberts, B. J. Maron, V. J. Ferrans, D. R. Redwood, A. G. Morrow: Asymmetrical septal hypertrophy. Ann. intern. Med. 81 (1974) 650
2 Frank, S., E. Braunwald: Idiopathic hypertrophic subaortic stenosis: clinical analysis of 126 patients with emphasis on the natural history. Circulation 37 (1968) 759
3 Goodwin, J.F.: Prospects and predictions for the cardiomyopathies. Circulation 50 (1974) 210
4 Kaltenbach, M.: Therapie der hypertrophischen obstruktiven Kardiomyopathien mit Calciumantagonisten. In Kaltenbach, M., F. Loogen, E. G. J. Olsen: Cardiomyopathies and Myocardial Biopsy. Springer, Berlin 1977
5 Kaltenbach, M., R. Hopf: Konservative medikamentöse Behandlung der hypertrophen Kardiomyopathie. Z. Kardiol. 71 (1982) 795
6 Senning, A., M. Rothlin: Chirurgie bei hypertropher obstruktiver Kardiomyopathie. Z. Kardiol. 71 (1982) 806
7 Löffler, W.: Endokarditis parietalis fibroplastica mit Bluteosonophilie. Ein eigenartiges Krankheitsbild. Schweiz. med. Wschr. 66 (1936) 817
8 Bolte, H. D.: Spezifische Herzmuskelerkrankungen und Kardiomyopathien. In Riecker, G.: Klinische Kardiologi. Springer, Berlin (1985) (S. 110)
9 Schölmerich, P.: Diagnostik und Verlauf der Virusmyokarditis. Internist 16 (1971) 508
10 Bolte, H. D.: Die rheumatische Karditis. Internist 16(1975) 501
11 Schwartz, L., K. A. Sample, E. D. Wigle: Severe alcoholic cardiomyopathy reversed with abstention from alcohol. Amer. J. Cardiol. 36 (1975) 963
12 Lenarz, L., J. A. Page: Cardiotoxicity of adriamycin and related anthracyclines. Cancer Treatm. Rev. 3 (1976) 111
13 Von Hoff, D. D., M. W. Layard, P. Basa, H. L. Davis jr., A. L. von Hoff, M. Rosenzweig, F. M. Muggia: Risk factors for doxorubicin-induced congestive heard failure. Ann. intern. Med. 91 (1979) 710
14 Tilkian, A., K. S. Schroeder, J. Kao, H. Hultgren: Effect of lithium on cardiovascular performance: report on extendend ambulatory monitoring ans exercise testing before and during lithium therapy. Amer. J. Cardiol. 38 (1976) 701
15 Horstkotte, D., F. Loogen: Erworbene Herzklappenfehler. Urban & Schwarzenberg, München 1987
16 Rowe, J. C., E. F. Bland, H. B. Sprague, P. D. White: Course of mitral stenosis without surgery: ten and twenty year perspectives. Ann. intern. Med. 52 (1960) 741
17 Dubin, A. A., H.W. March, K. Cohn: Longitudinal hemodynamic and clinical study of mitral stenosis. Circulation 44 (1971) 381
18 Hemmermeister, K. E., L. Fisher, J.W. Kennedy: Prediction of late survival in patients with mitral valve disease from clinical, hemodynamic and quantitive angiographic variables. Circulation 57 (1978) 341
19 Clarkson, M. P., R. L. Fryre, J. W. Du Shane, B. H. Burchell, H. E. Wood, W. H. Weidmann: Prognosis for patients with ventricular septum defect and severe pulmonary vascular obstructive disease. Circulation 38 (1968) 129

2 Erkrankungen der Gefäße

M. Ludwig

Arterien

Prognose bei akuter arterieller Verschlußkrankheit

Spontanverlauf

Aufgrund guter Kollateralenbildung führt ein akuter Verschluß der oberen Extremitätenarterien nur in wenigen Fällen zur kompletten Ischämie mit irreversiblen Schäden (238). Dagegen haben akute Arterienverschlüsse im Bereich der unteren Extremität eine wesentlich schlechtere Prognose. In der Akutphase verlieren 7% der Patienten die Gliedmaße, die Letalität ist hoch und beträgt 25–40% (13, 40). Innerhalb der folgenden 2,4 Jahre steigt die Amputationsrate auf 17%, wohingegen die Letalität auf 19% absinkt (13). Im weiteren Verlauf ist bei allen unbehandelten Patienten mit einer eingeschränkten Gebrauchsfähigkeit der Extremität zu rechnen.

Abgesehen von irreparablen Parenchymschäden oder Komplikationen im Zusammenhang mit Systemerkrankungen ist der Spontanverlauf lokal akraler Arterienverschlüsse günstig (9).

Die Spontanlyserate arterieller Embolien beträgt 10% (85, 86, 179).

Therapie

Der Erfolg lumeneröffnender Maßnahmen bei akuter arterieller Verschlußkrankheit hängt von der ischämischen Toleranzzeit der jeweiligen Gewebe ab. Sie beträgt für Nervengewebe 2–4 Stunden, für Muskulatur 6–8 Stunden und für Haut 12 Stunden (92). Vergehen nicht mehr als 6 Stunden bis zur Operation, so kann bei ca. 40–96% der Extremitäten die Amputation vermieden werden (1, 8, 111, 128, 240). Wobei die therapeutischen Ergebnisse nach Embolektomie besser sind als nach Thrombektomie (238). Die Amputationsrate beträgt ca. 48%, wenn das Intervall bis zur Lumeneröffnung mehr als 12–76 Stunden beträgt (1, 8, 111, 128). Eine „Follow up"-Untersuchung an 353 *embolektomierten* Patienten, die über 90 Monate beobachtet wurden, kam zu folgenden Ergebnissen (2): Bei 23% der Patienten erfolgte innerhalb der ersten Monate wegen Rezidivembolien – meist kardialer Genese – eine Reoperation. Die betroffene Extremität mußte bei 2% der Patienten frühzeitig, bei 4% im Verlauf der folgenden 90 Monate amputiert werden. Der Anteil der Patienten mit voll gebrauchsfähiger Gliedmaße betrug zum Beobachtungsende ca. 90%. Zu schlechten Langzeitergebnissen kam es dann, wenn bis zur Embolektomie mehr als 12 Stunden vergingen. Wegen kardialer und zerebraler Komplikationen nahm die Überlebensrate dieser Patienten von 79% im 1. Jahr auf 36% im 7. Jahr ab.

Stiegler u. Mitarb. haben am Beispiel von 57 Patienten mit peripheren arteriellen Embolien (1–12 Wochen alt) die Früh- und Spätergebnisse nach *lokaler Lysetherapie* untersucht (194). Primär ließ sich durch diese Behandlung bei 44 Patienten die Strombahn wiedereröffnen. Dabei waren die Thrombolyseerfolge bei Verschlüssen, die älter als 4 Wochen waren, geringer als bei frischeren. 34 erfolgreich therapierte und mit Cumarin nachbehandelte Patienten konnten über eine mittlere Dauer von 16 Monaten nachbeobachtet werden. Hiervon hatten 88% offene Arterien.

Über ähnliche Ergebnisse lokaler Lysetherapie embolischer und thrombotischer Ver-

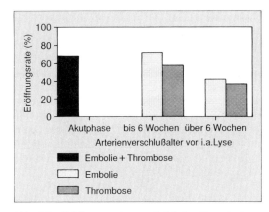

Abb. 2.**1** Eröffnungsraten nach lokaler Thrombolysetherapie akuter embolischer und thrombotischer Arterienverschlüsse in Abhängigkeit vom Thrombosealter vor Lysebeginn (n = 554) (nach Hess)

schlüsse mit Streptokinase bzw. Urokinase berichten Hess u. Mitarb. (86). In dieser Arbeit wurden 554 Patienten hinsichtlich der frühen Resultate und 313 Patienten 5 Jahre später untersucht (Abb. 2.**1**): 68,3% der akuten Arterienverschlüsse ließen sich primär eröffnen. Die Wiedereröffnungsrate bei bis zu 6 Wochen alten embolischen bzw. thrombotischen Arterienverschlüssen betrug 72 bzw. 58%. Embolien bzw. Thrombosen, die über 6 Wochen alt waren, ließen sich in 42,3 bzw. 36,2% der Fälle erfolgreich lysieren. Frühzeitige Reverschlüsse primär eröffneter Gefäße wurden in 24,9% der Fälle beobachtet. 5 Jahre nach erfolgreicher arterieller Lokallyse waren noch 89,5% der ehemals embolischen und 58,8% der thrombotischen Arterienverschlüsse offen.

Wird die lokale Lysetherapie akuter Beinarterienverschlüsse mit einer Aspirationsthrombektomie kombiniert, können ca. 80% der verschlossenen Gefäße wiedereröffnet werden (191).

Über Ergebnisse der lokalen Lysetherapie akuter Hand- und Fingerarterienverschlüsse unter Verwendung von Urokinase oder Streptokinase berichtet eine Untersuchung von Pfyffer u. Mitarb. (152): Akut ließ sich durch die Lysebehandlung bei 66% der Patienten die Gefäßstrombahn komplett oder partiell wiedereröffnen. Erste klinische Symptome dürfen allerdings nicht länger als 4 Wochen zurückliegen. Nach einer Beobachtungsdauer von 1 Jahr waren alle ehemals erfolgreich therapierten Patienten beschwerdefrei.

Die *systemische ultrahohe Therapie mit Streptokinase* ist bei akuten bis zu 6 Wochen alten thrombotischen Arterienverschlüssen in 48% der Fälle erfolgreich (131). Dagegen beträgt die Eröffnungsrate 6–12 Wochen alter Arterienverschlüsse nur 25%. Ältere Verschlüsse können nur noch in Ausnahmefällen aufgelöst werden (131).

Prognose bei peripherer chronischer arterieller Verschlußkrankheit

Allgemeine Aspekte

Aus sozialmedizinischer Sicht ist die Prognose der unkomplizierten, chronischen, peripheren arteriellen Verschlußkrankheit gut. Von 188 Kranken der Baseler Studie (37) behielten 81% ihren Arbeitsplatz, 4% mußten ihn wechseln und 15% wurden vorzeitig berentet.

Die Letalität aufgrund kardialer oder zerebraler Begleiterkrankungen ist bei Patienten mit chronischer peripherer arterieller Verschlußkrankheit (pAVK) 3mal höher als bei Gefäßgesunden (231). In der Framingham-Studie (105) hatten Personen mit Claudicatio intermittens ein um das 2fache erhöhtes Mortalitätsrisiko gegenüber Gefäßgesunden. 75% der Gefäßkranken starben an kardiovaskulären Erkrankungen.

Spontanverlauf

Der Spontanverlauf bei durchblutungsgestörter Extremität ist von der *Genese*, der *Verschlußlokalisation* und dem *Kompensationsgrad* des arteriellen Strombahnhindernisses abhängig.

Eine Untersuchung von Kuthan u. Mitarb. konnte zeigen, daß die Wachstumsgeschwindigkeit *arteriosklerotischer Gefäßwandläsionen* altersabhängig ist (122). Innerhalb von 5 Jahren verschlechterte sich der Arterienbefund bei 35% der unter 50jährigen und bei 61% der 50- bis 59jährigen Gefäßkranken. Während dieser Zeit blieben die Gefäßwandschäden bei 61% der über 60jährigen konstant. Risikofaktoren wie z.B. Hypertonie, Hyperlipidämie, Nikotinabusus und Diabetes mellitus und deren Kombinationen beschleunigen die Ausbildung von Arterienstenosen (231): Innerhalb von 5 Jahren kam es bei Personen mit einem Risikofaktor 1,7- bis 2,4mal häufiger zu einer peripheren arteriellen Verschlußkrankheit als bei Risikofreien. Kombinationen von 3 Risikofaktoren bewirkten bei Männern in der gleichen Zeitspanne eine 6mal größere Erkrankungswahrscheinlichkeit. 11 Jahre nach Erstdiagnose der peripheren arteriellen Verschlußkrankheit kam es bei 8% dieser Patienten zu akuten Gefäßverschlüssen, 2% entwickelten akrale Läsionen, 4% mußten sich einer Extremitätenamputation unterziehen.

Im Gegensatz zum manifesten Diabetes mellitus verschlechtert eine Glucosetoleranzstörung oder ein vorübergehend erhöhter Nüchternblutzucker den Spontanverlauf einer peripheren arteriellen Verschlußkrankheit nicht (146).

Hinsichtlich des Spontanverlaufs *peripherer entzündlicher Gefäßprozesse* muß zwischen primären und sekundären Vaskulitiden unterschieden werden. Primäre Vaskulitiden wie z.B. die Hypersensitivitätsangiitis, Panarteriitis nodosa und granulomatöse Arteriitiden (z.B. die Takayasu-Arteriitis) können in Schüben verlaufen. Spontane Remissionen oder vollständige Ausheilungen sind möglich (45), wobei die allergische Granulomatose (Churg-Strauss) jedoch einen fulminanten und oft fatalen Verlauf hat. Die Lebenserwartung nach Diagnose einer Takayasu-Arteriitis beträgt zwischen 1 und 14 Jahren (22). Innerhalb von 2 Jahren sterben 3 von 4 Patienten an Komplikationen im Bereich der Hirn- oder Koronararterien (63). Die Prognose sekundärer entzündlicher Gefäßprozesse im Verlauf von Autoimmunerkrankungen, Infektionserkrankungen, malignen Erkrankungen, Intoxikationen und infolge Medikamenteneinnahme ist durch die Grunderkrankung und durch die Dauer und Toxizität der auslösenden Noxe bestimmt. Eine Arteriitis temporalis führt bei Mitbeteiligung der A. ophthalmica in 50% der Fälle zur partiellen oder totalen Erblindung (186). Die Prognose der *Thrombangiitis obliterans* (Morbus Winiwarter-Buerger) ist abhängig vom Nikotinkonsum (85). Lokale Komplikationen wurden vor allem bei weiterem Nikotinabusus beobachtet (85, 90). Die Thrombangiitis obliterans kann schubartig mit aktiven über Wochen bis Jahre dauernden Phasen verlaufen (21). Oohashi u. Mitarb. berichten am Beispiel von 485 Patienten über die Prognose dieser Erkrankung (149): Im Gegensatz zur peripheren arteriellen Verschlußkrankheit arterioskleroti- scher Genese war die Lebenserwartung der Patienten mit Morbus Winiwarter-Buerger kaum eingeschränkt. Nur 26 Patienten mußten sich größeren Amputationen, vorwiegend der Finger und der Zehen, unterziehen. Nur in seltenen Fällen war die Erkrankung von Myokardschädigungen, Angina pectoris und extrakranieller Verschlußkrankheit begleitet. Eine andere Verlaufsbeobachtung berichtet über kardiovaskuläre tödliche Komplikationen innerhalb von 10 Jahren, die vorwiegend bei den weiterrauchenden Patienten auftreten (181).

Die Prognose von *Einetagenverschlüssen* ist besser als die von *Mehretagenverschlüssen*. Während einer Beobachtungszeit von 4–5 Jahren ist die Progressionsrate arteriosklerotischer Gefäßwandveränderungen der Oberschenkelarterien höher als im Bereich der Beckenarterien. Im femoropoplitealen Abschnitt bzw. in der Beckenetage betrugen die Verschlußraten hämodynamisch nicht relevanter Wandauflagerungen 30 bzw. 5%, bei aysmptomatischen Gefäßgeräuschen 50 bzw. 10% und im Falle klinisch relevanter Stenosen 80 bzw. 30% (182).

Eine Untersuchung bestätigt die hohe Verschlußtendenz von A.-femoralis-Stenosen (64): Innerhalb von 6 Wochen kam es bei 17 von 102 Patienten mit *femoropoplitealen Stenosen* zu einem Arterienverschluß, wohingegen sich im selben Zeitraum nur bei einem von 41 Patienten aus einer Beckenarterienstenose eine Gefäßokklusion entwickelte.

Die Prognose von *Unterarm-, Hand- oder Fingerarterienverschlüssen* ist günstig, vorausgesetzt, daß in der Akutphase des Krankheitsbildes irreparable Gewebeschäden oder zusätzliche Durchblutungsstörungen der großen Arterien ausbleiben (152). Bei 32 von 34 Patienten mit Digitalarterienverschlüssen und gleichzeitigen Okklusionen der A. radialis und A. ulnaris kam es zu digitalen Ischämien (89). Bestand zusätzlich nur ein Unterarmarterienverschluß, z.B. der A. ulnaris, so lagen nur bei 14 von 34 Patienten digitale Ischämiezeichen vor.

Ergebnisse der Baseler Studie (235) weisen darauf hin, daß innerhalb von 5 Jahren 20% der Patienten mit klinisch asymptomatischer peripherer arterieller Verschlußkrankheit *(klinisches Stadium I)* ein Stadium II und 7% ein Stadium IV entwickeln. 2% der zuvor beschwerdefreien Gliedmaßen mußten im Verlauf dieser Beobachtungszeit amputiert werden. Die 5-Jahres-Letalität von Patienten mit peripherer arterieller Verschlußkrankheit im Stadium I betrug 15%. Im Gegensatz zum morphologischen Befund können sich die klinischen Beschwerden bei 70–82% der Patienten mit peripherer arterieller Verschlußkrankheit im *Stadium II a* spontan innerhalb von 4 Jahren bessern. Bei 25 bzw. 5% sind Ischämieschäden bzw. Amputationen zu erwarten (30, 133). Im gleichen Zeitraum kann sich bei 69% der Patienten im *Stadium II b* der klinische Zustand stabilisieren (30). Das jährliche Amputationsrisiko aller nichtdiabetischen Risikopatienten im Stadium II beträgt 1–2% (106) und ist bei Diabetikern erhöht (228). Die jährliche Letalität wird für Patienten mit peripherer arterieller Verschlußkrankheit im Stadium II mit ca. 4% angegeben (163).

Im *Stadium III* (Ruheschmerz) beträgt das Risiko trophischer Gliedmaßenschäden 50% (30).

Im *Stadium IV* wird die jährliche Amputations- bzw. Letalitätsrate mit mehr als 17 bzw. 16% angegeben (163). In einer weiteren Untersuchung führte eine chronisch kritische Ischämie innerhalb eines Jahres durchschnittlich bei einem von 4 Patienten zur Gliedmaßenamputation (46).

Therapie

Unter Berücksichtigung der Kontraindikationen verbessert das kontrollierte *Gehtraining* die Gehleistung der Patienten im Stadium II der arteriellen Verschlußkrankheit entscheidend (130, 175). Untersuchungen konnten zeigen, daß sich nach einer Trainingsdauer von 2,5 und 4 Monaten bei 80% der Patienten die Gehleistung um im Mittel 100–130% steigerte (55, 130, 224). Ist das Gehtraining wegen Begleiterkrankungen unmöglich, so können ähnliche Erfolge durch krankengymnastische Übungen wie z.B. Zehenstände, Kniebeugen, Ratschowsche Übungen erreicht werden (119). Weidinger u. Bachl erzielten die besten Therapieergebnisse mit dem Intervall-Gehtraining bzw. pedalergometrischen Übungen (224). Nach einer initialen Leistungssteigerung im Verlauf von 4,5 Jahren (9 Trainingssaisons) konnte hierdurch die schmerzfreie Wegstrecke im Mittel auf 600% des Ausgangswertes gesteigert werden.

Unter der Therapie mit *vasoaktiven Medikamenten* wie z.B. Buflomedil, Pentoxifyllin, Naftidrofuryl und Bencyclan läßt sich bei peripherer arterieller Verschlußkrankheit im Stadium II die Zunahme der Gehstrecke um 80–100% erreichen (9, 12, 114, 162, 211). Ein Abklingen des Ruheschmerzes im Stadium III oder die Gangränheilung im Stadium IV ist für Naftidrofuryl (68) und Buflomedil (56) beschrieben. Der Einsatz von Naftidrofuryl, Buflomedil und Ketanserin führte beim primären Raynaud-Syndrom in ca. 60–80% der Fälle innerhalb von 3 Monaten zur subjektiven Beschwerdebesserung (99, 120, 218).

Im Stadium II der peripheren arteriellen Verschlußkrankheit konnte eine signifikante Verlängerung der schmerzfreien Wegstrecke durch eine *Hämodilutionstherapie* erzielt werden (113, 115). In einer Untersuchung von Kiesewetter u. Mitarb. war die iso- oder hypervolämische Applikation von Hydroxyäthylstärke (10% HAES 100/0,5) der von Ringer-Lactat oder Dextran überlegen (115). In dieser doppelblinden, plazebokontrollierten und randomisierten Studie brachte die 6wöchige kombinierte Anwendung von HAES-Infusionen und Gehtraining eine Wegstreckensteigerung von 44%. Bis heute steht der klinische Wirkungsnachweis dieser Therapieform für die Stadien III und IV der peripheren arteriellen Verschlußkrankheit noch aus.

Durch eine fraktionierte intraarterielle Verabreichung von *Nifedipin* konnten Erler u. Ewerbeck (54) bei Ergotismus in 2 von 3 Fällen größere Amputationen vermeiden. Beim primären Raynaud-Syndrom ist durch die Gabe dieses Calciumantagonisten in etwa 78% der Fälle die Rückbildung vasospastischer Attacken möglich (103). Nifedipin bewirkte bei 64% der Patienten mit sekundärem Raynaud-Syndrom eine Linderung der Symptomatik. Von einer oralen Therapie mit *Phentolamin* profitierten nach einer Untersuchung von Trübestein u. Mitarb. ca. 45% der Patienten mit primärem und sekundärem Raynaud-Syndrom (209).

Über Ergebnisse mit der *intraarteriellen Prostaglandin-(PGE_1-)Applikation* im Stadium II b, III und IV berichten zahlreiche Autoren (17, 33, 69, 213, 241): Hierdurch konnte die schmerzfreie Wegstrecke im Stadium II b durchschnittlich um bis zu 300% signifikant gesteigert werden. In 50–70% der Fälle ließen sich Ruheschmerzen signifikant vermindern. Zusätzlich konnte die Amputationsrate und der Analgetikaverbrauch reduziert werden. Die beschriebenen Erfolge hielten bis zu einem

Jahr an (70). In einer prospektiven, randomisierten Studie blieb die schmerzfreie Gehstreckt 36 Wochen nach Therapie signifikant um 22% verlängert (34). Die Tendenz zur erneuten Befundverschlechterung nach Therapieabbruch war bei Diabetikern größer als bei Nichtdiabetikern (70). Es konnte gezeigt werden, daß sich im Anschluß an eine intraarterielle/intravenöse PGE_1-Behandlung nach einer mittleren Beobachtungszeit von 9,5 Monaten 66,7% der Diabetiker und 50% der Nichtdiabetiker erneut klinisch verschlechterten (88). Die *intravenöse Applikation von PGE_1* im Stadium II b–IV einer peripheren arteriellen Verschlußkrankheit ist weniger erfolgreich als die intraarterielle (70, 88). Nach intraarterieller PGE_1-Applikation kam es in einer Untersuchung von Hinderer u. Mitarb. bei 80,5% der Patienten zur klinischen Befundbesserung, die Heilerfolge nach intravenöser Gabe betrugen dagegen nur 50% (88).

Über Ergebnisse von *intravenös verabreichten* (PGI_2-)Infusionen (2mal 40 µg/die) in den Stadien III und IV berichten Heidrich u. Mitarb. am Beispiel von 202 Patienten (78): Ruheschmerzen ließen sich in 20% der Fälle beseitigen bzw. bei 40% der Patienten verringern. 20 bzw. 39% der Nekrosen heilten komplett bzw. partiell ab. 20% der Patienten mußten sich einer Amputation unterziehen. 91 der erfolgreich therapierten Patienten konnten 22 Monate später in eine Nachuntersuchung eingeschlossen werden. Zu dieser Zeit befanden sich 60% im Stadium II und 12% im Stadium III bzw. IV. Bei 12% der Patienten war inzwischen eine Extremitätenamputation durchgeführt worden. 22 Monate nach der Erstbehandlung waren 22% der Patienten verstorben. Diehm u. Mitarb. wendeten intravenöse PGI_2-Infusionen bei 101 Patienten im Stadium IV an (42). Eine partielle oder komplette Ulkusheilung konnte bei 62% der Behandelten erreicht werden, wohingegen in der Plazebogruppe die Remissionsrate 17% betrug. Nach einem Beobachtungszeitraum von 12 Monaten bestand bezüglich der Amputationsrate zwischen Verum- und Plazebowirkung kein signifikanter Unterschied (14 bzw. 15%). Bei primärem und sekundärem Raynaud-Syndrom führte PGI_2 zur partiellen oder völligen Nekroseabheilung (4, 48, 109).

Die Therapie mit *Thrombozytenaggregationshemmern* wie Acetylsalicylsäure (ASS) oder deren Kombination mit Dipyridamol vermag im Vergleich zu Plazebo die spontane Wachstumstendenz z. B. von A.-femoralis-Stenosen drastisch zu senken. Mit einer Dosierung von 1500 mg ASS/die konnte innerhalb von 2 Jahren eine signifikante Verminderung der Verschlußrate von 13,7 auf 8% erreicht werden (81). Im Gegensatz zur Plazebogabe ließ sich durch die Therapie mit 1000 mg ASS/die bei Femoralisstenosen innerhalb von 5 Jahren eine signifikante Verminderung der kumulativen Verschlußrate von 55 auf 25% erreichen (180, 183). In einer randomisierten Untersuchung wurden 240 Patienten mit arterieller Verschlußkrankheit über 2 Jahre 1000 mg ASS plus 225 mg Dipyridamol/die, 1000 mg ASS allein oder Plazebo verabreicht (84). Am Ende der 2jährigen Beobachtungszeit wiesen die therapierten Patienten im Angiogramm weniger Arterienverschlüsse als die Plazebogruppe auf. Im Gegensatz zur alleinigen Aspirinbehandlung war jedoch die Okklusionsverminderung nach der Kombinationstherapie ASS/Dipyridamol signifikant ($p < 0,01$). Allerdings hatten die Patienten der Aspiringruppe vor der Therapie signifikant mehr Arterienstenosen.

Die Reverschlußrate nach Venenbypässen im femoropoplitealen Bereich konnte durch eine *Cumarinbehandlung* signifikant effektiver gesenkt werden als durch eine ASS-Therapie (3).

Die Primärerfolge bei *intraarterieller lokaler Thrombolyse* hängen vom Alter und der Länge des Arterienverschlusses sowie der peripheren Ausstrombahn ab. Die akute Wiedereröffnungsrate unter Verwendung von Streptokinase, Urokinase bzw. t-PA wird von Graor u. Jeffrey mit 67, 81 bzw. 86% angegeben (67). In dieser Untersuchung waren A.-iliaca-Verschlüsse nicht älter als 3 Monate und A.-femoralis-Verschlüsse nicht älter als 6 Wochen. Von den Reokklusionen innerhalb der ersten 2 Wochen nach erfolgreicher Lyse wird in 25% der Fälle berichtet, wobei die kumulative Durchgängigkeitsrate nach 16 Monaten ca. 60% betrug (82, 83). 50% der erfolgreich lysierten über 10 cm langen Arterienverschlüsse verschließen sich frühzeitig wieder (217). 84% der Gefäßverschlüsse mit guter peripherer Ausstrombahn können wiedereröffnet werden, wohingegen eine schlechte Ausstrombahn die Erfolgsquote auf 65% absinken läßt (166). Die Ergebnisse einer *mehrtägigen kontinuierlichen systemischen Thrombolyse* chronisch peripher arterieller Verschlüsse mit Urokinase oder

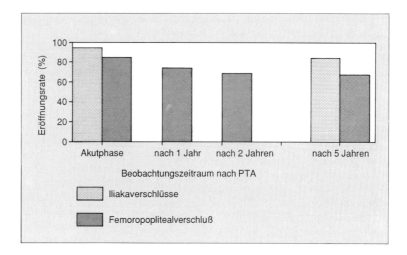

Abb. 2.**2** Langzeitergebnisse nach Angioplastie chronischer A.-iliaca- und femoropoplitealer Verschlüsse (nach Schneider u. Mitarb. 1976)

Streptokinase sind denen der ultrahohen 6stündigen Dosierung von Streptokinase vergleichbar. Für beide Therapieregime betragen die Primärerfolge 48–63% (79, 131, 154). Das Risiko tödlicher Blutungen unter lokaler bzw. systemischer Lysetherapie liegt bei 1%. Unter Voraussetzung eines Verschlußalters von weniger als 1 Woche lassen sich 70% der akuten und subakuten Okklusionen der Unterarm-, Hand- und Fingerarterien mit einer lokalen Urokinaselysetherapie komplett bzw. teilweise rekanalisieren (101, 152, 174). Nach Pfyffer u. Mitarb. liegen die partiellen Lyseerfolge bei einem Verschlußalter von über 3 Wochen bei ca. 40% (152). Etwa 50% der erfolgreich therapierten Patienten dieser Untersuchung sind nach 1 Jahr noch beschwerdefrei.

Die Primäreröffnungen nach *Katheterdilatation (PTA)* iliakaler Stenosen bzw. iliakaler Arterienverschlüsse betragen jeweils 95% und sind bei femoropoplitealen Stenosen bzw. Verschlüssen mit 85–80% geringer (Abb. 2.**2**) (176). Dilatierte Beckenarterienstenosen haben eine wesentlich bessere Langzeitprognose als erweiterte Femoralisstenosen. In einer Untersuchung von Schneider u. Mitarb. betrug die kumulative Durchgängigkeitsrate dilatierter femoropoplitealer Verschlüsse im Stadium II a–IV nach 1 Jahr 74%, nach 2 Jahren 69% und nach 5 Jahren 68% (Abb. 2.**2**) (176). Dagegen waren nach 5 Jahren 85% der ehemals verschlossenen Beckenarterien noch offen. Unabhängig von der Verschlußlokalisation werden die Offenheitsraten 2–8 Jahre nach Katheterdilatation für die Stadien II a, II b, III oder IV mit 85, 73, 68 bzw. 36% angegeben (11).

Bis zu einer Länge von 10 cm betragen die Primäreröffnungsraten nach Katheterdilatation bei Oberschenkelarterienverschlüssen 50%, bei Beckenarterienverschlüssen 30–40% (167). Mit der Kombination von *lokaler Lysetherapie und PTA* lassen sich 88% der bis ca. 15 cm langen Arterienverschlüsse im klinischen Stadium II–IV primär eröffnen (177). Erfolgreich wird zur Zeit versucht, die Gefahr der Restenosierung eröffneter Beckenarterien mit perkutan implantierbaren flexiblen Gefäßendoprothesen (Stents) zu verringern (196). Umfangreiche klinische Verlaufsbeobachtungen stehen jedoch noch aus.

Im Stadium II b beträgt die Durchgängigkeitsrate aortofemoraler oder bifemoraler Bypässe bei geringer Operationsmortalität (3%) nach einigen Jahren 90% (222). 70–75% der *femoropoplitealen Bypässe*, die im Stadium II–IV unter Verwendung von ringverstärkten alloplastischen Prothesen oder Venentransplantaten angelegt wurden, bleiben auf lange Sicht offen (69, 189). Dagegen haben *femorokrurale Bypässe* eine wesentlich schlechtere Langzeitprognose. Nach 4 Jahren betrug ihre Durchgängigkeitsrate 43%, die Amputationsquote 40% (123). Unter Verwendung autologer Saphenavenen hatten femorotibiale Überbrückungen nach 1, 5 bzw. 10 Jahren eine Durchgängigkeitsrate von 62,5 48 bzw. 25% (112).

Ohne Berücksichtigung des klinischen Stadiums sind die Eröffnungsraten nach femoropoplitealer Katheterdilatation mit 69,1% denen nach femoropoplitealem Venenbypass mit 67,5% gering überlegen (164).

Die Frühergebnisse von Bypassoperationen bei chronisch arterieller Verschlußkrankheit sind denen nach Katheterdilatationen vergleichbar. Obwohl in den letzten Jahren der therapeutische Einsatz dieser beiden Therapiestrategien zugenommen hat, blieb die beabsichtigte langfristige Verringerung der Amputationsrate aus. In der Maryland-Studie (214) konnte am Beispiel von 2805 Patienten mit Katheterdilatation und 17663 durchgeführten Bypassoperationen gezeigt werden, daß in einem Beobachtungszeitraum zwischen 1979 und 1989 die Amputationsrate mit 28 bzw. 32 pro 100000 behandelten Patienten konstant blieb. Die Indikationsstellung zu diesen Maßnahmen wurde in dieser Untersuchung allerdings nicht berücksichtigt. Veith u. Mitarb. (219) stellten in einer 15jährigen Verlaufsuntersuchung nach 2829 Angioplastien, Bypassoperationen oder deren Kombinationen fest, daß hierdurch die Amputationsrate von 49 auf 14% verringert werden konnte.

In einer Untersuchung an 274 über 5 bzw. 8 Jahre nachbeobachteten Patienten mit chronisch arterieller Verschlußkrankheit, bei denen eine *Profundaplastik* angelegt wurde, konnte gezeigt werden, daß in 81 bzw. 76% der Behandelten die Gliedmaße erhalten geblieben war (198). Nach Therapie eines präoperativen Stadiums II war die Amputationsrate innerhalb dieser Zeiträume mit 3 bzw. 5% am geringsten.

Durch den Einsatz der *lumbalen Sympathektomie* bei chronischer arterieller Verschlußkrankheit in den Stadien III b–IV kann für eine Dauer von ca. 2 Jahren in ca. 50% der Fälle die Verbesserung des akuten Beschwerdebildes, d. h. die Abheilung von Ulzera, Rückbildung der Ruheschmerzen oder der Claudicatio intermittens, erreicht werden (7). Dabei sind die Erfolge im Stadium II b mit 66–80% am besten (7, 190). Allerdings wird durch dieses Verfahren innerhalb einer Verlaufsbeobachtung von 5–10 Jahren die Amputationsrate nicht vermindert (221, 223). Positive Ergebnisse einer lumbalen Sympathektomie sind bei isolierten Unterschenkelarterienverschlüssen im Rahmen der Endangiitis obliterans und bei vasospastischen Erkrankungen beschrieben (20, 36, 100, 220).

Prognose von Aortenaneurysmen

Spontanverlauf

Die Prognose von Aortenaneurysmen ist abhängig vom Durchmesser, der Wachstumstendenz, Wandstruktur und Ausdehnung intraluminärer Thromben (117). Im Gegensatz zu Aneurysmen mit kalkfreier Arterienwand verbessern Kalkeinlagerungen die Prognose dieser Erkrankung. Zirkuläre, der Wand anliegende intraluminäre Thromben vermindern im Gegensatz zu exzentrisch gelegenen Wandthromben die Rupturgefahr des Aneurysmas. Die Letalität unbehandelter Patienten mit *unkompliziertem Aneurysma* der Aorta ascendens und descendens mit einem Durchmesser von über 5–6 cm beträgt innerhalb von 2 bzw. 10 Jahren 50 bzw. 100% (39, 117, 157). Bei infrarenalen Bauchaortenaneurysmen mit einem Durchmesser von weniger als 5 cm ist dagegen die Prognose günstiger (225).

Therapie

Über den Verlauf von Aortenaneurysmen bei Patienten, die konservativ mit Antihypertensiva behandelt wurden, berichten Stühmeier u. Mitarb. am Beispiel einer Sammelstatistik (197). In dieser Arbeit betrug die Letalität im 1. Jahr ca. 60%. Nach 5 Jahren lebten noch 17%, nach 10 Jahren nur noch 2,3% der behandelten Patienten. Durch eine Operation kann die Letalität von Patienten *mit unkomplizierten Aneurysmen* der Aorta ascendens und descendens innerhalb von 2 bzw. 10 Jahren auf 25 bzw. 35% gesenkt werden (117, 157). Die Operationsletalität beträgt 2–6% (150, 184). Sie ist bei *rupturierten abdominellen Aortenaneurysmen* mit 23–50% deutlich erhöht (32, 168) und steigt weiter auf 45–60% an, wenn zusätzlich zum Aortenaneurysma eine *aortokavale Fistel* operativ beseitigt werden muß (39, 66, 188). Besteht gleichzeitig eine viszerale Ischämie oder Aortenruptur, so ist die Operationsletalität mit 75% am höchsten (136).

Die Letalität von Patienten mit *disseziertem Aneurysma der Aorta ascendens*, die in der Akutphase konservativ behandelt wurden, ist mit 70% hoch. Bei Dissektion der Aorta descendens beträgt sie 20% (47). Die Operationsletalität bei dissezierten Aortenaneurysmen der Aorta ascendens beträgt 7–20% (52, 135). Sie wird für Dissektionen der Aorta descendens mit 13–50% angegeben (135, 193). 10 Jahre nach der Estbehandlung der Aortendissektion leben etwa noch 60% der Patienten (47). Die Rezidivraten innerhalb von 5 bzw. 10 Jahren nach dem operativen Eingriff betragen 10 bzw. 23% (77).

Prognose der extrakraniellen Verschlußkrankheit

Spontanverlauf

In einem Beobachtungszeitraum von 5 Jahren fanden Hennerici u. Mitarb. *bei klinisch asymptomatischen Patienten* mit Karotisstenosen eine kumulative Letalitätsrate von ca. 26%, die 5mal größer war als bei Gefäßgesunden (80). Häufigste Todesursache waren Herzinfarkt und Schlaganfall. Die jährliche zerebrale Insultrate von Patienten mit klinisch asymptomatischen unter 50%igen Karotisstenosen wird mit ca. 2,3% angegeben (87) und liegt bei Stenosegraden über 75% bei 5% (28). Während einer mittleren Beobachtungsdauer von 4 Jahren konnten in retrospektiven Untersuchungen an zuvor klinisch unauffälligen Patienten mit Karotisstenosen in 10,4% der Fälle kurzfristige neurologische Ausfallserscheinungen beobachtet werden (91). Die Prognose der extrakraniellen Verschlußkrankheit im Stadium I wird nach Moore und Dixon (44, 142) von der Morphologie der arteriosklerotischen Plaques entscheidend beeinflußt: Im Vergleich zu glatten Gefäßwandauflagerungen war die Emboliegefahr von rauhen Plaques am größten. Die jährliche Schlaganfallinzidenz betrug bei singulären Plaques minimaler Rauhigkeit 0,4%, bei Plaques mit einer Ulzeration 4,5% und bei denen mit mehreren Ulzerationen 7,5%. Die Prognose kalkhaltiger Plaques ist erheblich besser als die thrombotischer Wandauflagerungen (102).

Symptomatische Patienten im klinischen Stadium II mit transitorisch ischämischen Attacken (TIA), die der Karotisstrombahn zuzuordnen sind, haben im allgemeinen ein höheres Schlaganfallrisiko als jene mit Symptomen einer vertrebrobasilären Insuffizienz (227). Whisnant u. Mitarb. fanden am Beispiel einer 5jährigen Verlaufsbeobachtung von Patienten mit einer dem Karotisstromgebiet entsprechenden transitorisch ischämischen Attacke, daß sich innerhalb dieser Zeit in 36% der Fälle ein Schlaganfall zum Teil mit Todesfolge ereignete (227). Dabei war das Schlaganfallrisiko innerhalb des ersten Monats nach transitorisch ischämischer Attacke mit 8% am höchsten und fiel im Verlauf der folgenden 3 Jahre auf 5%, danach auf 3% ab. Zu ähnlichen Ergebnissen kamen Fields u. Mitarb. (58). Im Gegensatz zum klinischen Stadium I hat im Stadium II der Stenosegrad bei einseitigen Karotisstenosen keine prognostische Bedeutung. Die Letalität ist im 1. Monat nach transitorisch ischämischer Attacke um das Zehnfache erhöht und sinkt dann drastisch (57). Überwiegende Todesursache ist der Herzinfarkt.

Bei 15–30% der Patienten mit *Dissektion* im Bereich der A. carotis ereignen sich akut milde oder mittelschwere neurologische Ausfälle, wobei bei 33% mit bleibenden Schäden zu rechnen ist (76, 195). Mit einer alleinigen konservativen Therapie kann in 80% der Fälle eine klinisch zufriedenstellende Befundbesserung erzielt werden (129).

Die Prognose von chronischen Verschlüssen der A. subclavia ist gut und gefährdet nur in seltenen Fällen die Extremität. Ein Drittel der Patienten mit Subclavian-steal-Effekt sind und bleiben asymptomatisch (57).

Therapie

Bis heute ist nur eine kontrollierte Untersuchung bekannt, die sich mit dem therapeutischen Einfluß von *Thrombozytenaggregationshemmern* auf die Prognose von 366 klinisch asymptomatischen Patienten mit Karotisstenosen befaßt (43). Im Verlauf einer Beobachtungszeit von 3 Jahren erbrachte die prophylaktische Endarteriektomie keinen Vorteil gegenüber der alleinigen aggregationshemmenden Therapie. In beiden Fällen betrug die Schlaganfallquote etwa 11%. Über den primärprophylaktischen Einsatz von Acetylsalicylsäure (ASS) an Personen ohne zerebrovaskuläre Symptome liegen zwei Untersuchungen vor (151, 192). Sowohl in der über 6 Jahre verlaufenden britischen Studie (151) als auch in der fast 5 Jahre dauernden amerikanischen Untersuchung (192) waren bezüglich der zerebralen Insultrate keine signifikanten Unterschiede zwischen den mit 500 mg bzw. 325 mg ASS/die behandelten Personen und der unbehandelten Kontrollgruppe zu erkennen. Es wurde sogar eine leichte Zunahme von Hirnblutungen unter ASS-Therapie beobachtet.

Gegenüber unbehandelten symptomatischen Patienten im klinischen Stadium II ließ sich durch die täglichen Einnahmen von 1,3 g bzw. 330 mg Acetylsalicylsäure eine Senkung des Schlaganfallrisikos um 15–30% erreichen (5, 201). Am meisten profitieren Patienten mit transitorisch ischämischen Attacken und ulzerierten Plaques von der ASS-Therapie (58). Durch die tägliche Gabe von 300 mg Acetylsalicylsäure ließ sich in einer weiteren Untersuchung die Letalität im Stadium II um das 6fache verringern (171). Die Behandlung mit Kombinationspräparaten wie z. B. ASS/Dipyridamol und ASS/Sulfinpyrazon erbrachte gegenüber der Monotherapie mit ASS keine Vorteile (161). In einer randomisierten plazebokontrollierten Untersuchung wurde an 1360 Patienten mit transitorisch ischämischen Attacken oder kleinem Insult der therapeutische Einsatz einer täglichen Dosis von 75 mg Acetylsalicylsäure über eine mittlere Dauer von 32 Monaten geprüft (147). In der Verumgruppe traten 18% weniger Rezidive auf als in der Plazebogruppe.

Den positiven Ergebnissen einer Therapie mit Acetylsalicylsäure widerspricht eine schwedische prospektive Untersuchung (199). Bei Hirninfarktpatienten ließ sich durch eine 24monatige ASS-Therapie die Rezidivquote nicht beeinflussen.

Nach einer Untersuchung von Levine u. Hirsch steht einer jährlichen Schlaganfallhäufigkeit unbehandelter Patienten mit transitorisch ischämischer Attacke von 8% das Risiko tödlicher Blutungen unter *Antikoagulanzientherapie* von 2–22% gegenüber (126).

Bei Patienten mit einem progredienten Schlaganfall, verursacht durch eine angiographisch nachgewiesene Arterienthrombose, verbessert die Heparintherapie entscheidend die Prognose (27, 137, 138).

In zwei skandinavischen (172, 173), einer italienischen (98) und einer amerikanischen Multicenter-Studie (202) konnten keine sicheren Erfolge der *Hämodilutionstherapie* nachgewiesen werden. Allerdings werden die Studienkonzepte kontrovers diskutiert. Kritikpunkte sind z. B. ein verzögerter Therapiebeginn nach mehr als 2 Stunden, eine zu geringe Dextrandosierung, der Verzicht auf die hypervolämische Hämodilutionstherapie und eine zu kurze Therapiedauer. Es stehen deshalb noch weitere kontrollierte Studien aus, die sich mit dem Einsatz und der Prognose der Hämodilutionstherapie beim Hirninfarkt befassen.

Die Verbesserung der Prognose beim Hirninfarktpatienten aufgrund einer kombinierten intravenösen und oralen Therapie mit *Pentoxifyllin* konnte am Beispiel einer randomisierten Multicenter-Doppelblindstudie nicht bewiesen werden (93).

Für den Morbus Takayasu konnte bis heute nicht bestätigt werden, ob eine frühzeitige Medikation mit *Corticosteroiden* die Lebenserwartung der Patienten verlängert (140). Allerdings gibt es Hinweise, die auf eine durch Corticosteroide bedingte Verlangsamung der Befundprogredienz dieser Gefäßerkrankung deuten (41). Darüber hinaus ist auch eine rasche subjektive Befundbesserung unter dieser Therapie im Anfangsstadium des Morbus Takayasu beschrieben (61).

Für Patienten mit asymptomatischer einseitiger Karotisstenose (klinisches Stadium I) ermittelten Thompson u. Mitarb. identische Letalitätsraten des Spontanverlaufes und nach *Thrombendarteriektomie* (206). In dieser Untersuchung ließ sich im klinischen Stadium II gegenüber Unbehandelten die Apoplex- bzw. TIA-Häufigkeit durch eine chirurgische Therapie von 17,4 bzw. 26,6% auf 2,3 bzw. 4,5% verringern (206). Die perioperative Letalitäts- und Schlaganfallrate bei Karotisendarteriektomie beträgt zwischen 2,1 und 13% (28, 71, 134, 238). Die Prognose von Patienten mit einseitiger unter 90%iger Karotisstenose, die mit Acetylsalicylsäure therapiert werden, unterscheidet sich nicht von den Verläufen nach Operationen beid- oder einseitiger Karotisstenosen (200). Für die Operation einseitiger bzw. beidseitiger Karotisstenosen wird die lokale Rezidivrate mit 6–10% bzw. 15,2% angegeben (216, 236). Sie ist in den ersten 9 Monaten nach dem Eingriff am höchsten (236).

Die Karotisendarteriektomie verbessert die Prognose von Patienten mit transitorisch ischämischen Attacken (klinisches Stadium II) und über 70%igen Internastenosen. Voraussetzung ist eine perioperative Komplikationsrate (Tod und Schlaganfall) unter 5%. In der NASCET-Studie betrug die statistische Reduktion von Schlaganfällen der operierten gegenüber der mit Acetylsalicylsäure (1500 mg/die) behandelten Gruppe innerhalb von 18 Monaten 17% (156). Beträgt die perioperative Komplikationsrate zwischen 8 und 10%, so hat die Operation demzufolge keinen präventiven Charakter mehr. Bei fehlender Bewußtlosigkeit und rascher Operation innerhalb eines Intervalls von 6—8 Stunden nach Infarktbeginn konnte im Stadium III a bei 50% der Patienten durch die Beseitigung eines akuten A.-carotis-interna-Verschlusses eine komplette Heilung erzielt werden (74, 75). Die Oprationsletalität betrug 11%. Die Letalität von Operationen der A. carotis im klinischen Stadium III b hat mit 60% die höchste Letalität (165).

Bei Patienten mit Karotisstenosen und gleichzeitig multiplen Hirninfarkten oder mit klinisch kompletten Schlaganfällen (Stadium IV) ist die Chance eines operativen Therapieerfolges sehr gering (16).

Die primäre Erfolgsrate nach Operation einer A.-subclavia-Stenose oder eines Subklaviaverschlusses bezüglich der zerebrovaskulären Insuffizienz liegt bei ca. 96% und bezüglich der brachialen Symptomatik bei ca. 91% (15, 97, 141). Durch extraanatomische Rekonstruktionsverfahren konnte die ehemals hohe postoperative Komplikationsrate transthorakaler Eingriffe von 25 auf 4,5% gesenkt werden (57, 97). Die Letalitätsraten bei A.-subclavia-Rekonstruktionen liegt bei bis zu 4% (57).

Die Resektion der ersten Rippe oder einer Halsrippe führt beim Thoracic-outlet-Syndrom in ca. 90% der Fälle zur Beschwerdefreiheit oder Besserung (50, 110). Hierbei sind die Ergebnisse am schlechtesten bei präoperativ vorwiegend neurologischer Symptomatik (50).

Venen

Varikosesyndrom

Spontanverlauf

Bei 30% Patienten mit ausgeprägter oberflächlicher Varikosis kann eine Phlebitis, bei 14% der Patienten ein venöses Ulkus beobachtet werden (230). Eine primäre Varikosis hat im weiteren Verlauf bei 6% der Betroffenen ein venöses Ulkus zur Folge, wohingegen dieses Risiko für die sekundäre Varikosis mit 28% angegeben wird (232). Ist es einmal zu einer primären, angeborenen oder sekundären, postthrombotischen Schädigung der venösen Transportfunktion gekommen, so nehmen die klinischen Zeichen der chronisch venösen Abflußstörung über Jahre hinweg stadienweise zu (59, 116).

Therapie

Unabhängig von der Ursache der Venenklappenschädigung kann der progrediente Verlauf bei Varikosis durch frühzeitige Behandlungsmaßnahmen beeinflußt werden. Exakte kontrollierte Untersuchungen, die sich mit dem therapeutischen Effekt von *Kompressionsbehandlungen und physikalischen Maßnahmen* befassen, liegen bis heute nicht vor. Es gibt jedoch Hinweise, daß sich durch Kompressionstherapie trophische Hautstörungen in den Frühstadien des postthrombotischen Syndroms zurückbilden lassen (125). Auch das Fortschreiten der subfaszialen Veneninsuffizienz kann durch diese Therapie aufgehalten werden. Das Tragen von Strümpfen der Kompressionsklasse I führte hier z.B. innerhalb einer Woche zu einer statistisch signifikanten Reduktion des Unterschenkelvolumens und zur Besserung subjektiver Beschwerden (153).

Der Therapieeffekt venenwirksamer Pharmaka, wie z.B. Ruscus, Aescin oder Rutoside, auf die Varikosis wird kontrovers diskutiert (24, 170). Erfolgsparameter groß angelegter kontrollierter Studien beruhen vorwiegend auf der Veränderung subjektiver Symptome (51). Nur wenige randomisierte Doppelblindstudien versuchen mit Hilfe apparativer Meßmethoden die Wirkung von Venenmitteln zu objektivieren (14, 124, 144, 169). So konnte z.B. in einer randomisierten doppelblind durchgeführten Untersuchung an 30 Patientinnen der antiödematöse Effekt einer 3monatigen oralen Rutosidtherapie (600—1500 mg/die) nachgewiesen werden (145). Zusätzlich zur signifikanten Abnahme des Beinödems verringerten sich subjektive Symptome wie Spannungsschmerzen und Gefühl der „Müdigkeit in den Beinen". Die Therapieeffekte hielten bis 16 Wochen nach Behandlungsende an.

Im Gegensatz zur alleinigen *Krossektomie oder Krossenligatur*, bei der auf die komplette Entfernung der Seitenäste im Mündungsbereich der V. saphena magna verzichtet wird, läßt sich durch die gleichzeitige Exhärese sämtlicher Seitenäste die Rezidivquote auf nur wenige Prozent signifikant senken (60). Die alleinige subfasziale *Ligatur der Einmündungsstelle der V. saphena parva* hat eine Rezidivquote von 25–30% und ist bei einer Sklerosierung dieser Vene erhöht auf 50% (6, 187). Die Spätergebnisse *nach komplettem Stripping der V. saphena* sind eher durch das Wiederauftreten von Varizen als durch die Folgen einer möglichen intraoperativen Verletzung des N. saphenus (10–20%) beeinträchtigt. Die Doddschen Venen stellen dabei die häufigste Ursache von Varizenneubildungen nach Venenoperation dar (121, 132). Durch Beschränkung der Venenexhärese bis knapp unterhalb des Kniegelenks ist die Nervenläsion vermeidbar.

Die Langzeitergebnisse nach Venenexhärese oder Sklerosierung lassen sich durch die anschließende Kompressionsdauerbehandlung deutlich verbessern (226).

Insuffiziente Vv. perforantes stellen die Hauptursache eines Ulcus cruris bei primärer und sekundärer Venenklappenschädigung dar (72, 132). Ihre *subfasziale Ligatur* verbessert entscheidend die Prognose des venösen Unterschenkelgeschwürs. Bei 64% der Patienten mit unkomplizierter Perforatorinsuffizienz konnte in einem Zeitraum von 5 Jahren durch diesen Eingriff ein Beinödem oder eine erneute Ulkusbildung vermieden werden (132). Eine weitere Untersuchung an 172 Patienten berichtet über das Auftreten nur eines einzigen Rezidivulkus 5 Jahre nach der Perforantenligatur (73).

Thrombosesyndrom

Spontanverlauf

Die Prognose der *Thrombophlebitis oberflächlicher Venen* ist gut. Eine Ausnahme stellt die iatrogen durch einen Venenverweilkatheter induzierte, akute Phlebitis dar. Hier ist das Risiko einer Kathetersepsis von der Verweildauer des venösen Zugangs abhängig und beträgt 0,5–1% (38). Sie hat in einem Drittel der Fälle einen tödlichen Ausgang. Das Übergreifen einer oberflächlichen Thrombophlebitis auf das tiefe Venensystem mit der Komplikation einer Lungenembolie ist selten und tritt, wenn überhaupt, bei immobilen Patienten auf (65).

Das Lungenembolierisiko tiefer Beckenvenenthrombosen ist mit 65% hoch und beträgt bei Femoralvenenthrombosen 25–30% (104). Lungenembolien, ausgehend von isolierten tiefen Unterschenkelvenenthrombosen, sind selten (104). Die Langzeitprognose von Venenthrombosen geringerer Ausdehnung und leichter klinischer Symptomatik ist unbekannt, da diese Thrombosen der klinischen Diagnostik meist entgehen. Thrombosen, die mit *mittelschweren klinischen Symptomen* einhergehen, führen bei jedem 5. Patienten innerhalb von 5 Jahren zu einem postthrombotischen Syndrom (233). Es tritt nach isolierten Beckenvenenthrombosen wesentlich seltener auf als nach Verschlüssen distal gelegener Venenetagen (243). In 53–100% der Fälle entsteht auf dem Boden venöser Mehretagenverschlüsse ein Ulcus cruris (26). Das Ulkusrisiko nach isolierten Unterschenkelthrombosen ist dagegen mit 50% geringer (26). Thromboserezidive ereignen sich bei 40% der Becken- bzw. proximalen Beinvenenverschlüssen (96). Die Gefahr einer Phlegmasia coerulea dolens bei unbehandelten tiefen Beinvenenthrombosen mit *ausgeprägter klinischer Symptomatik* beträgt 1,5–3% (107). In diesem Fall ist die Letalität der Patienten mit 10% erhöht, wobei die Lungenembolie die häufigste Todesursache darstellt. Die Amputationsrate bei Phlegmasia coerulea dolens beträgt 5% (107, 185).

Die Möglichkeit einer spontanen Rekanalisierung von Armvenenthrombosen ist mit 8% gering (207). Letale thromboembolische Komplikationen treten bei 2% der Erkrankten auf und sind wesentlich seltener als bei Beinvenenthrombosen (143). Im Anschluß an Armvenenthrombosen kommt es in 68–95% der Fälle zu rezidivierenden Ödemen, Kollateralvenenzeichnungen und zyanotischen Hautverfärbungen, wohingegen Ulkusbildungen nicht beobachtet werden (94, 243).

Therapie

Überwiegend heilen *akute oberflächliche Thrombophlebitiden* unter systemischer und lokaler Therapie mit nichtsteroidalen Antiphlogistika, kombiniert mit einer Kompressionstherapie und der Mobilisation des Patienten, gut ab.

Die Ausbildung von Thrombosen im Bereich der tiefen Leitvenen im Anschluß an Operationen kann durch eine *prophylaktische Heparintherapie* verhindert werden. Zahlreiche randomisierte Untersuchungen haben gezeigt, daß das perioperative Thromboserisiko durch eine kurzfristige subkutane Heparintherapie vor und nach (bis 7 Tage) operativen Eingriffen signifikant um ca. 67% auf 12–15% gesenkt werden kann (31, 158, 159). Gegenüber einer subkutanen Behandlung mit unfraktioniertem Heparin betrug das postoperative Thromboserisiko unter niedermolekularer subkutaner Heparintherapie nach Einsatz von Totalendoprothesen bei 349 Patienten 2,9% anstelle von 13,1% (127).

Die Ergebnisse nach Thrombolysetherapie tiefer Beinvenenverschlüsse sind abhängig vom Thrombosealter. Mit steigendem Thrombosealter und damit zunehmender Thrombusorganisation nimmt die Aussicht auf Wiedereröffnung der Vene ab. Statistische Untersuchungen der Früh- und Spätergebnisse nach venöser Thrombolysetherapie sind nur eingeschränkt beurteilbar, da häufig das Alter einer Thrombose durch anamnestische Angaben nur vermutet werden kann. Akute frische Beinvenenthrombosen ließen sich mit der „Langzeitlyse" unter kontinuierlicher intravenöser Gabe von Streptokinase oder Urokinase in üblicher Dosierung in 50–70% der Fälle komplett und in 15–20% teilweise wiedereröffnen (49, 210). 1–3 Wochen alte Becken-Bein-Venenthrombosen konnten nach einer Untersuchung von Tilsner in 19–37% der Fälle komplett rekanalisiert werden (208). In 12–51% wurden Teilerfolge beschrieben (208). Unter Verwendung von Streptokinase kann es bei 14–32% der Behandelten wegen allergischer Reaktionen, Fieber und Blutungskomplikationen zu einem vorzeitigen Therapieabbruch kommen (49, 210).

In einer Übersichtsarbeit faßte Theiss eigene Ergebnisse und die anderer Autoren am Beispiel von 253 intravenösen *ultrahohen Streptokinaselysetherapien* (UHSK) tiefer Beinvenenthrombosen zusammen (204): 48,8% der Venenverschlüsse ließen sich mit 1–2 Behandlungszyklen komplett, 33,4% teilweise wiedereröffnen, wobei die Rate der Mißerfolge 18% betrug. Der Autor konnte in einer eigenen Untersuchung zeigen (Abb. 2.3), daß sich mit dieser Therapieform 63 bzw. 25% der bis zu 3 Tage alten tiefen Beinvenenthrombosen voll- bzw. teilrekanalisieren ließen (203). Bei einem Alter von 4–14 Tagen betrugen die Raten der kompletten und partiellen Wiedereröffnungen 39 bzw. 43% und fielen bei 15–28 Tagen alten Verschlüssen auf 19 bzw. 43%. Größere kontrollierte Studien, die sich mit dem Einsatz von „recombinant tissue plasminogen activator" (rt-PA) bei akuten Beinvenen-

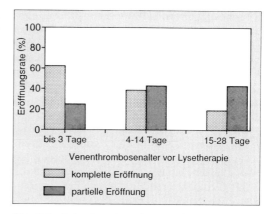

Abb. 2.3 Raten kompletter bzw. partieller Eröffnungen nach ultrahoher Streptokinaselysetherapie (UHSK) von Becken-Bein-Venenthrombosen in Abhängigkeit vom Thrombosealter vor Lysebeginn (nach Theiss u. Mitarb.)

thrombosen befassen, stehen noch aus. Bei 7 von 12 Patienten ließ sich mit der Gabe von 0,5 mg rt-PA über 4 Stunden und Heparin mehr als 50% der Thrombenmasse reduzieren (215). Nur in 3 Fällen war kein Lyseeffekt festzustellen. In einer anderen Untersuchung gelang bei 6 von 7 Patienten die Rekanalisierung der tiefen Beinvenen (244). Hier entsprach das Blutungsrisiko demjenigen einer Streptokinase- und Urokinasetherapie.

Rekanalisierungen von Venenthrombosen unter alleiniger Antikoagulanzientherapie sind selten und liegen zwischen 0 und 4,5% (53, 148). Mit der kontinuierlichen Gabe von z. B. 25 000 IE Heparin/die über 8–10 Tage kann die Lungenembolierate drastisch reduziert werden (148).

Die *Langzeitprognose* nach Thrombolysetherapie tiefer Beinvenenthrombosen ist abhängig von der Lokalisation und Ausdehnung eventuell noch vorhandener Restthromben, von der Existenz intakter Venenklappen im Bereich der rekanalisierten Gefäßabschnitte sowie von einer eventuellen Nachbehandlung mit Cumarin (229, 233, 234): Je zentraler und langstreckiger der bei inkomplettem Therapieergebnis verbleibende Restverschluß, desto ausgeprägter und wahrscheinlicher ist die Entwicklung eines postthrombotischen Syndroms. 79% der Patienten mit komplett wiedereröffneter venöser Strombahn waren nach einer mittleren Beobachtungszeit von 6 Jahren klinisch unauffällig. Ein ausgeprägtes postthrombotisches Syndrom konnte in keinem Fall diagnostiziert werden. Dagegen blieben im selben Zeitraum nur 9% der Patienten nach inkompletter Thrombolyse ohne venöse Folgeschäden. Diese Beobachtungen bestätigen auch Thiele u. Mitarb. indem sie bei 41% der erfolglos Therapierten nach 6jähriger Beobachtung Zeichen des leichten bis schweren postthrombotischen Syndroms diagnostizierten (205). 67% der Patienten mit tiefer Beinvenenthrombose, bei denen auf eine Thrombolysetherapie oder Thrombektomie verzichtet wurde und die in der Akutphase mit Heparin allein behandelt wurden, entwickelten in der Folgezeit ein postthrombotisches Syndrom (23).

Wird im Anschluß an eine erfolgreiche Thrombolyse auf eine anschließende orale Antikoagulation verzichtet, so beträgt die lokale Rezidivrate innerhalb von 3 Monaten 29%. Sie kann durch diese Nachbehandlung auf Null Prozent abgesenkt werden (23). In einer über 3 Monate andauernden randomisierten Studie (96) an 199 Patienten mit proximalen Beinvenenthrombosen konnte gezeigt werden, daß die Rezidivquote nach kurzzeitiger (4–5 Tage) bzw. langfristiger (9–10 Tage) intravenöser Herapingabe und jeweils anschließender oraler Antikoagulation mit 7,1 bzw. 7% etwa identisch war.

Auch bei der *venösen Thrombektomie* hängt die akute Eröffnungsrate vom Alter der Venenthrombose ab. Sie liegt bei 1–6 Tage alten Venenverschlüssen zwischen 89 und 43% (212). Von 48 venös thrombektomierten Patienten betrug die komplette Rekanalisierungsrate der V. iliaca 41%, der V. femoralis communis 54%, der V. femoralis superficialis 32% und der Unterschenkelvenen 26% (139). Die postoperative Reokklusionsrate läßt sich durch die zusätzliche Anlage eines arteriovenösen Shunts zur Erhöhung des Venenflusses im thrombektomierten Gefäßbezirk reduzieren (155). In einer Untersuchung von Minar u. Mitarb. war bei allen thrombektomierten Patienten ca. 5 Jahre postoperativ die venöse Transportfunktion gestört (139). 10% hatten ca. 7 Jahre nach Thrombektomie ein postthrombotisches Syndrom mit Ulzera. Die Schwere des postthrombotischen Syndroms korreliert mit der präoperativen Thrombosedauer (160). Die funktionellen Spätresultate nach venöser Thrombektomie bei Ileofemoralvenenthrombosen waren bei Vollmar u. Hutschenreiter besser (220). 65% der Patienten hatten eine normale Venenfunktion.

Die komplette Wiedereröffnung von *Armvenenthrombosen* nach Urokinasetherapie kann in 71%, Teileröffnungen in 11% der Fälle erreicht werden (242). Um Rezidive nach erfolgreicher Akutbehandlung zu vermeiden, muß ursächlich ein Kompressionssyndrom ausgeschlossen werden. In diesen Fällen kann z. B. mit der Resektion der 1. Rippe innerhalb von 7 Tagen nach erfolgreicher Thrombolyse die Reverschlußrate drastisch gesenkt werden (108).

Lymphgefäße

Spontanverlauf von Lymphabflußstörungen

Das klinische Bild bei Lymphabflußstörungen primärer oder sekundärer Genese schreitet mit unterschiedlicher Geschwindigkeit voran. Bei zwei Dritteln der Patienten stellen sich schubartige Verschlimmerungen ein, die meist durch heiße Jahreszeit, Schwangerschaft und Erysipel ausgelöst werden können (25). *Im Bereich der unteren Extremität* war in einer Untersuchung von Criton der Verlauf aszendierender primärer und deszendierender sekundärer Lymphödeme progredient (35). Die klinischen Symptome schritten dabei beim primären Lymphödem langsamer voran als beim sekundären. In 18% der Fälle waren primäre Lymphödeme von Erysipelen begleitet.

Mit einer Wahrscheinlichkeit von 0,7% und einer Latenzzeit von 20 Ödemjahren ist beim sekundären Lymphödem der unteren Extremität die Entartung im Sinne eines Angiosarkoms beschrieben (239).

Das sekundäre Lymphödem im Bereich der oberen Extremität ist selten und wird nach Mastektomie oder Bestrahlung beobachtet. 0,5% aller mastektomierten Patientinnen mit sekundärem Armlymphödem entwickeln in einer Latenzzeit von 9 Jahren ein Angiosarkom (118).

Therapie

Im Stadium I des Lymphödems ist mit einer komplexen Entstauungstherapie, bestehend aus hauthygienischen Maßnahmen, manueller Lymphdrainage, Kompressionstherapie und Krankengymnastik, innerhalb von 4 Wochen in allen Fällen die komplette Rückbildung der Schwellung möglich (62). Die Erfolge dieser Behandlung sind im Stadium II geringer, im Stadium III können hierdurch nur noch inkomplette Lymphödemrückbildungen erzielt werden. Kontrollierte Studien, die die Wirksamkeit der manuellen und der apparativen Lymphmassage vergleichen, sind zur Zeit unbekannt.

Mit Hilfe autologer Lymphgefäßtransplantationen konnte bei lokalisierten lymphatischen Strombahnunterbrechnungen im Bereich der oberen oder unteren Extremität innerhalb von 3 Jahren postoperativ eine Ödemreduktion erreicht werden (10).

Literatur

1 Abbott, W. M., R. D. Maloney, C. C. McCabe, C. E. Lee, L. S. Wirthlin: Arterial embolism: a 44 year perspective. Amer. J. Surg. 143 (1980) 460–464
2 Adamczyk, R., M. Drazkiewicz, T. Drazkiewicz, M. Olejczyk: A follo-up of 435 embolectomies in 353 patients. In Maurer, P. C., et al.: What is New in Angiology. Zuckschwerdt, München 1986 (pp. 391–393)
3 Albert, J. P., D. Regensburger, I. Rudolf, I. Yükseltan, H. H. Sievers, H. D. Bruhn: Rezidivprophylaxe operativ korrigierter Arterienverschlüsse der unteren Extremitäten. Med. Welt 33 (1982) 1829–1831
4 Alexander, K.: Prostaglandine einschließlich Prostacyclin in der Therapie peripher arterieller Durchblutungsstörungen. Internist 30 (1989) 429–439
5 Anti-Platelet Trialists-Collaboration: Secondary prevention of vascular disease by prolonged antiplatelet treatment. Brit. med. J. 296 (1988) 320–331
6 Asp, K., U. Aromaa: Subfasziale Perforatorenligatur nach Linton als Therapie insuffizienter Vv. perforantes in den unteren Extremitäten. Vasa 8 (1979) H. 1
7 Baer, U., B. Klenner, L. C. Tung: Der heutige Wert der lumbalen Sympathektomie bei der arteriellen Verschlußkrankheit. Angio 3 (1981) 217–221
8 Balas, P., G. Bonatsos, N. Ceromeritis, P. Karamanakos, J. Kambilafkas: Early surgical results on acute arterial occlusion of the extremities. J. cardiovasc. Surg. 26 (1985) 262–269
9 Battke, K., R. Buchwalsky, G. Barmeyer, H. Hoffmann, H. Reindell: Zur Therapie der arteriellen Verschlußkrankheit. Untersuchungen über die Wirksamkeit von Bencyclan bei trainierten Patienten mit peripher arterieller Verschlußkrankheit (Doppel-Blind-Versuch). Fortschr. Med. 96 (1978) 1381
10 Baumeister, R. G. H.: Heutiger Stand der chirurgischen Behandlung des Lymphödems mittels Lymphgefäßtransplantation. Therapiewoche 38 (1988) 3324–3326
11 Beck, A., B. Ostheim-Dzerowycz, H. W. Heiß, St. Milic: PTA und lokale Katheterlysebehandlung der Supraaortaläste, Becken- und Beinarterien. Therapiewoche 39 (1989) 3668–3683
12 Becker, H. M., O. Elert, R. Häring, P. C. Maurer, D. Raithel, M. U. Sperling, U. Stockmann, L. W. Storz, H. Hirche: Über den Einfluß einer Infusionsbehandlung mit Naftidrofuryl auf die Claudicatio intermittens. In Trübestein, G.: Konservative Therapie arterieller Durchblutungsstörungen. Thieme, Stuttgart 1986
13 Biland, L.: Der akute Verschluß der Extremitäten. Therapiewoche 9 (1989) 712
14 Bisler, H., et al.: Wirkung von Roßkastaniensamenextrakt auf die transkapilläre Filtration bei chronisch venöser Insuffizienz. Dtsch. med. Wschr. 111 (1986) 1321–1329
15 Bleichrodt, R. P., A. H. Boontje: Surgical treatment of the subclavian steal syndrome on the transthoracal approach. Vasa 13 (1984) H. 3
16 Boek, S.: The effect of carotid endarterectomy on mental functioning. Clin. Neurol. Neurosurg. 83 (1981) 209–217
17 Böhm, H., M. Brülisauer, U. Härtel, A. Bollinger: Kontrollierte Zweizentrenstudie zur Wirksamkeit von intraarteriellen Prostaglandin-E_1-Infusionen bei peripherer arterieller Verschlußkrankheit im Stadium II und IV. In Heidrich, H., H. Böhme, W. Rogatti: Prostaglandin E_1 – Wirkungen und therapeutische Wirksamkeit. Springer, Berlin 1988 (S. 118)
18 Bollinger, A.: Funktionelle Angiologie, Thieme, Stuttgart 1979 (S. 95–100)
19 Bollinger, A.: Oberflächliche Thrombophlebitis. In Bollinger, A.: Funktionelle Angiologie. Thieme, Stuttgart 1979 (S. 205–208)
20 Bollinger, A., K. Breddin, H. Hess: Semiquantitative assessnsment of lower limb atherosclerosis from routine angiographic images. Atherosclerosis 38 (1981) 339–346

21 Bollinger, A.: Endangiitis obliterans. Vasa, Suppl. 20 (1987) 30–40
22 Bonventre, M. V.: Takayasu's disease, revisted. N. Y. St. J. Med. 74 (1974) 1960
23 Bounameaux, H.: Deep venous thrombosisis: an overview. Vasa, Suppl. 25 (1988)
24 Brecht, Th.: Konservative Behandlung von Venenerkrankungen in der Praxis. Med. Welt 28 (1977) 1790–1793
25 Brunner, U.: Klinische Lymphologie: Definition des Begriffs an der typischen Patientin mit primärem Lymphödem. Angio. Arch. 1 (1981) 15–17
26 Brunner, U.: Der Unterschenkel. Akt. Probl. Angiol. 44 (1988) 163
27 Busse, O.: Antithrombotische Therapie nach akuten intrakraniellen Thromboembolien. Hämostaseologie 10 (1990) 21–27
28 Chambers, B. R., J. W. Norris: The case against surgery for asymptomatic carotid stenosis. Stroke 15 (1984) 964–967
29 Chambers, B. R., J. W. Norris: Outcome in patients with asymptomatic neck bruits. New Engl. J. Med. 315 (1986) 860–865
30 Cloarec, M., R. Cristol, B. Graisely, J. R. Dumas, M. C. Coel, G. Perdriset, D. Tuot: Arteriopathie in den unteren Extremitäten. Folia angiol. Berl. Suppl. 7 (1980) 59–74
31 Collings, R., A. Scrimgeour, S. Yusuf, R. Peto: Reduction in fatal pulmonary embolism and venous thrombosis by perioperative administration of subcutaneous heparin: overview of results of randomized trials in general, orthopedic, and urologic surgery. New Engl. J. Med. 318 (1988) 1162–1173
32 Crawford, E. S.: Infrarenal abdominal aortic aneurysm: factors influencing survival after operation performed over a 25-year period. Ann. Surg. 193 (981) 699
33 Creutzig, A., L. Caspary, K. Alexander: Intermittent intraarterial prostaglandin E_1 therapy of severe claudication. Vasa, Suppl. 17 (1987) 44–46
34 Creutzig, A., L. Caspari, U. Radeke, S. Specht, C. Ranke, K. Alexander: Intermittierende intraarterielle Infusionsbehandlung der schweren Claudicatio intermittens. Ergebnisse einer prospektiven Doppelblindstudie: Prostaglandin E_1 versus engergiereiche Phosphate. Med. Klin. 83 (1988) 434–438
35 Criton, Ph.: Clinique et étiologie des lymphoedèmes des membres inférieures chez l'adulte. Phlébologie 41 (1988) 325
36 Cross, F. W., L. T. Cotton: Chemical lumbar sympathectomy for ischemic rest pain: a randomized, prospective controlled clinical trial. Amer. J. Surg. 150 (1985) 341
37 Da Silva, A., L. K. Widmer: Peripher arterielle Verschlußkrankheit. Baseler Studie I–III. Huber, Bern 1979
38 Daschner, F.: Bakteriologische Probleme bei Infusionstherapie. Hyg. u. Med. 7 (1982) 189

39 De Bakey, M. E., E. S. Crawford, D. A. Cooley, G. C. Morris, T. S. Royster, W. P. Abbott: Aneurysm of abdominal aorta: analysis of results of graft replacement, therapy, one to eleven years after operation. Ann. Surg. 160 (1964) 622
40 Denck, H.: Der akute Extremitätenarterienverschluß. In Heberer, G., R. J. A. M. van Dongen: Gefäßchirurgie. Springer, Berlin 1987 (S. 373)
41 Deutsch, V., L. Wexler, H. Deutsch: Takayasu's arteriitis: an angiographic study with remarks on ethnic distribution in Israel. Amer. J. Roentgenol. 122 (1974) 13
42 Diehm, C., O. Abri, G. Baitsch, G. Bechara, K. Beck, H. K. Breddin, F. E. Brock, H. D. Clevert, D. Corovic, M. Marshall, B. Rahmel, P. Scheffler, W. Schmidt, A. Oberender: Iloprost, ein stabiles Prostacyclinderivat bei arterieller Verschlußkrankheit im Stadium IV. Dtsch. med. Wschr. 114 (1989) 183–188
43 Diener, H. C.: Carotid surgery versus medical therapy in asymptomatic carotid stenosis. Stroke 22 (1991) 1229–1235
44 Dixon, S., O. Rais, C. Raviola, A. Gomes, H.I. Machleder, J. D. Baker, R. W. Busuttil, W. F. Barker, W. S. Moore: Natural history of nonstenotic asymptomatic ulcerative lesions of the carotid artery. Arch. Surg. 117 (1982) 1493–1496
45 Doerr, W.: Arterielle Verschlußkrankheit. Therapiewoche 8 (1989) 469–480
46 Dormandy, J.: European Consensus Document on Critical Limb Ischemia. Springer, Berlin 1989
47 Doroghazi, R. M., E. E. Slater, R. W. De Sanctis, M. J. Buckley, W. G. Austen, S. Rosenthal: Long-term survival of patients with treated aortic dissection. J. Amer. Coll. Cardiol. 3 (1984 (1026–1034
48 Dowd, P. M., M. F. R. Martin, E. D. Cooo, S. A. Bow-Cook, R. Jones, P. A. Dieppe, J. D. T. Kirby: Treatment of Raynaud's phenomenon by intravenous infusion of prostacyclin (PG12). Brit. J. Dermatol. 106 (1982) 81–89
49 Duckert, F., G. Müller, D. Nymann, A. Benz, S. Prisender, G. Mardar, M. A. Da Silva, L. K. Widmer, H. E. Schmitt: Treatment of deep vein thrombosis with streptokinase. Brit. J. Med. 1 (1975) 479
50 Dunant, J. H.: Neue Aspekte über Ätiologie, Diagnostik und chirurgische Therapie des Schultergürtelsyndroms. Vasa 8 (1979) 167–169
51 Dustmann, H. O., G. Godalias, E. Enghofer: Pathogenese des venostatischen Ödems und seine pharmakologische Beeinflussung durch Diu-Venostasin. In Fischer, H.: Chronische Veneninsuffizienz – Pathogenese und medikamentöse Therapie. Schattauer, Stuttgart 1984 (S. 179–198)
52 Egloff, L., P. C. Baumann, M. Studer: Die chirurgische Behandlung des dissezierenden Aortenaneurysmas Typ 1 und 2. Schweiz med. Wschr. 115 (1985) 1295–1299

53 Elliot, M. S., E. J. Immelmann, P. Jeffery, S. R. Benatar, M. R. Funston, J. A. Smith, B. J. Shepstone, A. D. Ferguson, P. Jacons, W. Walker, J. H. Louw: A comparative randomized trial of heparin versus streptokinase in the treatment of acute proximal venous thrombosis: an interim report of prospective trial. Brit. J. Surg. 66 (1979) 838–843

54 Erler, M., V. Ewerbeck: Dihydroergotamin-bedingte arterielle Vasospasmen der unteren Extremitäten. Herz Kreisl. 21 (1989) 341

55 Ernst, E.: Zur physikalischen Therapie peripherer arterieller Durchblutungsstörungen. Perfusion 5 (1989) 166–169

56 Fagrell, B., I. L. Hermannsson: The effect of buflomedil on skin microcirculation in patients with severe skin ischaemia. In Messmer K.: Microcirculation on Ischemic Vascular Disease. Acad. Prof. Inf. Serv. (1981) 285–293

57 Fields, W. S., N. A. Lemak: Joint study of extracranial arterial occlusion. VII. Subclavian-steal: a review of 168 cases. J. amer. med. Ass. 22 (1972) 1139–1143

58 Fields, W. S., N. A. Lemak, R. F. Frankowski, R. J. Hardy: Controlled trial of aspirin in cerebral ischemia. Stroke 8 (1977) 301–316

59 Fischer, H.: Sozioökonomische Bedeutung der Varikose. In Fischer, H.: Chronische Veneninsuffizienz, Pathogenese und medikamentöse Therapie. Schattauer, Stuttgart 1984

60 Fischer, R.: Die chirurgische Behandlung der Varizen. Grundlagen und heutiger Stand. Schweiz. Rdsch. Med. Prax. 79 (1990) Nr. 7

61 Flint, F. J.: Takayasu's arteriitis (Editorial). Brit. med. J. 1977/I, 967

62 Földi, M.: Lymphödem, Lipödem, chronische venöse Insuffizienz und Kombinationsformen. Therapiewoche 38 (1988) 3295–3305

63 Fraga, A., G. Mintz, L. Valle, G. Flores-Izquiedro: Takayasu's arteriitis: frequence of systemic manifestations (study of 22 patients) and favorable response to maintenance steroid therapy with adrenocortcosteroids. Arthr. and Rheum. 15 (1972) 617

64 Gallino, A., P. Probst, P. Cerny, N. Nachbur, F. Mahler: Progredienz peripher arterieller Stenosen zu Verschlüssen im Zeitraum zwischen Diagnose und transluminaler Dilatation. Vasa, Suppl. 8 (1981) 45

65 Galloway, J. M. D., A. M. Karmody, G. E. Mavor: Thrombophlebitis of the long saphenous vein complicated by pulmonary embolism. Brit. J. Surg. 56 (1969) 360

66 Garret, H. E.: Complications of abdominal aortic surgery. In Beebe, H. G. G.: Complications in Vascular Surgery. Lippincott, Philadelphia 1973

67 Graor, R. A., W. O. Jeffrey: Regional thrombolysis in peripheral arterial occlusions. In Julian, D., W. Kübler, R. M. Norris, H. J. C. Swan, D. Collen, M. Verstraete: Thrombolysis in Cardiovascular Disease. Dekker, New York 1989

68 Greenhalgh, R. M.: Naftidrofuryl for ischaemic rest pain: a controlled trial. Brit. J. Surg. 68 (1981) 265–266

69 Gruß, J. D., H. Vargas et al.: The in situ saphenous vein bypass. Vasa 13 (1984) 153–158

70 Gruß, J. D., B. Fietze-Fischer: Die adjuvante PGE_1-Therapie bei femorao-distalen Rekonstruktionen. In Heidrich, H., H. Böhme, W. Rogatti: Prostaglandin E_1. Wirkungen und therapeutische Wirksamkeit. Springer, Berlin 1988 (S. 151–159)

71 Gutnik, L. M., J. W. Freemann: Outcome in patients with asymptomatic neck bruits. Letters to the editor. New Engl. J. Med. 316 (1987) 1087

72 Haeger, K.: The treatment of venous ulcers of the leg. Geriatrics 19 (1964) 760

73 Haeger, K.: Prevention of venous leg ulcer recurrence by a simplified procedure of perforator ligation in ambulant practice. Vase 13 (1984) H. 3

74 Hamann, H., J. F. Vollmar: Operative Möglichkeiten bei extracraniellen Arterienstenosen. Dtsch. Ärztebl. 80 (1983) 25–34

75 Hamann, H.: Operationen in symptomatischen Stadien. In Schütz, R. M., F. W. Schildberg: Supraaortale Arterien. Hygieneplan, Kassel 1988 (S. 204–209)

76 Hart, R. G., J. D. Easton: Dissections and trauma of cervicocerebral arteries. In Barnett, H. J. M., J. P. Mohr, B. M. Stein, F. M. Stroke, Vol. 8 II. Edinburgh 1986 (p. 755)

77 Haverich, A., D. C. Miller, W. C. Scott: Acute and chronic aortic dissections: determinants of long-term outcome for operative survivors. Circulation 72, Suppl. 2 (1985) 11–34

78 Heidroch, H., J. Ranft, A. Peters, S. Rummel: Intravenöse Prostavasin-Therapie bei peripher arteriellen Durchblutungsstörungen im Fontaine-Stadium II und IV. Früh- und Spätergebnisse einer Screening-Studie. In Heidrich, H., H. Böhme, W. Rogatti: Prostaglandin E_1. Wirkungen und therapeutische Wirksamkeit. Springer, Berlin 1988 (S. 112–117)

79 Heinrich, F.: Streptokinase-Therapie bei chronisch arterieller Verschlußkrankheit. Ergebnisse einer Multizenter-Studie. Medizinische Verlagsgesellschaft, Marburg 1985

80 Hennerici, M., W. Rautenberg, R. Struck: Spontanverlauf asymptomatischer Gefäßprozesse der extracraniellen Hirnarterien – Zwischenergebnis einer prospektiven Langzeitstudie. In Trübestein, G.: Konservative Therapie arterieller Durchblutungsstörungen. Thieme, Stuttgart 1986

81 Hess, H., E. Keil-Kuri: Theoretische Grundlage der Prophylaxe obliterierender Arteriopathien mit Aggregationshemmern und Ergebnisse einer Langzeitstudie mit ASS (Colfarit). Colfarit-Symposium III, Köln 1975 (S. 80–88)

82 Hess, H., H. Ingrisch, A. Mietaschk, H. Rath: Local low-dose thrombolytic therapy of peripheral arterial occlusions. New Engl. J. Med. 307 (1982) 1627

83 Hess, H., A. Mietaschk: Fibrinolytische Therapie bei arteriellen Verschlußkrankheiten: Indikation und Ergebnisse. Hämostasiologie 2 (1983) 70–76
84 Hess, H., A. Mietaschk, G. Deichsel: Drug induced inhibition of platelet function delays progression of peripheral occlusive arterial disease. Lancet 1985/I, 415–419
85 Hess, H.: Bedeutung der Blutplättchen bzw. der Gerinnung für die Entstehung, Progression und Regression der Arteriosklerose. Vasa, 20 (1987) 56–61
86 Hess, H.: Lokale Lyse bei peripher arteriellen Verschlüssen. Herz 14 (1989) 12–21
87 Heyman, A., W. Wilkinson, S. Heyden, et al.: Risk of stroke in asymptomatic persons with cerebral bruits. New Engl. J. Med. 302 (1980) 838–841
88 Hinderer, S., R. Brachmann, K.-H. Nedder, J. Bucher, W. Beischer: Einsatz von Prostaglandin E_1 bei Diabetikern und Nicht-Diabetikern mit schwerer arterieller Verschlußkrankheit im Stadium II b–IV nach Fontaine. Vasa 20 (1991) 100–107
89 Hirai, M.: Ulnary artery occlusion and digital ischemia. Vasa 8 (1979) 298–302
90 Hirai, M., S. Shionya: Arterial obstruction of the upper limb in Buerger's disease: its incidence and primary lesion. Brit. J. Surg. 66 (1979) 124
91 Hohlbach, G., C. Reuter: Indikation zur Carotischirurgie im Stadium I. In Schütz, R.-M., F. W. Schildberg: Supraaortale Arterien. Hygieneplan, Kassel 1988 (S. 191–203)
92 Hohlbach, G., P. Keller, P. Benecke, G. Bartsch: Akuter arterieller Verschluß, operative Therapie. Akute Gefäßverschlüsse der Extremitäten. Graphische Werkstätten, Lübeck 1989 (S. 52–62)
93 Hsu, C. Y., Pentoxifilline Study Group: Pentoxifilline in acute ischemic stroke. Stroke 18 (1987) 298
94 Huber, P., H. E. Schmitt, K. Jäger: Die tiefe Venenthrombose der oberen Extremität. Schweiz. med. Wschr. 188 (1988) 1230–1236
95 Hull, R. D., T. Delmore, E. Genton, et al.: Warfarin sodium versus low-dose heparin in the long-term treatment of venous thrombosis. New Engl. J. Med. 301 (1979) 855–858
96 Hull, R. D., G. E. Raskob, D. Rosenbloom: Heparin for 5 days as compared with 10 days in the initial treatment of proximal venous thrombosis. New Engl. J. Med. 322 (1990) 1293–1296
97 Ihrig, J.: Der extraanatomische Bypass. Diss., Mannheim 1988
98 Italian Acute Stroke Study Group: Hemodilution in acute stroke: results of the Italian Hemodilution Trial. Lancet 1988/I, 318–321
99 Jacobs, H. J. H. M., H. A. J. Lemmens: Microcirculatory changes in patients with primary Raynaud's phenomenon after treatment with buflomedil. In Trübestein, G.: Konservative Therapie arterieller Durchblutungsstörungen. Thieme, Stuttgart 1986 (S. 238–241)
100 Janoff, K. A., E. S. Phinney, J. M. Porter: Lumbar sympathectomy for lower extremy vasospasm. Amer. J. Surg. 150 (1985) 147
101 Jelalian, C., A. Mehrhof, I. K. Cohen, J. Richardson, W. H. Merritt: Streptokinase in the treatment of acute arterial occlusion of the hand. J. Hand Surg. (St. Louis) 10 (1985) 534
102 Jonson, J. M., M. M. Kennely, D. Decesare, S. Morgan, A. Sparrow: Natural history of asymptomatic carotid plaque. Arch. Surg. 120 (1985) 1010–1012
103 Kahan, A., S. Weber, B. Amor, C. Menkes, M. Hodara: Traitement par la nifedipine du phenomene de Raynaud associe aux connetivites. Meeting of the Working group of peripheral Circulation, Gent 1982
104 Kakkar, V. V., C. Flank, C. T. Howe, et al.: Natural history of postopertive deep vein thrombosis. Lancet 1969/II, 230–233
105 Kannel, W. B., J. R. Skinner, M. J. Schwartz, D. Shurtleff: Intermittent claudication: incidence in the Framingham study. Circulation 41 (1970) 875–883
106 Kannel, W. B., D. Shurtleff: The natural history of atherosclerosis obliterans: peripheral vascular disease. Cardiovasc. Clin. 3 (1971) 38
107 Kappert, A.: Phlegmasia coerulea dolens. In Ehringer, H.: Akute tiefe Becken- und Beinvenenthrombosen, B. 33. Huber, Bern 1977
108 Kasprzak, P., W. Hagmüller, H. Denck, P. Hopmeier, Ch. Neuwald, M. Fischer: Treatment of acute deep vein thrombosis of the upper extremity with thrombolysis and first rib resection. In Trübestein, G., F. Etzel: Fibrinolytische Therapie. Schattauer, Stuttgart 1983 (S. 243–247)
109 Keller, J., A. Kaltenecker, K. T. Schricker, T. Krais, A. Schönberger, M. Gevatter, O. P. Hornstein: Behandlung des Raynaud-Phänomens bei Sklerodermie-Patienten mit einem neuen stabilen Prostacyclin-Derivat. Dtsch. ed. Wschr. 109 (1984) 1433–1438
110 Kelly, T. R.: Thoracic outlet syndrome: current concepts of treatment. Ann. Surg. 190 (1979) 652–662
111 Kendrick, J., B. W. Thompson, R. C. Read, G. S. Campbell, R. C. Walls, R. E. Casali: Arterial embolectomy in the leg. Amer. J. Surg. 142 (1981) 739–743
112 Kettonen, P., P. T. Harjola, K. Ala-Kulju, J. Salo, J. Sipponen, K. Verkkala, S. Suomalainen-König, E. M. Tolppanen: Femoral-tibial bypass for limb salvage. Vasa 18 (1989) 9
113 Kiesewetter, H., F. Jung, J. Blume, et al.: Isovolämische Hämodilution bei peripherer arterieller Verschlußkrankheit im Stadium II b. Deutsch. med. Wschr. 111 (1986) 130
114 Kiesewetter, H., J. Blume, F. Jung, M. Gerhards, G. Leipnitz: Gehtraining und medikamentöse Therapie bei der peripher arteriellen Verschlußkrankheit. Dtsch. med. Wschr. 112 (1987) 873–878

115 Kiesewetter, H., F. Jung: Hämodilution bei der peripheren arteriellen Verschlußkrankheit im Stadium II b nach Fontaine. Coret Vasa 3 (1989) 78–86

116 Klüken, N.: Ödematöse Zustände und Ulcus cruris venosum. In Fischer, H.: Chronische Veneninsuffizienz – Pathogenese und medikamentöse Therapie. Schattauer, Stuttgart 1984 (S. 171–177)

117 Kortman, H.: Epidemiologie und Spontanverlauf des infrarenalen Bauchaortenaneurysmas. In Schütz, R.-M., G. Hohlbach, E. Kiffner: Aneurysmata. Graphische Werkstätten, Lübeck 1990

118 Köstler, E., E. Roitsch, F. Kuntze: Zum Stewart-Trewes-Syndrom. Dermatol. Mschr. 164 (1978) 882

119 Krause, D., K. Dittmar: Ergebnisse bei der physikalischen Therapie peripherer arterieller Durchblutungsstörungen. Münch. med. Wschr. 116 (1974) 385–389

120 Krissmann, A., L. Häusler: Einfluß von Naftidrofuryl auf die Vasokonstriktorenaktivität beim primären Raynaud-Syndrom. In Trübestein, G.: Konservative Therapie arterieller Durchblutungsstörungen. Thieme, Stuttgart 1986 (S. 242–244)

121 Kubik, St.: Anatomie des Oberschenkels in vaskulärer Sicht. In Brunner, U.: Der Oberschenkel. Akt. Probl. Angiol. 43 (1984) 55

122 Kuthan, F., A. Burkhalter, R. Baitsch, H. Ludin, K. Widmer: Development of occlucive arterial disease in lower limbs. Arch. Surg. 103 (1971) 545

123 Largiader, J.: Infrapopliteale Arterienrekonstruktionen: Analyse und Therapiekonzept. In Brunner, U.: Der Unterschenkel. Huber, Bern 1988 (S. 80–93)

124 Lehy, F.: Therapie des Ulcus cruris venosum mit Mäusedornextrakt und Trimethylhesperidinchalkon. Therapiewoche 38 (1988) 2325–2331

125 Leu, H. J.: Erkrankungen der Venen. In Kappert, A.: Lehrbuch und Atlas der Angiologie, 12. Aufl. Huber, Bern 1987 (S. 334–344)

126 Levine, M., H. Hirsh: Hemorrhagic complications of long-term anticoagulation therapy for ischaemic cerebral vascular disease. Stroke 17 (1986) 11

127 Leyvraz, P. F.: Prevention of deep vein thrombosis after hip replacement: randomised comparison between unfractionated heparin and low molecular weight heparin. Brit. med. J. 303 (1991) 543–548

128 Lorentzen, J. E., O. C. Roder, H. J. Burchardt Hansen: Peripheral embolism. Acta chir. scand. 502 (1980) 111–116

129 Luken, M. G., G. F. Ascher, J. W. Corell, S. K. Hilal: Spontaneous dissecting aneurysm of the extracranial internal carotid artery. Neuroradiology 10 (1975) 179

130 Maas, U., M. Cachovan: Einfluß eines Intervalltrainings auf Gehstrecke, kardiopulmonale Parameter und periphere Durchblutung bei Patienten mit Clauditatio intermittens. In Tübestein, G.: Konservative Therapie arterieller Durchblutungsstörungen. Thieme, Stuttgart 1968 (S. 54–60)

131 Martin, M., B. J. O. Fiebach: Die Streptokinase-Behandlung peripherer Arterien- und Venenverschlüsse unter besonderer Berücksichtigung der ultrahohen Dosierung. Huber, Bern 1985

132 May, R.: Chirurgie der Bein- und Beckenvenen. Thieme, Stuttgart 1975 (S. 100–102)

133 McDaniel, M. D., J. L. Cronenwett: Basic data related to the natural history of intermittent claudication. Ann. vasc. Surg. 3 (1989) 273–277

134 McNamara, J., A. Heyman, D. Silver, et al.: The value of carotid endarterectomy in treating cerebral ischemia of posterior circulation. Neurology 2 (1977) 682–684

135 Miller, D. C.: Surgical management of aortic dissections: indications, perioperative management, and long-term results. 193–243. In Doroghazi, R. M., E. E. Slater: Aortic Dissection. McGraw-Hill, New York 1983

136 Miller, D. C.: Independent determinants of operative mortality for patients with aortic dissections. Circulation 70, Suppl. 1 (1984) 153–164

137 Miller, V. T., R. G. Hart: Heparin anticoagulation in acute brain ischemia. Stroke 22 (1987) 7–11

138 Millikan, Ch., F. H. McDowell: Treatment of progressing stroke. Stroke 12 (1981) 397–409

139 Minar, E., H. Ehringer, L. Marosi, F. Piza, O. Wagner, H. Czembirek: Klinische, funktionelle und morphologische Spätergebnisse nach venöser Thrombektomie. Vasa 12 (1983) H. 4

140 Minar, E., H. Ehringer, L. Marosi, Ch. Pollak, H. Czembirek: 7jährige Verlaufsbeobachtung einer 41jährigen Patientin mit M. Takayasu. Vasa 12 (1983) H. 4

141 Mohr, L. L., L. L. Smith, D. C. Schmith: Subclavian steal with ipsilateral vertebral artery occlusive disease. J. cardiovasc. Surg. 27 (1986) 434–439

142 Moore, W. S., C. Boren, J. M. Malone, A. J. Roon, R. Eisenberg, J. Goldstone, R. Mani: Natural history of nonstenotic asymptomatic ulcerative lesions of the carotid artery. Arch. Surg. 113 (1978) 1352–1359

143 Müller, K. M., B. Blaeser: Tödliche thromboembolische Komplikationen nach zentralem Venenkatheter. Dtsch. med. Wschr. 101 (1976) 411

144 Niedre, W.: Ödemausschwemmung bei Patienten mit chronisch venöser Insuffizienz nach der Gabe von Venopyronum triplex. Perfusion 5 (1989) 170–175

145 Nocker, W., W. Biebschlag, W. Lehmacher: 3monatige, randomisierte deoppelblinde Dosis-Wirkungs-Studie mit 0-(Beta-Hydroxyäthyl)-Rutosid-Trinklösungen. Vasa 18 (1989) 235–238

146 Norden, C., H. Heine: Arteriosklerose und Thrombose. VEB Fischer, Jena 1988 (S. 15)

147 Norving, B.: Swedish Aspirin Low Dose Trial (SALT) of 75 mg aspirin as secondary prophylaxis after cerebrovascular ischaemic events. Lancet 338 (1991) 1345–1349

148 O'Sullivan, E. F., H. Hirsh, R. A. McCarthy, G. C. de Gruchy: Heparin in the treatment of venous thromboembolic disease: administration, control, and results. Med. J. Aust. 55 (1968) 153–159
149 Oohashi, S., I. Oota, H. Shigematsu, K. Sasaki, R. Miyata, S. Manabe, Y. Morioka, Y. Morioka: Prognosis of Buerger's disease comparing with ASO. In Maurer, H. J.: 3. Deutsch-Japanischer Kongreß für Angiologie, Heidelberg 1984. Demter, Gräfelfing 1985
150 Pasch, A. R.: Abdominal aortic aneurysm: the case for elective resection. Circulation 70, Suppl. 1 (1984) 1
151 Peto, R., R. Gray, R. Collins, et al.: A randomized trial of the efforts of prophylactic daily aspirin among British male doctors. Brit. med. J. 296 (1988) 313–316
152 Pfyffer, M., E. Schneider, K. Jäger, L. Küpferle, A. Bollinger: Lokale Thrombolyse von akuten und subakuten Unterarm-, Hand- und Fingerarterienverschlüssen: Früh- und Spätergebnisse. Vasa 18 (1989) 128–135
153 Pierson, S., D. Pierson, R. Swallow, G. Johnson jr.: Efficacy of graded elastic compression in the lower leg. J. Amer. med. Ass. 249 (1983) 242
154 Pilger, E., H. Bertuch, E. Biffl, et al.: Systemische Fibrinolyse bei peripher arteriellen Thrombosen. Münch. med. Wschr. 127 (1985) 492–494
155 Plate, G., E. Einarsson, P. Ohlin, R. Jensen, P. Qvarfordt, B. Eklöf: Thrombectomy with temporary arteriovenous fistula: the treatment of choice in acute iliofemoral venous thrombosis. J. vasc. Surg. 1 (1984) 867–876
156 Pokras, R., M. L. Dyken: Dramatic changes in the performance of endarterectomy for diseases of the extracranial arteries of the head. Stroke 19 (1988) 1289–1290
157 Pressler, V., J. J. McNamara: Thoracic aortic aneurysm: natural history and treatment. J. thorac. cardiovasc. Surg 79 (1980) 489
158 Prevention of fatal postoperative pulmonary embolism by low doses of heparin: an international multicenter trial. Lancet 1975/II, 45–51
159 Prevention of fatal postoperative pulmonary embolism by low doses of heparin: reappraisal of results of international multicentre trial. Lancet 1977/I, 567–569
160 Raithel, D., B. Söhnlein: Die venöse Thrombektomie – Technik und Ergebnisse. Vasa 10 (1981) 119
161 Randall, D., M. D. Cebul, P. Jack, M. D. Whisnant: Carotid endarteriectomy. Ann. Intern. Med. 8 (1984) 660–670
162 Reich, Th., B. C. Cutler, B. Y. Lee, et al.: Pentoxifylline in the treatment of intermittent claudication of the lower limbs. Angiology 35 (1984) 389–395
163 Rieger, H., B. Reinecke: Ergebnisse spezieller Behandlungsmethoden bei ischämischen Gewebeläsionen. Internist 25 (1984) 434–438

164 Rieger, H.: Perkutane Katheterrekanalisation bei Verschlüssen und Stenosen der Becken-Bein-Schlagadern. Med. Welt 35 (1984) 959–963
165 Rohm, N., N. Doetsch, H. R. Zerkowski: Die operative Therapie der chronischen arteriellen Verschlußkrankheit. In Klüken, N.: Diagnose und Therapie der arteriellen Verschlußkrankheit. Schattauer, Stuttgart 1986 (S. 69–81)
166 Roth, F. J., W. Krings, G. Cappius, I. Schmidtke, M. Köhler: Die lokale, niedrig dosierte, fibrinolytische Therapie: Indikationen, Technik und Resultate. Vasa, Suppl. 12 (1984) 53–57
167 Roth, F.-J., B. Grün, B. Koppers, P. Berliner: Die Angioplastie bei der Behandlung von Stenosen und Verschlüssen der Bein- und Beckenarterien. In Trübestein, G.: Therapie der arteriellen Verschlußkrankheit. Zuckschwerdt, München 1986
168 Ruberti, U.: Nineteen years experience on the treatment of aneurysms of the abdominal aorta: a survey of 832 consecutive cases. J. cardiovasc. Surg. 26 (1985) 547
169 Rudolfski, G., H. Hirche: Plethysmographische Untersuchungen eines Venentherapeutikums bei wärmebedingten hämodynamischen Veränderungen. Med. Welt 36 (1986) 1828–1833
170 Salfeld, K.: Vom Sinn und Unsinn der Antivarikosa. Z. Haut- u. Geschl.-Kr. 44 (1969) 713–726
171 Sandrock, P.: Aspirin for strokes and transient ischaemic attacks. Brit. med. J. 297 (1988) 995
172 Scandinavian Stroke Study Group: Multicenter trial of hemodilution in acute ischemic stroke. I. Results in the total patients population. Stroke 18 (1987) 691–699
173 Scandinavian Stroke Study Group: Multicenter trial of hemodilution in acute ischemic stroke. II. Results of subgroup analysis. Stroke 19 (1988) 464–471
174 Schild, H., C. J. Schuster, J. Grönninger, W. Schmied, W. Weilemann, P. Lindner, P. Wagner, A. Brunier, M. Thelen, J. Meyer: Lokale Fibrinolysetherapie von Gefäßverschlüssen im Bekken-Bein-Bereich und der oberen Extremität. Forschr. Röntgenstr. 146 (1987) 57
175 Schlüssel, H.: Das Gehtraining bei älteren Patienten mit chronischem Beinarterienverschluß. Med. Welt 16 (1965) 145
176 Schneider, E., A. Grüntzig, A. Bollinger: Langzeitergebnisse nach perkutaner transluminaler Angioplastie (PTA) bei 882 konsekutiven Patienten mit iliakalen und femuro-poplitealen Obstruktionen. Vasa 11 (1982) 322–326
177 Schneider, E.: Die perkutane transluminale Angioplastie, lokale Thrombolyse und perkutane Thrombenextraktion in der Behandlung von Extremitätenverschlüssen. Internist 30 (1989) 440–446
178 Schoop, W., H. Levy, B. Schoop, A. Gaentzsch: Experimentelle und klinische Studien zu der sekundären Prävention der peripheren Arteriosklerose. In Bollinger, A., K. Rhyner: Thrombozytenfunktionshemmer. Thieme, Stuttgart 1983

179 Schoop, W., I. Schmidtke: Spontane Lumenerweiterung von Arterienstenosen. Herz Kreisl. 5 (1973) 9
180 Schoop, W.: Progression der arteriellen Verschlußkrankheit unter Aggregationshemmern. In Ehringer, H., E. Betz, A. Bollinger, E. Deutsch: Gefäßwand-Rezidivprophylaxe – Raynaud-Syndrom. Witzstrock, Baden-Baden 1979
181 Schoop, W., H. Levy: Lebenserwartung bei Männern mit peripher arterieller Verschlußkrankheit. Lebensversicher.-Med. 5 (1982) 98
182 Schoop, W.: Prognose und Prophylaxe der peripheren arteriellen Verschlußkrankheit. In Trübenstein, G.: Arterielle Verschlußkrankheit und tiefe Venenthrombose. Thieme, Stuttgart 1984 (S. 172–176)
183 Schoop, W.: Spätergebnisse nach konservativer Therapie der arteriellen Verschlußkrankheit. Internist 25 (1984) 429–433
184 Scobie, T. K.: Changing factors influencing abdominal aortic aneurysm repair. H. cardiovasc. Surg. 23 (1982) 309
185 Senn, A., B. Nachbur: Chirurgische Aspekte der Phlegmasia coerulea dolens. In Ehringer, H.: Akute tiefe Becken- und Beinvenenthrombosen. Bd. 33. Huber, Bern 1977
186 Siegenthaler, W., G. Siegenthaler: Arteriitis temporalis Horton (Riesenzellarteriitis). Dtsch. me. Wschr. 86 (1961) 425
187 Sigg, K.: Responses au questionnaire. Phlebologie 26 (1973) 239
188 Sink, J. D., R. T. Myers, P. M. James: Ruptured abdominal aortic aneurysms: review of 33 cases treated surgically and discussion of prognostic indicators. Amer. Surgn. 42 (1976) 303
189 Sonnenfeld, T., B. Cronestrand, B. Sevastik: Femoropopliteal saphenous vein bypass grafs, 8 years later. Vasa 14 (1985) 152–154
190 Spiess, H., F. W. Hehrlein, F. Heinrich: Lumbale Symathektomie bei arterieller Verschlußkrankheit: Indikationsstellung und Ergebnisse Münch. med. Wschr. 114 (1972) 810–814
191 Stark, E., J. McDermott, A. Crummy, W. Turnipseed, C. Acher, J. Burgess: Percutaneous aspiration thromboembolectomy. Radiology 156 (1885) 61–66
192 Steering Committe of the Physicians – Health Study Research Group: Final report on the aspirin component of the ongoing physicians health study. New Engl. J. Med. 321 (1989) 129–135
193 Stegmann, Th.: Die Aortendissektion – Diagnostik und Therapie. Therapiewoche 41 (1987) 3850–3858
194 Stiegler, H., H. Hess, A. Mietaschk, P. von Bilderling, H. Ingrisch: Long term results of local low dose thrombolytic therapy of arterial embolism of the lower limb. Vasa 15 (1986) 71–76
195 Stillhard, G., W. Waespe, D. Germann: Die Karotisdissektion. Schweiz. med. Wschr. 118 (1988) 1933–1940

196 Strecker, E. P., P. Romaniuk, B. Schneider, M. Westphal, E. Zeitler, H. R. D. Wolf, N. Freudenberg: Perkutan implantierbare, durch Ballon aufdehnbare Gefäßendoprothese: Erste klinische Ergebnisse. Dtsch. med. Wschr. 113 (1988) 538–576
197 Stühmeier, K. D., B. Mainzer, R. van Poppelen, H. W. Kniemeyer, W. Sandmann: Bauchaortenaneurysma – ist eine konservative Therapie noch gerechtfertigt? Dtsch. med. Wschr. 112 (1987) 1930
198 Sutter, T., K. W. Jauch, G. Erlewein, K. L. Lauterjung: Langzeitergebnisse von 370 Profundaplastiken. Vasa 19 (1990) 307–314
199 Swedish Cooperative Study: High-dose acetylsalicylic acid after cerebral infarction. Stroke 18 (1987) 325–334
200 The Casanova Study Group: Carotid surgery versus medical therapy in asymptomatic carotid stenosis. Stroke 22 (1991) (in press)
201 The European Stroke Prevention Study Group: European stroke prevention study (ESPS) principal end-points. Lancet 1987/II, 1351–1354
202 The Hemodilution in Stroke Study Group: Hypervolemic hemodilution treatment of acute stroke: results of a randomized multicenter trial using pentasarch. Stroke 20 (1989) 317–323
203 Theiss, W., A. Wirtzfeld, U. Fink, P. Maubach: The success rate of fibrinolytic therapy in fresh and old thrombosis of the iliac and femoral veins. Angiology 34 (1983) 61–69
204 Theiss, W.: Indikationsstellung zur fibrionlytischen Behandlung tiefer Becken-Bein-Venenthrombosen. In Maurer, P. C., J. Dörrler, S. von Sommoggy: Gefäßchirurgie im Fortschritt. Thieme, Stuttgart 1991 (S. 174–179)
205 Thiele, C., W. Theiss, R. Kurfürst-Seebauer: Langzeitergebnisse nach fibrinolytischer Behandlung tiefer Venenthrombosen im Becken-Bein-Bereich. Vasa 18 (1989) 48–55
206 Thompson, J. E., D. J. Austin, R. Don Patman: Carotid endarteriectomy for cerebrovascular insufficiency: long term results in 592 patients followed up to thirteen years. Ann. Surg. 172 (1970) 663
207 Tilney, N. L., H. J. G. Griffiths, E. A. Edwards Natural history of major venous thrombosis of the upper extremiti. Arch. Surg. 101 (1970) 792
208 Tilsner, V.: Spätfibrinolyse bei venösen Thrombosen. Indikation, Durchfürung und Ergebnisse. In Trübestein, G., F. Etzel: Fibrinolytische Therapie. Schattauer, Stuttgart 1985 (S. 255)
209 Trübestein, G., M. Wilgalis, M. Ludwig: Erfahrungen mit Phentolamin in der Behandlung des primären und sekundären Raynaud-Syndroms. In Breddin, K.: Thrombose und Atherogenese – Pathophysiologie und Therapie der arteriellen Verschlußkrankheit. Bein-Becken-Venen-Thrombose. Witzstrock, Baden-Baden 1981 (S. 131–134)
210 Trübestein, G.: Indikationen und Durchführung der fibrinolytischen Therapie mit Streptokinase und Urokinase bei tiefer Venenthrombose. Vasa, Suppl. 12 (1984) 104

211 Trübestein, G., R. Trübenstein, K. Balzer, H. Bisler, N. Klüken, H. Müller-Wiefel, B. Unkel, W. Ziegler: Buflomedil bei arterieller Verschlußkrankheit. In Trübestein, G.: Konservative Therapie arterieller Durchblutungsstörungen. Thieme, Stuttgart 1986
212 Trübestein, G.: Therapie der tiefen Beinvenenthrombose. Dtsch. med. Wschr. 111 (1986) 591–592
213 Trübestein, G., M. Ludwig, C. Diehm, J. D. Gruß, S. Horsch: Prostaglandin E_1 bei arterieller Verschlußkrankheit im Stadium II und IV. Dtsch. med. Wschr. 112 (1987) 955
214 Tunis, S. R., E. B. Bass, E. P. Steinberg: The use of angioplasty bypass surgery, and amputation in the management of peripheral vascular disease. New Engl. J. Med. 325 (1991) 556–562
215 Turpie, A. G. G., R. M. Jay, C. J. Carter, J. Hirsch: A randomized trial of recombinant tissue plasminogen activator for treatment of proximal deep vein thrombosis. Circulation 72 (1985) (abstr. 770)
216 Valesky, A., C. Reuter, F. Busse, D. Kummer: Ergebnisse der chirurgischen Therapie bei asymptomatischen Carotisstenosen. Langenbecks Arch. Chir. 359–361 (1985) 359–361
217 van Adel, G. J.: Percutaneous Transluminal angioplasty: The Dotter Procedure. Excerpta Medica, Amsterdam 1970
218 Van de Wal, H. J. C. M., P. F. F. Wijn, S. H. Skotnicki: Quantitative study of the effects of ketanserin in patients with Raynaud's phenomenon: a primary report of a randomised, double-blind, placebo-controlled investigation and an additional long-term open trial. In Trübestein, G.: Konservative Therapie arterieller Durchblutungsstörungen. Thieme, Stuttgart 1986 (S. 245–249)
219 Veith, F. J., S. K. Gupta, K. R. Wegerter: Changing arteriosclerotic disease patterns and management strategies in lower-limb-threatening ischemia. Ann. Surg. 212 (1990) 402–414
220 Vollmar, J., S. Hutschenreiter: Surgical aspects of acute and chronic ilio-femoral venous occlusions. Int. Angiol. 1 (1982) 77
221 Vollmar, J.: Akuter Arterienverschluß. In Vollmar, J.: Rekonstruktive Chirurgie der Arterien. Thieme, Stuttgart 1982 (S. 245–266)
222 Vollmar, J.: Rekonstruktive Chirurgie der Arterien, 3. Aufl. Thieme, Stuttgart 1982
223 Waibel, P., P. Geerling: Prospektive Studie über den Einfluß der lumbalen Sympathektomie im Stadium II der arteriellen Verschlußkrankheit. Beobachtung nach 10 Jahren. Vasa 10 (1981) H. 4
224 Weidinger, P., N. Bach: 5 Jahre Wiener Erfahrungen mit ambulanten Claudicatiogruppen. In Diehm, C., H. E. Gerlach: Bewegungstherapie bei peripheren arteriellen Durchblutungsstörungen. Zuckschwerdt, München 1987 (S. 16–26)
225 Weigold, B., W. Zoller, F. Spengel, N. Zöllner: Überlebenswahrscheinlichkeit von Patienten mit zufällig entdeckten Bauchaortenaneurysmen. Klin. Wsch. 67 (1989) 92
226 Wenner, L.: Pharmakologische, biologische, anatomische und methodische Betrachtungen zum Verständnis von Mißerfolgen bei Varikosisbehandlungen. Vasa 10 (1981) H. 3
227 Whisnant, J. P.: N. Matsumato, L. R. Elveback: Transient cerebral ischemic attacks in a community: Rochester, Minnesota, 1955 through 1969. Mayo Clin. Proc. 48 (1973) 194–198
228 Widmer, L. K.: Natürlicher Verlauf des chronischen Gliedmaßenarterienverschlusses. Akt. Probl. Angiol. 1 (1968) 745
229 Widmer, L. K.: Venenerkrankungen – Häufigkeit und sozialmedizinische Bedeutung. Huber, Bern 1978
230 Widmer, M. Th., G. Madarm L. K. Widmer: Incidence of postthrombotic syndrome: follow up on 99 patients with deep venous thrombosis and thrombolytic or heparin treatment. In Martn, M., W. Schoop, J. Hirsch: New Concepts in Streptokinase Dosimetry. Huber, Bern 1978
231 Widmer, L. K., H. B. Straehlin, C. Missen, A. da Silva: Venen-Arterien-Krankheiten, koronare Herzkrankheit bei Berufstätigen, Basler Studie I–III. Huber, Bern 1981
232 Widmer, L. K., E. Brandenberg, M. Th. Widmer: Venenthrombose und postthrombotisches Syndrom. Methodische Probleme bei der Nachkontrolle von Thrombosepatienten. In Trübestein, G., F. Etzel: Fibrionlytische Therapie. Schattauer, Stuttgart 1983 (S. 299)
233 Widmer, L. K., E. Zemp, M. Th. Widmer, H. E. Schmitt, E. Brandenberg, R. Vöelin, L. Biland, A. da Silva, M. Maggs: Late results in deep vein thrombosis of the lower extremity. Vasa 14 (1985) 264–267
234 Widmer, L. K., E. Brandenberg, H. E. Schmitt, M. Th. Widmer, R. Voelin, E. Zemp, G. Madar: Zum Schicksal des Patienten mit tiefer Venenthrombose. Dtsch. med. Wschr. 110 (1985) 993
235 Widmer, K., A. Da Silva, G. Madar: Epidemiologie der Gefäßkrankheiten. In Kappert, A.: Lehrbuch und Atlas der Angiologie, 12. Aufl. Huber, Bern 1987
236 Wille, B., M. Fischer, K. Alexander: Spätergebnisse nach Thrombarteriektomie der A. carotis. Med. Klin. 85 (1990) 308–309
237 Winslow, C. M., D. H. Solomon, M. R. Chassin, et al.: The appropiateness of carotid endarteriectomy. New Engl. J. Med. 17 (1988) 370–376
238 Wirsing, P., A. Andriopoulos, R. Bötticher: Der akute arterielle Verschluß an der oberen Extremität – Ergebnisse von 79 Thrombektomien bzw. Embolektomien. In Loose, D. A.: Zerbrale Gefäßinsuffizienz. Periodica Angiologica 4 (1984) 166–169

239 Woodward, A., J. Irvins, E Soule: Lymphangiosacoma arising in chronic lymphedematous extremities. Cancer 30 (1972) 562
240 Young, J. R., A. W. Humphries, V. G. De Wolfe, F. A. Le Fevre: Peripheral arterial embolism. J. Amer. med. Ass. 73–79 (1963)
241 Zanke, B. W., W. Hach. Y. Ölzen, G. Sauerwein: Treatment of peripheral arterial occlusive disease in stage II b with intermittent short-term infusion of prostaglandin E_1. Vasa, Suppl. 17 (1987) 36–38.
242 Zimmermann, R., E. Janssen, J. Harenberg, J. Kossakowski, C. Diehm, H. Mörl: Ergebnisse der thrombolytischen Behandlung der Achselvenenthrombose mit Urokinase. In Trübestein, G., F. Etzel: Fibrionlytische Therapie. Schattauer, Stuttgart 1983 (S. 239)
243 Zimmermann, B.: Thromboselokalisation und klinisches Bild des postthrombotischen Syndroms. Phlebol. u. Proktol. 14 (1985) 38
244 Zimmermann, R., A. Horn, J. Harenberg, C. Diehm, U. Müller-Bühl, W. Kübler: Thrombolysetherapie der tiefen venösen Thrombosen mit rt-PA. Klin. Wschr. 66, Suppl. 12 (1988) 137–142

3 Hypertonie

A. Steiner und W. Vetter

Risikofaktor Hypertonie

Ein hoher Blutdruck stellt einen wichtigen Risikofaktor für Schlaganfall, Herzinfarkt, Herzinsuffizienz, Claudicatio intermittens und Nierengefäßerkrankungen dar. Blutdruckwerte von systolisch 140 mmHg und darüber und/oder von diastolisch 90 mmHg und darüber werden als Hypertonie bezeichnet. Als Grenzwerthypertonie wird der systolische Bereich zwischen 160 und 140 mmHg und der diastolische Bereich zwischen 95 und 90 mmHg definiert. Zusätzlich lassen sich anhand der diastolischen Drücke verschiedene Grade der arteriellen Hypertonie unterscheiden. Dabei gelten diastolische Druckerhöhungen zwischen 90 und 104 mmHg als milde Hypertonie. Von mittelschwerer Hypertonie wird bei Druckwerten im Bereich von 105–114 mmHg gesprochen, während Werte von über 115 mmHg als schwere Hypertonie gelten.

„Build and blood pressure": Die große Bedeutung der Hypertonie für die Lebenserwartung von Männern und Frauen ist spätestens seit der „Build and Blood Pressure Study" der amerikanischen Lebensversicherungen aus dem Jahre 1959 bekannt (9). Nach den Ergebnissen dieser Studie hat beispielsweise ein 45jähriger Mann mit Blutdruckwerten im Normbereich eine Lebenserwartung von 32 Jahren, während ein gleichaltriger Mann mit Blutdruckwerten von 150/100 mmHg eine um rund 11 Jahre verkürzte Lebenserwartung hat. Ähnliche Sachverhalte ergeben sich auch für Frauen. Ein erhöhter Blutdruck im mittleren Alter bedingt somit eine erhebliche Steigerung der Mortalität. Es muß allerdings darauf hingewiesen werden, daß bereits bei Blutdruckwerten im Normalbereich ein Zusammenhang zwischen Blutdruckhöhe und Mortalität besteht. Somit läßt sich keine offensichtliche Trennung zwischen normalem und pathologischem Blutdruck vornehmen. Das Risiko, an kardiovaskulären Krankheiten zu erkranken, steigt kontinuierlich mit der Höhe des Blutdrucks an.

Framingham-Studie: Auch nach den Ergebnissen dieser Studie (27) besteht ein signifikanter Zusammenhang zwischen Blutdruckhöhe und kardiovaskulärer Morbidität und Mortalität. Daß das Risiko schon im Normal- bzw. Grenzwertbereich mit steigender Blutdruckhöhe zunimmt, konnte in dieser Studie ebenfalls nachgewiesen werden. Zusammenfassend läßt sich sagen, daß das Risiko für alle kardiovaskulären Komplikationen (koronarer Herzkrankheit, Apoplexie, Claudicatio intermittens, Herzinsuffizienz) von Normotonie hin zur Hypertonie um rund das 3fache ansteigt.

Zusätzliche Risikofaktoren. Treten zusätzlich zur Hypertonie weitere Risikofaktoren wie Zigarettenrauchen, Diabetes mellitus und Hypercholesterinämie auf (sog. Aggregationsphänomen), erhöht sich das Morbiditätsrisiko beispielsweise für Herzinfarkt beträchtlich. Das Pooling-Projekt (25) zeigte, daß ca. zwei Drittel aller Herzinfarktereignisse den drei Risikofaktoren Rauchen, Hypertonie und Hypercholesterinämie zuzuschreiben sind.

Verlauf der unbehandelten essentiellen Hypertonie

Über den Verlauf der unbehandelten essentiellen Hypertonie haben die WHO-Studie (46) und die australische Studie (3) gewisse neue Erkenntnisse gebracht.

WHO-Studie: Im Zeitraum von 1973 bis 1977 wurden in 14 Zentren weltweit rund 7000 Personen mit erhöhtem Blutdruck beobachtet. Von insgesamt 2280 Patienten mit milder Hypertonie (systolisch 160–179 mmHg, diastolisch 95–99 mmHg) waren am Ende der Studie 50% in die Gruppe der Grenzwerthypertonie (systolisch 140–159 mmHg, diastolisch 90–49 mmHg) übergegangen. 25% blieben im Stadium der milden Hypertonie, und bei nur 10% war eine Zunahme des Hochdrucks (mittelschwere bis schwere Hypertonie) zu beobachten. Von 2096 Personen mit Grenzwerthypertonie blieb die Hälfte in diesem Stadium. In 15% normalisierten sich die Blutdruckwerte, und nur 10% erreichten das Stadium der mittelschweren bis schweren Hypertonie.

Australische Studie: Zu prinzipiell ähnlichen Ergebnissen kam auch diese Studie, in welcher die etwa 11 000 Patienten der Plazebogruppe während 3 Jahren kontrolliert wurden. Rund ein Drittel dieser Patienten blieb im Stadium der milden Hypertonie; bei etwa der Hälfte der Fälle sanken die diastolischen Blutdruckwerte unter 95 mmHg ab, während nur etwa bei jedem 10. Patienten ein weiterer Anstieg des Blutdrucks zu beobachten war.

Ergebnisse aus Behandlungsstudien

Das Ausmaß der Beeinflussung eines erhöhten Blutdrucks durch eine medikamentöse Therapie scheint von verschiedenen Faktoren abzuhängen. Zum einen spielt die Höhe des Ausgangsblutdrucks eine wesentliche Rolle, zum anderen sind auch Faktoren wie die Wirksamkeit der verwendeten Medikamente oder die bei Langzeitbehandlung vermehrt ins Gewicht fallenden Nebenwirkungen der Antihypertensiva entscheidend. Die ersten potenten zur Verfügung stehenden Antihypertensiva, wie z.B. Ganglienblocker, waren für die Behandlung der asymptomatischen Hypertonie mit einem zu großen Nebenwirkungsspektrum behaftet, brachten jedoch zweifellos bei maligner Hypertonie ihren Beitrag zur Lebensverlängerung (21). Seitdem besser verträgliche Antihypertensiva zur Verfügung standen, wurde in zunehmendem Maße über die Vorteile der Behandlung der mittelschweren bis schweren Hypertonie berichtet (24). Durch die antihypertensive Therapie wurde die Häufigkeit von Niereninsuffizienz, Herzinsuffizienz und zerebrovaskulären Komplikationen reduziert, während über die Senkung der Herzinfarktrate unterschiedliche Auffassungen bestanden (7).

Mittelschwere und schwere Hypertonie

Die Vorteile einer Langzeitbehandlung der mittelschweren und schweren Hypertonie wurden in der Veterans-Administration-Studie deutlich gezeigt (48). Unter der Behandlung verbesserte sich die Überlebenschance, und das Auftreten von hochdruckspezifischen Komplikationen wurde herabgesetzt (49). Ferner zeigte sich, daß der durch die Behandlung bewirkte Schutz proportional zur Höhe der Blutdrucksenkung war (47).

Leichte Hypertonie

Im Gegensatz zur mittelschweren Hypertonie waren die Studienergebnisse bei der leichten Hypertonie (diastolischer Blutdruck unter 104 mmHg) zweifelhaft. Verschiedene große amerikanische und europäische prospektive Studien untersuchten, ob der Verlauf der leichten bis mittelschweren Hypertonie (diastolischer Blutdruck zwischen 90 und 114 mmHg) durch eine medikamentöse Therapie günstig zu beeinflussen sei (34). Dazu gehören unter anderem die kooperative Studie der US Public Health Service Hospitals (45), das Hypertension Detection and Follow-up Program (20), das Multiple Risk Factor Intervention Trial (35), die australische Studie über leichte Hypertonie (4) und die Oslo-Studie (22). Zwischenzeitlich liegen die Ergebnisse der meisten dieser Untersuchungen vor (28). Unter Berücksichtigung gewisser studienspezifischer Eigenheiten lassen sich doch einige allgemeine Schlußfolgerungen ziehen: Die Häufigkeit der spezifischen Hochdruckkomplikationen läßt sich durch eine entsprechende antihypertensive Therapie auch bei leichter Hypertonie senken. Diese Schutzwirkung zeigt sich bei Männern deutlicher als bei Frauen und ist bei älteren Personen (Alter über 50 Jahre) ausgeprägter als bei jüngeren Patienten. Bezüglich der Auswirkungen einer antihypertensiven Therapie auf die ischämische Herzerkrankung waren die Ergebnisse zum Teil kontrovers (42). Im allgemeinen war eine rückläufige Tendenz in der Inzidenz der tödlichen Herzinfarkte unter Therapie zu erkennen, allerdings zeigte sich in dem Multiple Risk Factor Intervention Trial eine höhere kardiovaskuläre Todesrate in der antihypertensiv behandelten Gruppe, und in der australischen Studie sowie in der kooperativen Veterans-Administration-Studie stieg die Inzidenzrate der nichttödlichen Herzinfarkte bei der Behandlung der leichten Hypertonie an. Auch in der Oslo-Studie waren alle kardiovaskulären Erkrankungen einschließlich Angina pectoris und Herzinfarkt in der Gruppe der behandelten Patienten häufiger als in der Kontrollgruppe. Interessanterweise zeigen kürzlich abgeschlossene Interventionsstudien, daß eine über 95 mmHg diastolisch hinausgehende Blutdrucksenkung nicht mit einer weiteren Abnahme von Schlaganfall und Herzinfarkt vergesellschaftet zu sein scheint (26, 50).

Hypertonie beim älteren Patienten

Die Behandlung der Altershypertonie war lange Zeit kontrovers; dies vor allem deshalb, weil nur relativ wenige große Untersuchungen zu diesem Problem existierten.

Zu diesen zählen in den 80er Jahren die Australische Studie über die Behandlung der milden Hypertonie des älteren Patienten (32), die EWPHE-Studie (European Working Party on high blood pressure in the elderly) (2) und die Untersuchung von Coope u. Warrender über die Behandlung der Hypertonie bei älteren Patienten (11).

Inzwischen sind noch 3 weitere große Untersuchungen über die Altershypertonie erschienen: Die SHEP-Studie (Systolic Hypertension in the Elderly Programme) (44), die STOP-Hypertension-Studie (Swedish trial in old patients with hypertension) (13) und MRC-Studie (Medical Research Council trial of hypertension in older adults) (33).

Zusammenfassend lassen diese Studien folgende Aussagen über die Altershypertonie zu:

Die medikamentöse Behandlung des hohen Blutdrucks bei älteren Patienten ist mit einer signifikanten Reduktion von Morbidität und Mortalität kardiovaskulärer Erkrankungen vergesellschaftet; dies gilt insbesondere für die Inzidenz der tödlichen und nichttödlichen Schlaganfälle.

Die Studien waren zwar nicht primär zur Untersuchung der Gesamtmortalität ausgelegt, aber dennoch konnte in jeder dieser Studien eine Senkung der Gesamtmortalität beobachtet werden; statistisch signifikant wurde dies aber nur in der STOP-Studie mit einer Senkung um 43% gezeigt. Eine signifikante Reduktion der gesamten kardiovaskulären Komplikationen wurde in 5 Studien mit Werten zwischen 17 und 40% festgestellt (2, 11, 13, 33, 44). Dieses Ergebnis ist weitgehend durch die signifikante Senkung der tödlichen und nichttödlichen Schlaganfälle um 25–47% zu erklären. Die Reduktion der kardialen Komplikationen erreichte nur in der STOP-Studie statistische Signifikanz.

Die kombinierte systolische und diastolische Hypertonie wurde definiert als anhaltende systolische Blutdruckwerte von > 160 mmHg und diastolische Werte von > 90 mmHg. Die Studien belegen, daß die Senkung des oberen und unteren Blutdrucks unter die erwähnten Grenzwerte bei Patienten mit einem Alter bis zu 80 Jahren anzustreben ist. Dafür, daß Patienten mit noch höherem Alter von dieser Strategie profitieren, bestehen bis heute nur wenige Anhaltspunkte (2).

Isolierte systolische Hypertonie wurde definiert als systolische Blutdruckwerte über 160 mmHg bei gleichzeitig bestehenden diastolischen Werten von unter 90 mmHg. Zwei Studien (33, 44) berichten über einen positiven Effekt der Behandlung der isolierten systolischen Hypertonie bei Patienten mit einem Alter bis zu 80 Jahren, und weitere Studien, welche diese Aussagen stützen sollen, werden derzeit durchgeführt. (1).

Diuretika haben einen gesicherten Platz in der Behandlung der Altershypertonie. Die Behandlung mit Betablockern ergab nicht einheitliche Ergebnisse, und die günstigen Effekte sind weniger deutlich als diejenigen unter Diuretika. Über die Wirksamkeit neuerer Antihypertensiva (ACE-Hemmer, Calciumantagonisten) liegen noch keine Ergebnisse aus großen randomisierten Studien vor.

Spezielle Hypertonieformen

Renale Hypertonie

Renovaskuläre Hypertonie

Für die renovaskuläre Hypertonie stehen grundsätzlich die folgenden Therapiemöglichkeiten zur Verfügung: Medikamente, Operation und Dilatation. Die Anwendung von konventionellen Antihypertensiva erlaubt bei rund der Hälfte der Patienten eine befriedigende Blutdruckeinstellung (17, 23). Der Anteil dieser Patienten steigt unter Behandlung mit ACE-Inhibitoren auf 60-70% an (10). Allerdings ist zu bedenken, daß unter dieser Therapie bei Patienten mit Nierenarterienstenose eine funktionelle Niereninsuffizienz auftreten kann. Da vor allem bei arteriosklerotisch bedingten Nierenarterienstenosen prinzipiell mit einer Progression bis hin zum Nierenarterienverschluß gerechnet werden muß, sollte grundsätzlich bei Patienten mit einer renovaskulären Hypertonie eine Operation oder eine Dilatation in Betracht gezogen werden. Nach rekonstruktiven operativen Verfahren kann mit einer Heilungs- und Besserungsrate von 80-90% gerechnet werden. Verbesserung der Operationstechniken sowie präoperative Korrektur von beeinträchtigtem koronarem oder zerebralem Kreislauf haben in den letzten Jahren die Operationsletalität deutlich abnehmen lassen (31). Die Operationsletalität in der COOP-Studie (14) aus dem Jahre 1975 betrug noch rund 6%, während sie in neueren Arbeiten zwischen 1 und 2% liegt (30, 37). Die konventionellen operativen Verfahren (rekonstruierende Gefäßoperation, Nephrektomie) führen in etwa 30-40% der Fälle zu einer postoperativen Heilung und in einem ebensogroßen Prozentsatz zu einer Besserung der Hypertonie. 10-20% der Patienten zeigen keine oder nur eine ungenügende Beeinflussung des Hochdrucks durch die Operation. Erwartungsgemäß liegen bei jungen Patienten die postoperativen Heilungs- und Besserungsraten höher als bei älteren Patienten. Die perkutane transluminale Dilatation (PTA) wird seit rund 10 Jahren an verschiedenen Zentren mit Erfolg angewandt. Die von unserer Arbeitsgruppe beobachteten Heilungs- bzw. Besserungsraten von 77% bei Patienten mit arteriosklerotischer Stenose und von 83% bei solchen mit fibromuskulärer Dysplasie entsprechen weitgehend den Erfahrungen anderer Autoren (15, 18). Dabei ist bei den arteriosklerotisch bedingten Stenosen eine höhere Rezidivrate zu beobachten, wobei erst durch weitere Verlaufsbeobachtung eine genauere Abschätzung des Rezidivrisikos möglich sein wird. Die Häufigkeit der unter PTA auftretenden Komplikationen wird im Mittel mit 10% angegeben (29).

Renoparenchymatöse Hypertonie

Ungefähr 5% aller Hypertonieformen sind durch renal-parenchymatöse Erkrankungen bedingt. Aus praktischen Gründen empfiehlt es sich, zwischen einseitigen und doppelseitigen renal-parenchymatösen Erkrankungen mit Hypertonie zu unterscheiden. Eine kausale Therapie der Hypertonie bei bilateralen renal-parenchymatösen Erkrankungen ist bis heute nicht möglich. Die antihypertensive Behandlung unterscheidet sich daher grundsätzlich nicht von derjenigen der essentiellen Hypertonie. Bei allen renal-parenchymatösen Erkrankungen ist das Erzielen normotoner Blutdruckwerte von größter Bedeutung, um eine zusätzliche Schädigung der Nieren durch die erhöhten Blutdruckwerte zu verhindern und das Fortschreiten der Niereninsuffizienz zu verlangsamen. Patienten mit einseitiger (nichtvaskulärer) Schrumpfniere sollten in der Regel einer

Nephrektomie zugeführt werden, während bei Patienten mit unilateraler Hydronephrose bzw. solitärer Nierenzyste je nach Restfunktion der Niere eine Beckenplastik bzw. eine Zystenentfernung oder eine Nephrektomie in Frage kommt. Die einseitige Nephrektomie führt desto eher zu einer Normalisierung bzw. Besserung der Blutdruckwerte, je kürzer die Hypertoniedauer und je jünger der Patient ist.

Primärer Aldosteronismus

Die früher weitverbreitete Ansicht, es handle sich beim primären Aldosteronismus um eine benigne Hypertonie, muß heute fallengelassen werden. Zum einen kommen in diesen Fällen die mit Hypertonie einhergehenden Komplikationen wie Herzinfarkt oder zerebrovaskulärer Insult in einem hohen Prozentsatz vor (5, 16); andererseits zeichnen sich Patienten mit primärem Aldosteronismus nicht selten durch eine auffallende Therapieresistenz aus. Nach heutiger Auffassung sollten Patienten mit einseitigem Nebennierenrindenadenom primär einer unilateralen Adrenalektomie zugeführt werden. Während in diesen Fällen eine Blutdrucknormalisierung oder -senkung in über 90% eintritt, ist bei bilateraler Nebennierenrindenhyperplasie durch eine Operation in der Regel kein anhaltender Erfolg zu erwarten (19). Bei bilateraler Hyperplasie ist daher primär eine medikamentöse Therapie angezeigt.

Die Prognose des primären Aldosteronismus hängt maßgeblich vom Schweregrad und von der Dauer des Bluthochdrucks ab. Dabei läßt sich die potentielle Effizienz einer operativen Entfernung eines Adenoms präoperativ an der Blutdrucksenkung unter Trilostan oder unter Aldosteronantagonisten abschätzen. Dabei wird präoperativ 2–4 Wochen beispielsweise mit Spironolacton (bis 400 mg/die) behandelt. Die postoperative Blutdrucksenkung korreliert dabei mit dem präoperativen Ansprechen auf den Aldosteronantagonisten (8).

Cushing-Syndrom

Für alle unbehandelten Cushing-Syndrome zusammen beträgt die mittlere 5-Jahres-Überlebenszeit etwa 50% (38). Die Methode der Wahl bei einem nachgewiesenen Hypophysenadenom ist die möglichst selektive mikrochirurgische Entfernung. Mit diesem Verfahren lassen sich inzwischen gute Erfolge erzielen (40). Bei den hypophysär-hypothalamischen Formen ohne computertomographisch nachweisbares Adenom besteht die Therapie heute in der explorativen transsphenoidalen Hypophysektomie. Die einzig sichere Methode zur Beseitigung des Cushing-Syndroms bei den seltenen bilateralen knotigen Hyperplasien der Nebennierenrinde ist die beidseitige Adrenalektomie. Allerdings hat dieses Verfahren erhebliche Nachteile für den Patienten. Einerseits wird eine lebenslange Substitution mit Steroidhormonen notwendig, andererseits kann sich in diesen Fällen das sog. Nelson-Syndrom entwickeln. Dabei handelt es sich um ACTH-(*a*dreno*c*ortico*t*ropic-*h*ormone-)produzierende Hypophysenadenome mit konsekutiv exzessiv hohem Plasma-ACTH-Spiegel (36). Die Häufigkeit dieser Komplikation wird mit 10–20% angegeben. Bei ungefähr 55% der Patienten mit Cushing-Syndrom persistiert auch nach einer operativen Therapie der Bluthochdruck und bedarf daher zusätzlicher Behandlung (41). Das maligne Cushing-Syndrom bei Nebennierenkarzinomen hat eine schlechte Prognose, vor allem bedingt durch die ausgeprägte und frühzeitige Metastasierung (6). Die mittlere Überlebenszeit bei unbehandeltem Nebennierenkarzinom beträgt rund 3 Monate. Die Therapie der Wahl besteht in der radikalen Adrenalektomie, wobei der Anteil der radikal operablen Patienten nicht über 40% liegt. Die 5-Jahres-Überlebenszeit beträgt etwa 60%. Bei Patienten mit metastasierendem Nebennierenkarzinom mit oder ohne vorherige Adrenalektomie ist ebenso wie bei inoperablen Patienten eine Chemotherapie indiziert.

Phäochromozytom

Bei Phäochromozytom ist die chirurgische Entfernung die einzige kurative Behandlungsmöglichkeit. Nach operativer Entfernung wird in etwa 75% der Fälle eine Blutdrucknormalisierung erreicht. Die operative Letalität ist dank der exakten Lokalisationsdiagnostik und der präoperativen medikamentösen Behandlung mit adrenergen Blockern auf unter 5% gesenkt worden (43). Abhängig vom Ausmaß und von der Dauer der Blutdruckerhöhung ist oft auch nach Entfernung des Phäochromozytoms eine antihypertensive Therapie erforderlich.

Bei Patienten mit malignem Phäochromozytom beträgt die 5-Jahres-Überlebensrate 44%; als längste Überlebenszeit wurden 21 Jahre berichtet (39).

Schwangerschaft

Jede Steigerung des Blutdrucks in der Schwangerschaft beinhaltet bekanntlich die Gefahr der Entwicklung einer Eklampsie, insbesondere wenn gleichzeitig eine Proteinurie besteht. Die Eklampsie hat auch heute noch eine hohe Mortalität, vor allem aufgrund von Hirnblutungen. Nur durch eine rechtzeitige therapeutische Intervention läßt sich eine drohende Eklampsie abwenden. Langzeituntersuchungen bei Frauen, die eine Eklampsie in der ersten Schwangerschaft durchgemacht hatten, zeigten nach einem rund 30jährigen Intervall keine von der Normalbevölkerung abweichenden Blutdruckwerte. Anders liegen die Verhältnisse bei Mehrgebärenden mit Eklampsie, welche in der Nachuntersuchung Blutdruckwerte aufweisen, die deutlich über denjenigen eines gleichaltrigen Normalkollektivs lagen (12). Möglicherweise trat in dieser Gruppe die Eklampsie als Folge einer vorbestehenden Hypertonie auf.

Bei der vorübergehenden Schwangerschaftshypertonie kommt es in den nachfolgenden Graviditäten in etwa 80% zu erneuten Blutdruckanstiegen. Die Häufigkeit des Auftretens der transitorischen Schwangerschaftshypertonie nimmt mit zunehmendem Alter zu, was dafür sprechen mag, daß es sich hierbei um eine demaskierte chronische Hypertonie handelt.

Literatur

1 Amery, A., W. H. Birkenhager, C. Bulpitt, D. Clement, P. De Leeuw. C. Dollery, et al.: Syst-Eur: a multicentre trial on the treatment of isolated systolic hypertension in the elderly: objectives, protocol and organisation. Aging 3 (1991) 287–302
2 Amery, A., W. H. Birkenhager, P. Brixko, C. Bulpitt, D. Clement, M. Deruyttere, et al.: Mortality and morbidity results from the European working party on high blood pressure in the elderly trial. Lancet 1985/II, 1349–1354
3 Australian National Blood Pressure Study Management Commitee: Untreated mild hypertension. Lancet 1982/II, 185–191
4 Australian Therapeutic Trial in Mild Hypertension: Lancet 1980/II, 1261–1267
5 Beevers, D. G., J. J. Brown, J. B. Ferris, R. Fraser, A. F. Lever, J. I. S. Robertson, M. Tree: Renal abnormalities and vascular complications in primary hyperaldosteronism: evidence on tertiary hyperaldosteronism. Quart. J. Med. 45 (1976) 401–410
6 Bennet, A. H., G. H. Harrison, G. W. Thorn: Neoplasms of the adrenal gland. Urol. (Balt.) 106 (1971) 607
7 Breckenridge, A., C. T. Dollery, E. H. O. Parry: Prognosis of treated hypertension: changes in life expectancy and causes of death between 1952 and 1967. Quart. J. Med. 39 (1970)
8 Brown, J. J., D. L. Davies, J. B. Ferris, R. Fraser, E. Haywood, A. F. Lever, J. I. S. Robertson: Comparison of surgery and prolonged spironolactone therapy in patients with hypertension, aldosterone excess, and low plasma renin. Brit. med. J. 1979/III, 729–734
9 Build and Blood Pressure Study, vol. I. Society of Actuaries, Chicago 1959
10 Case, D. B., S. A. Atlas, R. M. Marion, I. H. Laragh: Long-term efficacy of captopril in renovascular and essential hypertension. Amer. J. Cardiol. 49 (1982) 1440–1445
11 Coope, J., T. S. Warrender: Randomised trial of treatment of hypertension in elderly patients in primary care. Brit. med. J. 293 (1986) 1145–1151
12 Chesley, L. C.: Hypertension in pregnancy: definitions, familial factor, and remote prognosis. Kidney int. 18 (1980) 234–240
13 Dahlof, B., L. H. Lindholm, L. Hanson, B. Schersten, T. Ekbom, P. O. Wester: Morbidity and mortality in the Swedish trial in old patients with hypertension (STOP-Hypertension). Lancet 338 (1991) 1281–1285
14 Foster, J. H., M. H. Maxwell, S. S. Franklin, K. H. Bleifer, O. H. Tripp, O. C. Julian, P. T. De Camp, P. T. Varady: Renovascular occlusive diseases: results of operative treatment. J. Amer. med. Ass. 231 (1975) 1043–1048
15 Geyskes, G. G., C. B. A. J. Puylaert, H. Y. Oei, E. J. Dorhout Mees: Follow up study of 70 patients with renal artery stenosis treated by percutaneous transluminal dilatation. Brit. med. J. 287 (1983) 333–336
16 Del Greco, E., R. Dolkart, J. Skom, H. Method: Association of accelerated (maligne) hypertension in a patient with primary aldosteronism. J. clin. Endocrinol. 25 (1966) 808–814
17 Greminger, P., T. F. Lüscher, J. Zuber, U. Kuhlmann, E. Schneider, W. Siegenthaler, E. Largiadèr, W. Vetter: Surgery, transluminal dilatation and medical therapy in the management of renovascular hypertension. Nephron 44, Supp. 1 (1986) 36–39
18 Grim, C. E., F. C. Luft, H. Y. Yune, E. C. Klatte, M. H. Weinberger: Percutaneous transluminal dilatation in the treatment of renal vascular hypertension. Ann. intern. Med. 95 (1981) 439–442

19 Groth, H., W. Vetter, M. Stimpel, P. Greminger, W. Tenschert, E. Klaiber, H. Vetter: Adrenalectomy in primary aldosteronism: a long-term follow-up study. Cadiology 72, Suppl. 1 (1985) 107
20 Hamilton, M., E. N. Thompson, T. K. M. Wisniewski: The role of blood pressure control in preventing complications of hypertension. Lancet 1964/II, 235–238
21 Harington, M., P. Klincaid-Smith, J. McMichael: Results of treatment in malignant hypertension: a seven year experience in 94 cases. Brit. med. J. 1959/III, 969
22 Helgeland, A.: Treatment of mild hypertension: a five year controlled drug trial. Amer. J. Med. 69 (1980) 725–732
23 Hunt, C. J., C. G. Strong: Renovascular hypertension: mechanism, natural history and treatment. Amer. J. Cardiol. 32 (1973) 562–574
24 Hypertension Detection and Follow-up Program: New Engl. J. Med. 307 (1982) 376
25 Inter-Society Commission for Heart Disease Resources: Atherosclerosis study group: primary prevention of atherosclerotic diseases. Circulation 42 (1970) A55–A95
26 The IPPPSH Collaborative Group: Cardiovascular risk and risk factors in a randomized trial of treatment based on the betablocker oxprenolol: the international prospective primary prevention study in hypertension (IPPPSH). J. Hypertens. 3 (1985) 379–392
27 Kannel, W. B., T. Gordon: The Framingham study: an epidemiological investigation of cardiovascular disease. U.S. Department of Health Education, and Welfare, Washington 1979 (NIH Publication No. 75–1083)
28 Kaplan, N. M.: Commentary: therapy for mild hypertension: towards a more balanced view. J. Amer. med. Ass. 249 (1983) 365–367
29 Kuhlmann, U., P. Greminger, A. Grüntzig, E. Schneider, G. Pouliadis, T. Lüscher, J. Steurer, W. Siegenthaler, W. Vetter: Longterm experience in percutaneous transluminal dilatation of renal artery stenosis. Amer. J. Med. 79 (1985) 692–698
30 Lawrie, G. M., G. C. Morris, I. D. Soussou, D. S. Starr, A. Silvers, D. H. Glaeser, M. E. Debakay: Late results of reconstructive surgery from renovascular disease. Ann. Surg. 191 (1980) 528–533
31 Libertino, J. A.: Surgery for renovascular hypertension. In Breslin, D. J., N. W. Swinton, J. A. Libertino, L. Zinman: Renovascular Hypertension. Williams & Wilkins, Baltimore 1982 (pp. 166–212)
32 Management Committee: Treatment of mild hypertension in the elderly. Med. J. Aust. 2 (1981) 398–402
33 Medical Research Council Working Party: MRC trial of treatment of hypertension in older adults: principal results. Brit. med. J. 304 (1992) 405–412
34 Miall, W. E., P. J. Brennan: The British treatment trial for mild hypertension: design and pilot trial results. In Rorive, G., H. Van Cauwenberge: The Arterial Hypertensive Disease. Masson, New York 1976 (pp. 317–327)
35 Multiple Risk Factor Intervention Trial: J. Amer. med. Ass. 248 (1982) 1465–1477
36 Nelson, D. H., J. W. Meakin, J. W. Dealy, D. D. Matson, K. Emerson, G. W. Thorn: ACTH-producing tumor of the pituitry gland. New Engl. J. Med. 256 (1958) 161–164
37 Novick, A. C., R. A. Straffon, B. H. Stewart, R. W. Gifford, D. Vidt: Diminished operative morbidity and mortality in renal revascularisation. J. Amer. med. Ass. 246 (1981)
38 Plotz, C. M., A. I. Knowlton, C. Ragan: The natural history of Cushing's syndrome. Amer. J. Med. 13 (1952) 597–614
39 Remine, W. H., G. C. Chong, J. A. van Heerden, S. G. Sheps, E.G. Harrison jr.: Current management of pheochromocytoma. Ann. Surg. 179 (1974) 740–748
40 Ross, E. J.: Cushing's syndrome: current status. Cardiology 72, Suppl. 1 (1985) 65–69
41 Ross, E. J., D. C. Linch: Cushing's syndrome – killing disease: discriminatory value of signs and symptoms aiding early diagnosis. Lancet 1982/III, 646–647
42 Sambhi, M. P.: Clonidin-Monotherapie bei leichter und mittelschwerer Alpha-2-Rezeptorenstimulation. Steinkopff, Darmstadt 1983 (S. 132–143)
43 Scott jr., H. W., J. A. Oates, A. S. Nies, H. Burka, D. L. Page, R. K. Rhamy: Pheochromocytoma: present diagnosis and management. Ann. Surg. 183 (1976) 587–593
44 SHEP-Co-operative Research Group: Prevention of stroke by antihypertensive drug treatment in older persons with isolated systolic hypertension. J. Amer. med. Ass. 256 (1991) 3255–3264
45 Smith, W. M.: US Public Health Service Hospitals Cooperative Study Group. Circulat. Res. 40, Suppl. 1 (1977) 98–105
46 Strasser, T., J. E. Dowd: Mild hypertension in the community: findings from the WHO cooperative hypertension community control project. In Gross, F., T. Strasser: Mild Hypertension. Raven, New York 1983 (pp. 97–108)
47 Taguchi, J., E. D. Freis: Partial reduction of blood pressure and prevention of complications in hypertension. New Engl. J. Med. 291 (1974) 329–331
48 Veterans Administration Cooperative Study Group on Antihypertensive Agents: Effects of treatment on morbidity in hypertension: results in patients with diastolic blood pressures averaging 115 through 129 mmHg. J. Amer. med. Ass. 202 (1967) 1028–1152
49 Veterans Administration Cooperative Study Group on Antihypertensive Agents: Effects of treatment on morbidity in hypertension. II: Results in patients with diastolic blood pressure averaging 90 through 114 mmHg. J. Amer. med. Ass. 213 (1970) 1143–1152
50 Wilhelmsen, L., G. Berglund, D. Elmfeldt, T. Fitzsimons, H. Holzgreve, J. Hosie, P. E. Hörnkvist, K. Pennert, J. Tuomilehto, H. Wedel: Betablockers versus diuretics in hypertensive men: main results from the HAPPHY trial. J. Hypertens. 5 (1987) 561–572

4 Hypotonie

R. Kolloch

Einleitung

Die Aufrechterhaltung eines normalen Blutdruckes ist eine wesentliche Voraussetzung für die Erhaltung lebenswichtiger Organfunktionen. Obwohl viele Patienten wegen einer chronischen Hypotonie behandelt werden, weisen die meisten von ihnen mit systolischen Blutdruckwerten im Bereich von 90–110 mmHg eine Normvariante der Blutdruckregulation auf und haben in der Regel eine größere Lebenserwartung als solche Patienten mit höheren Normalwerten des Blutdrucks. Während es sich bei jüngeren Patienten in der Regel um eine harmlose konstitutionelle Normvariante handelt, ist eine chronische Hypotonie bei älteren Patienten häufig Ausdruck für eine eingeschränkte Regulationsfähigkeit oder wesentlicher Begleiterkrankungen, bei denen die Hypotonie als Symptom einer ernst zu nehmenden Grunderkrankung anzusehen ist. Bei diesen Patienten ist die Prognose der Hypotonie im wesentlichen durch den Verlauf der auslösenden Erkrankung determiniert. Patienten mit chronischer Hypotonie klagen über eine Vielzahl von uncharakteristischen Symptomen, wie Abgeschlagenheit, Schwäche, rasche Erschöpfbarkeit, Schwindel und Kollapsneigung, speziell dann, wenn der arterielle Blutdruck im Zustand der Orthostase weiter gesenkt wird. Diese Symptome sind Ausdruck einer Minderperfusion des Gehirns, des Herzens, der Skelettmuskulatur und anderer Organe und können insbesondere bei älteren, vorgeschädigten Patienten zu akuter Hypotonie bis hin zum Kreislaufkollaps mit eventuell irreversibler Organschädigung beitragen und das Befinden des Patienten auf Dauer deutlich einschränken. Zu diesen Komplikationen gehören insbesondere ein zerebraler Insult, ein Myokardinfarkt, ein akutes Nierenversagen, vor allen Dingen jedoch auch beim Älteren infolge von Gleichgewichtsstörungen ausgelöste Stürze mit entsprechender Verletzungsgefahr.

Orthostatische Hypotonie

Eine orthostatische Hypotonie wird besonders häufig bei älteren Menschen beobachtet und kann zu einer beträchtlichen Erhöhung der Morbidität und Mortalität von damit verbundenen Stürzen und Synkopen führen. Untersuchungen an älteren Personen in den USA haben unter ambulanten Patienten eine Prävalenz der orthostatischen Hypotonie von 20% bei über 65jährigen und von 30% bei über 75jährigen nachgewiesen. Neuere epidemiologische Untersuchungen an gesunden normotensiven älteren Personen ohne Risikofaktoren oder bekannte orthostatischen Hypotonie konnten jedoch lediglich eine Prävalenz der orthostatischen Hypotonie von weniger als 7% dokumentieren. Darüber hinaus hat sich gezeigt, daß die orthostatische Hypotonie mit fortschreitendem Alter zunimmt, daß diese Häufigkeitszunahme jedoch primär auf eine altersabhängige Zunahme des systolischen Blutdrucks in der liegenden Position zurückzuführen ist. Daraus läßt sich ableiten, daß insbesondere Medikamenteneinnahme und Erkrankungen, wie insbesondere die Hypertonie und ihre

Tabelle 4.1 Ursachen der orthostatischen Hypotonie

Primäre Ursachen:
Idiopathische neurogene Positionshypotonie
Shy-Drager-Syndrom
Riley-Day-Syndrom
Bradbury-Eggleston-Syndrom

Sekundäre Ursachen:
Polyneuropathie unterschiedlicher Genese
Syringomyelie
Tabes dorsalis
Amyloidose
Morbus Parkinson
Multiple Sklerose
Porphyrie
Querschnittssyndrom
Zustand nach Sympathektomie
Varikosis
Erniedrigter Muskeltonus der unteren Extremität
(z. B. nach Bettruhe)
Medikamente

Tabelle 4.2 Ursachen der chronischen Hypotonie

Primäre Ursachen:
Idiopathisch-konstitutionelle Hypotonie

Sekundäre Ursachen:
Kardial:
– Myokardinsuffizienz
– Aorten- und Mitralstenose
– Pericarditis constrictiva
– Myokarditis
– tachykarde Herzrhythmusstörungen

Endokrin:
– Hypophysenvorderlappeninsuffizienz
– Nebennierenrindeninsuffizienz
– Hypothyreose
– Hypoglykämie

Vaskulär:
– Aortenbogensyndrom
– arteriovenöse Fisteln

Pulmonal:
– schweres Lungenemphysem
– Lungenfibrose

Hepatisch:
– Leberzirrhose mit Aszites

Elektrolyte:
– Hypokaliämie
– Hyponatriämie
– Hypokalzämie

Psychisch:
– Anorexia nervosa
– Depression
– Paranoia

Medikamentös:
– kardiovaskulär und psychotrop wirksame Substanzen

Folgen, die wesentlichen Determinanten einer orthostatischen Hypotonie im höheren Lebensalter darstellen. Eine orthostatische Hypotonie wird in der Regel als systolischer Blutdruckabfall von mehr als 20 mmHg während aufrechter Position definiert. Zwei neuere epidemiologische Studien haben gezeigt, daß ein Abfall des systolischen Blutdruckes von 20 mmHg oder mehr innerhalb von 3 Minuten nach dem Aufstehen einen signifikanten Risikofaktor für einen Sturz und das Auftreten einer Synkope darstellte.

Daten vom Hypertension Detection and Follow-up Program haben gezeigt, daß ein systolischer Blutdruckabfall von 20 mmHg oder mehr innerhalb von 3–4 Minuten nach Änderung der Körperlage aus der sitzenden in die stehende Position mit einer erhöhten 5-Jahres-Letalitätsrate bei diabetischen Patienten mit Hypertonie assoziiert ist. Aus diesen Gründen ist jeder orthostatische Blutdruckabfall von mehr als 20 mmHg systolisch als potentiell gefährliche und prognostisch ungünstige hypotensive Reaktion einzustufen.

Sekundäre Ursachen der orthostatischen Hypotonie und der chronischen Hypotonie sind in Tab. 4.1 und 4.2 zusammengefaßt. Die Prognose der unterschiedlichen Formen der Hypotonie ist durch die unspezifischen und oben beschriebenen Folgen des Blutdruckabfalls mit Minderperfusion wichtiger Organe definiert. In den meisten Fällen ist die Hypotonie jedoch lediglich ein Symptom einer eigenständigen Erkrankung, deren Schwere und Progression im Einzelfall die Prognose des Patienten bestimmt. Darüber hinaus ist zu berücksichtigen, daß orthostatische und auch chronische Hypotonie insbesondere bei älteren Patienten Folge einer Einnahme kardiovaskulärer und psychotroper Medikamente sein können.

Hypotonie mit Synkope

Besonders diejenigen Hypotonieformen, die mit synkopalen Zuständen einhergehen, haben je nach Ursache eine schlechte Prognose. Die vorübergehende Unterbrechung des zerebralen Blutflusses resultiert in einem Bewußtseinsverlust innerhalb von 8–10 Sekunden. Im allgemeinen entwickelt sich eine Synkope bei einem Abfall des systolischen Blutdrucks unter 70 mmHg oder eines mittleren Blutdrucks unter 30–40 mmHg. Der zerebrale Blutfluß ist mit zunehmendem Alter reduziert und kann besonders ältere Patienten für das Auftreten einer Synkope anfällig machen. Das Auftreten einer Synkope kann gelegentlich die Erstmanifestation einer hypotonen Regulationsstörung im Rahmen verschiedener ernsthafter Erkrankungen sein. Die Häufigkeit einer Synkope ist bei älteren Menschen erhöht, die Prognose ist besonders dann ungünstig, wenn eine ventrikuläre Tachykardie die Ursache darstellt. Ca. ein Drittel dieser Patienten versterben ohne Behandlung innerhalb von 1 Jahr am plötzlichen Herztod. In bis zu 50% der Patienten mit Synkope läßt sich trotz extensiver Abklärung keine spezifische Ursache nachweisen. Die 1-Jahres-Letalität für kardiale Synkopen liegt zwischen 20 und 30%, bei 5% für nichtkardiale Ursachen und bis zu 10% bei ungeklärten Synkopen.

Chronische Hypotonie

Chronische Hypotonie läßt sich häufig als Folge einer starken Einschränkung der Auswurfleistung des Herzens nachweisen. Auch hier ist die Prognose der Hypotonie von der Progredienz der kardialen Grunderkrankung determiniert. Die wichtigsten endokrinen Ursachen einer chronischen Hypotonie sind durch eine mangelhafte Gluco- oder Mineralocorticoidsekretion mit konsekutiver Reduktion des extrazellulären Flüssigkeitsvolumens charakterisiert. Die Hypotonie ist bei Patienten mit primärer Nebennierenrindeninsuffizienz in der Regel stärker ausgeprägt als bei Patienten mit Hypopituitarismus, da die Sekretion von Aldosteron bei der Hypophyseninsuffizienz in der Regel erhalten ist.

Mangelernährung, Kachexie und eine Vielzahl neurologischer Erkrankungen können zu chronischer Hypotonie führen, die besonders in der stehenden Position auftritt. Besonders die Störung der neuralen Regulation auf dem Weg zwischen Vasomotorenzentrum und efferenten sympathischen Nervenendigungen an den Blutgefäßen oder am Herzen können die notwendige Vasokonstriktion und den Anstieg des Herzzeitvolumens als Reaktion auf einen Blutdruckabfall unzureichend ermöglichen. Multiple Sklerose, amyotrophe Lateralsklerose, Syringomyelie, periphere Neuropathien, Rückenmarksverletzungen, diabetische Neuropathie, extensive lumbodorsale Sympathektomie und vor allen Dingen Medikamente, die mit der Transmitterübertragung im sympathischen Nervensystem interferieren, sind mit einer chronischen bzw. orthostatischen Hypotonie assoziiert. Auch bei all diesen Situationen ist die Prognose des Symptoms Hypotonie von der Schwere und der Progredienz der Grunderkrankung abhängig.

Chronische idiopathische orthostatische Hypotonie

Bradbury-Eggleston-Syndrom

Das Bradbury-Eggleston-Syndrom (primäre autonome Insuffizienz) tritt meist bei älteren Männern auf und ist durch orthostatische Hypotonie ohne kompensatorische Tachykardie, Hypohidrosis, Impotenz und eine gestörte Sphinkterkontrolle charakterisiert. Hypertonie in der liegenden Position und postprandiale Hypotonie sind relativ häufig. Schwindel, Sehstörung, präsynkopale Zustände und Synkopen beim Gehen oder Stehen sind typische Zeichen und treten mit großer Häufigkeit und besonders bei plötzlicher Einnahme der aufrechten Körperposition und am frühen Morgen auf. Der Verlauf ist in der Regel progredient und die Prognose im allgemeinen schlecht mit einer Überlebensrate von 10 Jahren nach Entwicklung von Symptomen.

Shy-Drager-Syndrom

Das Shy-Drager-Syndrom (multiple Systematrophie) ist eine ähnliche Erkrankung, die jedoch zusätzlich ausgeprägte degenerative Veränderungen des zentralen Nervensystems mit Beteiligung der extrapyramidalen Bahnen und der basalen Ganglien mit einschließt. Bei einer Variation der Erkrankung erinnern die Veränderungen an einen Morbus Parkinson mit Demenz, Extrapyramidalzeichen, mimischer Starre und Tremor. Die Prognose dieser Patienten ist ebenfalls stark eingeschränkt. Die Lebenserwartung beträgt bei Patienten bei Beginn von Symptomen und ohne andere neurologische Einschränkungen ungefähr 10 Jahre. Bei Auftreten von Störungen des Zentralnervensystems verringert sich die Lebenserwartung auf 5 Jahre.

Riley-Day-Syndrom

Das Riley-Day-Syndrom (familiäre Dysautonomie) ist ebenfalls eine progressive autosomal-rezessiv vererbbare Erkrankung, die sich bereits kurz nach der Geburt durch eine autonome Instabilität mit orthostatischer Hypotonie und hypertensiven Episoden als Folge einer defekten Reflexkontrolle des Gefäßtonus manifestiert. Andere Merkmale schließen Fieber, eingeschränkte Schmerz-, Temperatur- und Geschmacksempfindung, verminderte Tränenbildung, verminderte oder fehlende tiefe Sehnenreflexe, Ataxie und eine erhöhte Empfindlichkeit für Viruspneumonien ein. Auch bei dieser Erkrankung existiert keine spezifische Behandlung. Die Prognose ist ebenfalls durch die rasche Progression der Symptome determiniert. Die Patienten erreichen in der Regel nur das frühe Erwachsenenalter.

Literatur

1 Böhm, C.: Hypotonie und orthostatisches Syndrom. Krankheitswert und Therapie aus der Sicht der Praxis. Internist 14 (1973) 511–520
2 Bönner, G.: Hypotonie. In Ganten, D., E. Ritz: Lehrbuch der Hypotonie. Schattauer, Stuttgart 1985 (S. 754–763)
3 Boschke, W. L.: Sozialökonomische Aspekte der Hypertonie. Schmidt & Klaunig, Kiel 1981
4 Caird, F. L., G. R. Andrews, R. D. Kennedy: Effect of posture on blood pressure in the elderly. Brit. Heart J. 35 (1973) 527–530
5 Davis, B. R., H. G. Langford, M. D. Blaufox, J. D. Curb, B. F. Polk, N. B. Shulman: The association of postural changes in systolic blood pressure and mortality in persons with hypertension: the hypertension detection and follow-up program experience. Circulation 75 (1987) 340–346
6 Day, S. C., E. F. Cook, H. Funkenstein, I. Goldman: Evaluation and outcome of emergency room patients with transient loss of consciousness. Amer. J. Med. 73 (1982) 15–23
7 Doherty, J. U., D. Pembrook-Rogers, E. W. Grogan, et al.: Electrophysiologic evaluation and follow-up characteristics of patients with recurrent unexplained syncope and presyncope. Amer. J. Cardiol. 55 (1985) 703–708
8 Donat, K.: Zur Diagnose und Beurteilung des hypotonen Symptomenkomplex. Internist 14 (1973) 491–493
9 Eagle, K. A., H. R. Black, E. F. Cook, L. Goldman: Evaluation of prognostic classifications for patients with syncope. Amer. J. Med. 79 (1985) 455–460
10 Kapoor, W., M. Karpf, G. S. Levey: Issues in evaluating patients with syncope. Ann. intern. Med. 100 (1984) 755–757
11 Kapoor, W. N., M. Karpf, S. Wieand, J. R. Peterson, G. S. Levey: A prospective evaluation and follow-up of patients with syncope. New Engl. J. Med. 309 (1983) 197–204
12 Kuhlmann, U., W. Siegenthaler: Hypotonie. In Siegenthaler, W.: Differentialdiagnose innerer Krankheiten, 16. Aufl. Thieme, Stuttgart 1988 (S. 15.2–15.17)
13 Lipsitz, L.: Orthostatic hypotention in the elderly. New Engl. J. Med. 321 (1989) 952–957
14 Lipsitz, L. A., F. C. Pluchino, J. Y. Wei, J. W. Rowe: Syncope in institutionalized elderly: the impact of multiple pathological conditions and situational stress. J. chron. Dis. 39 (1986) 619–630
15 Lipsitz, L. A., J. Y. Wei, J. W. Rowe: Syncope in an elderly, institutionalized population: prevalence, incidence and associated risk. Quart. J. Med. 55 (1985) 45–54
16 Mader, S. L., K. R. Josephson, L. Z. Rubenstein: Low prevalence of postural hypotension amoung community-dwelling elderly. J. Amer. med. Ass. 258 (1987) 1511–1514

17 Manolis, A. S., M. Linzer, D. Salem, M. Estes: Syncope: current diagnostic evaluation and management. Ann. intern. Med. 112 (1990) 850–863
18 Myers, M.G., P. M. Kearns, D. S. Kennedy, R. H. Fisher: Postural hypotension and diuretic therapy in the elderly. Canad. Med. Ass. J. 119 (1978) 581–584
19 Rau, G.: Krankheitswert und Therapiebedürftigkeit der arteriellen Hypotonie. Z. Allg.-Med. 53 (1977) 419–428
20 Silverstein, M. D., D. E. Singer, A. G. Mulley, G. E. Thibault, G. O. Barnett: Patients with syncope admitted to medical intensive care units. J. Amer. med. Ass. 248 (1982) 1185–1189
21 Sobel, B. E., R. Roberts: Hypotension and syncope. In Braunwald, E.: Heart Disease, 2nd ed. Saunders, Philadelphia 1984 (pp. 928–939)
22 Strandgaard, S.: Autoregulation of cerebral blood flow in hypertensive patients: the modifying influence of prolonged antihypertensive treatment on the tolerance to acute, drug-induced hypotension. Circulation 53 (1976) 720–724
23 Tinetti, M. E., T. F. Williams, R. Mayewski: Fall risk index for elderly patients based on number of chronic disabilities. Amer. J. Med. 80 (1986) 429–434
24 Tresch. D. D.: Atypical presentations of cardiovascular disorders in the elderly. Geriatrics 42 (1987) 31–46
25 Weidmann, P.: Die orthostatische Hypotonie. Schweiz. med. Wschr. 114 (1984) 246–260

5 Erkrankungen der Atmungsorgane (einschließlich Lungentuberkulose)

A. Overlack

Infektionskrankheiten

Tuberkulose und atypische Mykobakteriosen

Im Gebiet der früheren Bundesrepublik Deutschland wurden 1989 insgesamt 12500 Neuerkrankungen, entsprechend 20 je 100000 Einwohner, an aktiver Tuberkulose gemeldet (155). 1986 wurden 874 Fälle an primärem Phthisentod und 1141 Sterbefälle an Tuberkulose insgesamt einschließlich Spätfolgen gemeldet (48). Dies entspricht 6 bzw. 7,6% der Neuerkrankungen. Die Sterbeziffer der an Tuberkulose Erkrankten betrug 1986 und 1987 2 je 100000 Einwohner (154). Die Prognose der Tuberkulose wird im wesentlichen bestimmt vom Lebensalter, von Begleiterkrankungen (z. B. AIDS) und von der Schwere der Erkrankung zum Zeitpunkt der Diagnose. Patienten, die an Tuberkulose versterben, haben in der Regel ein höheres Lebensalter (36) und ernstzunehmende Begleiterkrankungen (87). Die Todesfälle bei an aktiver Tuberkulose Erkrankten sind keineswegs ausschließlich auf die Tuberkulose zurückzuführen. In der Untersuchung von Davis u. Mitarb. (36) verstarben nur 20 von 41 Patienten an der Tuberkulose selbst, 51% verstarben an nicht mit der Tuberkulose in Beziehung stehenden Erkrankungen, insbesondere an Lungenembolie, Herzinfarkt, chronisch obstruktiver Lungenerkrankung, Arrhythmien und gastrointestinalen Blutungen. Patienten mit fortgeschrittener aktiver Tuberkulose, die einer Intensivbehandlung bedürfen, haben eine schlechte Prognose. In der Untersuchung von Karg u. Mitarb. (87) überlebte keiner der Patienten, die einer Beatmung zugeführt werden mußten. Von 30 dieser intensivpflichtigen Patienten wiesen 23 einen chronischen Alkoholabusus auf. Neben einem Alkoholabusus können Begleiterkrankungen wie Diabetes mellitus und Lebererkrankungen die Prognose verschlechtern (52). Eine Normalisierung der diabetischen Stoffwechsellage bessert aber auch die Tuberkulose (52). Leberschäden schränken die Behandlungsmöglichkeiten ein. Bei der Silikotuberkulose betrug die Sterblichkeit in der Vorchemotherapieära noch etwa das 5fache der Tuberkulosesterblichkeit der nicht quarzstaubexponierten Männer gleichen Alters. Dagegen tritt der Tod an Silikotuberkulose heute weniger infolge des spezifischen Prozesses, sondern vielmehr infolge der Komplikationen der reinen Silikose ein (176).

Die Prognose der Miliartuberkulose war immer als ernst anzusehen. Durch rechtzeitige Diagnose und adäquate Therapie wird sie jedoch deutlich gebessert (52). Unbehandelte oder nicht rechtzeitig behandelte Patienten versterben meist im respiratorischen Versagen. Bei der Pleuritis exsudativa kann durch konsequente Chemotherapie das Auftreten einer Organtuberkulose in der Regel verhindert werden (66). Hierdurch werden auch Folgezustände wie eine ausgedehnte Schwartenbildung normalerweise vermieden. Kavernenbildungen können heute durch Chemotherapie meist saniert werden. Es können jedoch Kavernenreste verbleiben, aus denen sich Rezidive entwickeln können (52). Die tuberkulöse Meningitis verläuft auch bei adäquater Behandlung heute noch in 15–30% letal (89). Defektheilungen der Tuberkulose sind seltener geworden, können aber in Form von Bronchiektasen oder schweren Ventilationsstörungen die Prognose bestimmen (52).

Eine klinisch korrekt diagnostizierte Tuberkulose kann mit der modernen, über 6–9 Monate durchgeführten Kombinationschemotherapie in der Regel geheilt werden. Bei korrekter Durchführung liegt die Versagerquote unter 1%, die Rezidivrate unter 3% (177). Die Nebenwirkungsrate der Therapie liegt bei 10–20% (83, 177), meist in Form vorübergehender Leberschädigungen. Eine meist durch Isoniazid (INH) induzierte toxische Hepatitis tritt in unter 1% der behandelten Patienten auf (83). Die durch Ethambutol hervorgerufenen Visusschädigungen sind selten (bis 0,01%) und bei rechtzeitiger Erkennung in der Regel reversibel (177).

Die Prognose der atypischen Mykobakteriosen hat sich in den letzten Jahren durch Verwendung von Vielfachkombinationen sicher verbessert, dürfte aber nach wie vor schlechter sein als diejenige der Infektion mit Mycobacterium tuberculosis. Diese schlechtere Prognose rührt zum einen daher, daß atypische Mykobakteriosen meist bei prädisponierenden Begleiterkrankungen insbesondere der Lunge auftreten und daß zum anderen Resistenzen gegenüber den üblichen Tuberkulosetherapieschemata häufig sind. Aber auch ohne das Vorliegen von Begleiterkrankungen starben in der Untersuchung von Prince u. Mitarb. (133) 4 von 18 Patienten an der Infektion mit Mycobacterium avium-intracellulare. Dutt u. Stead (41) beobachteten bei 27 von 85 Patienten mit der gleichen Erkrankung ein Therapieversagen, was bei 18 dieser Patienten zum Tod an der Infektion führte. Durch neue Chemotherapeutika wie Clarithromycin kann die Prognose möglicherweise in Zukunft verbessert werden (134). Bei der Infektion mit Mycobacterium kansasii, der zweithäufigsten Form der atypischen Mykobakteriosen, scheint die Prognose aufgrund eines besseren Therapieansprechens erheblich besser zu sein, wobei die Mortalität derjenigen an Tuberkulose vergleichbar ist (116).

Pneumonie

Seit Beginn dieses Jahrhunderts sind die Todesfälle an Pneumonien kontinuierlich rückläufig. Trotzdem spielen Pneumonien als Todesursache weiterhin eine erhebliche Rolle. Es ist allerdings zu beachten, daß hier auch Pneumonien als Todesursache mit eingehen, die bei multimorbiden Patienten terminal auftreten (49). Die wichtigste Determinante der Prognose einer Pneumonie ist, ob sie ambulant erworben oder während eines stationären Aufenthaltes entstanden ist (nosokomiale Pneumonie).

Bei ambulant erworbenen Pneumonien ist die Prognose im allgemeinen günstig. In der prospektiven Untersuchung von Woodhead u. Mitarb. (173) kam es bei 236 Patienten zu 7 Todesfällen (3%), 6 dieser Todesfälle traten bei den 52 Patienten auf, die wegen der Schwere der Erkrankung stationär aufgenommen werden mußten. In einer weiteren prospektiven Untersuchung an 453 Erwachsenen, die wegen einer Pneumonie hospitalisiert waren, betrug die Gesamtletalität 6% (13). Von 127 stationären Patienten mit primärer, überwiegend durch Pneumokokken (76%) oder Legionellen (15%) hervorgerufenen Pneumonie verstarben 19 (15%) (101). Die Letalität war abhängig vom Alter (79% der Verstorbenen waren 60 Jahre und älter) und von komplizierenden, meist respiratorischen oder kardiovaskulären Begleiterkrankungen. Die mit zunehmendem Alter steigende Letalität bei stationär behandelten Patienten mit einer Pneumonie zeigt auch eine Untersuchung des National Health Survey der USA aus dem Jahr 1983 (114) mit einer Letalität von 12,8% bei Patienten $\geq$ 65 Jahre im Vergleich zu 1,5% bei jüngeren Patienten. Durch intensive ärztliche Betreuung und rechtzeitige effektive antibiotische Therapie kann aber auch bei alten Patienten die Letalität günstig beeinflußt werden. In der Untersuchung von Peterson u. Mitarb. (129) verstarben von 103 im Mittel 81jährigen Patienten, die in einem ärztlich betreuten Altersheim lebten und wegen einer Pneumonie stationär aufgenommen werden mußten, lediglich 4,9% im Krankenhaus. Die Prognose der Pneumonie ist abhängig von der Art des verursachenden Keims. Bei ambulant erworbenen Pneumonien nehmen gramnegative Bakterien insbesondere bei Alkoholikern sowie bei hinfälligen und multimorbiden Patienten an Bedeutung zu (106). Durch eine rechtzeitige parenterale breit wirksame antibiotische Therapie kann die Prognose dieser durch eine gramnegative Pneumonie gefährdeten Patienten offenbar verbessert werden (106).

Die nosokomiale Pneumonie hat eine deutlich schlechtere Prognose als die ambulant erworbene Pneumonie. Dies liegt an der schlechteren Resistenzlage akut oder chronisch erkrankter hospitalisierter Patienten und daran, daß die nosokomiale Pneumonie häufiger durch gramnegative Keime verursacht wird. Viele Patienten, die an einer nosokomialen Pneumonie versterben, wären aufgrund einer terminalen Grunderkrankung ohnehin verstorben. Bei Patienten ohne terminale Grunderkrankung verschlechtert aber eine zusätzliche nosokomiale Pneumonie die Prognose erheblich. In einer Untersuchung an 118 nichtneutropenischen Patienten verstarben 36,6%, wobei folgende Faktoren mit einer signifikant höheren Letalität assoziiert waren: Alter über 60 Jahre, Aufenthalt auf einer internistischen Station oder einer Intensivstation, schwere Grunderkrankung, Verursachung durch einen „Hochrisikokeim" (insbesondere gramnegative Keime), bilateraler pulmonaler Befall, Schockzustand, respiratorische Insuffizienz und inadäquate antibiotische Therapie (22). Patienten mit einer durch grampositive Keime verursachten nosokomialen Pneumonie haben eine relativ gute Prognose (Mortalität von 5%), während bei gramnegativen Keimen (außer Pseudomonas) die Mortalität auf 33% und bei Pseudomonas-Pneumonien auf 75% ansteigt (157). Besonders gefährdet durch eine nosokomiale Pneumonie sind beatmete Patienten. In einer Untersuchung von Craven u. Mitarb. (32) entwickelten 49 von 233 beatmeten Patienten eine Pneumonie, von denen 55% verstarben gegenüber 35% der Patienten ohne Pneumonie.

Atemwegserkrankungen

Asthma bronchiale

Die Prognose des kindlichen Asthmas ist höchst variabel und im Einzelfall nicht voraussehbar. Auch für den individuellen erwachsenen Asthmatiker ist eine genaue Einschätzung des Krankheitsverlaufs nicht möglich. Patienten mit allergischen Ursachen scheinen zu weniger schweren Verlaufsformen zu neigen als solche mit intrinsischem Asthma (145). Die Prognose des saisonalen Asthmas scheint günstiger zu sein als die ganzjähriger Asthmaformen. Eine Reihe von Untersuchungen hat gezeigt, daß bei den meisten Kindern mit einem Asthma bronchiale die Symptome im Jugendalter rückläufig sind und daß nur eine Minderheit im Alter von 20 Jahren noch klinisch signifikante Symptome aufweist (15). Allerdings ist eine persistierende milde Atemnot häufig und eine völlige Symptomfreiheit im frühen Erwachsenenalter bei Patienten, die in der Kindheit persistierende Symptome aufwiesen, ist bei weniger als 20% zu erwarten (90, 104). Allerdings sind auch komplette Remissionen bei zuvor leichter Verlaufsform häufig nicht von Dauer. Die Rückfallquote muß bei diesen Patienten mit 25–30% angenommen werden (14, 90). Viele dieser Kinder weisen trotz fehlender Symptomatik weiterhin eine bronchiale Hyperreagibilität auf (103), deren Ausmaß mit der Langzeitprognose zu korrelieren scheint (55). Eine frühere Langzeitbeobachtung legt den Schluß nahe, daß nicht mehr als 30% aller Kinder mit Asthma eine permanente Remission erreichen (143). Remissionen sind im Alter zwischen 10 und 19 Jahren insgesamt am häufigsten (14). Dagegen sind bei Erwachsenen im Alter zwischen 30 und 60 Jahren Remissionen seltener (10% über einen 9jährigen Beobachtungszeitraum) und Rezidive häufiger (38%) (14). Die Rauchgewohnheiten scheinen hierbei eine Rolle zu spielen (14). Obwohl eine zumindest teilweise Reversibilität der Atemwegsobstruktion ein wesentliches Charakteristikum des Asthma bronchiale darstellt, scheint diese Erkrankung zu einer Progression der altersabhängig fortschreitenden Abnahme der Lungenfunktion zu führen (123). Die Entwicklung von Lungenemphysem und Cor pulmonale ist aber selbst bei langjährig bestehendem Asthma keineswegs obligatorisch, sondern eher selten (145). Mit zunehmendem Alter wird aber eine Abgrenzung des Asthma bronchiale von anderen obstruktiven Atemwegserkrankungen immer schwieriger und mit häufigen Überlappungen ist insbesondere bei rauchenden Patienten zu rechnen.

Eine günstige Beeinflussung des langfristigen Krankheitsverlaufs und damit der Prognose ist möglicherweise durch eine antiinflammatorische Therapie, mit der Entzündungsvorgänge und bronchiale Hyperreagibilität beein-

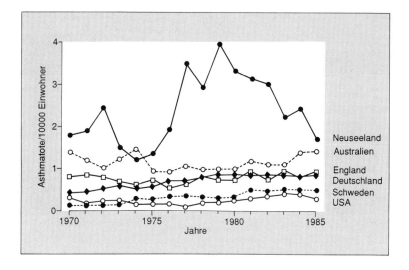

Abb. 5.1 Asthmaletalität bei Personen im Alter zwischen 5 und 34 Jahren in verschiedenen Ländern (nach Jackson u. Mitarb.)

flußt werden, zu erreichen. So wird durch Langzeittherapie mit inhalativen Steroiden und Dinatriumchromoglycat (DNCG), nicht jedoch durch Betasympathikomimetika, Anticholinergika oder Theophyllin das Ausmaß der bronchialen Hyperreagilität vermindert (91, 100, 145).

Beim Berufsasthma konnte in einer Reihe von Untersuchungen (Übersicht bei 24) festgestellt werden, daß bei den meisten Patienten auch unter Expositionskarenz Symptome, Bronchialobstruktion und bronchiale Hyperreaktivität persistieren, daß aber häufig hierdurch eine Verbesserung erreicht werden kann. Allerdings zeigte eine neuere Untersuchung von Patienten mit verschiedenen Formen von Berufsasthma, daß eine Verbesserung im Krankheitsbild bei nur ca. 10% der Patienten nach mehr als 4 Jahren Expositionskarenz eingetreten war (1).

Im Vergleich zu anderen obstruktiven Atemwegserkrankungen führt das Asthma bronchiale deutlich seltener zum Tode. Asthmatiker weisen aber eine insgesamt erhöhte Letalität auf (relatives Risiko um 1,6) (102). Die Todesursachenstatistik gibt für ältere Patienten sicher ein nur ungenaues Bild, da häufig ein Tod an chronischer Bronchitis oder Emphysem als Asthmatodesfall klassifiziert wird (12, 174). Insgesamt kann die erhöhte Letalität beim Asthma bronchiale aber nur zum Teil durch eine falsche Klassifizierung von Erkrankung und Todesursache erklärt werden (12).

Bei Asthmatikern im Alter bis zu 39 Jahren, bei denen ein Tod an Bronchitis oder Emphysem kaum vorkommt, besteht eine Asthmaletalität zwischen 0,2 Todesfällen/100000 Einwohner in den USA und 3 in Neuseeland (174), wobei das Asthma in den USA eine Prävalenz von ca. 3% und in Neuseeland von ca. 12% aufweist. Insgesamt besteht eine eindeutige positive Beziehung zwischen Letalität und Prävalenz sowie zwischen Letalität und Lebensalter (174).

Seit etwa 1940 bis zur Mitte der 70er Jahre war eine deutliche Abnahme der Asthmaletalität zu beobachten (69). Seitdem ist international wieder eine Zunahme an Todesfällen durch Asthma bronchiale in allen Lebensaltern zu verzeichnen (69, 82, 151). Dies gilt auch für die Bundesrepublik Deutschland. Zwischen 1970 und 1984 war hier bei Asthmatikern im Alter zwischen 5 und 34 Jahren eine Steigerung der Letalität von 0,44 auf 0,83 Todesfälle pro 100000 Einwohner zu beobachten (Abb. 5.1) (82). Möglicherweise handelt es sich um eine nur scheinbar steigende Letalität, da durch verbesserte Diagnoseverfahren z.B. in Großbritannien zwischen 1970/71 und 1981/82 die Anzahl der diagnostizierten Asthmatiker um 75%, die Letalität aber nur um 29% stieg (69). Die in Neuseeland besonders stark angestiegene Asthmaletalität wurde in einer retrospektiven Fallkontrollstudie auf Nebenwirkungen durch den exzessiven Gebrauch von inhalativen Betasympathikomimetika zurückgeführt (31). Mängel der Untersuchung lassen diese Schlußfolge-

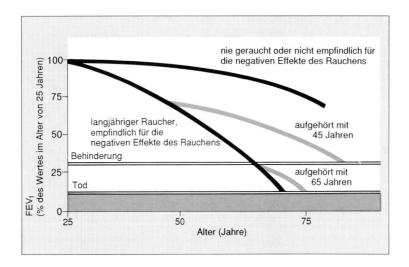

Abb. 5.2 Beispiele für eine Abnahme der Lungenfunktion mit zunehmendem Alter (FEV$_1$ = Atemstoß; nach Fletcher u. Peto)

rung jedoch zweifelhaft erscheinen (162). Todesfälle durch exzessiven Gebrauch von Theophyllinpräparaten bzw. inhalativer Betasympathikomimetika kommen vor (151). Bedeutsamer sind aber Faktoren wie Untertherapie durch Patient (unzuverlässige Medikamenteneinnahme) oder Arzt (zu später Einsatz von Steroiden), verspätete Konsultation des behandelnden Arztes, unzureichende Funktionsdiagnostik, zu späte Krankenhauseinweisung und mangelnde Aufklärung des Patienten über die Natur seiner Erkrankung (151). Krankenhausaufnahme wegen Asthma im vergangenen Jahr, ein früherer respiratorischer Arrest sowie frühere lebensbedrohliche Asthmaanfälle erhöhen eindeutig das Letalitätsrisiko (151). Der Krankheitsverlauf ist im Einzelfall kaum vorhersehbar, eine erhöhte Variabilität des Peak flow im Tagesverlauf scheint aber ein zuverlässiger Indikator einer möglichen Exazerbation auch im Langzeitverlauf zu sein (5).

Chronische Bronchitis und Lungenemphysem

Der chronischen Bronchitis und dem Lungenemphysem liegen zwei unterschiedliche Krankheitsprozesse zugrunde, die aber bei Patienten mit chronischer Atemwegsobstruktion meist kombiniert miteinander auftreten. Daher ergeben sich Schwierigkeiten in der Abgrenzung, und häufig sind diese Erkrankungen, zum Teil auch unter Einschluß asthmatischer Verlaufs-

formen, unter dem Terminus chronisch obstruktive Lungenerkrankungen (COLD) zusammengefaßt (71). Daß die unter COLD zusammengefaßten Erkrankungsformen bei genauerer Differenzierung eine unterschiedliche Prognose aufweisen, hat eine Untersuchung von Burrows u. Mitarb. (18) gezeigt. Patienten mit einer emphysematösen Verlaufsform wiesen eine 10-Jahres-Letalität von annähernd 60%, solche mit einer eher asthmatischen Verlaufsform dagegen von nur 15% auf. Im folgenden sollen chronische Bronchitis und Lungenemphysem unter Ausschluß des Asthma bronchiale in ihrer Prognose, zusammengefaßt unter der Bezeichnung COLD, dargestellt werden.

Die bei weitem wichtigste Ursache und gleichzeitig die wichtigste Determinante der Atemwegsobstruktion sind Dauer und Ausmaß des inhalativen Zigarettenrauchens (58). Allerdings entwickelt nur ein Teil der Raucher („susceptible smokers") (Abb. 5.2) eine chronische Atemwegsobstruktion (51, 70). So kann bei einem 45jährigen Raucher mit einem Zigarettenkonsum von 40/die und einem Atemstoß von 80% des Sollwertes das Risiko der Entwicklung einer chronisch obstruktiven Lungenerkrankung im Alter von 60 Jahren bei fortgesetztem Rauchen auf etwa 1:5 berechnet werden, während es auf 1:15 bei erfolgreicher Rauchentwöhnung fällt (70). Bei Exrauchern gleicht sich die Abnahme des Atemstoßes relativ schnell dem langsameren altersentsprechenden physiologischen Funktionsverlust von Nichtrauchern an (Abb. 5.2) (19, 51).

Das Risiko, an COLD zu versterben, steigt mit der Anzahl pro Tag gerauchter Zigaretten und der Anzahl der insgesamt gerauchten Zigaretten an. In der United States Veterans Study (137) stieg das Risiko, an COLD zu versterben, bei männlichen Rauchern mit einem Konsum von 40 Zigaretten pro Tag auf 22:1 im Vergleich zu Nichtrauchern an. In einer prospektiven Untersuchung an britischen Ärzten hatten männliche Raucher ein 38fach erhöhtes Letalitätsrisiko an COLD im Vergleich zu Nichtrauchern (40). Ähnlich wie bei der Morbidität wird auch die Letalität an COLD durch Stoppen des Rauchens günstig beeinflußt (137). Allerdings bleibt das Letalitätsrisiko an COLD bei Exrauchern auch langfristig gegenüber Nichtrauchern erhöht. Dieses bleibend erhöhte Risiko ist um so stärker, je höher die früher gerauchte Anzahl von Zigaretten war (40).

Bei chronisch obstruktiver Lungenerkrankung besteht eine enge Beziehung zwischen Lungenfunktion und Prognose. Wenn die Lungenfunktionseinschränkung so ausgeprägt ist, daß Luftnot auftritt, kann mit Progression der COLD bis zur schweren Behinderung in einem Zeitraum von 6–10 Jahren gerechnet werden (17). Bei schwerer chronisch obstruktiver Lungenerkrankung mit einem Atemstoß von etwa 1 Liter muß in guter Übereinstimmung verschiedener Untersuchungen (Übersicht bei 16) mit einer Letalität von 50% in 5 Jahren gerechnet werden. Ob eine stärkere Reversibilität der Bronchialobstruktion und ein geringeres Ausmaß an bronchialer Hyperreaktivität bei chronisch obstruktiver Lungenerkrankung eine schnellere Verschlechterung der Lungenfunktion und damit eine schlechtere Prognose anzeigt (131), ist umstritten (16). Bei Auftreten einer akuten respiratorischen Insuffizienz bei schwerer chronisch obstruktiver Lungenerkrankung lag die 30-Tages-Letalität vor 20 Jahren noch bei 10–40% (Übersicht bei 38). Neuere Untersuchungen zeigen, daß sich hier die Prognose mit einer Letalität von unter 10% verbessert hat (38). Allerdings zeigt die Langzeitprognose, daß auch heute noch nur eine Minderheit von Patienten eine akute respiratorische Insuffizienz um mindestens 5 Jahre überlebt (38). Sobald sich eine manifeste schwere Hypoxämie und Hyperkapnie entwickelt haben, sinkt die Lebenserwartung auf weniger als 1 Jahr ab (165). Die Entwicklung eines Cor pulmonale bei chronisch obstruktiver Lungenerkrankung ist mit einer Verkürzung der mittleren Überlebenszeit auf etwa 2,5 Jahre verbunden (108).

Es ist unklar, ob mit konsequenter antiobstruktiver Therapie generell eine Verbesserung der Prognose erreicht werden kann (107). Patienten mit signifikanter Reversibilität der Bronchialobstruktion profitieren wahrscheinlich am meisten von einer solchen Therapie (131). Bei hypoxämischen Patienten wird die Prognose durch eine kontinuierliche Sauerstofftherapie eindeutig verbessert (108, 115). Nach etwa 500 Tagen O_2-Therapie begann sich in der Untersuchung der Medical Research Council Working Party (108) bei männlichen Patienten mit chronisch hypoxischem Cor pulmonale die Letalität zu verbessern. In der Folgezeit betrug das Letalitätsrisiko etwa 12% pro Jahr gegenüber 29% in einer Kontrollgruppe. Die Effektivität der Sauerstofftherapie ist um so besser, je länger pro Tag der Sauerstoffkonzentrator benutzt wird (115).

Der α_1-Antitrypsin-Mangel kann bereits im Alter von 30–40 Jahren zu einem schweren Lungenemphysem führen (95). Insbesondere bei rauchenden Patienten mit α_1-Antitrypsin-Mangel muß mit frühzeitiger Invalidität und Tod gerechnet werden (168). Durch Aufgabe des Rauchens kann die progressive Verschlechterung der Lungenfunktion abgeschwächt werden. Durch exogene Zufuhr kann der α_1-Antitrypsin-Spiegel ausgeglichen werden (168), wobei allerdings Daten zur Prognose unter Langzeittherapie bislang noch nicht vorliegen.

Obstruktive Schlafapnoe

Die obstruktive Schlafapnoe stellt einen erheblichen Risikofaktor dar, wobei die Letalität mit der Schwere der Erkrankung deutlich ansteigt. He u. Mitarb. (65) konnten zeigen, daß die kumulative 8-Jahres-Überlebensrate bei 385 männlichen Patienten bei einem Apnoeindex von > 20 nur 63% beträgt, gegenüber 96% bei einem Apnoeindex von < 20. Dies gilt insbesondere für Patienten unter 50 Jahren. Bei der obstruktiven Schlafapnoe treten gehäuft kardiovaskuläre Erkrankungen wie Hypertonie, Rhythmusstörungen und Herzinsuffizienz auf (120, 127), an denen die Patienten auch überwiegend versterben (120, 121). Durch die erhöhte Schlafneigung am Tage kommt es aber auch zu häufigeren Autounfällen (54). Die Prognose wird durch das Anlegen eines Tracheostomas deutlich verbessert (65, 121). In der Untersuchung von He u. Mitarb. (65) verstarb innerhalb von 8 Jahren keiner der Patienten mit einem Tracheostoma. Dagegen wird die Prognose durch konservative Maßnahmen wie Gewichtsabnahme nicht verbessert (121). Die Effektivität einer Uvulopalatopharyngoplastik mit dem Ziel eines Offenhaltens der oberen Atemwege während des Schlafes wird skeptisch beurteilt und zeigte in der Untersuchung von He u. Mitarb. (65) keinen Erfolg. Als Therapie der Wahl hat sich in den letzten Jahren die kontinuierliche nasale Überdruckbeatmung (nCPAP) durchgesetzt. Die bisherigen Ergebnisse lassen eine deutliche Verbesserung der Prognose der obstruktiven Schlafapnoe durch diese Therapieform erwarten (65).

Bronchiolitis

Eine postinfektiöse Bronchiolitis kommt insbesondere bei Kindern vor bei Infektion mit Respiratory-syncytical-(RS-), Adeno-, Rhino- oder Parainfluenzaviren. Etwa 1% der Patienten mit nachgewiesener RS-Virus-Bronchiolitis versterben, wovon insbesondere Kinder unter 6 Monaten betroffen sind (170). Eine postinfektiöse Bronchiolitis kann im Kindesalter möglicherweise zur Entwicklung eines Asthma bronchiale führen, wobei aber häufig unklar ist, ob eine Bronchiolitis zum Asthma geführt hat oder die als Bronchiolitis diagnostizierte Erkrankung in Wahrheit die erste Asthmamanifestation darstellt (170). Die Bronchiolitis obliterans mit organisierender Pneumonie (BOOP) muß bezüglich ihrer therapeutischen Ansprechbarkeit und ihrer Prognose von der idiopathischen Lungenfibrose, an die sie häufig erinnert, abgegrenzt werden (46). Patienten mit BOOP zeigen eine schnelle Besserung unter Steroidtherapie. Von 37 mit Steroiden behandelten Patienten zeigten 24 nach einer mittleren Beobachtungszeit von 2 Jahren eine komplette Remission, 2 Patienten waren an der Erkrankung verstorben und 1 Patient zeigte eine Progredienz der Erkrankung (46).

Bronchiektasen

Die Prognose von Patienten mit Bronchiektasen hat sich in den letzten 50 Jahren entscheidend verbessert. In einer auf 400 Patienten basierenden Untersuchung fanden Perry u. King 1940, daß 92% der Todesfälle unter diesen Patienten direkt auf die Bronchiektasie zurückzuführen waren und daß etwa 70% vor Erreichen des 40. Lebensjahres verstarben (126). Konietzko u. Mitarb. (94) fanden 1969, daß nach 12jährigem Beobachtungsverlauf von 62 Patienten 26 verstorben waren. Die Bronchiektasie war aber nur in 50% die Todesursache, und das mittlere Alter beim Tod betrug 55 Jahre. In einem jüngeren Bericht von Ellis u. Mitarb. (45) betrug die Letalitätsrate bei 116 Patienten nur noch 19% bei 14jährigem Beobachtungsverlauf. Diese Fortschritte in der Prognose dürften im wesentlichen auf die heutigen Möglichkeiten der antibiotischen Therapie, aber auch auf eine medikamentöse Verbesserung der mukoziliaren Clearance zurückzuführen sein. Während in der vorantibiotischen Ära die Patienten mit Bronchiektasen regelhaft an komplizierenden Infektionen (Lungenabszeß, Pleuraempyem, Hirnabszeß, Sepsis) verstarben, sind heute die begleitende chronische Bronchitis und ein komplizierendes Cor pulmonale die häufigsten Todesursachen (96). Bei lokalisierten Bronchiektasen kann durch eine Resektion bei den meisten Patienten Heilung oder eine wesentliche Besserung der Beschwerdesymptomatik erreicht werden (85). Es darf aber nicht außer acht gelassen werden, daß es postoperativ zur erneuten Bronchiektasenbildung kommen kann (85).

Das Syndrom der immotilen Zilien (Kartagener-Syndrom) ist meist mit Funktionseinschränkungen und einer erheblichen Morbidität verbunden. Eine Längsschnittuntersuchung bei 7 Patienten zeigte aber während einer Beobachtungszeit von bis zu 14 Jahren eine stabile, allerdings eingeschränkte Lungenfunktion, so daß die Prognose wahrscheinlich relativ gut ist, wenn auch die Lebenserwartung verkürzt sein dürfte (28).

Mukoviszidose

Durch die intensive medizinische Betreuung und insbesondere durch die moderne antibiotische Therapie hat sich die Prognose der Mukoviszidose in den letzten Jahrzehnten erheblich verbessert. In einer retrospektiven Untersuchung von 142 Patienten betrug bei einer durchschnittlichen Beobachtungsdauer von

14,5 Jahren die mittlere Überlebenszeit 22 Jahre für Frauen und 25 Jahre für Männer (77). Die mittlere Überlebenszeit über das 18. Lebensjahr hinaus betrug für Frauen 8 und für Männer 12 Jahre. Wesentlich für die Langzeitprognose ist eine intensive, spezialisierte medizinische Betreuung (72). Je früher die intensive Betreuung einsetzt, desto günstiger läßt sich der Verlauf der Erkrankung beeinflussen. Dies konnte an Patienten gezeigt werden, bei denen die Diagnose bereits durch ein postpartales Screening gestellt wurde (169). Eine geringe Lebenserwartung zeigen 18jährige mit einem niedrigen Körpergewicht, Kolonisierung des Tracheobronchialsystems mit Pseudomonas und einem niedrigen Score nach Shwachman/Kulczycki (77). Die frühzeitige Entwicklung von Trommelschlegelfingern und das Auftreten von Hämoptysen sowie eines meist rekurrierenden Pneumothorax sind ebenfalls mit einer schlechten Prognose verbunden (77). Die alleinige Besiedlung des Tracheobronchialbaums mit Staphylococcus aureus scheint dagegen mit einer relativ guten Prognose einherzugehen (77). Bei praktisch allen Patienten mit Mukoviszidose im Jugend- und Erwachsenenalter steht die Lungenbeteiligung im Vordergrund. Die Lungenbeteiligung war in der Untersuchung von Penketh u. Mitarb. (125) für drei Viertel der Klinikaufenthalte und 97% der Todesfälle verantwortlich. In dieser Untersuchung entwickelten etwa 11% einen Diabetes mellitus, wovon etwa ein Drittel insulinpflichtig war.

Lungenembolie und Cor pulmonale

Nach wie vor gehört die Lungenembolie zu den am häufigsten übersehenen Erkrankungen mit letalem Ausgang. Jährlich sollen in der Bundesrepublik Deutschland etwa 10000–20000 Menschen an den Folgen einer akuten Lungenembolie sterben (144). Es wird geschätzt, daß etwa 30% der Patienten mit einer symptomatischen Lungenembolie hieran versterben (34). Etwa ein Drittel dieser Todesfälle tritt innerhalb der 1. Stunde nach Symptombeginn auf (34). Solange die vaskuläre Obstruktion nicht 40% überschreitet, tritt ein Rechtsherzversagen bei Patienten ohne kardiopulmonale Vorerkrankungen nicht auf. Eine vorbestehende Linksherzinsuffizienz und restriktive oder obstruktive Ventilationsstörungen erhöhen durch eine reduzierte pulmonal-vaskuläre Reservekapazität dagegen die Letalität (109).

Die Prognose der Lungenembolie ist außer von ihrem Ausmaß abhängig von der frühzeitigen Stellung der richtigen Diagnose und Einleitung einer adäquaten Therapie. Nach einer Schätzung von Dalen u. Alpert (34) versterben von den Patienten, die die 1. Stunde nach Auftreten der Embolie überlebt haben, 30% derjenigen, bei denen die Diagnose nicht gestellt wurde, gegenüber nur 8% derjenigen, die nach richtiger Diagnose einer adäquaten Therapie zugeführt wurden. Die bisher einzige kontrollierte randomisierte Untersuchung zur Wirksamkeit von Heparin wurde nach 35 Patienten abgebrochen, da sich eine signifikante Senkung der Letalität auf 4% gegenüber 26% in der Plazebogruppe zeigte (3). Eine nachfolgende Cumarintherapie von 3–6 Monaten Dauer hat sich in unkontrollierten Studien aufgrund einer geringen Rezidivrate als prognostisch günstig erwiesen (109). Durch eine Thrombolyse ließ sich zwar gegenüber Heparin initial eine eindrucksvolle Verbesserung der Hämodynamik erzielen, eine unterschiedliche Letalität ließ sich jedoch nicht nachweisen (163, 164). Der Vorteil der thrombolytischen Therapie könnte aber in einer verminderten Langzeitmorbidität durch chronisch venöse Insuffizienz bei ausgedehnter Beinvenenthrombose liegen (60). Die operative Entfernung ausgedehnter Embolien ist auch bei Einsatz der extrakorporalen Zirkulation durch eine Letalität von 20–50% belastet (109). Bei rezidivierenden Lungenembolien können Letalität und Rezidivhäufigkeit durch Einsatz von Filtern in die untere V. cava herabgesetzt werden (7).

Durch das hohe fibrinolytische Potential der Lungenstrombahn werden Thromboembolien meist innerhalb weniger Wochen aufgelöst (35). Eine anhaltende Drucksteigerung im Lungenkreislauf ist daher eher selten. Nur in 0,5–4% sollen Lungenembolien zu einer chronischen pulmonal-arteriellen Hypertonie führen (81). Bei diesen Patienten ist die Langzeitprognose schlecht: Bei einem Pulmonalismitteldruck über 30 mmHg sinkt die 5-Jahres-Überlebensrate auf ca. 30%, bei Drücken über 50 mmHg unter 10% (81).

Als Ursache einer chronischen pulmonal-arteriellen Hypertonie und eines Cor pulmonale sind heute chronisch-obstruktive Ventilationsstörungen am häufigsten. In der Regel handelt es sich hierbei um progrediente Krankheitsbilder, die zu zunehmender Rechtsherzbelastung und letztlich zum Rechtsherzversagen führen. Die Prognose ist eindeutig abhängig von der Höhe des Drucks im kleinen Kreislauf (156), wobei nach Entwicklung eines Cor pulmonale die mittlere Überlebenszeit auf etwa 2,5 Jahre absinkt (108). Bei Vorliegen einer Hypoxämie kann eine Verbesserung der Überlebenszeit durch eine kontinuierliche Sauerstofflangzeittherapie erreicht werden (115). Die Möglichkeit einer pulmonal-arteriellen Drucksenkung durch Vasodilatatoren wird zurückhaltend beurteilt und ist in ihrer Langzeitwirkung nicht belegt (156).

Schocklunge (ARDS)

Trotz aller Fortschritte der modernen Intensivtherapie ist die Prognose des Adult-respiratory-distress-Syndroms (ARDS) nach wie vor schlecht bei einer Letalität zwischen 50 und 70% (9, 53). Durch den Ausschluß leichterer Verlaufsformen wird die Prognose des ARDS in kontrollierten klinischen Studien aber möglicherweise als zu schlecht dargestellt (136). Die meisten Patienten sterben innerhalb von 14 Tagen, spätere Todesfälle nach Extubation sind selten (53). Die häufigste Todesursache liegt in einem Multiorganversagen, wobei die Letalität mit der Anzahl der betroffenen Organe korreliert (56). Zwar wiesen die meisten verstorbenen Patienten eine respiratorische Insuffizienz auf (53), ein respiratorisches Versagen als alleinige Todesursache ist jedoch eher selten (112). Ein hinzutretendes Nierenversagen oder pulmonale Infektionen, ob Ursache oder Komplikation des ARDS, führen zu einer weiteren Verschlechterung der Prognose (56, 146). Eine geringe Anzahl von stabkernigen Granulozyten, ein niedriger pH sowie eine niedrige Bicarbonatkonzentration sind mit einer schlechten Prognose verbunden (53). Dagegen ist die Schwere der initial vorhandenen Gasaustauschstörungen prognostisch offenbar nicht bedeutsam (53).

Patienten, die unter Beatmungstherapie mit PEEP frühzeitig das Verhältnis von P_aO_2 zu FiO_2 verbessern, haben eine größere Überlebenschance (9). Der frühzeitige Einsatz von Corticosteroiden hat in den bisherigen kontrollierten Untersuchungen keine günstige Wirkung gezeigt (8). Möglicherweise läßt sich durch Anwendung modifizierter Beatmungstechniken mit Einsatz eines PEEP bei Vermeidung hoher inspiratorischer Spitzendrucke, selbst wenn eine Hyperkapnie entsteht, die Prognose verbessern (68).

Patienten, die ein ARDS überleben, weisen in der Regel langfristig nur geringe Einschränkungen der Lungenfunktion in Form von milden Restriktionen und Gasaustauschstörungen auf (43). Bei schwerer initialer Gasaustauschstörung und nach längerer Beatmung mit einem FiO_2 über 0,6 sind jedoch langfristige Funktionseinschränkungen wahrscheinlicher (44).

Interstitielle Lungenerkrankungen

Sarkoidose

Bei den meisten Patienten verläuft die Erkrankung gutartig und asymptomatisch und wird häufig nur zufällig diagnostiziert. Bei Langzeitbeobachtung wird die Letalität mit 5–10% angegeben (79, 149). Hierbei handelt es sich jedoch um Zahlen aus spezialisierten Zentren mit Patienten mit schwereren Verlaufsformen. In einem unausgewählten Patientengut dürfte die Prognose erheblich besser sein. So fanden Reich u. Johnson (135) bei 10jähriger Beobachtung von 86 Patienten keinen Todesfall an Sarkoidose. In einer schwedischen Untersuchung (73) starben nach 15jähriger Beobachtung von 505 Patienten nur 4 eindeutig an fortgeschrittener Sarkoidose.

Die Prognose bezüglich Letalität und Funktionsstörung ist eng an das radiologische Stadium gebunden (73). Bei Patienten mit akuter Sarkoidose (Löfgren-Syndrom) ist fast immer mit einer spontanen Remission zu rechnen. Eine Lungenfunktionsstörung bildet sich bei Normalisierung des Röntgenbildes üblicherweise zurück. Allerdings muß in 20–25% mit einer dauerhaften Funktionseinschränkung gerechnet werden (33). Eine vollständige Remission des Krankheitsbildes ist bei extrathorakalen Manifestationen der Sarkoidose deutlich seltener (78). Die Konzentration des Angiotensin-converting-Enzyms (ACE) im Serum, Lymphozytenanteil in der Lavage und das Galliumszintigramm als Aktivitätsmarker der Sarkoidose werden bezüglich ihrer prognostischen Aussagefähigkeit sehr unterschiedlich beurteilt. Eine persistierende Lymphozytose und ein hoher Anteil von T-Helferlymphozyten in der Lavage scheinen aber mit einer Progression der Erkrankung verbunden zu sein (80, 142). Der prädiktive Wert von Lavage-Parametern bezüglich des Ansprechens auf eine Steroidtherapie wird widersprüchlich gesehen (75, 161). Eine Steroidtherapie führt meist zu einer eindrucksvollen initialen Rückbildung von Symptomen sowie von radiologischen und funktionellen Veränderungen. Ob der langfristige Verlauf der Erkrankung aber hierdurch beeinflußt wird, ist unklar (63).

Exogen allergische Alveolitis

Die Prognose eines Patienten mit exogen allergischer Alveolitis hängt im wesentlichen vom Ausmaß der noch reversiblen Lungenfunktionseinschränkung ab. Bei der akuten Verlaufsform der Erkrankung sind, sofern keine Reexposition erfolgt und ein fibrotischer Umbau des Lungenparenchyms noch nicht eingetreten ist, alle klinischen Erscheinungen vollständig rückläufig (50). Bei der primär chronischen Verlaufsform kann sich vor Diagnosestellung bereits eine erhebliche, nicht mehr reversible Fibrose entwickelt haben. Wichtig für die Prognose scheint die Dauer der Exposition zu sein. In einer Untersuchung von DeGracia u. Mitarb. (37) zeigten alle Patienten mit Vogelhalterlunge und einer Expositionszeit unter 2 Jahren bei Allergenkarenz eine erhebliche Verbesserung der Lungenfunktion. Dies war bei Patienten mit längerer Exposition nur in 60% der Fall. Die stärksten Funktionseinschränkungen können beobachtet werden, je häufiger das typische akute Krankheitsbild anamnestisch aufgetreten ist (11). Bei Entwicklung einer ausgedehnten Lungenfibrose versterben die Patienten häufig an den Folgen eines Cor pulmonale. Barbee u. Mitarb. (2) beobachteten bei Patienten mit Farmerlunge innerhalb von 6 Jahren eine Letalität von 10%. Vereinzelt wurden auch Todesfälle bei hochakut verlaufender Alveolitis beschrieben (147).

Idiopathische Lungenfibrose

Die mittlere Überlebenszeit von Patienten mit idiopathischer Lungenfibrose beträgt wahrscheinlich weniger als 5 Jahre (21, 160). Bei den meisten Patienten kommt es zu einer langsamen Progredienz der Erkrankung und zum Tod an den Folgen einer respiratorischen Insuffizienz. Seltener sind akute Verlaufsformen mit einer Überlebenszeit von nur wenigen Monaten (Hamman-Rich-Syndrom). In 10–15% der Patienten kommt es aber zum spontanen Stillstand der Erkrankung oder sogar zur Spontanremission mit der Folge einer normalen Lebenserwartung (86).

Die Prognose ist abhängig vom histologischen Bild zum Zeitpunkt der Diagnose. Carrington u. Mitarb. (21) fanden bei Patienten mit einer zellreichen Form („desquamative interstitial pneumonia") ein besseres Ansprechen auf eine Steroidtherapie und eine deutlich längere Überlebenszeit als bei Patienten mit einer zellarmen, mit stärkerer Fibrosierung einhergehenden Form („usual interstitial pneumonia"). Eine kurze Anamnesedauer, eine stärkere initiale Einschränkung der Vitalkapazität und eine Lymphozytose in der bronchoalveolären Lavage sollen mit einem besseren Ansprechen auf die Therapie verknüpft sein (141). Eine Erhöhung von neutrophilen und/oder eosinophilen Granulozyten in der bronchoalveolären Lavage spricht dagegen insbesondere bei Fehlen einer Lymphozytose für eine rasche Krankheitsprogredienz und ein mangelhaftes Ansprechen auf eine Therapie (61, 141). Bei Frühformen der Erkrankung kann eine Steroidtherapie einen günstigen Effekt haben, dies ist im Endstadium der Erkrankung mit radiologisch nachweisbarer Honigwabenlunge nicht mehr der Fall (25). Das initiale Ansprechen auf eine Steroidtherapie ist möglicherweise der bedeutsamste prognostische Faktor. In der Untersuchung von Stack u. Mitarb. (153) betrug die 5-Jahres-Überlebensrate bei Versagen der Steroidtherapie nur 20%, dagegen 75% bei deutlichem Therapieansprechen. Allerdings konnte lediglich bei 16% der Patienten eine Verbesserung erzielt werden. Somit führt eine Steroidtherapie nur bei wenigen Patienten zu einer funktionell und/oder radiologisch objektivierbaren Verbesserung, deren Ausmaß im allgemeinen nur gering ist (167). Ob eine Steroidtherapie, eventuell unter Zugabe von Azathioprin oder Cyclophosphamid, die langfristige Prognose letztlich verbessert, muß bezweifelt werden. Als Ultima ratio kommt heute bei ausgewählten Patienten eine Lungentransplantation in Betracht, die zu einer verlängerten Überlebenszeit führen dürfte (59).

Histiocytosis X

Die Prognose der verschiedenen, unter der Bezeichnung Histiocytosis X zusammengefaßten Krankheitsbilder ist sehr unterschiedlich. Bei der akuten disseminierten, in den ersten Lebensjahren auftretenden Verlaufsform (Abt-Letterer-Siwe-Erkrankung) ist die Prognose außerordentlich schlecht (57). Bei den lokalisierten (u. a. Hand-Schüller-Christian-Erkrankung) und chronisch disseminierten Verlaufsformen wird die Prognose mit zunehmendem Alter günstiger, dagegen mit zunehmender Anzahl der befallenen Organe und bei Funktionseinschränkungen schlechter (57, 93, 179). Rezidivierende Pneumothoraces zeigen ebenfalls eine schlechte Prognose an (4). Das initiale Ansprechen auf eine Chemotherapie ist mit einer Verlängerung der Überlebenszeit assoziiert (93). In einer mehrjährigen Verlaufsbeobachtung bei 78 Patienten mit pulmonalem Befall kam die Erkrankung in etwa 50% zum Stillstand oder bildete sich zurück, von den übrigen Patienten verstarb die Hälfte an einem progredienten Krankheitsbild (4).

Lymphangioleiomyomatose

Nach älteren Berichten wurde angenommen, daß Patientinnen mit einer Lymphangioleiomyomatose der Lungen üblicherweise innerhalb von 10 Jahren versterben, die meisten davon innerhalb von 4 Jahren nach Diagnosestellung (29, 150). Nach einer neueren Untersuchung, in der von 32 Patientinnen 78% 8,5 Jahre überlebten, scheint die Prognose, möglicherweise aufgrund verbesserter Therapiemöglichkeiten, erheblich günstiger zu sein (159).

Eosinophile Lungenerkrankungen

Flüchtige eosinophile Infiltrate (Löffler-Syndrom) sind meist klinisch wenig symptomatisch verlaufend und bieten selten Komplikationen. Die chronische eosinophile Pneumonie hat wegen ihres ausgezeichneten Ansprechens auf eine Steroidtherapie in der Regel eine gute Prognose. Bei einigen Patienten ist aber eine jahrelange Therapie nötig, nach Absetzen der Steroide kann es zu Rezidiven kommen (20). Ein fibrotischer Umbau des Lungenparenchyms kann auftreten (20). Beim hypereosinophilen Syndrom wird die Prognose weniger durch den Lungenbefall als durch die kardialen Komplikationen (Endokardfibrose, restriktive Kardiomyopathie) bestimmt. Bei adäquater Therapie scheint die Prognose aber erheblich besser zu sein, als früher angenommen (119).

Die Prognose der allergischen bronchopulmonalen Aspergillose hängt ab vom Stadium der Erkrankung, allerdings gibt es keine sicheren Indikatoren für den weiteren Verlauf (110). Eine schlechte Prognose haben Patienten im fibrotischen Endstadium oder mit steroidbedürftigem Asthma bronchiale (122).

Vaskulitiden – immunologische Erkrankungen

Die pulmonalen Hämorrhagiesyndrome, das Goodpasture-Syndrom und die idiopathische Lungenhämosiderose (Morbus Ceelen), haben eine schlechte Prognose. Die meisten der Patienten mit einem Goodpasture-Syndrom werden innerhalb kurzer Zeit dialysepflichtig oder sterben an der Nierenbeteiligung (139, 152).

Bei der idiopathischen Lungenhämosiderose versterben die Patienten im Mittel 2,5 Jahre nach Einsetzen der Symptome (152). Es gibt aber auch protrahierte Verläufe mit der Entwicklung einer langsam progredienten Lungenfibrose (178).

Die mittlere Überlebenszeit unbehandelter Patienten mit Wegenerscher Granulomatose beträgt 5 Monate (97). Todesursache ist meist eine renale Insuffizienz, respiratorische Insuffizienzen können aber ebenfalls beobachtet werden (178). Durch immunsuppressive Therapie können bei über 90% der Patienten komplette Remissionen erzielt werden mit einem mittleren krankheitsfreien Intervall von 4 Jahren (47).

Die Prognose der allergischen Angiitis und Granulomatose (Churg-Strauss-Syndrom) ist unbehandelt ausgesprochen ungünstig. Rose u. Spencer (138) beobachteten 32 Patienten, von denen 50% innerhalb von 3 Monaten verstarben. Unter einer Steroidtherapie betrug die mittlere Überlebenszeit 9 Jahre, von 30 Patienten überlebten in der Untersuchung von Chumbley u. Mitarb. (26) 62% 5 Jahre.

Die häufige Lungenbeteiligung bei den sogenannten Kollagenosen kann heute durch bronchoalveoläre Lavage frühzeitig diagnostiziert werden, wobei eine granulozytäre Alveolitis ein hohes Risiko einer kommenden Verschlechterung der Lungenfunktion anzeigt (166). Die Prognose dieser Erkrankungen wird aber, von der Sklerodermie abgesehen, durch die Lungenbeteiligung meist nicht wesentlich beeinflußt. Eine deutliche Einschränkung der Diffusionskapazität bei der Sklerodermie spricht für eine schlechte Prognose: Bei einer Reduktion auf 40% des Sollwertes überlebten nur 9% der Patienten 5 Jahre gegenüber 75% bei geringerer Einschränkung (128). Die Lungenbeteiligung beim Lupus erythematodes ist häufig unspezifisch und Folge von Infektionen oder Herz- und Niereninsuffizienz (64). Von 120 autoptisch untersuchten, infolge eines Lupus erythematodes verstorbenen Patienten fand sich in 15% eine Bronchopneumonie als Todesursache (64).

Pneumokoniosen

Silikose

Die Prognose der Silikose hat sich in den letzten Jahrzehnten stetig verbessert. Die Lebenserwartung von Silikosekranken ist gegenüber derjenigen der männlichen Bevölkerung heute nicht mehr verkürzt. Das erreichte Lebensalter der an den Folgen der Silikose Verstorbenen stieg von 52,4 in den Jahren 1930/37 über 63,9 im Jahr 1960 auf 77,2 Jahre 1986 an (171). Daneben nahm auch die Silikose für die Mortalität der Bergleute an Bedeutung ab. Während in den Jahren 1960/64 der Tod bei im Alter von über 44 Jahren verstorbenen Bergleuten noch in 11,3% der Silikose zugeordnet wurde, war dies 1982/86 nur noch in 6% der Fall (171). Die Prognose des einzelnen Silikosekranken wird letztlich bestimmt durch die Folgen der Pneumokoniose auf Atmungs- und Kreislauforgane. Bei höhergradiger Silikose kann es zu chronisch-obstruktiver Bronchitis, Lungenemphysem, Gasaustauschstörungen und letztlich zum Cor pulmonale kommen (175). Außerdem ist das Tuberkulose-, nicht jedoch das Karzinomrisiko erhöht.

Asbestose

Die Asbestose entwickelt sich meist schleichend und ist auch nach Sistieren der Exposition noch nach Jahrzehnten progredient (27). Der fibrotische Umbau des Lungengewebes und die pleuralen Veränderungen führen zu restriktiven Ventilationsstörungen und Gasaustauschstörungen (140). Bei starken Rauchern scheint die asbestinduzierte Fibrose radiologisch stärker ausgeprägt zu sein als bei Nichtrauchern (140). Das Risiko, an einer nichtmalignen respiratorischen Erkrankung zu versterben, ist bei früher Asbestexponierten eindeutig erhöht (158). Patienten mit einer Asbestose versterben aber heute häufiger an malignen Tumoren als an einer respiratorischen Insuffizienz. In einer Untersuchung von 156 Patienten mit pulmonaler Asbestose waren nach

7,5 Jahren 59 Personen verstorben, davon 69% an Bronchialkarzinomen, 10% an Mesotheliomen und 19% an respiratorischer Insuffizienz (30). Die Prognose des Bronchialkarzinoms bei Asbestose ist aufgrund des meist hohen Alters und der eingeschränkten Lungenfunktion möglicherweise noch schlechter als die des Bronchialkarzinoms ohne Asbestose (132). Bei nichtrauchenden Asbestexponierten ist ein Bronchialkarzinom eher selten, dagegen steigt beim rauchenden Asbestexponierten das Karzinomrisiko etwa auf das 70fache im Vergleich zu einer nichtrauchenden Normalpopulation an (62). Eine Pleuraasbestose steigert das Risiko zur Entwicklung eines Bronchialkarzinoms um das 3fache (172). Das maligne Mesotheliom ist meist asbestinduziert. Die mittlere Überlebenszeit liegt bei 1 Jahr, Verläufe über mehrere Jahre werden aber beobachtet (113).

Benigne und semimaligne Tumoren

Von der Vielzahl der verschiedenen in Lungen und Atemwegen vorkommenden benignen und semimalignen Tumoren sind Hamartome und Karzinoidtumoren die häufigsten Formen (10). Die gutartigen, langsam wachsenden Hamartome, die meist nur zufällig entdeckt werden, können in Einzelfällen durch erhebliche Größenzunahme verdrängend wirken (130) oder durch intrabronchiales Wachstum Bronchusobstruktionen und Retentionspneumonien verursachen (148). Maligne Entartung ist beschrieben (88), aber offenbar sehr selten.

Die meist im zentralen Bronchialsystem wachsenden Bronchuskarzinoide haben in der Regel eine gute Prognose. In einer Analyse von 124 Patienten wurden 5- und 10-Jahres-Überlebensraten von 90%, bei Fehlen regionärer Lymphknotenmetastasen sogar von annähernd 100% berichtet (105). Von 37 operierten Patienten war nach einer mittleren Beobachtungszeit von 4,5 Jahren ein Patient an einer Tumorprogression verstorben, bei einem weiteren Patienten waren Fernmetastasen aufgetreten (98). Atypische Karzinoidtumoren scheinen eine schlechtere Prognose zu haben: In einer Beobachtung von 41 Patienten verstarben 27% an ihrem Tumor (118). Ein Karzinoidsyndrom mit seinen Folgen ist mit etwa 2% sehr selten (42).

Pleura- und Thoraxwanderkrankungen

Pleuraerguß-Empyem

Ein unkomplizierter parapneumonischer Erguß beeinflußt die Prognose der zugrundeliegenden Pneumonie nicht. Die Notwendigkeit einer Thoraxdrainage oder einer Thorakotomie ist jedoch mit erhöhter Morbidität und Mortalität verbunden (84). Beim Pleuraempyem scheint eine frühzeitige Thorakotomie, verbunden mit einer Dekortikation, die Prognose auch bei Patienten mit schlechtem Allgemeinzustand günstig zu gestalten (76). Beim nicht neoplastisch bedingten Chylothorax wird die Prognose im allgemeinen als gut betrachtet, eine chirurgische Intervention mit Ligatur des Ductus thoracicus kann aber notwendig werden (111). Bei Auftreten eines malignen Pleuraergusses muß die Prognose des zugrundeliegenden Tumors in der Regel als infaust angesehen werden.

Pneumothorax

Beim unkomplizierten Spontanpneumothorax wird die Letalität mit 0,9% angegeben (124). Todesfälle sind üblicherweise die Folge eines Spannungspneumothorax, eines Hämatothorax, eines Mediastinalemphysems oder eines doppelseitigen Pneumothorax. Der bei chronisch obstruktiver Lungenerkrankung auftretende sekundäre Pneumothorax hat dagegen eine zweifelhafte Prognose: von 57 Patienten mit Lungenemphysem, bei denen 95mal ein

Pneumothorax beobachtet wurde, verstarben 10 infolge des Pneumothorax (39).

Die Rezidivraten des primären Spontanpneumothorax liegen bei 30−40% innerhalb von 10 Jahren und steigen auf bis zu 80% nach dem zweiten Rezidiv (92). Bei einem kleinen Mantelpneumothorax kann ein konservatives Vorgehen mit Beobachtung des Patienten therapeutisch ausreichend sein, jedoch wurden in einer Untersuchung mit 40 Patienten bei diesem Vorgehen 2 Todesfälle durch einen sich später entwickelnden und zu spät erkannten Spannungspneumothorax beobachtet (117). Ein Lungenödem ist eine ernste, potentiell tödliche Komplikation bei zu schneller Reexpansion eines länger bestehenden Pneumothorax, aber auch bei zu schnellem Ablassen eines großen Pleuraergusses (67, 124).

Zwerchfell- und Thoraxwanderkrankungen

Eine einseitige Phrenikusparese ist meist mit nur geringen Symptomen und milder restriktiver Ventilationsstörung verbunden. Bei begleitenden kardiopulmonalen Erkrankungen können aber stärkere Funktionsstörungen auftreten (99). Bei doppelseitiger Zwerchfellähmung treten schwere Funktionsstörungen mit respiratorischer Azidose, Cor pulmonale und akutem respiratorischem Versagen auf (23). Eine Zwerchfellraffung kann hier die Prognose verbessern.

Eine Trichterbrust wird zwar als kosmetisch störend empfunden, führt aber nur in schweren Fällen (sternovertebraler Abstand unter 5 cm) zu Behinderungen der kardialen und pulmonalen Funktion. Bei der Kyphoskoliose treten bronchopulmonale Symptome etwa ab einem Skoliosewinkel von 70 Grad auf, ab einem Winkel von 100 Grad muß mit der Entwicklung einer respiratorischen Insuffizienz gerechnet werden (6). Die schlechte Prognose bei Auftreten einer respiratorischen Insuffizienz bei schwerer Kyphoskoliose kann aber durch nächtliche Überdruckbeatmung über ein Tracheostoma wesentlich verbessert werden (74).

Literatur

1 Allard, C., A. Cartier, H. Ghezzo, J. L. Malo: Occupational asthma due to various agents: absence of clinical and functional improvement at an interval of four or more years after cessation of exposure. Chest 96 (1989) 1046

2 Barbee, R. A., Q. Callies, H. A. Dickie, J. Rankin: The long-term prognosis in farmer's lung. Amer. Rev. resp. Dis. 97 (1968) 223

3 Barrit, D. W., S. C. Jordan: Anticoagulant drugs in the treatment of pulmonary embolism: a controlled trial. Lancet 1960/I, 1309

4 Basset, F., B. Corrin, H. Spencer, J. Lacronique, C. Roth, P. Soler, J. P. Battesti, R. Georges, J. Chretien: Pulmonary histiocytosis X. Amer. Rev. resp. Dis. 118 (1978) 811

5 Bellia, V., F. Cibella, P. Coppola, V. Greco, G. Insalaco, F. Milone, S. Oddo, G. Peralta: Variability of peak expiratory flow rate as a prognostic index in asymptomatic asthma. Respiration 46 (1984) 328

6 Bergofsky, E. H., G. M. Turino, A. P. Fishman: Cardiorespiratory failure in kyphoscoliosis. Medicine 38 (1959) 263

7 Bomalaski, J. S., G. H. Martin, R. L. Hughes, S. T. Yao: Inferior vena cava interruption in the management of pulmonary embolism. Chest 82 (1982) 767

8 Bone, R. C., C. J. Fisher, T. P. Clemmer, G. J. Slotman, C. A. Metz, and the Methylprednisolone Severe Sepsis Study Group: Early methylprednisolone treatment for septic syndrome and the adult respiratory distress syndrome. Chest 92 (1987) 1032

9 Bone, R. C., R. Maunder, G. Slotman, H. Silverman, T. H. Hyers, M. D. Kerstein, J. J. Ursprung, and the Prostaglandin E_1 Study Group: An early test of survival in patients with the adult respiratory distress syndrome: the PaO_2/FiO_2 ratio and its differential response to conventional therapy. Chest 96 (1989) 849

10 Böttger, T., E. Ungeheuer: Benigne und semimaligne Lungen- und Bronchialtumoren. Dtsch. Ärztebl. 84 (1987) B-2398

11 Braun, S. R., G. A. do Pico, A. Taiatis, E. Horvath, H. E. Dickie, J. Rankin: Farmer's lung disease: long-term clinical and physiologic outcome. Amer. Rev. resp. Dis. 119 (1979) 185

12 British Thoracic Association: Death from asthma in two regions of England. Brit. med. J. 285 (1982) 1251

13 British Thoracic Society Research Committee: Community-aquired pneumonia in adults in British hospitals in 1982−83: a survey of aetiology, mortality, prognostic factors and outcome. Quart. J. Med. 62 (1987) 195

14 Bronniman, S., B. Burrow: A prospective study of the natural history of asthma: remission and relapse rates. Chest 90 (1986) 480

15 Burrows, B.: The natural history of asthma. J. Allergy 80, Suppl. (1987) 373

16 Burrows, B.: Predictors of loss of lung function and mortality in obstructive lung diseases. Europ. resp. Rev. 1 (1991) 340
17 Burrows, B., R. H. Earle: Course and prognosis of chronic obstructive lung disease: a prospective study of 200 patients. New Engl. J. Med. 280 (1969) 397
18 Burrow, B., J. W. Bloom, G. A. Traver, M. G. Cline: The course and prognosis of different forms of cronic airways obstruction in a sample from the general population. New Engl. J. Med. 317 (1987) 1309
19 Camilli, A. E., B. Burrows, R. J. Knudson, S. K. Lyle, M. D. Lebowite: Longitudinal changes in forced expiratory volume in one second in adults: effects of smoking and smoking cessation. Amer. Rev. resp. Dis. 135 (1987) 794
20 Carrington, C. B., W. W. Addington, A. M. Goff, I. M. Madoff, A. Marks, J. R. Schwaber, E. A. Gaensler: Chronic eosinophilic pneumonia. New Engl. J. Med. 280 (1969) 787
21 Carrington, C. B., E. A. Gaensler, R. E. Coutu, M. X. FitzGerald, R. G. Gupta: Natural history and treated course of usual and desquamative interstitial pneumonia. New Engl. J. Med. 298 (1978) 801
22 Celis, R., A. Torres, J. M. Gatell, M. Almela, R. Rodriguez-Roisin, A. Agusti-Vidal: Nosocomial pneumonia: a multivariate analysis of risk and prognosis. Chest 93 (1988) 318
23 Chan, C. K., J. Loke, J. A. Virgulto, V. Mohsenin, R. Ferranti, T. Lammertse: Bilateral diaphragmatic paralysis: clinical spectrum, prognosis, and diagnostic approach. Arch. phys. Med. 69 (1988) 976
24 Chan-Yeung, M., S. Lam: Occupational asthma. Amer. Rev. resp. Dis. 133 (1986) 686
25 Chester, E. H., G. M. Fleming, H. Montonegor: Effect of steroid therapy on gas exchange abnormalities in patients with diffuse interstitial lung disease. Chest 69 (1976) 269
26 Chumbley, L. C., E. G. Harrison, R. A. DeRemee: Allergic granulomatosis and angiitis (Churg-Strauss-syndrome). Mayo Clin. Proc. 52 (1977) 477
27 Cookson, W., N. De Klerk, A. W. Musk, J. J. Glancy, B. Armstrong, M. Hobbs: The natural history of asbestosis in former crocidolite wirkers of Wittenoom Gorge. Amer. Rev. resp. Dis. 133 (1986) 994
28 Corkey, C. W. B., H. Levison, J. A. P. Turner: The immotile cilia syndrome: a longitudinal survey. Amer. resp. Dis. 124 (1981) 544
29 Corrin, B., A. A. Liebow, P. J. Friedman: Pulmonary lymphangioleiomyomatosis: a review. Amer. J. Pathol. 79 (1975) 348
30 Coutts, I.: Mortality in cases of asbestosis diagnosed by a pneumoconiosis medical panel. Thorax 42 (1987) 111

31 Crane, J., N. Pearce, A. Flatt, C. Burgess, R. Jackson, T. Kwong, M. Ball, R. Baesley: Prescribed fenoterol and death from asthma in New Zealand, 1981–83: case-control study. Lancet 1989/I, 917
32 Craven, D. E., L. M. Kunches, V. Kilinsky, D. A. Lichtenberg, B. J. Make, W. R. Mccabe: Risk factors for pneumonia and fatality in patients receiving continuous mechanical ventilation. Amer. Rev. resp. Dis. 133 (1986) 792
33 Crystal, R. G., P. B. Bitterman, S. I. Rennard, A. J. Hance, B. A. Keogh: Interstitial lung diseases of unknown cause: disorders characterized by chronic inflammation of the lower respiratory tract. New Engl. J. Med. 310 (1984) 235
34 Dalen, J. E., J. S. Alpert: Natural history of pulmonary embolism. Progr. cardiovasc. Dis. 17 (1975) 259
35 Dalen, J. E., J. S. Banas, H. L. Brooks: Resolution rate of acute pulmonary embolism in man. New Engl. J. Med. 280 (1969) 1194
36 Davis, C. E., J. L. Carpenter, K. McAllister, J. Matthews, B. A. Bush, A. J. Ognibene: Tuberculosis: cause of death in antibiotic era. Chest 88 (1985) 726
37 DeGracia, J., F. Morell, J. M. Bofill, V. Curull, R. Orriols: Time of exposure as a prognostic factor in avian hypersensitivity pneumonitis. Resp. Med. 83 (1989) 139
38 Derenne, J. P., B. Fleury, R. Pariente: Acute respiratory failure of chronic obstructive pulmonary disease. Amer. Rev. resp. Dis. 138 (1988) 1006
39 Dines, D. E., O. T. Clagett, W. S. Payne: Spontaneous pneumothorax in emphysema. Mayo Clin. Proc. 45 (1970) 481
40 Doll, R., R. Peto: Mortalitiy in relation to smoking: 20 years' observations on male British doctors. Brit. med. J. 1976/II, 1526
41 Dutt, A. K., W. W. Stead: Long-term results of medical treatment in mycobacterium intracellulare infection. Amer. J. Med. 67 (1979) 449
42 Editorial: Bronchial adenoma. Brit. med. J. 282 (1981) 252
43 Elliott, C. G., A. H. Morris, M. Cengiz: Pulmonary function and exercise gas exchange in survivors of adult respiratory distress syndrome. Amer. Rev. resp. Dis. 123 (1981) 492
44 Elliott, C. G., C. Y. Rasmusson, R. O. Crapo, A. H. Morris, R. L. Jensen: Prediction of pulmonary function abnormalities after adult respiratory distress syndrome (ARDS). Amer. Rev. resp. Dis. 135 (1987) 634
45 Ellis, D. A., P. E. Thornley, A. J. Wightman: Present outlook in bronchiectasis: clinical and social study and review of factors influencing prognosis. Thorax 31 (1981) 659
46 Epler, G. R., T. V. Colby, T. C. McLoud, C. B. Carrington, E. A. Gaensler: Bronchiolitis obliterans organizing pneumonia. New Engl. J. Med. 312 (1985) 152

47 Fauci, A. S., B. F. Haynes, P. Katz, S. M. Wolff: Wegener's granulomatosis: prospective clinical trial and therapeutic experience with 85 patients for 21 years. Ann. intern. Med. 98 (1983) 76

48 Ferlinz, R., C. Ferlinz: Die Tuberkulosesituation in der Bundesrepublik Deutschland im Jahre 1988 unter Berücksichtigung möglicher Wechselwirkungen mit AIDS. Prax. Klin. Pneumol. 42 (1988) 693

49 Ferlinz, R., A. Meyer-Davila: Epidemiologie ambulant erworbener und nosokomialer Pneumonien. Atemw.- u. Lungenkr. 14 (1988) 6

50 Fink, J. N.: Hypersensitivity pneumonitis. J. Allergy 74 (1984) 1

51 Fletcher, C., R. Peto: The natural history of chronic airflow limitation. Brit. med. J. 1977/I, 1645

52 Forschbach, G.: Die postprimäre Lungentuberkulose. In Hein, J., R. Ferlinz: Lungentuberkulose. Thieme, Stuttgart 1982 (S. 4.1)

53 Fowler, A. A., R. F. Hamman, G. O. Zerbe, K. N. Benson, T. M. Hyers: Adult respiratory distress syndrome: prognosis after onset. Amer. Rev. resp. Dis. 132 (1985) 472

54 George, C. F., P. W. Nickerson, P. J. Hanly, T. W. Millar, M. H. Kryger: Sleep apnea patients have more automobile accidents. Lancet 1987/II, 447

55 Gerritsen, J., G. H. Koeter, D. S. Postma, J. P. Schouten, K. Knol: Prognosis of asthma from childhold to adulthood. Amer. Rev. resp. Dis. 140 (1989)1325

56 Gillespie, D. J., H. M. M. Marsh, M. B. Divertie, J. A. Meadows: Clinical outcome of respiratory failure in patients requiring prolonged (>24 hours) mechanical ventilation. Chest 90 (1986) 364

57 Görg, C., K. Görg, K. Havemann: Histiocytosis X. Klinik und Therapie. Dtsch. med. Wschr. 110 (1985) 1902

58 Griffith, D. E., J. G. N. Garcia: Tobacco cigarettes, smoking, smoking cessation, and chronic obstructive pulmonary disease. Semin. resp. Med. 10 (1989) 356

59 Grossman, R. F., A. Frost, N. Zamel, G. A. Patterson, J. D. Cooper, P. R. Myron, C. L. Dear, J. Maurer, and the Toronto Lung Transplant Group: Results of single-lung transplantation for bilateral pulmonary fibrosis. New Engl. J. Med. 322 (1990) 727

60 Hall, R.: Problems in the management of pulmonary embolism. Herz 14 (1989) 148

61 Hällgren, R., L. Bjermer, R. Lundgren, P. Venge: The eosinophil component of the alveolitis in idiopathic pulmonary fibrosis. Amer. Rev. resp. Dis. 139 (1989) 373

62 Hammond, E. C., I. J. Selikoff, H. Seidman: Asbestos exposure, smoking, and death rates. Ann. N. Y. Acad. Sci. 330 (1979) 473

63 Harkleroad, L. E., R. L. Young, P. J. Savage, D. W. Jenkins, R. E. Lordon: Pulmonary sarcoidosis: long-term follow-up of the effects of steroid therapy. Chest 82 (1982) 84

64 Haupt, H. M., G. W. Moore, G. M. Hutchins: The lung in systemic lupus erythematosus: analysis of the pathologic changes in 120 patients. Amer. J. Med. 71 (1981) 791

65 He, J., M. H. Kryger, F. J. Zorick, W. Conway, T. Roth: Mortality and apnea index in obstructive sleep apnea: experience in 385 male patients. Chest 94 (1988) 9

66 Hein, J., C. Mumme: Pleuritis exsudativa. In Hein, J., R. Ferlinz: Lungentuberkulose. Thieme, Stuttgart 1982 (S. 6.1)

67 Henderson, A. F., S. W. Banham, F. Moran: Reexpansion pulmonary oedema: a potentially serious complication of delayed diagnosis of pneumothorax. Brit. med. J. 291 (1985) 593

68 Hickling, K. G., S. J. Henderson, R. Jackson: Low mortality associated with low volume pressure limited ventilation with permissive hypercapnia in severe adult respiratory distress syndrome. Intens. Care Med. 16 (1990) 372

69 Higenbottam, T., I. Hay: Has the treatment of asthma improved? Chest 98 (1990) 706

70 Higgins, M. W., J. B. Keller, M. Becker, W. Howatt: An index of risk for obstructive airways disease. Amer. Rev. resp. Med. 125 (1982) 144

71 Higgins, M. W., T. Thom: Incidence, prevalence, and mortality: intra- and intercountry differences. In Hensley, M. J., N. A. Saunders: Clinical Epidemiology of Chronic Obstructive Pulmonary Disease. Lung Biology in Health and Disease. vol. 43. Dekker, New York 1989 (p. 23)

72 Hill, D., J., A. J. Martin, G. P. Davidson, G. S. Smith: Survival of cystic fibrosis patients in South Australia: evidence that cystic fibrosis center care leads to better survival. Med. J. Aust. 143 (1985) 230

73 Hillerdal, G., E. Nöu, K. Osterman, B. Schmekel: Sarcoidosis: epidemiology and prognosis: a 15-yeard European study. Amer. Rev. resp. Dis. 130 (1984) 29

74 Hoeppner, V., D. Cockroft, J. Dosman, D. J. Cotton: Nighttime ventilation improves respiratory failure in secondary kyphoscoliosis. Amer. Rev. resp. Dis. 129 (1984) 240

75 Hollinger, W. M., G. W. Staton, W. A. Fajman, M. J. Gilman, J. R. Pine, I. J. Check: Prediction of therapeutic response in steroid-treated pulmonary sarcoidosis: evaluation of clinical parameters, bronchialveolar lavage, gallium-67 lung scanning, and serum angiotensin-converting enzyme levels. Amer. Rev. resp. Dis. 132 (1986) 65

76 Hoover, E. L., H. Hwei-Kang, M. J. Ross, A. M. Gross, H. Webb, A. Ketosugbo, P. Finch: Reappraisal of empyema thoracis: surgical intervention when the duration of ilness is unknown. Chest 80 (1986) 511

77 Huang, N. N., D. V. Schidlow, T. H. Szatrowski, J. Palmer, L. R. Laraya-Cuasay, W. Yeung, K. Hardy, L. Quitell, S. Fiel: Clinical features, survival rate, and prognostic factors in young adults with cystic fibrosis. Amer. J. Med. 82 (1987) 871

78 Israel, H. L., P. Karlin, H. Menduke. O. G. DeLisser: Factors affecting outcome of sarcoidosis: influence of race, extrathoracic involvement, and initial radiologic lung lesions. Ann. N. Y., Acad. Sci. 465 (1986) 609

79 Israel, H. L.: Prognosis of sarcoidosis. Ann. intern. Med. 73 (1970) 1038

80 Israel-Biet, D., A. Venet, J. Chretien: Persistent high alveolar lymphocytosis as a predictive criterion of chronic pulmonary sarcoidosis. Ann. N.Y. Acad. Sci. 465 (1986) 395

81 Iversen, S., U. Hake, H. Oelert: Die chronische Lungenembolie. Dtsch. Ärztebl. 88 (1991) 2836

82 Jackson, J., M. R. Sears, R. Beaglehole, H. H. Rea: International trends in asthma mortality: 1970 to 1985. Chest 94 (1988) 914

83 Jenss, H., A. Jedrychowski: Behandlung der Tuberkulose und atypischer Mykobakteriosen heute. Internist 28 (1987) 796

84 Jess, P., S. Brynitz, A. Friis Moller: Mortality in thoracic empyema. Scand. J. thorac. cardiovasc. Surg. 18 (1984) 85

85 Kaiser, D.: Ergebnisse der chirurgischen Therapie bei Bronchiektasen. Atemw.- u. Lungenkr. 16 (1990) 164

86 Kanzow, G., H. Magnussen: Prognose und Therapie interstitieller Lungenerkrankungen. Atemw.- u. Lungenkr. 14 (1988) 197

87 Karg, O., S. Seifert, F. Cujnik: Tod an Tuberkulose: Ein Problem auf einer pneumologischen Intensivstation. Prax. Klin. Pneumol. 38 (1984) 397

88 Karpas, C. M., N. Blackman: Adenocarcinoma arising in a hamartoma (adenolipomyoma) of the bronchus associated with multiple benign tumors. Amer. J. clin. Pathol. 48 (1967) 383

89 Kasik, J. E.: Central nervous system tuberculosis. In Schlossberg, D.: Tuberculosis. Springer, Berlin 1988 (p. 87)

90 Kelly, W. J. W., I. Hudson, P. D. Phelan, M. C. F. Pain, A. Olinsky: Childhood asthma in adult life: a further study at 28 years of age. Brit. med. J. 294 (1987) 1059

91 Kerrebijn, K. F., E. E. M. van Essen-Zandvliet, H. J. Neijens: Effect of long-term treatment with inhaled corticosteroids and beta-agonists on the bronchial responsiveness in children with asthma. J. Allergy 79 (1987) 653

92 Kleine, P.: Pleuraerkrankungen. In Fabel, H.: Pneumologie. Urban & Schwarzenberg, München 1989 (S. 465)

93 Komp, D. M., J. Herson, K. A. Starling, T. J. Vietti, E. Hvizdada: A staging system for histiocytosis X: a southwest oncology group study. Cancer 47 (1981) 798

94 Konietzko, N., R. W. Carton, E. P. Leroy: Causes of death in patients with bronchiectasis. Amer. Rev. resp. Dis. 100 (1969) 852

95 Konietzko, N., V. Schulz, G. Eckert: Die Progredienz des Lungenemphysems bei schwerem Alpha$_1$-PI-Mangel. Med. Klin. 83 (1988) 1

96 Konietzko, N.: Bronchiektasie: Ätiologie, Klinik, Therapie. Krankenhausarzt 62 (1990) 119

97 Leavitt, R. Y., A. S. Fauci: Pulmonary vasculitis. Amer. Rev. resp. Dis. 134 (1986) 149

98 Liewald, F., H. Dienemann, L. Sunder-Plassmann: Das Bronchuskarzinoid. Eine klinische Studie mit 37 Patienten. Dtsch. med. Wschr. 114 (1989) 1692

99 Lisboa, C., P. D. Pare, J. Pertuze, G. Contreras, R. Moreno, S. Guillemi, E. Cruz: Inspiratory muscle function in unilateral diaphragmatic paralysis. Amer. rev. resp. Dis. 134 (1986) 488

100 Löwhagen, O., S. Rak: Bronchial hyperreactivity after treatment with sodium cromoglycate in atopic asthmatic patients not exposed to relevant allergens. J. Allergy 75 (1985) 343

101 Macfarlane, J. T., R. G. Finch, M. J. Ward, A. D. Macrae: Hospital study of adult community-aquired pneumonia. Lancet 1982/II, 255

102 Markowe, H. L. J., C. J. Bulpitt, M. J. Shipley. G. Rose, D. L. Crombie, D. M. Fleming: Prognosis in adult astma: a national study. Brit. med. J. 295 (1987) 949

103 Martin, A. J., L. I. Landau, P. D. Phelan: Lung function in young adults who had asthma in childhood. Amer. Rev. resp. Dis. 122 (1980) 609

104 Martin, A. J., L. A. McLennan, L. I. Landau, P. D. Phelan: The natural history of childhood asthma to adult life. Brit. med. J. 280 (1980) 1397

105 McCaughan, B. C., N. Martini, M. S. Bains: Bronchial carcinoids: review of 224 cases. J. thorac. cardiovasc. Surg. 89 (1985) 8

106 McGehee, J. L., S. D. Podnos, A. K. Pierce, J. C. Weissler: Treatment of pneumonia in patients at risk of infection with gram-negative bacilli. Amer J. Med. 84 (1988) 597

107 McKeon, J. L., M. J. Hensley, N. A. Saunders: Efficacy of current therapy for patients with chronic obstructive pulmonary disease. In Hensley, M. J., N. A. Saunders: Clinical Epidemiology of Chronic Obstruktive Pulmonary Disease. Lung Biology in Health and Disease. vol. 43. Dekker, New York 1989 (p. 305).

108 Medical Research Council Working Party: Long term domicilliary oxygen therapy in chronic hypoxic cor pulmonale complicating chronic bronchitis and emphysema. Lancet 1981/I, 681

109 Meissner, E., H. Fabel: Akute Lungenemboli. Klinik, Diagnostik und Therapie. Arzneimitteltherapie 8 (1990) 177

110 Mendelson, E. B., M. R. Fisher, R. A. Mintzer, J. M. Halwig, P. A. Greenberger: Roentgenographic and clinical staging of allergic bronchopulmonary aspergillosis. Chest 87 (1985) 334

111 Milsom, J. W., I. J. Kron, K. S. Rheuban: Chylothorax: an assessment of current surgical management. J. thorac. cardiovasc. Surg. 89 (1985) 221
112 Montgomery, A. B., M. A. Stager, C. J. Carrico, L. D. Hudson: Causes of mortality in patients with the adult respiratory distress syndrome. Amer. Rev. resp. Dis. 132 (1985) 485
113 Mossman, B. T., J. B. L. Gee: Asbestos-related diseases. New Engl. J. Med. 320 (1989) 1721
114 National Center for Health Statistics, USDHHS: Utilization of short-stay hospitals: United States 1983, annual summary. Data from the National Health Survey, series 13, no. 83. US Government Printing Office, Washington 1985 (DHSS Publication no. PHS-85-1744)
115 Nocturnal Oxygen Therapy Trial Group: Continuous or nocturnal oxygen therapy in hypoxemic chronic obstructive lung disease. An. intern. Med. 93 (1980) 391
116 O'Brien, R. J., L. J. Geiter, D. E. Snider: The epidemiology of nontuberculous mycobacterial diseases in the United States. Amer. Rev. resp. Med. 135 (1987) 1007
117 O'Rourke, J. P., E. S. Yee: Civilian spontaneous pneumothorax: treatment options and long-term results. Chest 96 (1989) 1302
118 Paladugu, R. R., J. E. Benfield, H. Y. Pak, R. K. Ross, R. L. Teplitz: Bronchopulmonary Kulchitzky cell carcinoma: a new classification scheme for typical and atypical carcinoids. Cancer 55 (1985) 1303
119 Parillo, J. E., J. S. Borer, W. L. Henry, S. M. Wolff, A. S. Fauci: The cardiovascular manifestations of the hypereosinophilic syndrome: prospective study of 26 patients, with review of the literature. Amer. J. Med. 67 (1979) 572
120 Partinen, M., C. Guilleminault: Daytime sleepiness and vascular morbidity at seven-year-follow-up in obstructive sleep apnea patients. Chest 97 (1990) 27
121 Partinen, M., A. Jamieson, C. Guilleminault: Long-term outcome for obstructive sleep apnea syndrome patients: mortality. Chest 94 (1988) 1200
122 Patterson, R., P. A. Greenberger, R. C. Radin, M. Roberts: Allergic bronchopulmonary aspergillosis: staging as aid to management. Ann. intern. Med. 96 (1982) 286
123 Peat, J.K., A. J. Woolcock, K. Cullen: Rate of decline of lung function in subjects with asthma. Europ. J. resp. Dis. 70 (1986) 171
124 Peatfield, R. C., P. R. Edwards, N. M. Johnson: Two unexpected death from pneumothorax. Lancet 1979/I, 356
125 Penketh, A. R., A. Wise, M. B. Mearns, M. E. Hodson, J. C. Batten: Cystic fibrosis in adolescents and adults. Thorax 42 (1987) 526
126 Perry, K. M. A., D. S. King: Bronchiectasis: a study of prognosis based on a follow-up of 400 patients. Amer. Rev. Tuberc. 41 (1940) 531
127 Peter, J. H., T. Podszus, H. Becker, P. von Wichert: Schlafbezogene Atmungsstörungen – Schlafapnoe. Dtsch. Ärztebl. 86 (1989) B-1478
128 Peters-Golden, M., R. A. Wise, M. C. Hochberg, M. B. Stevens, F. M. Wigley: Carbon monoxide diffusing capacity as predictor of outcome in systemic sclerosis. Amer. J. Med. 77 (1984) 1027
129 Peterson, P. K., D. Stein, D. R. P. Guay, G. Logan, S. Obaid, R. Gruninger, S. Davies, R. Breitenbucher: Prospective study of lower respiratory tract infections in an extended-care nursing home program: potential role of oral ciprofloxacin. Amer. J. Med. 85 (1988) 164
130 Petheram, I. S., B. E. Heard: Unique massive pulmonary hamartoma: case report with review of hamartoma treated at Brompton Hospital in 27 years. Chest 75 (1979) 95
131 Postma, D. S., K. De Vries, G. H. Koeter, H. J. Sluiter: Independent influences of reversibility of airflow obstruction and non-specific hyperreactivity in the long term course of lung function in chronic jaeairflow obstruction. Amer. Rev. resp. Dis. 134 (1986) 276
132 Preger, L., D. T. Arai, P. Kotin, H. Weill, J. Werchak: Asbestos-Related Disease. Grune & Stratton, New York 1978
133 Prince, D. S., D. D. Peterson, R. M. Steiner, J. E. Gottlieb, R. Scott, H. L. Israel, W. G. Figueroa, J. E. Fish: Infection with mycobacterium avium complex in patients without predisposing conditions. New Engl. J. Med. 321 (1989) 863
134 Rastogi, N., V. Labrousse: Extracellular and intracellular activities of clarithromycin used alone and in association with ethambutol and rifampicin against mycobacterium avium complex. Antimicrob. Agents Chemother. 35 (1991) 462
135 Reich, J. M., R. E. Johnson: Course and prognosis of sarcoidosis in a nonreferral setting: analysis of 86 patients observed for 10 years. Amer. J. Med. 78 (1985) 61
136 Rinaldo, J. E.: The prognosis of the adult respiratory distress syndrome: inappropriate pessimism? Chest 90 (1986) 470
137 Rogot, E., J. L. Murray: Smoking and causes of death among US veterans: 16 years of observation. Publ. Hlth Rep. 95 (1980) 213
138 Rose, G. A., H. Spencer: Polyarthritis nodosa. Quart. J. Med. 50 (1957) 43
139 Rosenblatt, S. G., W. Knight, G. A. Bannayan, C. B. Wilson, J. H. Stein: Treatment of Goodpasture's syndrome with plasmapheresis: a case report and review of the literature. Amer. J. Med. 66 (1979) 689
140 Rosenstock, L., N. J. Barnhart Heyer, D. J. Pierson, L. D. Hudson: The relation among pulmonary function, chest roentgenographic abnormalities, and smoking status in an asbestos-exposed cohort. Amer. Rev. resp. Dis. 138 (1988) 272
141 Rudd, R. M., P. L. Haslam, M. Turner-Warwick: Cryptogenic fibrosing alveolitis: relationships of pulmonary physiology and bronchoalveolar lavage to response to treatment and prognosis. Amer. Rev. resp. Dis. 124 (1981) 1

142 Rust, M., L. Bergmann, T. Kühn, S. Tuengerthal, K. Bartmann, P. S. Mitrou, J. Meier-Sydow: Prognostic value of chest radiograph, serum-angiotensin-converting-enzyme and T helper cell count in blood and in bronchoalveolar lavage of patients with pulmonary sarcoidosis. Respiration 48 (1985) 231
143 Ryssing, E.: Continued follow-up investigation concerning the fate of 298 asthmatic children. Acta paediat. 48 (1959) 255
144 Schulte, H. D.: Lungenarterienembolie. Dtsch. Ärztebl. 76 (1979) 85
145 Schultze-Werninghaus, G.: Das extrinsisch-allergische Asthma – Grundlagen, Diagnostik, Therapie, Invaliditätsgefährdung. Versicher.-Med. 42 (1990) 38
146 Seidenfeld, J. J., D. F. Pohl, R. C. Bell, G. D. Harris, W. G. Johanson: Incidence, site, and outcome of infections in patients with the adult respiratory distress syndrome. Amer. Rev. resp. Dis. 134 (1986) 12
147 Sennekamp, H.-J.: Exogen allergische Alveolitis und allergische bronchopulmonale Mykosen. Thieme, Stuttgart 1984
148 Sibala, J. L.: Endobronchial hamartomas. Chest 62 (1972) 631
149 Siltzbach, L. E., D. G. James, E. Neville, J. Turiaf, J. P. Battesti, O.P. Sharma, Y. Hosoda, R. Mikami, M. Odaka: Course and prognosis of sarcoidosis around the world. Amer. J. Med. 57 (1974) 847
150 Silverstein, E. F., K. Ellis, M. Wolff, A. Jaretzki: Pulmonary lymphangioleiomyomatosis. Amer. J. Roentgenol. 120 (1974) 832
151 Sly, R. M.: Mortality from asthma. J. Allergy 84 (1989) 421
152 Soergel, H., S. C. Sommers: Idiopathic pulmonary hemosiderosis and related syndromes. Amer. J. Med. 32 (1962) 499
153 Stack, H. R., Y. F. J. Choo-Kang, B. E. Heard: The prognosis of cryptogenic fibrosing alveolitis. Thorax 27 (1972) 535
154 Statistisches Bundesamt: Neuerkrankungen an Tuberkulose. Dtsch. med. Wschr. 114 (1989) 239
155 Statistisches Bundesamt: Tuberkulose. Dtsch. med. Wschr. 116 (1991) 399
156 Staudinger, H., V. Sill: Chronisches Cor pulmonale. Dtsch. Ärztebl. 87 (1990) B-97
157 Stevens, R. M., D. Teres, J. J. Skillman, D. S. Feingold: Pneumonia in an intensive care unit: a thirty month experience. Arch. intern. Med. 134 (1974(106
158 Talcott, J. A., W. A. Thurber, A. F. Kantor, E. A. Gaensler, J. F. Danahy, K. H. Antman, F. P. Li: Asbestos-associated diseases in a cohort of cigarette-filter workers. New Engl. J. Med. 321 (1989) 1220
159 Taylor, J. R., J. Ryu, T. V. Colby, T. A. Raffin: Lymphangioleiomyomatosis: clinical course in 32 patients. New Engl. J. Med. 323 (1990) 1254
160 Turner-Warwick, M., B. Burrows, A. Johnson: Cryctogenic fibrosing alveolitis: clinical features and their influence on survival. Thorax 35 (1980) 171
161 Turner-Warwick, M., W. McAllister, R. Lawrence: Corticosteroid treatment in pulmonary sarcoidosis: do serial lavage lymphocyte counts, serum angiotensin-converting enzyme measurements, and gallium-67 scans help management? Thorax 41 (1986) 903
162 Ukena, D., G. W. Sybrecht: Asthma-Todesfälle durch Fenoterol. Dtsch. med. Wschr. 114 (1989) 1178
163 Urokinase Pulmonary Embolism Trial: Phase 1. J. Amer. med. Ass. 214 (1970) 2163
164 Urokinase-Streptokinase Embolism Trial: Phase 2. J. Amer. med. Ass. 229 (1974) 1606
165 Vandenbergh, E., J. Clement, K. P. van de Woestijne: Course and prognosis of patients with advanced chronic obstructive pulmonary disease: evaluation by means of functional indices. Amer. J. Med. 55 (1973) 736
166 Wallaert. B., P. Y. Hatron, J. M. Grosbois, A. B. Tonnel, B. Devulder, C. Voisin: Subclinical pulmonary involvement in collagen-vascular diseases assessed by bronchoalveolar lavage: relationship between alveolitis and subsequent changes in lung function. Amer. Rev. resp. Dis. 133 (1986) 574
167 Watters, L. C., T. E. King, M. I. Schwarz, J. A. Waldron, R. E. Stanford, R. M. Cherniack: A clinical, radiographic, and physiologic scoring system for the longitudinal assessment of patients with idiopathic pulmonary fibrosis. Amer. Rev. resp. Dis. 133 (1986) 97
168 Wewers, M. D., M. A. Casolaro, S. E. Sellers, S. C. Swayze, K. M. McPhaul, J. T. Wittes, R. G. Crystal: Replacement therapy for alpha$_1$-antitrypsin deficiency associated with emphysema. New Engl. J. Med. 316 (1987) 1055
169 Wilcken, B., G. Chalmers: Reduced morbidity in patients with cystic fibrosis detected by neonatal screening. Lancet 1985/II, 1319
170 Wohl, M., V. Chernick: State of the art: bronchiolitis. Amer. Rev. resp. Dis. 118 (1978) 759
171 Wohlberedt, F.: Silikoseerkrankungen im Bergbau der Bundesrepublik Deutschland. Kompaß 98 (1988) 3
172 Woitowitz, H. J., H. J. Lange, U. Bolm-Audorff, K. Ulm, H. J. Elliehausen, L. Pache: Pleura-Asbestose – Klinik und Epidemiologie. Atemw.- u. Lungenkr. 11 (1985) 291
173 Woodhead, M. A., J. T. Macfarlane, J. S. McCracken, D. H. Rose, R. G. Finch: Prospective study of the aetiology and outcome of pneumonia in the community. Lancet 1987/I, 671
174 Woolcock, A. J.: Worldwide differences in asthma prevalence and mortality: why is asthma mortality so low in the USA? Chest 90, Suppl. (1986) 40

175 Worth, G., W. Stahlmann, H. Worth: Silikose. In Konietzko, J., H. Dupuis: Handbuch der Arbeitsmedizin. Ecomed Landsberg 1989 (S. IV−5.2.1)

176 Worth, G., W. Stahlmann: Tuberkulose und Pneumokoniosen. In Hein, J., R. Ferlinz: Lungentuberkulose. Thieme, Stuttgart 1982 (S. 5.1)

177 Zierski, M.: Die gegenwärtige Standardtherapie der Tuberkulose. Dtsch. med. Wschr. 112 (1987) 1950

178 Ziesche, R., H. Matthys: Immunologische Systemerkrankungen der Lunge unbekannter Ätiologie. Internist 31 (1990) 61

179 Zinkham, W. H.: Multifocal eosinophilic granuloma: natural history, etiology and management. Amer. J. Med. 60 (1975) 457

6 Erkrankungen des Ösophagus und Magen-Darm-Traktes

Ch. Schmidt

Ösophagus

Funktionelle Störungen

Änderungen der Ösophagusmotilität sind in höherem Alter physiologisch. Jenseits des 50. Lebensjahres laufen etwa 35% der Kontraktionen simultan ab. Der Presbyösophagus beim älteren Menschen führt jedoch allenfalls beim Schlucken von Tabletten zu klinischen Beschwerden und bedarf deshalb auch keiner weiteren Therapie (216). Selten sind Ösophagospasmus und Nußknackerösophagus, harmlose Motilitätsstörungen mit kräftigen simultanen Ösophaguskontraktionen, die im Anfall mit Nitro erfolgreich therapiert werden können (132). Neben Nitraten scheint auch Hydralazin in der Langzeitanwendung einen positiven Effekt zu haben (126). Von Nifedipin konnte dies nicht sicher nachgewiesen werden (38). Verhaltenstraining und die Anwendung von Antidepressiva können in einzelnen Fällen diese harmlosen Beschwerden gleichfalls lindern (89).

Eine kombinierte Motilitätsstörung liegt beim Megaösophagus vor. In seltenen Fällen kann er sich 10–30 Jahre nach einer Chagas-Krankheit manifestieren (68). Die Infektion mit Trypanosoma cruzi führt in chronischen Fällen zur Zerstörung der intramuralen Ganglien im Intestinaltrakt und damit zu Megabildungen. Bei Kindern ist die Prognose quoad vitam ungünstig, bei Erwachsenen ist sie abhängig vom Virulenzgrad des Erregers und der chemotherapeutischen Behandlung (137).

Die häufigste Form des Megaösophagus ist die Achalasie, deren Inzidenz bei 1 pro 100000 Einwohnern pro Jahr liegt (216). Entzündliche Infiltrate im Bereich des Plexus myentericus Auerbachi, eine Verminderung der Ganglienzelldichte in Höhe des unteren Ösophagussphinkters und die sogenannte Wallersche Degeneration der efferenten Vagusfasern (82) zeigen die Irreversibilität der Störung an und führen zu schweren dysphagischen Beschwerden. Gefährdet sind die Patienten durch Aspiration, Mangelerscheinungen und die sekundäre Entwicklung eines Karzinoms. Das Risiko der Entwicklung eines Ösophaguskarzinoms ist 10mal höher als in der Normalbevölkerung (216), dennoch ist die Lebenserwartung nur geringgradig eingeschränkt.

In leichten Fällen kann die Symptomatik durch die Gabe von 5 mg Isosorbiddinitrat oder 10–20 mg Nifedipin pro Tag gebessert werden. Die Dysphagie nimmt hierunter ab, obgleich die Ösophaguspassage nur geringgradig beeinflußt wird (59). Therapie der Wahl ist deshalb die Dehnungsbehandlung mit dem Starckschen Metalldilatator oder pneumatisch mit einem zylindrischen Ballon, was für 70–90% der Patienten Beschwerdefreiheit bringt (216). Die Komplikationsrate dabei ist niedrig, es kommt jedoch in 45% der Fälle zu einer kurzzeitigen Bakteriämie (74). Perforationen kommen bei Dilatationsbehandlung in 2–3% der Fälle vor und die Letalität liegt bei 0,18–0,79% (177). Bei 30% der Patienten kommt es zu einem frühzeitigen Rezidiv der dysphagischen Beschwerden, was eine erneute Dilatationsbehandlung oder eine chirurgische Therapie erforderlich macht (15). Die anteriore Myotomie des Ösophagus, eine modifizierte Operation nach Heller, führt in 91% der Fälle zu einer deutlichen Verbesserung der Symptomatik mit signifikantem Abfall des Druckes im Bereich des unteren Ösophagussphinkters (37, 50). Auch in den seltenen Fällen der Achalasie bei

Kindern kann die Ösophagomyotomie erfolgreich angewandt werden (200). Kommt es auch durch die Myotomie noch nicht zu einer ausreichenden symptomatischen Besserung, so kann eine Linderung der Beschwerden in Einzelfällen durch eine totale thorakale Ösophagektomie mit Hochziehen des Magens und zervikaler Anastomose erreicht werden (136).

Bei 17–40% der Operierten kommt es zu einem gastroösophagealen Reflux (216), der seinerseits eine Therapie erforderlich machen kann.

Hiatushernie und Refluxösophagitis

Die axiale Hiatushernie ist eine harmlose Erkrankung vornehmlich der westlichen Welt, die in einer Häufigkeit von 20–50% in der Bevölkerung vorkommt (21). Die mit steigendem Alter häufiger anzutreffende erworbene Verlagerung des Ösophagussphinkters nach kranial macht in 75–80% der Fälle keine Beschwerden und führt zu keinen weiteren gesundheitlichen Beeinträchtigungen (173). Bei inkompetentem gastroösophagealem Verschluß kommt es zum Reflux und zur Ösophagitis. Die Refluxkrankheit ist die häufigste aller Störungen im oberen Verdauungstrakt. Über den Spontanverlauf dieser Erkrankung ist jedoch relativ wenig bekannt. Endoskopisch lassen sich zunächst einzelne Epitheldefekte nachweisen, die dann konfluieren und sich zirkulär über die Schleimhaut ausdehnen. Im weiteren Verlauf kommt es dann zu ausgedehnteren Defekten mit Komplikationen wie Ulzerationen, Stenosen und Endobrachyösophagus. Ob sich diese peptischen Läsionen wie beim Ulcus ventriculi und Ulcus duodeni überhaupt spontan zurückbilden können, ist unbekannt (185). Subjektiv verläuft die Ösophagitis bei der Hälfte der Patienten in Schüben (28). 50% der Patienten verspüren innerhalb von 2 Monaten eine klinische Besserung (103). Nach Heilung unter Plazebobehandlung traten bei 40% der Patienten innerhalb von 6 Monaten wieder erneut Refluxbeschwerden auf (26). Auch nach Abheilung einer erosiv-ulzerösen Ösophagitis unter Ranitidintherapie hatten nach 6 Monaten Plazebobehandlung mehr als 30% der Patienten ein Rezidiv (102). 60% der Patienten haben über Jahre einen Verlauf mit gleichbleibenden Beschwerden. Unter konservativer Therapie waren nach 2,6 Jahren nur 24% der Patienten asymptomatisch, und 47% gaben eine Besserung an (28). Weder Schweregrad der Symptome noch die Größe der Hiatushernie oder der Grad der Ösophagitis lassen eine prognostische Aussage über den Langzeitverlauf der Erkrankung zu (28). Prognostisch ungünstig für den Verlauf der Erkrankung ist jedoch Übergewicht.

Die Therapie der Refluxkrankheit zielt auf Beschwerdefreiheit und Abheilung peptischer Läsionen ab. Unter den Allgemeinmaßnahmen hat nur die Hochlagerung des Oberkörpers im Schlaf einen nachweislich positiven Effekt auf die Refluxösophagitis. In leichten Stadien der Erkrankung können motilitätsfördernde Substanzen nützlich sein. Direkt und indirekt wirkende Parasympathikomimetika wie Bethanechol, Metoclopramid, Domperidon und Cisaprid erhöhen deutlich den Druck des unteren Ösophagussphinkters und führen zu einer signifikanten Besserung der Refluxbeschwerden (214). Dabei ist eine intravenöse Dosis von 4 mg Cisaprid einer Dosis von 10 mg Metoclopramid gleichwertig. Beide Substanzen wirken gleichzeitig prokinetisch, verkürzen die ösophageale Transitzeit und reduzieren die Zahl der Refluxepisoden (124). Während unter einer Monotherapie über 6–12 Wochen mit Domperidon oder Cisaprid die Refluxösophagitis in 46–57% der Fälle abheilte, lag die Heilungsrate unter einer Kombinationstherapie mit dem H_2-Bocker Cimetidin oder Famotidin und einem Parasympathikomimetikum bei 70–78% (58, 66). Auch Antazida erhöhen den Druck des unteren Ösophagussphinkters und führen in einer Dosis mit einer Säureneutralisationskapazität von 30 mmol pro Tablette, 4mal täglich, bei etwa 78% der Patienten innerhalb von 2 Wochen zur Reduktion dysphagischer Beschwerden (212). 4mal täglich ein Beutel Sucralfat führte nach 6 Wochen bei 45% und nach 12 Wochen Therapie bei 72% der behandelten Patienten zu einer endoskopisch nachweisbaren Abheilung der Ösophagitis (215). Die Antazida oder Sucralfat sind der Therapie mit H_2-Blockern nicht überlegen. 1600, 1200 oder 1000 mg Cimetidin, verteilt auf 4 Tagesdosen, erwiesen sich gleich wirksam wie 300 mg Ranitidin zur Nacht (101). Das Verschwinden der Symptome korreliert dabei kaum mit der Besserung des endoskopischen Befundes. Unter 300 mg Ranitidin täglich waren nach 6 Wochen

78% der kleinen solitären Erosionen abgeheilt, aber nur 23% der großen (100). Eine Rezidivprophylaxe mit niedrig dosiertem Ranitidin zeigte für den Verlauf der Erkrankung keinen Vorteil. Allen H_2-Blockern überlegen ist die Gabe des K-H-ATPase-Hemmers Omeprazol. Zwar wird der geschädigte Antirefluxmechanismus nicht verbessert, aber unter einer Therapie mit 20–60 mg Omeprazol täglich war die Refluxösophagitis nach 4 Wochen in 74% der Fälle und nach 8 Wochen in 88% der Fälle abgeheilt im Vergleich zu einer Heilungsrate von 49% unter 2mal 150 mg Ranitidin (22). Die Gabe von Omeprazol scheint insbesondere in den Stadien III und IV nach Savary und Miller den Verlauf günstig zu beeinflussen. Bei Nichtansprechen der Refluxösophagitis auf eine konservative Therapie, bei tracheobronchialer Aspiration, bei peptischer Stenose, Endobrachyösophagus oder gemischten Hernien kann die Indikation zur Operation gegeben sein. Die Fundoplikation nach Nissen oder die Teresplastik sind dabei die Methoden der Wahl. Die Resultate sind in 50–80% der Fälle befriedigend, 20–30% der Patienten leiden jedoch auch postoperativ unter den Beschwerden einer Ösophagitis und bis zu 15% haben andere Folgebeschwerden (68, 73). Zu einer operativen Therapie sollte man sich nur mit Zurückhaltung entscheiden, da nur nach chirurgischer Therapie Todesfälle beschrieben sind (95).

Barrett-Ösophagus

Abgesehen von der seltenen kongenitalen Form ist der Endobrachyösophagus eine Folge der Refluxkrankheit vornehmlich bei älteren Menschen, bei der sich im tubulären Ösophagus zirkulär eine unvollständige Zylinderepithelauskleidung findet. Beim Barrett-Syndrom im engeren Sinne ist die zusammenhängende, säuresezernierende Zylinderepithelschicht scharf vom Plattenepithel abgesetzt (20). Der Endobrachyösophagus kann sich insbesondere bei schwerer Refluxösophagitis innerhalb von wenigen Wochen entwickeln, meist vergehen jedoch Jahre. Diese irreversible Schleimhautveränderung ist selbst noch keine Komplikation der Refluxösophagitis, metaplastische Parietalzellen neigen jedoch zur Säureproduktion, was bei 10% der Patienten zur Ausbildung von Barrett-Ulzera oder zu den 5- bis 10mal häufigeren Übergangsulzera an der Grenze von Zylinder- zu Plattenepithel führt (20, 68). Nachfolgend entwickelt sich bei 43% der Patienten eine Stenose (135). Der Zusammenhang zwischen Endobrachyösophagus und Adenokarzinom ist gesichert, die Angaben über die Frequenz der Entartung schwanken jedoch zwischen 4 und 46% (80). In einer prospektiven Studie der Mayo-Klinik fand sich bei 105 Patienten, die durchschnittlich 3,7 Jahre beobachtet wurden, nur 1 Adenokarzinom (31), in einer weiteren prospektiven Studie fand sich eine Inzidenz von 1 Karzinom in 52 Patientenjahren (70). Bei 50 Patienten mit hochgradiger Dysplasie entwickelte sich in 32% der Fälle innerhalb von 5 Jahren ein Adenokarzinom (41). Eine prophylaktische regelmäßige endoskopische Kontrolle ist deshalb unerläßlich, um Dysplasien rechtzeitig zu erkennen. Die Prognose wird zusätzlich beeinflußt durch eine starke Häufung von kolorektalen Karzinomen bei Patienten mit Endobrachyösophagus (188). Bei häufigen Rezidiven, persistierenden Stenosen oder Blutungen ist eine operative Therapie indiziert; ob diese allerdings das Risiko der Malignomentstehung reduziert, ist unklar.

Ösophagusverletzungen

Ösophagusperforationen sind meist iatrogen verursacht, kommen aber auch spontan bei Divertikeln, entzündlichen und malignen Prozessen vor. Die Letalität unter konservativer Therapie liegt bei 84% (29), in Einzelfällen werden auch bessere Resultate erzielt (79). Therapie der Wahl ist die Operation mit Deckung der Perforationsstelle. Bei Eingriff innerhalb von 24 Stunden liegt die Letalität unter 20%, steigt dann aber rasch auf 50% nach 24 Stunden an (68).

Die Prognose von Verätzungen des Ösophagus mit Säuren, Laugen oder Reinigungsmitteln ist abhängig von Konzentration, Aggressivität und rechtzeitigem Einsatz der Therapie. Wegen des unterschiedlichen Schweregrades können prognostische Aussagen kaum gemacht werden. Leichte Verätzungen heilen folgenlos aus, Verätzungen mit Nekrosen der Schleimhaut können zur Ausbildung narbiger Stenosen führen. Zerfällt die gesamte Ösophaguswand nekrotisch und erfolgt nicht frühzeitig eine operative Therapie mit Ösophagektomie, kommt es zur häufig letal endenden Mediastini-

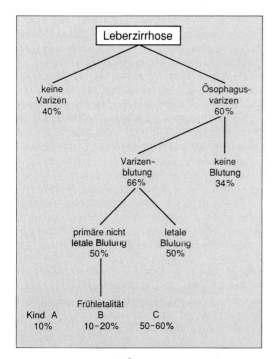

Abb. 6.1 Prognose bei Ösophagusvarizen

Tabelle 6.1 Prognostische Faktoren der Ösophagusvarizenblutung

Schweregrad der Leberdekompensation (Child A−C)
Alkoholkarenz
Größe der Ösophagusvarizen
Vorhandensein von Venolen auf den Varizen
Einsatz der Blutstillung (Tamponade oder Sklerosierung)
Prophylaktische Sklerosierung nach Blutung
Zusätzlicher therapeutischer Einsatz von Terlipressin
Drucksenkung mit β-Blockern?

tis. Um die Ausbildung von Stenosen zu verhindern, ist eine früh einsetzende Prophylaxe mit Steroiden wichtig; vorhandene hochgradige Stenosen müssen, unter Umständen lebenslang, intermittierend bougiert werden.

Ösophagusvarizen

Ösophagusvarizen entstehen bei portaler Hypertension, zumeist auf dem Boden einer Leberzirrhose, selten auch bei prä− oder posthepatischem Block. Bei 60% der Leberzirrhotiker bilden sich Varizen aus, die in zwei Dritteln der Fälle zur Blutung führen (184). (Abb. 6.1). Voraussetzung ist ein Pfortaderdruck von über 12 mmHg. Die Höhe des Pfortaderdruckes korreliert jedoch nicht mit der Gefahr der Varizenblutung. Die erste massive Blutung endet in 40−60% der Fälle letal. Unter Alkoholkarenz liegt die 5-Jahres-Überlebensrate bei Zirrhotikern mit gastrointestinaler Blutung bei 35,5%, bei Patienten ohne Karenz sogar nur bei 20,7% (64). In einer Beobachtungsstudie bei 321 Patienten kam es innerhalb von 38 Monaten bei 26,5% der Patienten zu Blutungen. Das Risiko der Blutung war signifikant vom Stadium der Child-Klassifikation, also der Größe der Varizen und dem Vorhandensein von dilatierten Venolen auf den Varizen, abhängig (39). (Tab. 6.1). Die Frühletalität liegt bei Zirrhotikern ohne klinische oder laborchemische Zeichen der Dekompensation (Child A) bei 10%, bei mäßiggradiger Dekompensation bei 10−20% und bei schwer dekompensierter Zirrhose (Child C) bei etwa 50−60% (164). Die 5-Jahres-Überlebenszeit von Varizenpatienten mit Child A liegt bei über 90%, dagegen bei Child C unter 10% (163). Bei der akuten Blutung führt die Ballontamponade in 90% der Fälle zur initialen Blutstillung, in einem Intervall von Stunden bis Tagen treten jedoch in 60% Rezidivblutungen auf (60). Die Not-Shunt-Operation wird wegen der hohen Frühletalität nicht mehr durchgeführt, Therapie der Wahl ist deshalb die Sklerosierungstherapie. Die para- oder intravasale Varizensklerosierung führt in etwa 90% der Fälle zur Blutstillung (68, 141); die Hospitalletalität liegt dennoch bei 14−36%, wobei viele Patienten am Leberversagen sterben. Das Risiko der erneuten Blutung nach Sklerosierung liegt bei 70% (96). Unter wiederholter Sklerosierungstherapie kann die Gefahr einer Rezidivblutung und die Mortalität signifikant gesenkt werden (139). Die Überlebenszeit wird nach Aussage der meisten durchgeführten Studien verlängert, ist jedoch wesentlich vom Grad der Leberdekompensation abhängig. Eine prophylaktische Sklerosierung ohne vorausgegangene Varizenblutung senkt die Blutungsgefahr und die Mortalität nicht wesentlich. Nach den meisten Studien verbessert die Sklerosierungstherapie als Präventivmaßnahme die Prognose nicht (164), neuere Untersuchungen zeigen jedoch wieder einen leichten Trend zugunsten einer verlängerten Überlebenszeit (146). In der Akutphase kann die zusätzliche Gabe von Terlipressin die Zahl der Therapieversager reduzieren, wie eine plazebokontrollierte Studie zeigte (207). Vasopressin senkt zwar den Druck in der V. portae durch Vasokonstriktion, zeigt aber im Vergleich zur Sondenbehandlung keinen Unterschied bezüglich Blutstillungsrate oder Überlebensrate. In 15 kontrollierten Studien gelang in 48% der Fälle eine Blutstillung mit Vasopressin, die Kombination mit Glyceryltrinitrat oder Isosorbiddinitrat zeigte dabei geringe Vorteile (208); die alleinige medikamentöse Blutstillung ist also der Sklerosierungstherapie oder Ballontamponade unterlegen.

Drucksenkende Medikamente finden auch als prophylaktische Maßnahmen Anwendung. Die Ergebnisse der mit Betablockern durchgeführten Studien sind widersprüchlich. Nur unter einer prophylaktischen Therapie mit Nadolol traten weniger Blutungen auf, ohne daß jedoch die Überlebensraten im Vergleich zu plazebobehandelten Patienten verlängert gewesen wären (208). Im Vergleich zur Sklerosierungsbehandlung ist das Blutungsrisiko bei Patienten, die mit Metaprolol oder Propanolol therapiert werden, deutlich höher. Waren innerhalb von 4 Jahren bei den mit Propanolol behandelten Patienten nur 25% frei von Rezidivblutungen, so lag die Rate bei den sklerosierten Patienten bei 67%, ohne daß jedoch die Überlebensrate signifikante Unterschiede aufgewiesen hätte (2). Die Dosis wird dabei so gewählt, daß die Herzfrequenz um 25% gesenkt wird. Auch eine medikamentöse Prophylaxe mit Metoclopramid oder Cimetidin verbessert die Prognose der Ösophagusvarizenblutung nicht wesentlich. Ebenso sind die Ergebnisse nach Shunt-Operationen widersprüchlich, die Überlebenszeit der Patienten scheint insgesamt nicht wesentlich verlängert zu werden, obgleich Rezidivblutungen mit einer Wahrscheinlichkeit von 95% verhindert werden (60).

Magen und Duodenum

Funktionelle Störungen

Die Diagnose funktioneller Oberbauchbeschwerden oder „Reizmagen" wird meist per exclusionem gestellt. 25–30% der europäischen Bevölkerung leiden unter funktionellen Oberbauchbeschwerden. Diese funktionellen Beschwerden, für die es mehr als 20 verschiedene Definitionen gibt, lassen sich unter dem Begriff „Reizmagen" zusammenfassen. Die Spontanheilungsrate dieses heterogenen Krankheitsbildes liegt bei 30–50% (158). Bei etwa 70% der Patienten mit Reizmagen oder Dyspepsie finden sich Motilitätsstörungen, 30% haben eine Hypomotilität des Antrums (115). Prokinetisch wirkende Pharmaka bringen deshalb rasch eine Linderung der Beschwerden und sind in der Therapie Pirenzepin und H_2-Antagonisten überlegen (155). Auf eine antisekretorische Therapie mit Pirenzepin oder H_2-Blockern sprechen 20–25% der Patienten an, auf Gastroprokinetika dagegen 60% (155). Metoclopramid führt bei 40% der Patienten zu einer Besserung, Domperidon bei durchschnittlich 56% und Cisaprid bei 30–80% (155). Unter einer Therapie mit 3mal 5 mg Cisaprid waren in einer Studie von Rösch nach 1 Woche 43,2% der Patienten beschwerdefrei, nach 2 Wochen 64,7% und nach 4 Wochen 66,3% (157). Im Vergleich zu früher eingesetzten Medikamenten wurde Cisaprid von den meisten Patienten als therapeutisch überlegen beurteilt. Auch in anderen Studien zeigte sich nach 4 Wochen Therapie mit 3mal 5 mg oder 3mal 10 mg Cisaprid eine Heilungsrate von 64–82% (57, 72, 156).

Prognostisch ungünstig ist eine funktionelle Magenentleerungsstörung im Rahmen einer diabetischen autonomen Neuropathie. Von 35 beschriebenen Fällen mit diabetischer Gastroparese waren nach 3 Jahren 12 verstorben (201). Die Prognose ist jedoch wesentlich von der Diabeteseinstellung abhängig. Die Erkrankung verläuft meist symptomlos und macht sich lediglich durch diffuse Oberbauchbeschwerden oder eine schwer einstellbare Stoffwechsellage bemerkbar. Domperidon (3mal 10–20 mg) oder Metoclopramid (3mal 20 mg) vor den Hauptmahlzeiten verbessern die Magenentleerung, nach einigen Wochen stellt sich jedoch ein Wirkungsverlust ein. Cisaprid dagegen ist auch nach längerer Anwendung noch voll wirksam (202). Intravenös verabreicht ist es Metoclopramid therapeutisch überlegen (55). In seltenen Fällen wird bei der diabetischen Gastroparese auch eine operative Therapie mit Gastrojejunostomie erforderlich.

Akute Gastritis

Die akute Gastritis wird meist durch Ingestion verdorbener oder bakteriell kontaminierter Speisen, durch Überladung des Magens oder durch große Mengen Alkohol ausgelöst. Auch Infektionskrankheiten und Urämie können diese histologisch entzündlichen Veränderungen hervorrufen. Mit Wegfall der Noxen heilt die akute Gastritis ohne Folgen und meist ohne weitere Therapie aus. Ein Übergang zur chronischen Gastritis wird nicht beobachtet (68). Die gute Prognose der akuten Gastritis mit Restitutio ad integrum trifft nicht zu für die phlegmonöse Gastritis, eine bakterielle eitrige Gastritis, meist durch hämolysierende Streptokokken oder Escherichia coli ausgelöst, die plötzlich beginnt und eine fulminante Verlaufsform mit toxischem Schock und Tod innerhalb weniger Stunden zeigt. Die Letalität liegt bei der akuten Form bei 80%, bei eher chronischem Verlauf bei 25% (68).

Chronische Gastritis

Die chronische Gastritis ist ein häufig diagnostiziertes Krankheitsbild. Bei nicht selektionierten Individuen finden sich endoskopisch und histologisch in 53–68% der Fälle Zeichen der chronischen Gastritis, atrophische Gastritiden sind in 28–34% der Fälle auszumachen (181). Die Oberflächengastritis als leichte Form der chronischen Gastritis ist in allen Altersklassen gleich häufig, sie geht nach durchschnittlich 17 Jahren in eine atrophische Gastritis über. Bei einer Zunahme der Häufigkeit von 1,4% pro Jahr finden sich bei den 50jährigen in 80% der Fälle gastritische Veränderungen (68). Nach Strickland und Mackay werden ein Typ A, ein Typ B und nach Glass zusätzlich ein Typ AB unterschieden. Der weitgehend genetisch determinierte Typ A befällt vornehmlich die Korpusschleimhaut. Zirkulierende Antikörper gegen Parietalzellen sprechen für Autoimmunprozesse, die zu einem Verschwinden der Haupt- und Parietalzellen und damit zur Achlorhydrie und einem Intrinsic-factor-Mangel mit Ausbildung einer perniziösen Anämie führen. Die Gastritis zeigt eine schlechte Tendenz zur Spontanremission, oft bleibt sie jahrelang unverändert, schreitet aber meist kontinuierlich fort (181). Einzelne Spontanheilungen der chronisch atrophischen Gastritis wurden beobachtet (159). Bei Familienmitgliedern von Probanden mit perniziöser Anämie oder schwerer atrophischer Korpusgastritis zeigt sich die rascheste Fortentwicklung des Krankheitsbildes. Das Risiko der Progression von einer leichten zu einer mittelschweren oder schweren atrophischen Gastritis A ist bei diesen Patienten um das 12,1 bis 56,7fache erhöht, während es für die Normalbevölkerung etwa beim 2,5fachen liegt (85). Das Risiko der Entwicklung eines Magenkarzinoms vom intestinalen Typ ist bei Gastritis Typ A gegenüber der Normalbevölkerung um das 3- bis 4fache erhöht. Je schwerer die Atrophie ist, desto höher ist auch das Karzinomrisiko (128). Bei Nachuntersuchungen über 20–25 Jahre fand sich bei 116 Patienten mit atrophischer Gastritis in 10 Fällen ein Magenkarzinom (182). Patienten mit Gastritis Typ A disponieren auch zur Polypenbildung und, infolge der gleichzeitig bestehenden Hypergastrinämie, zur Entwicklung von Karzinoiden (128).

Die chronische Gastritis Typ B befällt das Antrum, dehnt sich in pylorokardialer Richtung im Magen aus und ist häufig vergesellschaftet mit Ulcus ventriculi und duodeni. Bei über 90% der Patienten mit Gastritis Typ B oder AB findet sich eine Besiedlung der Mukosa mit Helicobacter pylori, der eine pathogenetisch wesentliche Rolle für die Entstehung dieser Form der chronischen Gastritis zu spielen scheint (179). Zwischen der Gastritisaktivität und dem Befall mit Helicobacter pylori scheint eine positive Korrelation zu bestehen (160). Bei chronischer Gastritis Typ B steigt je nach Schweregrad das Risiko eines Ulcus ventriculi oder duodeni um das 10- bis 22fache an (179). Ein kausaler Zusammenhang ist jedoch nicht bewiesen, die chronische Antrumgastritis ist auch keine obligatorische Voraussetzung für die Entwicklung eines Ulkusleidens (181). Eine erhöhte Karzinominzidenz besteht für die Gastritis Typ B nicht.

Die chronische Gastritis hat also klinisch eine untergeordnete Bedeutung, wichtig sind jedoch die Zusammenhänge mit zum Teil schweren prognostisch ungünstig verlaufenden anderen Krankheiten.

Ulkuskrankheit

Spontanverlauf

Die Ulkuskrankheit ist neben funktionellen Beschwerden die häufigste gastroenterologische Krankheit. Einer der Risikofaktoren für die Entstehung eines Ulkus scheint die chronische Gastritis zu sein. Bei 321 über 10 Jahre beobachteten Patienten entwickelte sich bei Patienten mit Zeichen der Gastritis in 11% der Fälle ein peptisches Ulkus, jedoch nur bei 0,8% der Patienten, die initial eine gesunde Magenschleimhaut zeigten (180). Etwa 10% aller Menschen leiden im Laufe ihres Lebens unter einem Ulkus (68). War die Ulkuskrankheit im vergangenen Jahrhundert noch eine Seltenheit, so stieg ihre Inzidenz in den ersten Jahrzehnten des 20. Jahrhunderts deutlich an und scheint nun wieder abzunehmen. Auch vor Einführung des Carbenoxolonnatriums und der H_2-Blocker nahm von 1966–1975 die Zahl der perforierten Duodenalulzera um 35% ab. Über einen Zeitraum von 12 Jahren fiel die Zahl der Magenoperationen wegen Ulzera um 30% (5). Von 1970–1978 nahm die Zahl der wegen Ulksleiden stationär aufgenommenen Patienten um 26% ab (48). Die Mortalität der Ulkuskrankheit nahm in der Bundesrepublik Deutschland von 1952–1978 geringfügig von 7 auf 6,2 Todesfälle pro 100 000 Einwohner ab, stieg bei den Frauen jedoch leicht an. So war vor der H_2-Blocker-Ära die Lebenserwartung in den ersten 2 Jahren nach der Ulkusdiagnose leicht vermindert (5). Bei 11% der Patienten mit peptischem Ulkus war die Ulkuskrankheit primäre Todesursache, 50% der Todesfälle traten nach chirurgischer Therapie auf (81). Das Risiko, an der Ulkuskrankheit zu versterben, war für Patienten über 60 Jahre bedeutend höher als für junge (23). Die Letalität der Ulkuskrankheit liegt innerhalb einer Zeitdauer von 9 Jahren immerhin bei 1,4% (24). Während die Zahl der stationären Behandlungen bei unkomplizierten Ulzera stetig abnimmt, ist die Rate der Hospitalisationen wegen Ulzera mit Hämorrhagien seit 1980 um 100% gestiegen (61). Diese Zunahme der Komplikationen steht möglicherweise im Zusammenhang mit der Einnahme nichtsteroidaler Antirheumatika. Bei Einnahme nichtsteroidaler Antirheumatika ist das Ulkusrisiko im Vergleich zur Normalbevölkerung um das 1,3- bis 6,3fache erhöht (13). Grundsätzlich ist die Ulkuskrankheit jedoch durch eine hohe Spontanheilungsrate charakterisiert. In zahlreichen Studien schwanken die spontanen Heilungsquoten innerhalb von 6 Wochen zwischen 25 und 79%. Nach Schweizer Untersuchungen heilen im Mittel 83% der Magenulzera und 73% der Duodenalulzera innerhalb von 6 Wochen ab (166). Die Halbwertszeit für das Ulcus ventriculi betrug 1,7 Wochen und für das Ulcus duodeni 1,9 Wochen, wobei die Abheilungstendenz von der Größe des Ulkus, der Dauer des Leidens und geographischen Faktoren abhängig ist. Beim Ulcus duodeni ist die Heilungstendenz bei Männern deutlich schlechter als bei Frauen (186). Rauchen hat einen nachgewiesenen prognostisch ungünstigen Einfluß auf die Heilungsrate. Während in einer Studie von Korman bei den Nichtrauchern 67% der Ulcera duodeni spontan unter Plazebo innerhalb von 6 Wochen abheilten, waren es unter den Rauchern nur 44%; sogar unter der Therapie mit Cimetidin war die Heilungsrate nur 50% bei den Rauchern im Gegensatz zu 100% bei den Nichtrauchern (105). Mehrere Studien belegen, daß ohne Therapie die spontane Heilungsrate bei Rauchern nur halb so groß ist wie bei Nichtrauchern (170). In Deutschland, Norwegen, der Schweiz und den Vereinigten Staaten scheint die durchschnittliche Spontanheilungsrate bei 50% zu liegen (81). Das peptische Ulkusleiden neigt jedoch in hohem Maße zu Rezidiven. Ohne Therapie zeigte sich bei Ulcus ventriculi über einen Beobachtungszeitraum von 25 Jahren ein Rezidivulkus bei 67,9% der Männer und 61,9% der Frauen. Für das Ulcus duodeni betrug die Rezidivrate über den gleichen Zeitraum 88,7% für die Männer und 83,5% für die Frauen (106). In verschiedensten Untersuchungen fand sich bei einem Untersuchungszeitraum von 2–27 Jahren für das Ulcus ventriculi ein Rezidiv in 42–68% der Fälle und für das Ulcus duodeni bei einem Beobachtungszeitraum von 17–27 Jahren eine Rezidivrate von 57–88% (84). Für Raucher lag in einer 1984 publizierten Studie die Rezidivrate für das Ulcus duodeni bei 72% innerhalb der ersten 12 Monate und bei 18% für Nichtraucher (187). Insgesamt erleben etwa 40% der Patienten im 1. Jahr nach dem ersten Ulkus ein Rezidiv und 70% innerhalb der ersten 5 Jahre, sofern keine medikamentöse Rezidivprophylaxe durchgeführt wird (84). Insgesamt scheinen Rezidive beim peptischen Ulkus zu irgendeinem späteren Zeitpunkt in 90% der Fälle aufzutreten (5), verlaufen jedoch bei 50% der Patienten symptomarm (43). Andererseits kann die Krankheit, unabhängig von der Anamnesedauer, zu jedem Zeitpunkt spontan sistieren. Ein erhöhtes Rezidivrisiko haben Patienten in einem Alter unter 30 oder über 60 Jahre sowie solche mit langer Krankheitsgeschichte, hoher Säureproduktion und Konsumenten von Nikotin, Alkohol oder Schmerzmitteln (153). Etwa 22% der Patienten mit Ulcus ventriculi und 40% der Patienten mit Ulcus duodeni müssen innerhalb von 15 Jahren wegen ihres Leidens operativ behandelt werden (81, 84). Nach der Diagnosestellung liegt die Komplikationsrate für die Ulkuskrankheit bei etwa 1% pro Jahr. Blutungen treten bei 20% der Patienten auf, wobei das Risiko deutlich altersabhängig ist. Das Risiko einer gastrointestinalen Blutung innerhalb von 10 Jahren liegt bei einem Alter unter 50 Jahren bei 11–13%, bei über 50jährigen bei 24% (84). Auch die Letalität steigt mit zunehmendem Alter deutlich an. Bei einem Alter unter 60 sterben 2,7–4,8% der Patienten mit akuter oberer gastrointestinaler Blutung, bei über 60jährigen 13,5–17,9% (175). Ähnliches gilt für die Perforationsgefahr. 8–10% der Ulkuspatienten ohne Therapie erleiden eine Perforation und bei 0,5–2% kommt es zur Stenosebildung (43).

Bei 10% der Patienten ist die Perforation erstes Symptom des Ulkus. Perforationen von Duodenalulzera sind 15mal häufiger als solche von Ulcera ventriculi, zusätzlich besteht eine Prädisposition für das männliche Geschlecht (175). Besonders ungünstig ist die Prognose von Streßulzera. Die Blutungsinzidenz liegt auch hier bei 17–25%, die Mortalität der streßbedingten Ulkusblutung jedoch bei 50–80% (203). Eine maligne Entartung des Ulcus ventriculi ist extrem selten. Eine Studie an 2529 Patienten mit Ulcus ventriculi, die 9–23 Jahre nachbeobachtet wurden, zeigte kein erhöhtes Risiko für die Entwicklung eines Magenkarzinoms (113). Wie beeinflussen nun die modernen Ulkustherapeutika die Prognose der Ulkuskrankheit?

Konservative Therapie

Abgesehen vom Rauchen beeinflussen Allgemeinmaßnahmen, insbesondere Eßgewohnheiten, die Prognose der Ulkuskrankheit nicht. Dem Ulkuspatienten wird vom Nikotingenuß und von hochprozentigen alkoholischen Getränken abgeraten, weitere allgemeine Empfehlungen, insbesondere Diätvorschriften, haben keinen nachgewiesenen therapeutischen Effekt. Verschiedene Pharmaka werden aber erfolgreich in der Ulkustherapie eingesetzt und beeinflussen den Verlauf der Krankheit positiv.

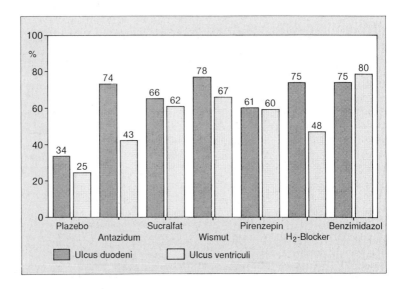

Abb. 6.2 Durchschnittliche 4wöchige Heilungsrate des Ulcus duodeni und Ulcus ventriculi unter verschiedenen medikamentösen Therapien

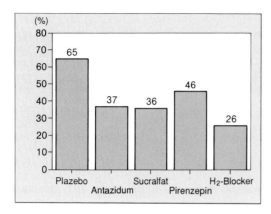

Abb. 6.**3** Kumulatives Rezidivrisiko des Ulcus duodeni innerhalb von 1 Jahr während verschiedener medikamentöser Langzeitprophylaxen

Antazida: In mehreren Studien wurde belegt, daß Antazida bei der Behandlung des Ulcus duodeni dem Plazebo signifikant überlegen sind. Unter einer Antazidatherapie mit einer Neutralisationskapazität von weniger als 500 mmol pro Tag heilten innerhalb von 4–6 Wochen 77–92% der Duodenalulzera ab (111) (Abb. 6.**2**). Durchschnittlich fand sich nach 4 Wochen Behandlung mit einem Antazidum eine Heilungsrate von 76% (144), verglichen mit 32% unter Plazebo. Kleinere Ulzerationen heilen schneller als größere und solche an der Hinterwand des Bulbus duodeni schneller als an der Vorderwand (116). Bei älteren Patienten (über 50 Jahre) war die Heilungstendenz rascher (88,7%) als bei jüngeren (68,8%). In Vergleichsstudien mit Cimetidin und Ranitidin fand sich kein signifikanter Unterschied. Die Heilungsraten lagen für Antazida und H_2-Blocker zwischen 52 und 100% (111). 1100 mg Antazidum (Aluminiumhydroxid mit Magnesiumcarbonat) pro Tag führten nach 4 Wochen bei 71,1% der Patienten zur Ulkusheilung, verglichen mit 78,4% unter der Gabe von 800 mg Cimetidin (211). Auch zwischen der Gabe von 1 g Cimetidin, 300 mg Ranitidin und 15 ml Antazidum fanden sich in der Heilungsrate keine Unterschiede (3). Ebenso war Misoprostol der Gabe eines Antazidums nicht überlegen (34). Eine prophylaktische Wirkung auf die Rezidivhäufigkeit konnte in 19 vorliegenden Studien nicht sicher belegt werden (111), jedoch scheint nach einigen Studien eine Reduktion der Rezidivhäufigkeit auf 12–25% innerhalb des 1. Jahres möglich zu sein, verglichen mit einer Rezidivhäufigkeit von 53–57% unter Plazebo (8, 9, 10) (Abb. 6.**3**). Bei der Behandlung des Ulcus ventriculi sind die Antazida der H_2-Blocker-Therapie unterlegen. Unter einer niedrig dosierten Antazidagabe (unter 400 mmol/die) waren nach 4 Wochen 35–43% und nach 8 Wochen 70–76% der Ulzera abgeheilt, verglichen mit einer Heilungsrate von 52–58% nach 4 und 86–89% nach 8 Wochen Therapie mit 1000–1200 mg Cimetidin täglich (111). Eine andere Studie, die Antazida versus Plazebo untersuchte, zeigt, daß hier einer Abheilung unter Plazebo von 25% eine Heilungsrate von 67% unter der Gabe von Aluminium-Magnesium-Antazida mit einer Neutralisationskapazität von 120 mmol/die gegenübersteht (210). Die Frage, ob Antazida auch zur Rezidivprophylaxe des Ulcus ventriculi geeignet sind, kann nicht sicher beantwortet werden.

Sucralfat: Zur Behandlung der Ulkuskrankheit wird auch Sucralfat, ein basisches Aluminiumsaccharosesulfat, eingesetzt, das unter Einwirkung der Magensäure eine unlösliche Schutzschicht bildet, die die Schleimhautläsion bedeckt und gleichzeitig die Prostaglandinsekretion stimuliert. Unabhängig von der Größe des Ulkus heilen 79,4% der Duodenalulzera unter der 4mal täglichen Gabe von 1 g Sucralfat innerhalb von 4 Wochen ab (108). Auch andere Studien zeigen eine Heilungsrate von 58% nach 6 Wochen und 87,5% nach 12 Wochen Behandlung mit Sucralfat (197). Rauchen hat, im Gegensatz zu Antazida, H_2-Blockern und Omeprazol, keinen Einfluß auf die Abheilrate unter Sucralfat (109, 204). Im Durchschnitt kann man nach 4 Wochen Therapie mit einer Heilungsrate von 60–83% rechnen (121). Eine gleichzeitig bestehende Antrumgastritis wird deutlich gebessert und die Besiedlung mit Helicobacter pylori reduziert (205). In der Langzeitbehandlung des Ulcus duodeni scheint Sucralfat dem H_2-Antagonisten sogar überlegen zu sein (109). Die Rezidivrate des Ulcus duodeni innerhalb von 12 Monaten schwankt unter einer Prophylaxe mit Sucralfat zwischen 20% (197) und 68% (62) (Abb. 6.**3**). Beim Ulcus ventriculi liegt die Abheilungsrate innerhalb von 4 Wochen etwas unter der beim Ulcus duodeni. Auch hier eignet sich Sucralfat zur Dauertherapie. Im Vergleich zu 56% Rezidiven nach 24 Wochen unter Plazebo konnte die kumulative Rezidivrate mit der abendlichen Gabe von 2 g Sucralfat auf 28% signifikant gesenkt werden (119).

Kolloidales Wismut: Eine ähnliche Wirkung wie Sucralfat hat auch kolloidales Wismut, das sich gleichfalls als schützende Diffusionsbarriere über den Ulkusgrund legt, einen Antipepsineffekt entwickelt und neben seinen zytoprotektiven Eigenschaften antimikrobiell auf Helicobacter pylori wirkt. Es besteht eine enge Assoziation zwischen einer Infektion mit Helicobacter pylori, Ulcera duodeni und histologisch nachgewiesener Gastritis. Bei 90% der Patienten mit Ulcus duodeni findet sich gleichzeitig eine Infektion mit Helicobacter pylori (134), das pathogenetisch eine entscheidende Rolle für den Verlauf der Ulkuskrankheit spielt. Bei den meisten Ulkuspatienten findet sich im Duodenum metaplastisches Magenepithel, in dem sich Helicobacter vermehren kann. Lokale zytotoxische Effekte, eine Schwächung der Resistenz gegen luminale aggressive Faktoren und eine gestörte Hemmung der Gastrinfreisetzung scheinen eine wesentliche Rolle in der Ulkusgenese zu spielen (30). Die Heilungsrate unter einer Therapie mit durchschnittlich 4mal 120 mg Wismutsubcitrat ist vergleichbar mit einer H_2-Blocker-Behandlung. Nach 4 Wochen sind 75–80% und nach 8 Wochen etwa 95% der Ulcera duodeni abgeheilt (154). Helicobacter pylori, das bei ca. 90% der Ulkuspatienten nachweisbar ist, findet sich nach der Therapie nur noch bei durchschnittlich 52% (154). Helicobacter wird mit einer Wismuttherapie bei durchschnittlich 30% der Patienten eliminiert (87), vereinzelt werden auch höhere Raten von 57% (110) bis 86% (183) angegeben. Eine Behandlung mit H_2-Blockern verändert die Besiedlung nicht. Helicobacter-positive Patienten haben zu 87% innerhalb eines Jahres ein Rezidiv, solche, die durch eine Wismuttherapie negativ wurden, nur zu 17% (122). Die kumulative Rezidivrate liegt nach einer meist 4wöchigen Behandlung mit Wismut signifikant unter der Rate nach 4wöchiger H_2-Blocker-Therapie. Die Rezidivrate, die nach Wismuttherapie nach 6 Wochen bei durchschnittlich 30% und nach 12 Monaten bei 43–66% (71, 145) lag, betrug für Patienten nach H_2-Blocker-Therapie 78–90% nach 1 Jahr. Kombiniert man eine 6wöchige Wismuttherapie mit einer Antibiotikagabe, z.B. Amoxicillin, was bei 68% der Patienten zu einer Elimination von Helicobacter führt, so kann die kumulative Rezidivrate nach 1 Jahr bis auf 9% gesenkt werden (118). Die Eliminierung von Helicobacter pylori scheint also einen wesentlichen Einfluß auf die Rezidivrate des Ulcus duodeni und damit auf die Prognose zu haben. Ähnliches gilt auch für das Ulcus ventriculi. Die Heilungsraten liegen unter Therapie nach 4 Wochen bei 66–70% (40, 140) und nach 8 Wochen bei 87–91%. Zur Rezidivrate nach durchgeführter Wismuttherapie lassen sich bislang keine gesicherten Aussagen machen.

Anticholinergika: Neben diesen im wesentlichen lokal angreifenden Therapeutika finden auch systemisch wirksame, sekretionshemmende Substanzen in der Ulkustherapie Anwendung. Unter den Anticholinergika wird vor allem Pirenzepin eingesetzt. Durch eine Senkung der basalen und stimulierten Säuresekretion wird eine Abheilungsrate des Ulcus duodeni von 55–73% nach 4 Wochen Behandlung mit durchschnittlich 3mal 50 mg erreicht (90, 120). Pirenzepin scheint damit den Antazida, H_2-Blockern und Wismutpräparaten gleichwertig oder sogar leicht unterlegen zu sein. In einer retrospektiven Untersuchung lag bei 1841 Patienten die Rezidivrate nach 4wöchiger Therapie eines Ulkusleidens innerhalb eines Jahres nur bei 26%; die kumulative Rezidivrate lag dabei nach 1 Monat bei 1,5%, nach 3 Monaten bei 6,5% und bei 13,5% nach 6 Monaten (107). Zur Rezidivprophylaxe des Ulcus duodeni ist Pirenzepin in den ersten 6 Monaten einem Plazebo überlegen, danach scheint die Effektivität einer solchen vorbeugenden Medikation fraglich zu sein (104). Unter der prophylaktischen Gabe von 75 mg Pirenzepin täglich betrug die kumulative Rezidivrate nach 12 Monaten 28% und nach 24 Monaten 47% (56). Sie war einer intermittierenden Therapie bei Auftreten von Ulkussymptomen deutlich überlegen, hier hatten nach 1 Jahr bereits 62% der Patienten ein Rezidiv. Die Heilungsraten des Ulcus ventriculi unter der Pirenzepingabe liegen mit ca. 62% (193) etwas unter der des Ulcus duodeni, sind jedoch vergleichbar mit einer H_2-Blocker-Therapie. Ob eine Rezidivprophylaxe erfolgreich ist, kann anhand der spärlich vorliegenden Untersuchungen auch hier nicht sicher entschieden werden. Ebenso wie H_2-Blocker ist Pirenzepin gut zur Streßulkusprophylaxe bei Intensivpatienten geeignet. Bei 880 untersuchten neurochirurgischen Patienten war bei günstigem Verlauf eine Gabe von 3mal 10 mg ausreichend, bei ungünstigem Verlauf die Gabe von 3mal 20 mg. Die Blutungsrate betrug dann noch 15,8% (98). In der Wirksamkeit zur Verhütung streßinduzierter Blutungen scheint Pirenzepin, unabhängig vom Risiko-Score des Intensivpatienten, einem H_2-Blocker gleichwertig zu sein, der intragastrale pH ist jedoch bei Pirenzepintherapie hochsignifikant niedriger als unter H_2-Blocker-Behandlung (199), was eine geringere bakterielle Besiedlung des Magens und damit ein niedrigeres Pneumonierisiko zur Folge hat.

Prostaglandinanaloga: Zur Behandlung des Ulkusleidens können seit einigen Jahren auch Prostaglandinanaloga eingesetzt werden, die in niedriger Dosierung zytoprotektiv und in höherer auch antisekretorisch wirken. In der niedrigen Dosis konnte beim Menschen eine antiulzeröse Wirksamkeit nicht nachgewiesen werden. In einer säuresekretionsmindernden Dosis von 4mal 200 µg Misoprostol lag die Heilungsrate des Ulcus duodeni mit 77% signifikant über der des Plazebos (25), allerdings nahm mit steigender Dosis auch die Diarrhoerate zu. Unter einer Rezidivprophylaxe mit täglich 35 µg Enprostil betrug die kumulative Rezidivrate nach 6 Monaten 56% und nach 1 Jahr 62% (112). Prostaglandinanaloga scheinen somit zur Prophylaxe wenig geeignet zu sein, insbesondere da dosisabhängig Nebenwirkungen zu einem Absetzen der Therapie zwingen. Einen prognostisch günstigen Effekt haben sie jedoch bei der Prophylaxe unter einer Therapie mit nichtsteroidalen Antiphlogistika.

H_2-Rezeptor-Antagonisten: Häufigste Anwendung in der Ulkustherapie finden die H_2-Rezeptor-Antagonisten; die Einführung dieser Substanzgruppe in die Ulkustherapie hat die verbesserte Prognose des Ulkusleidens wesentlich mitbeeinflußt. In 33 Studien mit 1716 Patienten fand sich unter Cimetidin eine Heilungsrate des Ulcus duodeni von 76% im Gegensatz zu 35% unter Plazebotherapie. Auch Ranitidin erwies sich in 18 Studien mit 1321 Patienten mit einer Heilungsrate von 79% innerhalb von 4 Wochen der Plazebogabe signifikant überlegen. In 28 Studien mit insgesamt 3199 Patienten wurde Cimetidin mit Ranitidin verglichen. Lag unter Cimetidin die Heilungsrate bei durchschnittlich 65%, so betrug sie für Ranitidin 77%, das demnach dem zuerst entwickelten H_2-Blocker leicht überlegen ist (147). Auch unter einer äquivalenten Dosis Nizatidin (300 mg) heilten 61–87% der Ulzera innerhalb von 4 Wochen ab (7). Ebenso liegt unter 40 mg Famotidin die Heilungsrate nach 4 Wochen bei durchschnittlich 70% (178). Famotidin, Nizatidin, Roxatidin und Ranitidin scheinen vom Wirkungsprofil ähnlich zu sein und sind Cimetidin allenfalls geringgradig überlegen. Die Heilungsraten sind direkt proportional abhängig von der antisekretorischen Potenz des H_2-Rezeptor-Antagonisten (88). Auch zur Rezidivprophylaxe eignen sich die H_2-Antagonisten (Abb. 6.**3**). Die kumulative Rezidivrate liegt unter einer H_2-Blocker-Therapie nach 1 Jahr bei durchschnittlich 25% und nach 2 Jahren bei 16–63%, wobei die Ergebnisse der einzelnen Studien deutlich schwanken (165). Bei der Behandlung des Ulcus ventriculi sind die Therapieerfolge etwas geringer. So wie für alle anderen Substanzgruppen gilt auch für die H_2-Blocker, daß zur Behandlung des Magenulkus eine längere Therapie erforderlich ist. Die 4-Wochen-Heilungsrate liegt unter Famotidintherapie bei 45–52% (178). Ähnliche Ergebnisse fanden sich auch unter anderen H_2-Blocker-Therapien. Nach 8 Wochen waren 66–81% der Ulcera ventriculi abgeheilt (6). Bei der Rezidivprophylaxe traten innerhalb von 1 Jahr bei 10–36% der Patienten Rezidive auf, die H_2-Blocker-Therapie war einer Plazebogabe deutlich überlegen (165). Die Gabe von H_2-Rezeptor-Antagonisten führt also zu einer rascheren Abheilung der Ulzera und reduziert signifikant in der Langzeittherapie das Risiko eines Rezidivulkus, das besonders im 1 Jahr sehr hoch ist.

Benzimidazolderivate: Während H_2-Blocker die nächtliche Säuresekretion zu 50–80% unterdrücken, gelingt eine nahezu 100%ige Suppression der basalen und stimulierten Magensäuresekretion mit substituierten Benzimidazolderivaten, die das K^+-H^+-ATPase-System inaktivieren. Unter der täglichen Gabe von 20 mg Omeprazol heilten innerhalb von 2 Wochen 41% und innerhalb von 4 Wochen 75% der Ulcera duodeni ab, verglichen mit 13 bzw. 27% unter Plazebogabe (63). Wird die Dosis auf 40 mg erhöht, so sind nach 4 Wochen 99% der Ulzera abgeheilt (36); Omeprazol ist damit dem H_2-Antagonisten überlegen. Unter gleicher Dosierung sind nach 4 Wochen auch 80% der Ulcera ventriculi abgeheilt; nach 8 Wochen liegt die Heilungsrate bei 96% (206). In den folgenden 6 Monaten nach Omeprazoltherapie traten signifikant weniger Rezidive und Beschwerden auf als nach H_2-Blocker-Behandlung. Ob Omeprazol aber zur Rezidivprophylaxe geeignet ist, bleibt bislang unklar. Im

Vergleich zu den anderen Ulkustherapeutika werden die Patienten schneller symptomfrei und die Ulzera heilen nach den bisher vorliegenden Beobachtungen signifikant schneller ab. Auch therapieresistente Patienten, bei denen unter langfristiger hochdosierter H_2-Blokker-Gabe Ulzera nicht abheilten, konnten mit 40 bis maximal 60 mg Omeprazol über 4–8 Wochen erfolgreich behandelt werden. Hierzu gehörten auch Anastomosenulzera bei einem Zustand nach Magenoperation nach Billroth I oder II (27).

Operative Therapie

Trotz der umfangreichen therapeutischen Möglichkeiten versagt bislang die internistische Therapie in etwa 10% der Fälle. Bei 20% der Ulkuspatienten treten Blutungen auf, deren Letalität bei 8,8% liegt (68, 176). Es sistieren zwar 95% der Blutungen spontan, jedoch muß in 30% der Fälle mit einem frühen Blutungsrezidiv gerechnet werden. Die Blutung läßt sich in 36,1% der Fälle durch konservative Maßnahmen stillen, bei 63,9% ist jedoch eine operative Intervention erforderlich, die möglichst früh und elektiv erfolgen sollte, da so die Letalität nur 11,7% beträgt. Beim blutenden Ulcus ventriculi empfiehlt sich die Resektion nach Billroth I oder II.

Die Mortalität der Operation liegt für die Operation nach Billroth I bei 2,4% und nach Billroth II bei 3,5% (12). Die Rate der Rezidivulzera schwankt beim Billroth-I-Magen zwischen 0 und 16,1% (174), liegt im Mittel aber bei 3,4%. Ähnlich schwankt die Rezidivrate beim Billroth-II-Magen zwischen 0 und 6% und beträgt durchschnittlich 3%.

Folge der Operation nach Billroth II ist jedoch in 17,3–39,6% der Fälle ein Dumping-Syndrom, was zu erheblichen Beschwerden führt und die Lebensqualität des operierten Ulkuspatienten langfristig beeinträchtigt. Auch beim Billroth-I-Magen ist in 7,4–29,9% der Fälle ein Dumping-Syndrom Folge der Operation (174). Bei Patienten mit Beschwerden nach Billroth-II-Operation findet sich in 10% der Fälle ein Syndrom der zuführenden Schlinge, dessen Ursache meist operationstechnische Unzulänglichkeiten sind. 15–25 Jahre nach der Operation werden in 4–20% der Fälle Magenstumpfkarzinome entdeckt, die bei Zustand nach Ulcus ventriculi häufiger sind als nach Ulcus duodeni (68, 92). Eine höhere Inzidenz für ein Magenstumpfkarzinom scheint für den Billroth-II-Magen zu bestehen. Jüngere Patienten sind davon weniger betroffen, ebenso besteht eine Präferenz für das männliche Geschlecht. Es sollten deshalb nach einem Intervall von 15 Jahren nach der Resektion bei 55- bis 60jährigen regelmäßige Kontrollendoskopien durchgeführt werden (138). Untersuchungen zeigten, daß der Operation nach Billroth I eventuell der Vorzug gegeben werden sollte. In Langzeituntersuchungen fand sich, daß 19 Jahre nach der Operation noch 87% der Patienten mit einem Billroth-I-Magen lebten, aber nur 63,7% mit einem Billroth-II-Magen (14). Neben der Operation nach Billroth I oder II bietet sich beim Ulcus duodeni auch die Vagotomie als Operationsverfahren an. Der kleinste Eingriff ist die selektive proximale Vagotomie, die mit einer postoperativen Letalität von 0,3% (12) verbunden ist. Allerdings besteht nach proximaler gastrischer Vagotomie ein Risiko für ein Ulkusrezidiv von 10% (12), das sich durch Kombination mit einer Pyloroplastik auf 1,5% reduzieren läßt (68). Die selektive Vagotomie oder trunkuläre Vagotomie muß wegen der sonst postoperativ auftretenden Magenretention immer mit einer Pyloroplastik, Antrumresektion oder Gastrojejunostomie kombiniert werden. Dieser wesentlich umfangreichere Eingriff bedeutet auch ein höheres Operationsrisiko, die Ulkusrezidivrate liegt jedoch etwas niedriger. Auch nach Vagotomie mit Pyloroplastik können in ca. 11% der Fälle Dumping-Symptome und Durchfall auftreten (174). Reoperationen bedeuten dann immer ein erhöhtes Risiko für den Patienten. Eine weitere chirurgische Behandlungsmöglichkeit des perforierten Ulkus ist die Übernähung. Die Letalität bei diesem Eingriff ist vergleichbar mit der der Resektionsverfahren.

Benigne Tumoren des Magens

Benigne Magentumoren finden sich bei 0,3–0,97% aller Obduktionen und bei ca. 2% des klinischen Patientenklientels (189). In 40% der Fälle sind die als Polypen bezeichneten benignen Tumoren multipel. Häufig findet sich der hyperplasiogene Polyp, der keine Entdifferenzierungen aufweist, jedoch oft bei Patienten mit hohem Risiko für ein Magenkarzinom vorkommt. Bei 18% der Magenkarzinompatienten finden sich hyperplasiogene Polypen. Nach

Entfernung entwickelt sich bei 1,4% der Polypenpatienten über einen Zeitraum von 7 Jahren ein Karzinom (171). Adenome machen 6–8% der Magenpolypen aus, können unterschiedlich differenziert sein und sind grundsätzlich potentiell maligne. Bei einem Durchmesser von über 2 cm können sich Adenokarzinome entwickeln (68). Eine Präkanzerose mit schlechter Prognose stellen auch die „borderline lesions", polypoide Drüsenproliferationen mit schwerer Dysplasie, dar. Innerhalb von 7 Jahren können sich bei 8,6% dieser Patienten Karzinome entwickeln (171). Nichtepitheliale Polypen, unter denen das Leiomyom der häufigste gutartige Magentumor ist, haben dagegen eine gute Prognose und entarten nicht. Anders ist dies dagegen bei einer Systemhyperplasie der Magenschleimhaut. Bei einer foveolären Hyperplasie (Ménétriersche Krankheit) sind Spontanheilungen selten, in 8–10% der Fälle entwickelt sich im Laufe der Jahre ein meist multizentrisch auftretendes Karzinom (189), die Erkrankung ist somit eine Präkanzerose.

Dünndarm und Dickdarm

Funktionelle Störungen

Unter den funktionellen Magen-Darm-Beschwerden ist das Colon irritabile noch häufiger repräsentiert als der Reizmagen. Etwa 20% der Normalbevölkerung äußern wechselnde Beschwerden mit inkonstanten Kolonschmerzen und Durchfall oder Verstopfung, die oft im Wechsel auftreten (51). Zur Therapie werden Spasmolytika, Antidepressiva, Dopaminantagonisten, Loperamid, Prokinetika, Betablocker, Calciumantagonisten und verschiedene Kombinationen eingesetzt, ohne daß bislang ein gesicherter therapeutischer Effekt nachgewiesen werden konnte (97). Das Colon irritabile ist durch keine medikamentöse Maßnahme zu heilen (68), eine Linderung der Beschwerden kann jedoch in Einzelfällen erreicht werden. Folgeerkrankungen oder Einflüsse auf die Lebenserwartung sind nicht bekannt. Häufig ist auch die chronische Obstipation, unter der Frauen häufiger als Männer leiden. Die Beschwerdehäufigkeit nimmt mit dem Alter zu. Ballaststoffzufuhr, Einsatz von Anthrachinonen und diphenolischen Laxanzien oder die tägliche Gabe von 15–40 mg Cisaprid bringen eine Beschwerdelinderung und Zunahme der Stuhlfrequenz (132). Gesicherte Studien zur Behandlung dieser harmlosen funktionellen Störung liegen nicht vor. Selten ist die idiopathische intestinale Pseudoobstruktion, bei der sich in einem Teil der Fälle Degenerationserscheinungen in den Ganglienzellen des Plexus myentericus nachweisen lassen. Diese Dünndarmerkrankung beginnt meist im Kindes- und Jugendalter, führt zu Darmkrämpfen, Erbrechen, Ileussymptomatik und Malabsorptionssymptomen und kann infolge einer Kachexie tödlich verlaufen (216). Operative oder medikamentöse Therapien gibt es nicht, Cisaprid kann in Einzelfällen eine Beschwerdelinderung bringen (132). Bei Anwendung über einige Wochen kann die Dünndarmpassagezeit signifikant beschleunigt und die Symptomatik gebessert werden (32). Schlechter ist die Prognose bei der Pseudoobstruktion des Kolons, nach seinem Erstbeschreiber auch Ogilvie-Syndrom genannt. Männer sind 4mal häufiger betroffen als Frauen. Charakteristisch ist eine massive Gasdilatation vornehmlich des rechten Kolons mit atonischer Erweiterung ohne Passagehindernis. In 15–25% der Fälle kommt es zur Perforation, die allerdings durch eine rechtzeitige endoskopische Gasabsaugung in etwa 80% der Fälle verhindert werden kann. Die endoskopische Absaugung hat jedoch eine Mortalität von bis zu 30%; eine Alternative ist die Zäkostomie mit einer Mortalität von etwa 20% (69). Bei unklarer Ätiologie finden sich in 90% der Fälle extraabdominelle Begleiterkrankungen, in den meisten Fällen besteht bei normalen Darmverhältnissen eine maligne Erkrankung mit ausgedehnten Metastasierungen (114), die die weitere Prognose bestimmt. Zu den funktionellen Störungen im Bereich des Dickdarms gehört auch das kongenitale Megakolon, die Hirschsprungsche Krankheit, die familiär gehäuft vorkommt und sich im Neugeborenenalter klinisch manifestiert. Die Prognose hängt wesentlich von der Schwere der Symptome und der Ausdehnung des aganglionären Darmsegmentes ab. In leichten Fällen genügen eine Laxanziengabe und Spülungen, meist ist aber eine operative Therapie erforderlich, die in 80% der Fälle zu einer regelmäßigen, spontanen Defäkation führt (68). Die Mortalität liegt nach Einführung der operativen Behandlungsmethoden bei 3–5% (99). Wesentlich günstiger ist die Prognose des erworbenen funktionellen Megakolons, das die Lebenserwartung nie einschränkt (99).

Funktionelle Darmbeschwerden können sich auch als Diarrhoen manifestieren. Harmlose Motilitätsstörungen sind dabei von Malassimilationssyndromen zu differenzieren.

Malassimilationssyndrome

Malassimilationssyndrome sind angeborene oder erworbene Störungen der Verdauung oder Resorption im Bereich des Dünndarms. 5% der Patienten mit chronischen Durchfällen über mehr als 4 Wochen haben ein Malassimilationssyndrom. Die Prognose ist abhängig von der Schwere des Krankheitsbildes und seiner Ursache. Postoperative Zustände, direkte Schädigungen der Dünndarmschleimhaut, entzündliche Prozesse, bakterielle Fehlbesiedlungen, Neoplasmen, Systemerkrankungen und vaskuläre Störungen sind nur ein Teil der zahlreichen möglichen Ursachen.

Lactoseintoleranz

Die häufigste Form einer leichten Malabsorption ist die Lactoseintoleranz, die sich in Europa bei 10–15% der Patienten findet (33). Bei Lactasemangel verschwinden die Symptome unter entsprechenden diätetischen Maßnahmen mit Elimination von Milch und Milchprodukten aus der Nahrung. Das Befinden des Patienten sowie die Lebenserwartung sind nicht eingeschränkt.

Sprue

Die einheimische Sprue des Erwachsenen ist identisch mit der kindlichen Zöliakie und manifestiert sich nach dem 20. Lebensjahr. 10–60% der erwachsenen Spruepatienten haben in der Kindheit an Zöliakie gelitten. Unter gliadinfreier Kost verschwinden in 80% der Fälle innerhalb weniger Wochen die Durchfälle, und das Allgemeinbefinden bessert sich (65), in einzelnen Fällen ist eine kurzzeitige niedrig dosierte Steroidgabe hilfreich. Nach 4 Monaten sollte das Stuhlgewicht weitgehend normalisiert sein. Auch unter strikter Einhaltung der Diät ist die Schleimhaut erst nach 1–2 Jahren normal (68). Defektheilungen sind eine Rarität. Nach Auslassen einer glutenfreien Ernährung liegt die Rezidivhäufigkeit jedoch bei 100% (150). Inwieweit Komplikationen der Erkrankung die Lebenserwartung einschränken, ist nicht bekannt. Ebenso gibt es keine epidemiologischen Daten über die Häufigkeit therapierefraktärer Verläufe oder die Entwicklung von Dünndarmulzera. Es besteht jedoch ein erhöhtes Risiko für die Entwicklung von Malignomen, insbesondere Tumoren des lymphoretikulären Systems und von Ösophaguskarzinomen bei Männern. Die Malignomrate schwankt in der Literatur zwischen 14 und 50% (68, 150). Die tropische Sprue ist im Gegensatz zur einheimischen Sprue ein in tropischen Regionen endemisch vorkommendes Malabsorptionssyndrom, das im gesamten Dünndarm zu Schleimhautveränderungen führen kann, die der gliadininduzierten Sprue ähnlich sind. Symptome treten oft 1 bis 2, in Einzelfällen sogar 10 Jahre nach Verlassen der Tropen auf. Unter einer Folsäuresubstitution, diätetischen Maßnahmen und einer Tetracyclingabe über 1 Jahr heilt die Erkrankung in der Regel aus. Spontanheilungen sind in jeder Phase möglich (33), unbehandelt neigt die Krankheit zu Rezidiven, ebenso verzögert Alkoholkonsum die Abheilung (68). Die Mortalität dieser in der Regel günstig verlaufenden Erkrankung betrug während einer größeren Epidemie zu Beginn der 60er Jahre 30% (33).

Morbus Whipple

Der Morbus Whipple manifestiert sich bevorzugt bei Männern im Alter zwischen 40 und 50 Jahren mit dem klinischen Bild einer Sprue, Arthralgien und Hautpigmentierungen. Unbehandelt verläuft die Erkrankung mit anfänglichen Spontanremissionen relativ rasch progredient und endet innerhalb von 5 Jahren letal (4, 35). Unter einer antibiotischen Therapie, wobei Tetracyclin als Medikament der 1. Wahl über mindestens ½ Jahr gegeben werden sollte, bessern sich die Symptome rasch innerhalb weniger Tage. Therapieversager gibt es nicht, die Rezidivhäufigkeit wird jedoch mit bis zu 70% angegeben (127). Unter einer Kombinationstherapie mit Penicillin, Tetramycin und Bactrim sollen Rezidive ausbleiben. In 10% der Fälle tritt eine neurologische Symptomatik mit Merkfähigkeitsstörungen, Blicklähmungen und Störungen des Schlaf-wach-Rhythmus auf, was die Langzeitprognose deutlich verschlechtert. Diese Fälle sind meist therapieresistent und bedürfen einer langfristigen medizinischen Betreuung. Die Entwicklung einer Nephrose und Amyloidose ist beschrieben (4).

Appendizitis

Die akute Appendizitis ist die häufigste, das Leben des Patienten gefährdende Erkrankung des Abdomens. Die Prognose ist bei Appendektomie innerhalb der ersten 24 Stunden gut; die Letalität liegt dann unter 1%. Die Appendix liegt jedoch nur in 70% der Fälle in typischer Position in der Fossa iliaca, in 20% retrozäkal und in 10% medial-mesozöliakal (192), so daß dann die Erkennung schwieriger und die Peritonitisgefahr größer ist. Unter 100000 Einwohnern sterben pro Jahr etwa 7 an einer Appendizitis (191). Die Letalität ist besonders hoch bei Patienten unter 5 und über 60 Jahren, sie liegt bei 6 bzw. fast 11% (75). In diesen Altersgruppen ist auch die Rate der Perforationen besonders hoch. Fast immer lag bei den an Appendizitis Verstorbenen eine Peritonitis vor, die die Prognose der Erkrankung deutlich verschlechtert. Peritonitis, Ileus und die Ausbildung von Abszessen zwingen auch bei 0,7% der Patienten zur Relaparotomie, die eine Klinikletalität von bis zu 30% hat (129). Bei einem Untersuchungsgut von 6675 Appendektomien fanden sich in 2,3% der Fälle frei perforierte und bei 2,2% gedeckt perforierte Appendizitiden (129). Besonders ernst ist auch heute noch die Entstehung eines Leberabszesses infolge hämatogener Weiterleitung der Appendizitis, die mit einer Häufigkeit von 1:1000 angegeben wird. 30% der Appendektomierten haben eine chronische Appendizitis, wobei diese Diagnose häufig eine Verlegenheitsdiagnose ist, so daß auch nur 60% dieser Patienten nach der Operation beschwerdefrei sind (129).

Chronisch-entzündliche Darmerkrankungen

Colitis ulcerosa

Chronisch entzündliche Darmerkrankungen stellen den Arzt immer wieder vor diagnostische Probleme. Während beim Morbus Crohn durchschnittlich 32 Monate bis zur Diagnosesicherung vergehen und auch nach 5 Jahren erst bei 80% der Patienten die richtige Diagnose gestellt ist, vergehen auch beim ersten Schub der Colitis ulcerosa Monate bis höchstens 1 Jahr (42). Dabei wird eine chronisch intermittierende von der selteneren chronisch kontinuierlichen Verlaufsform unterschieden. Bei der intermittierenden Verlaufsform, die in 90% der Fälle zu finden ist, beträgt die kumulative Wahrscheinlichkeit für das Auftreten eines weiteren Schubes im 1. Jahr 70–80%, nach 5 Jahren 90% und nach 10–15 Jahren etwa 99% (42) (Tab. 6.2). Durchschnittlich hat also ein Colitis-ulcerosa-Patient alle 2 Jahre einen Entzündungsschub. Jugendliches Alter korreliert dabei mit schwereren Krankheitsverläufen. Vor der Einführung der Therapie mit Steroiden und Salazosulfapyridin lag die Letalität beim ersten schweren Entzündungsschub bei 30–40%, selbst bei mittelschweren Schüben

Tabelle 6.2 Prognose chronisch entzündlicher Darmerkrankungen

	1 Jahr	5 Jahre	10 Jahre	20 Jahre	30 Jahre
Colitis ulcerosa					
– kumulative Rezidivrate	70–80%	90%	99%		
– Operationswahrscheinlichkeit	4–10%	8–20%	15–25%		
– Karzinomrisiko				15%	25%
Morbus Crohn					
– kumulative Rezidivrate		93%	99%		
– Operationswahrscheinlichkeit	33%	36%	55%		
– Karzinomrisiko		15–16%	25–35%	50%	

verstarben noch 10% der Patienten (45, 198). So lag die kumulative Letalität bis 1970 nach 5 Jahren bei etwa 15%, nach 10 Jahren bei 20−25% und nach 20jährigem Verlauf bei 40%. Die Pankolitis hatte dabei mit einer Letalität von über 50% nach 15 Jahren eine deutlich schlechtere Prognose als die Kolitis des distalen Kolons (42). Schwerer Krankheitsverlauf, ausgedehnter Befall und jugendliches Alter verschlechtern die Prognose der Erkrankung. Ein wesentlicher Wandel ist jedoch durch die Einführung medikamentöser Therapiemaßnahmen eingetreten. Die kumulative Letalität nach 10jährigem Verlauf sank unter 10% (152). Dennoch besteht nach einer Untersuchung an 6026 Kolitispatienten über 27432 Beobachtungsjahre bei Colitis ulcerosa eine Mehrsterblichkeit von 162%, was bei einer 5-Jahres-Überlebensrate von 99% jedoch ein nur gering erhöhtes Mortalitätsrisiko bedeutet (77). Auch nach anderen Untersuchungen fand sich nur in den ersten 2 Jahren nach Sicherung der Diagnose bei Männern, insbesondere im Alter über 40 Jahren, eine gering erhöhte Mortalität (19), im übrigen fand sich kein Unterschied zur gesunden Kontrollbevölkerung (91). Die Proktitis oder Proktosigmoiditis hat einen eher günstigen Verlauf; in etwa 88% der Fälle schreitet die Erkrankung nicht fort, und nur in 8,2% treten mittelschwere Schübe auf (52). Dagegen ist bei initial linksseitiger Kolitis in 38% der Patientenjahre und bei initialer totaler Kolitis sogar in 60% der Fälle mit schweren Verläufen in der Zukunft zu rechnen. Die Steroidtherapie verkürzt die Schübe, hat aber keinen Einfluß auf die Rezidivrate (42). Frühzeitig konnte dagegen eine prophylaktische Wirkung von Sulfasalazin und 5-Aminosalicylsäure nachgewiesen werden. Die Zahl der Rezidive konnte unter einer Langzeitmedikation signifikant auf ein Drittel bis ein Viertel reduziert werden (42). Die Rezidivrate innerhalb eines Jahres lag unter einer Prophylaxe mit Sulfasalazin oder 5-Aminosalicylsäure nur noch zwischen 23 und 38,6%, wobei sich, abgesehen von der Nebenwirkungsrate, keine Unterschiede zwischen beiden Medikamenten fanden (49, 151, 161). Auch lokale rektale Applikationen von 5-Aminosalicylsäure bringen in etwa 60% der Fälle eine Besserung und ermöglichen in 90% eine Remissionserhaltung (169). Azathioprin hat zwar einen einsparenden Effekt auf Cortison, beeinflußt jedoch nicht sicher den Verlauf der Colitis ulcerosa. Ebenso haben spezielle diätetische Maßnahmen, insbesondere Formeldiäten, keinen positiven Einfluß auf die Rezidivrate, können jedoch im akuten Entzündungsschub hilfreich sein. Bei 20−40% der Kolitisschübe treten extraintestinale Manifestationen auf. Besonders die primär sklerosierende Cholangitis, die bei 5% der Colitis-ulcerosa-Patienten auftritt (17), beeinflußt die Prognose. Häufig finden sich auch pericholangitische Veränderungen oder sogar ein Cholangiokarzinom. Das Risiko, an einem derartigen Karzinom zu erkranken, ist für Colitis-ulcerosa-Patienten 10- bis 20mal höher als für die Normalbevölkerung; die Inzidenz wird mit 0,4−1,4% angegeben (17). Häufig ist auch eine Leberzellverfettung, und 10% der Patienten mit chronisch-entzündlichen Darmerkrankungen versterben an einer Leberzirrhose. Die Gefahr des Auftretens lebensbedrohlicher Blutungen liegt bei der Colitis ulcerosa unter 5%; in 2−13% der Fälle manifestiert sich jedoch ein toxisches Megakolon, das in 25% zur Darmperforation führt (42). Ein konservativer Therapieversuch ist zwar gerechtfertigt, häufig muß jedoch operativ eingegriffen werden, da die Mortalität zwischen 22 und 30% liegt (209). So müssen 4−10% der Kolitispatienten bereits im 1. Krankheitsjahr operiert werden, nach 5 Jahren sind es schon 8−20%, 15−25% nach 10 Jahren, und etwa 30% sind nach 20 Jahren Krankheitsdauer operativ behandelt (42). Die Proktokolektomie als Routinemethode ist je nach Alter und Gesundheitszustand des Patienten mit einer Letalität von 2−10% verbunden. Die Kolektomie mit tiefer Ileorektostomie bei belassenem Rektumstumpf zwingt in bis zu 40% der Fälle zur Nachoperation, da sich in 6−23% der Fälle innerhalb von 25 Jahren postoperativ ein Karzinom im Stumpf entwickelt (42). Häufiger wird deshalb die totale Kolektomie mit Mukosektomie des Rektums und Anlage eines intrapelvinen Pouch oder die Anlage eines Ileostomas durchgeführt. Die Komplikationsrate bei Anlage eines Ileostomas, eventuell als kontinente Ileostomie nach Kock, hat eine Komplikationsrate von 10−20% (86). Bei Anlage eines ileo-analen Pouch kann es in bis zu 15% zur lokalen Sepsis, zur Pouchitis oder in 9% zum Ileus kommen (16). Durchschnittlich geht es aber auch 5 Jahre nach der Operation 94% der Patienten gut. Bei einer Stuhlfrequenz von etwa 7 pro Tag ist eine Kontinenz während des Tages bei 94% gewährleistet (142). Die Indikation zur Operation ist immer gegeben beim Auftreten schwerer Dysplasien im Kolon. Die Angaben über das Risiko einer malignen Entartung schwanken zwischen 1,4 und 60% (168). Das kumulative Karzinomrisiko steigt nach einer Untersuchung an 823 Patienten nach 20 Jahren auf etwa 15%, nach 30 Jahren auf 25% und nach 35 Jahren auf etwa 33% (67). Bei Pankolitis scheint das Risiko deutlich höher zu liegen. Hier liegt das Risiko nach 15 Jahren bei mindestens 10% und nach 25 Jahren bei 20–35% (42). Auch andere Untersuchungen belegen, daß das kumulative Risiko einer malignen Entartung vom Ausmaß der entzündlichen Veränderungen im Kolon abhängt. Ist nur das Rektum befallen, steigt das Risiko einer Karzinomentwicklung um das 1,7fache, bei linksseitiger Kolitis um das 2,8fache und bei Befall des gesamten Kolons um das 14,8fache (47). Andere Berechnungen sprechen von einem kumulativen Karzinomrisiko von 0,8% nach 10 Jahren, 1,1% nach 15 Jahren und 1,4% nach 18 Jahren (78). Ein erhöhtes Risiko besteht auf jeden Fall bei über 10jährigem Krankheitsverlauf, totaler oder subtotaler Kolitis, hoher Aktivität mit häufigen schweren Schüben und dem Auftreten von schweren Dysplasien. Typischerweise tritt das Karzinom multizentrisch auf. Die 5-Jahres-Überlebensrate liegt beim Kolitiskarzinom, unabhängig vom Stadium, nur bei etwa 50% (42).

Morbus Crohn

Der Morbus Crohn, eine Erkrankung des Magen-Darm-Traktes mit steigender Inzidenz, die je nach Region zwischen 0,3 und 8,8 Fällen je 100 000 Einwohner pro Jahr schwankt, läßt sich in ihrem Verlauf kaum vorhersagen. Die Überlebensrate lag bei 449 Patienten und einer mittleren Beobachtungszeit von 13,8 Jahren bei 70% (213), neuere Daten sprechen jedoch für eine günstigere Prognose. Unter 295 Patienten, die zwischen 1931 und 1968 durchschnittlich 14 Jahren beobachtet wurden, waren am Ende der Studie 18% verstorben, was einer Übersterblichkeit von 135% entsprach (76). Skandinavische und britische Studien wiesen ein auf das Doppelte erhöhtes Mortalitätsrisiko auf (123), in einer dänischen Untersuchung konnte jedoch keine erhöhte Mortalität für Crohn-Patienten nachgewiesen werden (18). Rauchen erhöht das Risiko der Manifestation eines Morbus Crohn um das 1,8fache (93) und beeinflußt erheblich den Verlauf. Die Rezidivrate liegt nach 5 Jahren bei 36% und nach 10 Jahren bei 70% im Vergleich zu 20 bzw. 41% bei Nichtrauchern (195). Auch die Einnahme von Kontrazeptiva scheint bei Frauen das Risiko der Entwicklung eines Morbus Crohn zu verdoppeln (123). Die Ileokolitis ist mit 55% die häufigste Lokalisation. Bei 32% der Patienten mit einem akuten Entzündungsschub kommt es innerhalb von 17 Wochen spontan zu einer Remission (125). 53% dieser Patienten sind auch nach 2 Jahren noch in der Remission, während andererseits 41% ein Rezidiv haben. Patienten unter Therapie haben einen deutlich besseren Verlauf. In anderen Untersuchungen zeigte sich, daß 45% der Patienten mit einem einmaligen Entzündungsschub eines Morbus Crohn keine weiteren klinischen Symptome im weiteren Verlauf haben, 30% leiden unter einer leichten Aktivität und 25% unter mäßigen oder starken Beschwerden (18). Ein Drittel der Patienten haben einen kontinuierlichen Verlauf, bei zwei Drittel treten intermittierend Entzündungsschübe auf und etwa 5–10% haben einen fulminanten Verlauf, meist mit Befall des gesamten Kolons. Nach 10 Jahren ist bei 99% der Patienten mindestens ein Rezidiv aufgetreten, aber schon nach 5 Jahren haben nur 6,9% noch kein Rezidiv erlebt (18). Während unter einer Plazebotherapie in einer an 569 Patienten durchgeführten Studie nur 26% nach 4 Monaten einen Aktivitätsindex nach Best (CDAI) unter 150 Punkten hatten, waren es unter einer Therapie mit Sulfasalazin 38% und unter Prednison 47% (194). Unter Steroidtherapie erreichten 78% der Patienten innerhalb von 17 Wochen eine Remission, 76% bereits nach 8 Wochen. Insbesondere Patienten mit Befall des Dünndarms sprachen auf die Steroidtherapie besonders gut an. Die Kombination 6-Methylprednisolon mit Sulfasalazin ist besonders wirksam bei zuvor nicht behandelten Patienten und Befall des Kolons (117). Nach 100tägiger Therapie mit Sulfasalazin waren 58% der Patienten gebessert. Bei alleinigem Befall des Ileums ist die Gabe von Sulfasalazin wirkungslos. Eine medikamentöse Therapie mit Prednison, Sulfasalazin oder Azathioprin bei niedriger Aktivität ist ohne therapeutischen Effekt, ebenso kann damit Rezidiven nur bedingt vorgebeugt werden. Eine langfristige niedrig dosierte Steroidgabe scheint einen günstigen Einfluß auf den Verlauf der Erkrankung zu haben. Ob eine zuckerarme Diät oder die Anreicherung der Nahrung mit mehrfach ungesättigten Fettsäuren einen remissionserhaltenden Effekt auf den Morbus Crohn hat, ist noch nicht ausreichend geklärt. Auch der Effekt einer langfristigen Gabe von Immunsuppressiva, insbesondere bei den etwa 10% der Crohn-Fälle, die therapieresistent sind, ist noch nicht geklärt. Eine prognostische Aussage aufgrund des Verlaufs der Erkrankung ist im Einzelfall nicht möglich. Eine Rezidivprophylaxe scheint nach einer Untersuchung an 206 Patienten mit der Gabe von 3mal 500 mg Mesalazin möglich zu sein. Die kumulative Rezidivrate lag unter dieser Therapie nach 1 Jahr bei 22%, verglichen mit 36% unter Plazebogabe (196). Besonders profitierten hiervon Patienten mit isoliertem Befall des Ileums. Trotz aller konservativ medikamentösen Maßnahmen werden 33% der Crohn-Patienten im Jahr der Diagnosestellung operiert, 13% im folgenden Jahr und später 3% jedes Jahr (18). Auch nach anderen Untersuchungen sind nach 5 Jahren Krankheitsverlauf 36% und nach 10 Jahren 55% der Patienten operiert (11). Kolonbefall, lange Intervalle zwischen ersten Symptomen und Diagnosesicherung sowie ein höheres Alter sind prognostisch eher günstige Faktoren, während Patienten mit einem Manifestationsalter unter 21 Jahren in 69% der Fälle operiert werden müssen und zu 2,4% innerhalb von 7,7 Jahren sterben (54). Die vorausgegangene medikamentöse Therapie hat dabei keinen Einfluß auf die Prognose. Bei Befall des Dünndarms beträgt die Operationsinzidenz über ca. 13 Jahre 65,5%, bei Kolonbefall 58% (53). Indikationen zur operativen Therapie sind Passagestörungen, bei 15–20% der Patienten enterale Fisteln oder intra- und retroperitoneal gelegene Abszesse (44). Bei Fisteln ist jedoch zunächst ein abwartendes Verhalten zu empfehlen, da sich 50–60% der Fisteln spontan verschließen und die Operation nur bei 77–96% zum Erfolg führt (190). Bei 17% der Patienten mit Dünndarmbefall entwickelt sich ein mechanischer Ileus, und bei 30% der Patienten mit Pankolitis werden septisch-toxische Zustände beobachtet. 11% der Patienten mit ausschließlichem Kolonbefall entwickeln das dramatische Bild eines toxischen Megakolons (76). Mit zunehmendem Kolonbefall werden auch Notfalleingriffe häufiger. Diese gehen mit einer Letalität von 11,6% einher, während die gesamte postoperative Letalität bei 2,5% liegt (44). Das Risiko postoperativer Komplikationen steigt mit zunehmendem Kolonbefall. Neben Ileozäkalresektionen, ileokolischen Segmentresektionen und totaler Kolektomie werden Strikturoplastiken, Fistelexzisionen und urologische Zusatzeingriffe durchgeführt. Auch nach initial kurativer operativer Therapie haben 72% der Patienten 1 Jahr nach der Operation bereits wieder einen Rückfall, wobei in 88% der Fälle das neoterminale Ileum und die Anastomose entzündlich verändert sind (162). Da nur 20% dieser Patienten klinische Beschwerden haben, sind die endoskopisch postoperativ nachweisbaren Veränderungen der beste Parameter für den weiteren Verlauf der Erkrankung. Schwere lokale entzündliche Veränderungen sind ein eindeutiges Zeichen für ein frühes Rezidiv der Symptome. Die Erkrankung oder Resektion des terminalen Ileums führt bei bis zu 35% der Patienten zur Gallensteinbildung. Ebenso ist die Inzidenz der Nephrolithiasis auf 2–20% erhöht (167). Ein erhöhtes Risiko besteht auch für die Entwicklung einer primär sklerosierenden Cholangitis, einer Pericholangitis, Leberzirrhose, Leberzellverfettung und sekundären Amyloidose, die in 1–8% der Fälle gefunden wird (17). Lange war umstritten, ob auch für den Crohn-Patienten ein erhöhtes Karzinomrisiko besteht. Untersuchungen an 1655 Crohn-Patienten zeigten, daß das Krebsrisiko um das 2,5fache gegenüber der Normalbevölkerung erhöht ist. Kein erhöhtes Risiko besteht bei alleinigem Befall des terminalen Ileums, um den Faktor 3,2 ist es gesteigert bei Ileokolitis und um das 5,6fache bei alleinigem Dickdarmbefall (46). Bei Befall des Kolons vor dem 30. Lebensjahr steigt das Risiko um den Faktor 20,9. Während bei der Colitis ulcerosa das Risiko eines Malignoms in den ersten 10 Jahren extrem niedrig ist, steigt es beim Morbus Crohn schneller an. Die durchschnittliche Erkrankungsdauer bis zur Entwicklung eines Karzinoms beträgt beim Morbus Crohn 15–24 Jahre; das kumulative Karzinomrisiko liegt nach 5 Jahren bei 15–17%, nach 10 Jahren bei 25–35% und nach 20 Jahren bei 50–70% (168). Nur ⅔ der Karzinome liegen in tatsächlich entzündlich befallenen Darmabschnitten, besonders ist das Risiko der Karzinomentstehung in operativ ausgeschalteten Darmabschnitten erhöht. Operative Bypassverfahren werden deshalb weitgehend gemieden. Der Morbus Crohn kann somit als Präkanzerose eingestuft werden. Insbesondere bei Befall des Kolons sollte dieses erhöhte Karzinomrisiko Beachtung finden.

Kurzdarmsyndrom

Neben dem Mesenterialinfarkt und dem Volvulus ist der Morbus Crohn die häufigste Ursache für ein Kurzdarmsyndrom. 2–12% der Crohn-Patienten leiden unter den Beschwerden eines Kurzdarmsyndroms nach ausgedehnten Dünndarmresektionen (143). Insgesamt ist das Kurzdarmsyndrom mit 1–2 Fällen pro 1 Million Einwohner ein sehr seltenes Krankheitsbild (94). Bei Resektion von einem Drittel des Dünndarms kann eine vollständige Rehabilitation erwartet werden. Maximal 50% des Dünndarms können reseziert werden, ohne daß Mangelerscheinungen auftreten. Die Letalität solch ausgedehnter Dünndarmresektionen ist hoch und wurde mit 34% angegeben. Abhängig von der Restdarmlänge manifestiert sich eine schwere Malabsorption, die vielfach eine langfristige parenterale Ernährung erforderlich macht. Bei einer Restdarmlänge von 60 cm ist eine ausreichende enterale Ernährung nicht mehr möglich (130). Häufigste Komplikation der dann notwendigen parenteralen Heimernährung sind Infektionen, insbesondere eine Kathetersepsis, die in 50% der Fälle ambulant erfolgreich behandelt werden kann. Aber auch Thrombosen und metabolische Komplikationen werden gehäuft beobachtet. In zwei Drittel der Fälle ist die Lebensqualität gut oder befriedigend. Die Letalität wird mit einem Todesfall in 0,8–15 Jahren angegeben, und die längste Überlebenszeit beträgt 10 Jahre (131). Die Prognose hängt dabei wesentlich von der Grunderkrankung ab.

Durchblutungsstörungen

Häufigste Ursache des Kurzdarmsyndroms ist der akute Mesenterialinfarkt. Bei akutem, meist arteriellem Gefäßverschluß und einer ischämischen Toleranzzeit des Darmes von 3–6 Stunden erfolgt die Operation meist zu spät. Die Letalität beim Mesenterialinfarkt oder der Mesenterialvenenthrombose liegt deshalb weltweit bei 70–90% (7). Entscheidend für die Prognose ist die Frühoperation. Eventuell ist dann eine Embolektomie möglich, meist ist jedoch eine Bypassoperation, eine Thrombendarteriektomie oder ausgedehnte Darmresektion, die eine Letalität von 90% (68) haben, nicht zu umgehen. Bleiben weniger als 80 cm Dünndarm übrig, besteht ein Kurzdarmsyndrom.

Geringgradig besser ist die Prognose der chronischen intestinalen Ischämie, die sich durch kolikartige oder kontinuierliche postprandiale Schmerzen bemerkbar macht und durch eine Angiographie bewiesen wird.

Häufigste Form intestinaler Durchblutungsstörungen ist die ischämische Kolitis, deren Ätiologie vielfältig sein kann. In 1,6% der Fälle kommt sie nach aortalen operativen Rekonstruktionen vor (172). Insbesondere bei segmentärem Befall ist eine Restitutio ad integrum innerhalb von 1–2 Tagen möglich, chronische Verlaufsformen, eventuell mit Ausbildung von Strikturen, kommen vor. Den ungünstigsten Verlauf hat die gangränöse Form, die präoperativ meist schwer zu diagnostizieren ist und oft trotz operativen Eingreifens letal endet.

Divertikulose, Divertikulitis

Die Divertikulose ist eine typische Erkrankung der zivilisierten westlichen Welt, die sich bei 10–15% der 40jährigen und 40–50% der 60jährigen findet (68). Symptome treten nur bei etwa 10% aller Divertikelträger auf (83). Eine ballaststoffreiche Kost mit Zusatz von Kleie lindert die Beschwerden und senkt die Komplikationsrate. Sie ist auch im Stadium 1 der Divertikulitis als therapeutische Maßnahme ausreichend. Nehmen die Schmerzen zu, treten Fieber und Leukozytose auf, so liegt ein Stadium 2 vor, das mit Nahrungskarenz, Schmerzmitteln und Antibiotika vielfach erfolgreich therapiert werden kann. Besteht bereits eine Peridivertikulitis oder Perikolitis, so ist die Frühindikation zur Operation ganz wesentlich für die Prognose. Elektive Eingriffe haben eine Letalität von 1–5%, Notfalloperationen eine Letalität von 25–50% (68). Besteht bereits eine kotige Peritonitis, so ist der Verlauf immer tödlich. Alle anderen Patienten werden aber trotz einer Darmresektion in 5–30% der Fälle nicht beschwerdefrei, wenn die Therapie mit schlackenreicher Ernährung nicht lebenslang fortgeführt wird (148). Rezidive sind möglich. Restbeschwerden können in einem Teil der Fälle durch eine Quermyotomie, die Querinzision der antimesenterial gelegenen Tänien, behoben werden.

Benigne Tumoren

Gutartige Tumoren des Dickdarms stellen ein Risiko für die Entwicklung eines Karzinoms dar. Die meisten Kolonkarzinome entwickeln sich auf dem Boden von Polypen. Die Prävalenz von Dickdarmadenomen wird bei über 40jährigen auf 30% geschätzt (133). Bei 2362 Patienten fanden sich 5066 Polypen, wovon 66,5% Adenome und 11,2% hyperplastische Polypen waren (133). Meist sind die Polypen sehr klein (37,6% unter 0,5 cm Durchmesser), nur 25,5% sind größer als 1 cm. Der Durchmesser korreliert direkt mit der Rate schwerer Dysplasien. Große Adenome haben ein um das 20fache erhöhtes Risiko schwerer Dysplasien, verglichen mit kleinen Polypen. Während die hyperplastischen Polypen nie maligne entarten, korreliert bei den anderen Polypen das Risiko mit dem Alter des Patienten, Lokalisation, Anzahl, Größe und Histologie der Polypen. 56% der Polypen sind hyperplastisch und 44% neoplastisch (1). Bei 64,7% der Patienten mit hyperplastischen Polypen im Rektosigmoid finden sich in höheren Darmabschnitten Adenome. Das Risiko einer schweren Zelldysplasie im Adenom ist bei 50- bis 59jährigen um das 1,3fache, bei 60- bis 69jährigen um das 2,2fache und bei 70- bis 79jährigen um das 2,5fache erhöht (133). Polypen im linksseitigen Kolon haben ein um das 2,6fache erhöhtes Risiko für schwere Dysplasien, verglichen mit Adenomen des rechtsseitigen Kolons. Bei Vorhandensein multipler Adenome beträgt die Wahrscheinlichkeit für schwere Dysplasien 13,8% im Vergleich zu 7,3% bei singulären Polypen. Hochgradige Dysplasien fanden sich bei 2,8% der Patienten mit singulären tubulären Adenomen und bei 4,6% der Patienten mit mehreren tubulären Adenomen. Dagegen hatten 16% der Patienten mit einzelnen und 22,1% der Patienten mit multiplen villösen Adenomen schwere Dysplasien (133). Im Vergleich zu kleinen Adenomen haben mittlere ein um das 4,6fache und große ein um das 20,3fache erhöhtes Risiko maligner Entartung. Für villöse Adenome ist das Risiko im Vergleich zu tubulären Adenomen nochmals um das bis zu 20fache gesteigert (133). Größe und Histologie stellen also zwei wichtige voneinander unabhängige Faktoren für das Risiko einer malignen Entartung dar. So fand sich nur bei 1,3% der Polypen unter 1 cm ein invasives Karzinom, aber bei 12–42,6% der Polypen über 2 cm (149). Unter den villösen Adenomen fand sich bei 7678 untersuchten Polypen in 34,5% ein invasives Karzinom und bei 4,9% der tubulären Adenome. Tubulovillöse Adenome nehmen mit einer Rate von 19% Malignität eine Mittelstellung ein (149). Über die Wachstumstendenz und den zeitlichen Verlauf der Entwicklung von Atypien gibt es keine verläßlichen Daten. Kleinere Polypen, die endoskopisch nicht abgetragen werden, müssen deshalb regelmäßig kontrolliert werden. Polypen bis etwa 3 cm Durchmesser können endoskopisch problemlos entfernt werden. Die Komplikationsrate schwankt zwischen 0,1 und 1,9% bei maximal 0,05% der Abtragungen kommt es zu letal endenden Zwischenfällen (149). Die Rezidivrate ist abhängig von der Größe des abgetragenen Polypen. Nach 1 Jahr beträgt sie bei einem Polyp von weniger als 1 cm Durchmesser 0,06%, bei mehr als 2 cm 4,3% (149). Größere Polypen müssen operativ entfernt werden. Die Letalität nach transabdomineller Polypentfernung liegt bei 0,4–1,8% (149).

Eine Besonderheit stellt die familiäre Adenomatosis dar, wo die Entartungsrate zwischen 35 und 70% liegt. Bei der familiären generalisierten Polypose treten die Adenome in der Adoleszenz auf und entarten innerhalb von 10–20 Jahren. Immer treten bei dieser auf das Kolon beschränkten Polypbildung vor dem 40. Lebensjahr Malignome auf, so daß vom 30. Lebensjahr an eine rasch progrediente Letalität zu beobachten ist (68). Deshalb ist immer die Indikation zur Proktokolektomie vor dem 25. Lebensjahr gegeben. Beim Gardner-Syndrom besteht, ähnlich wie beim Cronkhite-Canada-Syndrom, eine generalisierte Adenomatose des gesamten Magen-Darm-Traktes. Die Kolonpolypen manifestieren sich jedoch erst nach dem 30. Lebensjahr, sind aber im Alter von 50 Jahren in 70–100% der Fälle maligne entartet (68, 149). Auch hier ist zur Verbesserung der Prognose die operative Entfernung von Kolon und Rektum vor dem 30. Lebensjahr indiziert.

Ein semimaligner Tumor, der sich zu 46–60% im Appendix lokalisiert, zu 25–50% aber auch im Dünndarm vorkommt, ist das Karzinoid. Es wächst sehr langsam, neigt jedoch zur Metastasenbildung, weshalb die operative Therapie so radikal wie möglich sein sollte. Überlebenszeiten bis 20 Jahre sind beschrieben (68), insbesondere nach operativer Entfernung des Primärtumors und der Metastasen.

Bei individuell sehr unterschiedlicher Prognose beträgt die mittlere Überlebenszeit 2–6 Jahre (149). Zytostatika oder die Anwendung von Somatostatinanaloga beeinflussen das Wachstum und die Symptomatik und verbessern die Prognose.

Literatur

1. Achkar, E., W. Carey: Small polyps found during fiberoptic sigmoidoscopy in asymptomatic patients. Ann. intern. Med. 109 (1988) 880–883
2. Alexandrino, P., M. Alves, J. Pinto Correia: Propanolol or endoscopic sclerotherapy in the prevention of reccurence of variceal bledding: a prospective, randomized controlled trial. J. Hepatol. 7 (1988) 175
3. Altieri, L., A. Pereira, S. Miszputen: A therapeutic trial on cimetidine, ranitidine and antacid in duodenal ulcer. Dig. Dis. Sci. 31 (1986) 212 S
4. Ammann, R.: Morbus Whipple. In Demling, L.: Klinische Gastroenterologie, 2. Aufl., Bd. I. Thieme, Stuttgart 1984
5. Arnold, R.: Epidemiologie, natürlicher Verlauf und sozioökonomische Bedeutung der Ulkuskrankheit. In Goebell, H., J. Hotz, E. Farthmann: Der chronisch Kranke in der Gastroenterologie, 1. Aufl. Springer, Berlin 1984
6. Arnold, R., H. Damman, P. Minartz, H. Peters, B. Simon: Nizatidin. Springer, Berlin 1989
7. Bachmann, B., J. Durst: Überlebenschancen bei Verlust des gesamten Dünndarms. In Sailer, D.: Aktueller Stand der künstlichen Ernährung zu Hause. Sympomed, München 1990
8. Bardhan, K.: Maintainance therapy with antacids in preventing duodenal ulcer relapse. In Porro, G. B., C. Richardson: Antacids in Peptic Ulcer Disease – State of the art. Cortina, Verona 1988
9. Bardhan, K.: Can antacids prevent duodenal ulver relapse? Gut 27 (1986) A 612
10. Bardhan, K., J. Hunter, J. Miller, A. Thomson, D. Graham, R. Russell: Antacid maintenance therapy in the prevention of duodenal ulcer relapse. Gut 29 (1988) 1748
11. Basilisco, G., M. Campanini, B. Cesana, T. Ranzi, P. Bianchi: Risk factors for first operation in Crohn's disease. Amer. J. Gastroenterol. 84 (1989) 221
12. Bauer, H.: Chirurgische Therapie des Ulcus ventriculi und duodeni – Verfahrenswahl beim elektiven Eingriff. In Goebell, H., J. Hotz, E. Farthmann: Der chronisch Kranke in der Gastroenterologie. Springer, Berlin 1984
13. Bauerfeind, P., M. Nicolet, J. Schnegg, H. Koelz, E. Jehle, D. Margalith, J. Koerfer, D. Armstrong, J. Ollyo, J. Gonvers, A. Blum: Peptische Läsionen: Fortschrittsbericht des Jahres 1989. Therapiewoche (Schweiz) 6 (1990) 167
14. Bechi, P., R. Naspetti, R. Mazzanti, G. Castiglione, P. Tonelli, A. Amorosi, L. Tonelli: Billroth I versus Billroth II partial gastrectomy in the treatment of gastric ulcer. Ital. J. surg. Sci. 18 (1988) 339
15. Berges, W.: Funktionelle Dysphagie. Klin. Wschr. 66, Suppl. 13 (1988) 93
16. Betzler, M., J. Stern, Ch. Herfarth: Chirurgische Therapie der Colitis ulcerosa. In Kruis, W., G. Feifel: Colitis ulcerosa, Morbus Crohn, 1. Aufl. Acron, Berlin 1990
17. Beuers, U., G. Paumgartner: Leber- und Gallenwegserkrankungen bei Morbus Crohn und Colitis ulcerosa. In Kruis, W., G. Feifel: Colitis ulcerosa, Morbus Crohn, 1. Aufl. Acron, Berlin 1990
18. Binder, V., C. Hendriksen, S. Kreiner: Prognosis in Crohn's disease: based on results from a regional patient group from the county of Copenhagen. Gut 26 (1985) 146
19. Binder, V.: Epidemiology, course and socio-economic influence of inflammatory bowel disease. Schweiz. med. Wschr. 118 (1988) 738
20. Blum, A., J. Siewert: Refluxkrankheit der Speiseröhre. In Demling, L.: Klinische Gastroenterologie, 2. Aufl., Bd. I. Thieme, Stuttgart 1984
21. Blum, A., R. Siewert: Hiatushernie, Refluxkrankheit und Refluxösophagitis. Internist 18 (1977) 423
22. Blum, A.: Omeprazole: implications for therapy of peptic ulcer and reflux oesophagitis. Digestion 44, Suppl. 1 (1989) 87
23. Bonnevie, O.: Survival in peptic ulcer. Gastroenterology 75 (1978) 1055
24. Bonnevie, O.: Causes of death in duodenal and gastric ulcer. Gastroenterology 73 (1977) 1000
25. Brand, D., W. Roufail, A. Thompson, E. Tapper: Misoprostol, a synthetic PGE_1 analog in the treatment of duodenal ulcers: a multi-center double-blind study. Dig. Dis. Sci. 30, Suppl. (1985) 147
26. Bright-Asare, P., J. Behar, D. Brand: Effects of long-term maintenance cimetidine therapy on gastroesophageal reflux disease. Gastroenterology 82 (1981) 1025
27. Brunner, G., W. Creutzfeldt, U. Harke, R. Lamberts: Therapy with omeprazole in patients with peptic ulcerations resistant to extended high-dose ranitidine treatment. Digestion 39 (1988) 80
28. Bucher, P., G. Lepsien, A. Sonnenberg, A. Blum: Verlauf und Prognose der Refluxkrankheit bei konservatiter und chirurgischer Behandlung. Schweiz. med. Wschr. 108 (1978) 2072
29. Bünte, H.: Mißbildungen, Divertikel, Fisteln, Fremdkörper, Perforation, Verätzung und Tumoren der Speiseröhre. In Demling, L.: Klinische Gastroenterologie, 2. Aufl., Bd. I. Thieme, Stuttgart 1984
30. Calam, J., S. Levi, K. Beardshall, R. Playford, P. Ghosh, I. Swift, W. Foulkes, G. Haddad: Helicobacter pylori and duodenal ulcer: the gastrin link. In Malfertheiner, P., H. Ditschuneit: Helicobacter pylori, Gastritis and Peptic Ulcer. Springer, Berlin 1990

31 Cameron, A., B. Otto, W. Payne: Columnar lined (Barrett) esophagus and adenocarcinoma. Proceedings of the 2nd International Conference on diseases of the Esophagus, Chicago 1983 (p. 61)

32 Camilleri, M., J. Malagelada: Chronic intestinal pseudo-obstruction: impaired gastric and small bowel transit of chyme corrected by cisapride. In Johnson, A., G. Lux: Progress in the Treatment of Gastrointestinal Motility Disorders: The Role of Cisapride. Excerpta Medica, Amsterdam 1988

33 Caspary, W.: Maldigestions- und Malabsorptionssyndrome im Erwachsenenalter. In Demling, L.: Klinische Gastroenterologie, 2. Aufl., Bd. I. Thieme, Stuttgart 1984

34 Caspary, W., K. Hengels, H. Kunert, W. Rösch, H. Rohner, A. Spuhler: Low-dose antacid therapy in the treatment of duodenal ulcer: a multicenter, double-blind trial vs. misoprostol. Gastroenterology 96 (1989) A 76

35 Caspary, W.: Epidemiologie, natürlicher Verlauf und Therapie des Morbus Whipple. In Goebell, H., J. Hotz, E. Farthmann: Der chronisch Kranke in der Gastroenterologie, 1. Aufl. Springer, Berlin 1984

36 Cooperative Study Group: Double blind comparative study of omeprazole and ranitidine in patients with duodenal or gastric ulcer: a multicentre trial. Gut 31 (1990) 653

37 Csendes, A., I. Braghetto, J. Mascaró, A. Henriquez: Late subjective and objective evaluation of the results of esophagomyotomy in 100 patients with achalasia of the esophagus. Surgery 104 (1988) 469

38 Davies, A. H., M. Lewis, J. Rhodes, A. Henderson: Trial of nifedipine for prevention of esophageal spasm. Digestion 36 (1987) 81

39 de Franchis, R.: Prediction of the first hemorrhage in patients with cirrhosis of the liver and esophageal varices: a prospective multicenter study. New Engl. J. Med. 319 (1988) 983

40 Dekker, W., H. Baars, L. Scuro, G. Cavallini, J. Staal, A. Vogten: Colloidal bismuth subcitrate and sucralfate in gastric ulcer healing and relapse: a prospective comparative double-blind multiclinic study. Acta ther. 15 (1989) 189

41 Dent, J., C. G. Bremner, M. J. Collen, R. C. Haggitt, D. J. Spechler: Barrett's oesophagus. In Working Party Reports: World Congresses of Gastroenterology. Blackwell, Melbourne 1990 (p. 17)

42 Dirks, E., H. Goebell, F. Eigler: Verlauf und Prognose der Colitis ulcerosa. Med. Klin. 84 (1989) 208

43 Dollinger, H., J. Demling, P. Joraschky, A. Pless: Peptische Magen-Darm-Erkrankungen, 1. Aufl. Springer, Berlin 1990

44 Ecker, K., B. Koch, G. Feifel: Das chirurgische Behandlungskonzept beim Morbus Crohn. In Kruis, W., G. Feifel: Colitis ulcerosa, Morbus Crohn, 1. Aufl. Acron, Berlin 1990

45 Edwards, F., S. Truelove: The course and prognosis of ulcerative colitis, part I and II. Gut 4 (1963) 299

46 Ekbom, A., C. Helmick, M. Zack, H. Adami: Increased risk of large-bowel cencer in Crohn's disease with colonic involvement. Lancet 1990/II, 357

47 Ekbom, A., C. Helmick, M. Zack, H. Adami: Ulcerative colitis and colorectal cancer: a population-based study. New Engl. J. Med. 323 (1990) 1228–1233

48 Elashoff, J., M. Grossmann: Trends in hospital admissions and death rates for peptic ulcer in the United States from 1970–1978. Gastroenterology 78 (1980) 280

49 Eliakim, R., L. Ligumsky, D. Wengrower, D. Rachmilewitz: Comparable efficacy of oral 5-aminosalicylic acid (Mesasal) and sulfasalazine in maintaining ulcerative colitis in remission. Israel J. med. Sci. 26 (1990) 47

50 Ellis, F. H., R. Crozier, E. Watkins: Operation for esophageal achalasia: results of esophagomyotomy without an antireflux operation. J. thorac. cardiovasc. Surg. 88 (1984) 344

51 Fahrländer, H.: Colon irribile. In Demling, L.: Klinische Gastroenterologie, 2. Aufl., Bd. I. Thieme, Stuttgart 1984

52 Fahrländer, H., E. Shalev: Colitis ulcerosa. Dtsch. med. Wschr. 99 (1974) 2141

53 Farmer, R., G. Whelan, V. Fazio: Long-term follow-up of patients with Crohn's disease. Gastroenterology 88 (1985) 1818

54 Farmer, R., W. Michener: Prognosis of Crohn's disease with onset in childhood or adolescence. Dig. Dis. Sci. 24 (1979) 752

55 Feldman, M., H. Smith: Effect of cisapride on gastric emptying of indigestible solids in patients with gastroaresis diabeticorum. Gastroenterology 92 (1987) 171

56 Fontana, G., N. Nizzoli, G. Broi, V. Alvisi. E. Camarri, S. Daniotti: Prenzepine for long-term treatment of duodenal ulcer: a controlled multicenter trial. Dig. Dis. Sci. 31, Suppl. (1986) 208

57 Francois, I., N. De Nutte: Nonulcer dyspepsia: effect of the gastrointestinal prokinetic drug cisapride. Current ther. Res. 41 (1987) No. 6

58 Galmiche, J., G. Brandstatter, M. Evreux, E. Hentschel, E. Kerstan, P. Kratochvil: Combined therapy with cisapride and cimetidine in severe reflux oesophagitis: a double blind controlled trial. Gut 29 (1988) 675

59 Gelfond, M., P. Rosen, T. Gilat: Isosorbide dinitrate and nifedipine treatment of achalasia: a clinical, manometric and radionuclide evaluation. Gastroenterology 83 (1982) 963

60 Gerok, W., D. Häussinger, J. Schölmerich: Leberzirrhose. In Gerok, W.: Hepatologie. Urban & Schwarzenberg, München 1987

61 Gilrane, T.: Ulcer disease: epidemiology. Curr. Opin. Gastroenterol. 5 (1989) No. 6

62 Glise, H., L. Carling, B. Hallerbäck, T. Hallgren, I. Kagevi, J. Solhaug: Relapse rate of healed duodenal, prepyloric, and gastric ulcers treated either with sucralfate or cimetidine. Amer. J. Med. 83 (1987) 105

63 Graham, D., A. McCullough, M. Sklar, S. Sonntag, W. Roufail, R. Stone, R. Bishop, N. Gitlin, A. Cagliola, R. Berman, T. Humphries: Omeprazole versus placebo in duodenal ulcer healing: the United States experience. Dig. Dis. Sci. 35 (1990) 66

64 Graham, D., J. Smith: The course of patients after variceal hemorrhage. Gastroenterology 80 (1981) 800

65 Greenberger, N., K. Isselbacher: Disorders of absorption. In Isselbacher, K., R. Adams, E. Braunwald, R. Petersdorf, J. Wilson: Harrison's Principles of Internal Medicine, 9th ed. McGraw-Hill/Kogakusha, Tokyo 1980

66 Guslandi, M., M. Dell'Oca, V. Molteni, R. Romano, S. Passeretti, E. Ballarin: Famotidine versus domperidone, versus a combination of both in the treatment of reflux esophagitis: interim report. Gastroenterology 96 (1989) A 191

67 Gyde, S., P. Prior, R. Allan: Colorectal cancer in ulcerative colitis: a cohort study of primary referrals from three centres. Gut 29 (1988) 206

68 Hafter, E.: Praktische Gastroenterologie, 7. Aufl. Thieme, Stuttgart 1988

69 Haldemann, G., F. Nöthiger, F. Deucher, A. Alder: Ileus. In Demling, L.: Klinische Gastroenterologie, 2. Aufl. Bd. I. Thieme, Stuttgart 1984

70 Hameeteman, W., G. Tytgat, H. Houthoff, J. van den Tweel: Barrett's esophagus: development of dysplasia and adenocarcinoma. Gastroenterology 96 (1989) 1249

71 Hamilton, I., H. O'Connor, N. Wood, I. Bradbury, T. Axon: Healing and recurrence of duodenal ulcer after treatment with tripotassium dicitrato bismuthate (TDB) tablets or cimetidine. Gut 27 (1986) 106

72 Hannon, R.: Efficacy of cisapride in patients with non-ulcer-dyspepsia. Curr. ther. Res. 42 (1987) No. 5

73 Häring, R.: Ösophagus − Refluxkrankheit. TM-Verlag, Hameln 1985

74 Hart, R., F. Hagenmüller: Komplikationen und Todesfälle in der gastroenterologischen Endoskopie. Internist 29 (1988) 815

75 Hecker, W., J. Rueff, J. Dudeck, E. Rüter, A. Noky: Untersuchungen zur Charakteristik der Appendizitis in den vier verschiedenen Lebensabschnitten. Ergebn. Chir. Orthop. 48 (1966) 37

76 Hefti, M.: Risiko- und Invaliditätsbeurteilung bei Morbus Crohn. Lebensversicher.-Med. 5 (1981) 106

77 Hefti, M.: Grundlagen der Risikobeurteilung in der Lebensversicherung am Beispiel der Colitis ulcerosa. Schweiz. med. Wschr. 118 (1988) 756

78 Hendriksen, C., S. Kreiner, V. Binder: Long term prognosis in ulcerative colitis, based on results from a regional patients group from the county of Copenhagen. Gut 26 (1985) 158

79 Hine, K., M. Atkinson: Instrumental perforation of the oesophagus. Lancet 1984/II, 52

80 Hölscher, A., M. Bader, J. Siewert: Kann Antireflux-Chirurgie eine maligne Entartung des Endobrachyösophagus verhindern? Dtsch. med. Wschr. 110 (1985) 551

81 Holtermüller, K.: Natürlicher Verlauf der Ulcuskrankheit. In Blum, A., J. Siewert: Ulcus-Therapie, 1. Aufl. Springer, Berlin 1978

82 Hotz, J.: Pathophysiologie der oesophagealen Motilität. Z. Gastroenterol. 28, Suppl. 1 (1990) 52

83 Hotz, J.: Epidemiologie, Ursachen und konservative Therapie der Divertikelkrankheit. In Goebell, H., J. Hotz, E. Farthmann: Der chronisch Kranke in der Gastroenterologie, 1. Aufl. Springer, Berlin 1984

84 Hotz, J.: Möglichkeiten, Probleme und Grenzen der konservativen Akuttherapie und Langzeitprophylaxe der gastroduodenalen Ulkuskrankheit. Med. Klin. 81 (1986) 357

85 Hovinen, E., M. Kekki, S. Kuikka: A theory to the stochastic model building for chronic progressive disease process with an application to chronic gastritis. J. theor. Biol. 57 (1976) 131

86 Hultén, L.: Surgical options in the treatment of ulcerative colitis and Crohn's colitis. Schweiz. med. Wschr. 118 (1988) 743

87 Humphries, H., C. Dooley, D. O'Leary, S. Bourke, D. McKenna, B. Power: Campylobacter pyloridis can predict treatment outcome in peptic disease. Gastroenterology 90 (1986) 1470

88 Hunt, R., C. Howden, D. Jones: The correlation between acid suppression and peptic ulcer healing. Scand. J. Gastroenterol. 21, Suppl. 22 (1986)

89 Janssens, J., G. Vantrappen: Esophageal chest pain: Curr. Opin. Gastroenterol. 5 (1989) No. 4

90 Jaup, B., J. Cronstedt, G. Dotevall, L. Hellner, P. Hoffmann, M. Hradsky: Pirenzepine versus cimetidine in duodenal ulcer treatment: a clinical and microbiological study. Scand. J. Gastroenterol. 20 (1985) 183

91 Jones, H., J. Grogogno, A. Hoare: Surveillance in ulcerative colitis: burdens and benefit. Gut 29 (1988) 325

92 Junginger, T.: Chirurgische Therapie des Ulcus ventriculi und duodeni − Langzeitergebnisse. In Goebell, H., J. Hotz, E. Farthmann: Der chronisch Kranke in der Gastroenterologie. Springer, Berlin 1984

93 Katschinski, B., R. Logan, M. Edmond, M. Langman: Smoking and sugar intake are separate but interactive risk factors in Crohn's disease. Gut 29 (1988) 1202

94 Keller, H., J. Müller: Ergebnisse der Behandlung des Kurzdarmsyndroms. Med. Welt 36 (1985) 30−32

95 Kieser, C.: Untersuchungen über die tödlichen Komplikationen von Hiatushernien. Gastroenterologia (Basel) 107 (1967) 328
96 Kleber, G., T. Sauerbruch: Risk indicators of variceal bleeding. Z. Gastroenterol. 26, Suppl. 2 (1988) 19
97 Klein, K.: Controlled treatment trials in the irritable bowel syndrome: a critique. Gastroenterology 95 (1988) 232
98 Klein, H.: Streßulkus – kausale oder symptomatische Prophylaxe? In Tryba, M.: Rationale Streßblutungsprophylaxe. Thieme, Stuttgart 1987
99 Koch, H.: Kongenitale Darmanomalien. In Demling, L.: Klinische Gastroenterologie, 2. Aufl., Bd. I. Thieme, Stuttgart 1984
100 Koelz, H., R. Birchler, A. Bretholz, B. Bron, Y. Capitaine, G. Delmore: Healing and relapse of reflux esophagitis during treatment with ranitidine. Gastroenterology 91 (1986) 1198
101 Koelz, H.: Treatment of reflux esophagitis with H_2-blockers, antacids and prokinetic drugs: an analysis of randomized clinical trials. Scand. J. Gastroenterol. 24, Suppl. 156 (1989) 25
102 Koelz, H., R. Birchler, Y. Capitaine: Rezidive der Refluxösophagitis unter Langzeitbehandlung mit Ranitidin. Gut 24, A (1983) 1007
103 Koelz, H.: Refluxkrankheit der Speiseröhre – Konservative Therapie. In Hotz, J.: Der chronisch Kranke in der Gastroenterologie. Springer, Berlin 1984
104 Kohli, Y., S. Fukumoto, K. Kawai: A study on the prevention of duodenal ulcer recurrence with pirenzepine. Drugs exp. clin. Res. 13 (1987) 311
105 Korman, M., R. Shaw, J. Hansky, G. Schmidt, A. Stern: Influence of smoking on healing rate of duodenal ulcer in response to cimetidine or high-dose antacid. Gastroenterology 80 (1981) 1451
106 Krause, U.: Long term results of medical and surgical treatment of peptic ulcer. Acta chir. scand., Suppl. 310 (1963) 1
107 Krempler, F., F. Sandhofer, A. Kalk: Investigations on relapse rates of peptic gastric or duodenal ulcers after 4 weeks of pirenzepine treatment. Wien. med. Wschr. 133 (1983) 553
108 Lam, S., W. Hui, W. Lau, F. Branicki, C. Lai, A. Lok: Sucralfate versus cimetidine in duodenal ulcer: factors affecting healing and relapse. Scand. J. Gastroenterol. 22, Suppl. 140 (1987)
109 Lam, S.: Implications of sucralfate-induced ulcer healing and relapse. Amer. J. Med. 86 (1989) 123
110 Lambert, J., M. Borromeo, M. Korman, J. Hansky, E. Eaves: Effect of colloidal bismuth (DE-NOL) on healing and relapse of duodenal ulcers: role of Campylobacter pyloridis. Aust. N. Z. J. Med. 17, Suppl. 504 (1987)
111 Lanza, F., C. Sibley: Role of antacids in the management of disorders of the upper gastrointestinal tract: review of clinical experience 1975–1985. Amer. J. Gastroenterol. 82 (1987) 1223

112 Lauritsen, K., T. Havelund, L. Laursen, P. Bytzer, J. Kjaergaard, J. Rask Madsen: Enprostil and ranitidine in prevention of duodenal ulcer relapse: one year double blind comparative trial. Brit. med. J. 294 (1987) 932
113 Lee, S., T. Yao, S. Shindo, H. Okabe, M. Fujishima: Long-term follow-up of 2529 patients reveals gastric ulcers rarely become malignant. Dig. Dis. 35 (1990) 763
114 Leiber, B., G. Olbrich: Die klinischen Syndrome, 6. Aufl. Urban & Schwarzenberg, München 1981 (S. 766)
115 Lux, G., P. Lederer: Antro-duodenale Koordination: Definition, Einfluß von Prokinetika und mögliche Beziehungen zur Non-ulcer-Dyspepsie. Z. Gastroenterol., Suppl. 1 (1990) 13
116 Lux, G., H. Hentschel, H. Rohner, H. Brunner, K. Schütze, P. Lederer: Treatment of duodenal ulcer with low dose antacids. Scand. J. Gastroenterol. 21 (1986) 1063
117 Malchow, H., K. Ewe, W. Brandes, H. Goebell, H. Ehms, H. Sommer, H. Jesdinsky: European Cooperative Crohn's Disease Study (ECCDS): results of drug treatment. Gastroenterology 86 (1984) 249
118 Mannes, G., E. Bayerdörffer: Early relapse after healing of Helicobacter pylori positive duodenal ulcers: Munich Duodenal Ulcer Trial. In Malfertheiner, P., H. Ditschuneit: Helicobacter pylori, Gastritis and Peptic Ulcer. Springer, Berlin 1990
119 Marks, I., A. Girdwood, J. Wright, K. Newton, N. Gilinsky, I. Kalvaria: Nocturnal dosage regimen of sucralfate in maintenance treatment of gastric ulcer. Amer. J. Med. 83 (1987) 95
120 Marks, I., J. Wright, L. Bank, A. Girdwood, S. O'Keefe, I. Kalvaria: Comparison of pirenzepine with cimetidine in duodenal ulcer disease: a short-term and maintenance study. S. Afr. med. J. 68 (1985) 527
121 Marks, I.: Efficacy, safety and dosage of sucralfate in ulcer therapy. Scand. J. Gastroenterol. 22, Suppl. 140 (1987)
122 Marshall, B., C. Goodwin, J. Warren, R. Murray, E. Blincow, S. Blackbourn: Prospective double-blind trial of duodenal ulcer-relapse after eradication of Campylobacter pylori. Lancet 1988, 1437
123 Mayberry, J.: Recent epidemiology of ulcerative colitis and Crohn's disease. Int. J. colorect. Dis. 4 (1989) 59
124 McCallum, R., C. Prakash, D. Campoli-Richards, K. Goa: Cisapride: a preliminary review of its pharmacodynamic and pharmacocinetic properties, and therapeutic use as a procinetic agent in gastrointestinal motility disorders. Drugs 36 (1988) 652
125 Mekhjian, H., D. Switz, C. Melnyk, G. Rankin, R. Brooks: Clinical features and natural history of Crohn's disease. Gastroenterology 77 (1979) 898
126 Mellow, M. H.: Effect of isosorbide and hydralazine in painful primary esophageal motility disorders. Gastroenterology 83 (1982) 364

127 Menge, H.: Ursachen eines Therapieversagens bei der glutensensitiven Enteropathie und beim Morbus Whipple. In Goebell, H., J. Hotz, E. Farthmann: Der chronisch Kranke in der Gastroenterologie, 1. Aufl. Springer, Berlin 1984
128 Misiewicz, J., G. Tytgat, C. Gootwin, A. Price, P. Sipponen, R. Strickland, R. Cheli: The Sydney system: a new classification of gastritis. In Working Party Reports: World Congresses of Gastroenterology. Blackwell, Melbourne 1990 (p. 1)
129 Mörl, F., V. Wening: Appendizitis. In Demling, L.: Klinische Gastroenterologie, 2. Aufl., Bd. I. Thieme, Stuttgart 1984
130 Müller, J., U. Brenner, J. Schindler: Das Kurzdarm-Syndrom. Leber Magen Darm 12 (1982) 60–63
131 Müller, J., H. Keller, U. Brenner, M. Walter: Die ambulante parenterale Dauerernährung bei Kranken mit Kurzdarm-Syndrom. Internist 25 (1984) 292–298
132 Müller-Lissner, S., A. Klauser: Was ist gesichert in der Therapie gastrointestinaler Erkrankungen mit motilitätswirksamen Pharmaka. Internist 30 (1989) 797
133 O'Brien, M., S. Winawer, A. Zauber, L. Gottlieb, S. Sternberg, B. Diaz, G. Dickersin, S. Ewing, S. Geller, D. Kasimilian, R. Komorowski, A. Szporn: The National Polyp Study: patient and polyp characteristics associated with high-grade dysplasia in colorectal adenomas. Gastroenterology 98 (1990) 371–379
134 O'Morain, C.: How to eradicate Helicobacter pylori and prevent reinfection. In Malfertheiner, P., H. Ditschuneit: Helicobacter pylori, Gastritis and Peptic Ulcer. Springer, Berlin 1990
135 Ollyo, J., M. Savary: L'endobrachyoesophage. Schweiz. med. Wschr. 115 (1975) 996
136 Orringer, M., M. Stirling: Esophageal resection for achalasia: indications and results. Ann. thorac. Surg. 47 (1989) 340
137 Otte, H., H. Brandis: Lehrbuch der Medizinischen Mikrobiologie, 4. Aufl. Fischer, Stuttgart 1978
138 Ovaska, J., T. Havia, H. Kujari: Retrospective analysis of gastric stump carcinoma patients treated during 1946–1981. Acta chir. scand. 152 (1986) 199
139 Pagliaro, L., A. Burroughs, T. Sorensen. D. Lebrec, A. Morabito, G. D'Amico, F. Tine: Therapeutic controversis and randomized controlled trials (RCTs): prevention of bleeding and rebleeding in cirrhosis. Gastroenterol. inter. 2 (1989) 71
140 Parente, F., M. Lazzaroni, M. Petrillo, B. Porro: Colloidal bismuth subcitrate and ranitidine in the short-term treatment of benign gastric ulcer: an endoscopically controlled trial. Scand. J. Gastroenterol. 21, Suppl. 42 (1986)
141 Pascu, O., P. J. Porr: Endoskopische Wandsklerosierung von Ösophagusvarizen. Med. Klin. 83 (1988) 565
142 Pemberton, J., K. Kelly, R. Beart, R. Dozois, B. Wolff, D. Ilstrup: Ileal pouch: anal anastomosis for chronic ulcerative colitis. Ann. Surg. 206 (1987) 504
143 Plauth, M., F. Hartmann: Kurzdarm-Syndrom. In Jenss, H.: Morbus Crohn, 1. Aufl. Schattauer, Stuttgart 1990
144 Porro, G., M. Lazzaroni, L. Barbara, R. Corinaldesi, P. Dal Monte, N. D'Imperio: Tripotassium dicitrate bismuthate and ranitidine in duodenal ulcer: healing and influence of recurrence. Scand. J. Gastroenterol. 23 (1988) 1232
145 Porro, G. B., F. Parente: Antacids in the short-term treatment of duodenal ulcer: a renewed interest in „old" drugs. In Porro, G. B., C. Richardson: Antacids in Peptic Ulcer Disease – State of the art. Cortina, Verona 1988
146 Pötzi, R., P. Bauer, W. Reichel, E. Kerstan, F. Renner, A. Gangl: Prophylactic endoscopic sclerotherapy of oesophageal varices in liver cirrhosis: a multicentre prospective controlled randomised trial in Vienna. Gut 30 (1989) 873
147 Poynard, T., J. Pignon: Meta-analysis of randomized clinical trials of ranitidine and cimetidine in the healing of duodenal ulcer. In Mignon, M., J. Galmiche: Safe and Effective Control of Acid Secretion. Libbey, London 1988
148 Raguse, T., E. Schippers: Chirurgische Therapie der Divertikulitis. In Goebell, H., J. Hotz, E. Farthmann: Der chronisch Kranke in der Gastroenterologie, 1. Aufl. Springer, Berlin 1984
149 Reifferscheid, M., S. Langer: Kolon- und Rektumtumoren. In Demling, L.: Klinische Gastroenterologie, 2. Aufl., Bd. I. Thieme, Stuttgart 1984
150 Riecken, E.: Einheimische Sprue und Morbus Whipple – Konsequenzen und praktisches Vorgehen. In Goebell, H., J. Hotz, E. Farthmann: Der chronisch Kranke in der Gastroenterologie, 1. Aufl. Springer, Berlin 1984
151 Riley, S., V. Mani, M. Goodman, M. Herd, S. Dutt, L. Turnberg: Comparison of delayed-release 5-aminosalicylic acid (mesalazine) and sulfasalazine as maintenance treatment for patients with ulcerative colitis. Gastroenterology 94 (1988) 1383
152 Ritchie, J., J. Powell-Tuck, J. Lennard-Jones: Clinical outcome of the first ten years of ulcerative colitis and proctitis. Lancet 1978/I, 1140
153 Rodrigo, J., J. Ponce: Therapeutic approach to peptic ulcer relapse. Meth. Find. exp. clin. Pharmacol. 11, Suppl. 131 (1989)
154 Rokkas, T., G. Sladen: Bismuth: effects on gastritis and peptic ulcer. Scand. J. Gastroenterol. 23, Suppl. 82 (1988)
155 Rösch, W.: Reizmagen – was tun? Dtsch. Ärztebl. 87 (1990) 1857
156 Rösch, W.: Treatment of non-ulcer-dyspepsia. In Johnson, A., G. Lux: Progress in the Treatment of Gastrointestinal Motilitiy Disorders: The Role of Cisapride. Excerpta Medica, Amsterdam 1988

157 Rösch, W.: Cisparid zur Behandlung des Reizmagens – Ergebnisse von zwei multizentrischen Studien. Z. Gastroenterol., Suppl. 1 (1990) 36
158 Rösch, W.: Reizmagen, Klinik und Ursachen. Z. Gastroenterol., Suppl. 1 (1990) 10
159 Rösch, W., L. Demling, K. Elster: Is chronic gastritis a reversible process? Follow-up study of gastritis by stepwise biopsy. Acta hepato-gastroenterol. 22 (1975) 252
160 Rühl, G., K. Morgenroth: Campylobacter pylori – Stand des Wissens aus morphologischer Sicht. Leber Magen Darm 1 (1988) 17
161 Rutgeerts, P.: Comparative efficacy of coated oral 5-aminosalicylic acid (claversal) and sulphasalazine for maintaining remission of ulcerative colitis. Aliment. pharmacol. Ther. 3 (1989) 183
162 Rutgeerts, P., K. Geboes, G. Vantrappen, R. Kerremans, T. Coenegrachts, G. Coremans: Natural history of recurrent Crohn's disease at the ileocolonic anastomisis after curative surgery. Gut 25 (1984) 665
163 Sauerbruch, T., M. Weinzierl, H. Ansari, G. Paumgartner: Injection sclerotherapy of oesophageal variceal hemorrhage: a prospective long-term follow-up study. Endoscopy 19 (1987) 181
164 Sauerbruch, T.: Therapie der Ösophagusvarizenblutung. Leber Magen Darm 1 (1990) 11
165 Schepp, W., M. Classen: Was ist gesichert in der Langzeittherapie des peptischen Ulkus? Internist 29 (1988) 734
166 Scheurer, U., L. Witzel, F. Halter, H. Keller, R. Huber, R. Galeazzi: Gastric and duodenal ulcer healing and placebo treatment. Gastroenterology 72 (1977) 838
167 Scheurlen, C., G. Paumgartner: Das Gallensäurenverlust-Syndrom: Pathophysiologie, Diagnostik und Therapie. In Kruis, W., G. Feifel: Colitis ulcerosa, Morbus Crohn, 1. Aufl. Acron, Berlin 1990
168 Schmitz-Rixen, T., M. Günther, J. Müller, H. Pichlmaier: Entartungsrisiko chronisch entzündlicher Darmerkrankungen und therapeutische Konsequenzen. In Kruis, W., G. Feifel: Colitis ulcerosa, Morbus Crohn, 1. Aufl. Acron, Berlin 1990
169 Schölmerich, J.: Hat die Differentialdiagnose Morbus Crohn/Colitis ulcerosa Konsequenzen für die Behandlung? In Kruis, W., G. Feifel: Colitis ulcerosa, Morbus Crohn, 1. Aufl., Acron, Berlin 1990
170 Scholten, T., W. Fritsch: Konservative Therapie des chronischen Ulkusleidens – Allgemeinmaßnahmen. In Goebell, H., J. Hotz, E. Farthmann: Der chronisch Kranke in der Gastroenterologie, 1. Aufl. Springer, Berlin 1984
171 Seifert, E., K. Gail, J. Weismüller: Gastric polypectomy, long-term results. Endoscopy 15 (1983) 8
172 Senn, A., P. Stirnemann: Gefäßerkrankungen des Gastrointestinaltraktes. In Demling, L.: Klinische Gastroenterologie, 2. Aufl., Bd. II. Thieme, Stuttgart 1984

173 Siewert, J., A. Blum: Hiatushernien. In Demling, L.: Klinische Gastroenterologie, 2. Aufl., Bd. I. Thieme, Stuttgart 1984
174 Siewert, J., H. Hölscher: Chirurgische Aspekte. In Riedler, L., F. Stoß, H. Groitl: Ulcus ventriculi et duodeni. Kali-Chemie Pharma, Hannover 1986 Bd. 28
175 Siewert, J., A. Hölscher, A. Blum: Ulkuskomplikationen. In Demling, L.: Klinische Gastroenterologie, 2. Aufl., Bd. I. Thieme, Stuttgart 1984
176 Siewert, J.: Obere gastrointestinale Ulkusblutung – Letalitätssenkung durch früh-elektive chirurgische Therapie von Risikopatienten. Dtsch. med. Wschr. 114 (1989) 447
177 Siewert, J.: Therapie der Achalasie. Dtsch. med. Wschr. (1982) 551
178 Simon, B., H. Damman, P. Müller: Klinische Wirksamkeit von Famotidin: Ein Überblick. In Ottenjann, R.: Famotidin heute. Springer, Berlin 1989
179 Sipponen, P.: Risk of peptic ulcer in gastritis. In Malfertheiner, P., H. Ditschuneit: Helicobacter pylori, Gastritis and Peptic Ulcer, 1. Aufl. Springer, Berlin 1990
180 Sipponen, P., K. Varis, O. Fräki, K. Korri, K. Seppälä, M. Siurala: Cumulative 10-year risk of symptomatic duodenal and gastric ulcer in patients with or without chronic gastritis: a clinical follow-up study of 454 outpatients. Scand. J. Gastroenterol. 25 (1990) 966–973
181 Siurala, M., E. Kivilaakso, P. Sipponen: Gastritis. In Demling, L.: Klinische Gastroenterologie, 2. Aufl., Bd. I. Thieme, Stuttgart 1984
182 Siurala, M., J. Lehtola, T. Ihämäki: Atrophic gastritis and its sequelae. Scand. J. Gastroenterol. 9 (1974) 441
183 Smith, A., A. Price, P. Borriello, A. Levi: A comparison of ranitidine and tripotassium dicitratobismuth (TDB) in relapse rates of duodenal ulcer: the role of Campylobacter pylori (CP). Gut 29 (1988) A 711
184 Soehendra, N.: Ösophagusvarizen. In Demling, L.: Klinische Gastroenterologie, 2. Aufl., Bd. I. Thieme, Stuttgart 1984
185 Sonnenberg, A.: Epidemiologie und Spontanverlauf der Refluxkrankheit. In Blum, A., J. Siewert: Refluxtherapie. Springer, Berlin 1981
186 Sonnenberg, A., S. Mükker-Lissner, E. Vogel: Predictors of duodenal ulcer healing and relapse. Gastroenterology 81 (1981) 1061
187 Sontag, S., D. Graham. A. Belsito, J. Weiss, A. Farley, R. Grunt, N. Cohen, D. Kinnear, W. Davis, A. Archambault, J. Axhord, W. Thayer, R. Gillies, J. Sidorov, S. Sabesin, W. Dyck, B. Fleshler, I. Cleator, J. Wenger, A. Opekun: Cimetidine, cigarette smoking, and recurrence of duodenal ulcer. New Engl. J. Med. 311 (1984) 689
188 Sontag, S., G. Chejfec, M. Stanley, R. Chintam, J. Wanner, T. Schnell, S. O'Connell, W. Best, B. Nemchausky, B. Moroni: Barrett's esophagus and colonic tumors. Lancet 1985/I, 946

189 Stadelmann, O.: Gutartige Tumoren des Magens. In Demling, L.: Klinische Gastroenterologie, 2. Aufl., Bd. I. Thieme, Stuttgart 1984
190 Starlinger, M., H. Becker: Fisteln bei Morbus Crohn: Aktueller Stand chirurhischer Therapie. In Jenss, H.: Morbus Crohn, 1. Aufl. Schattauer, Stuttgart 1988
191 Statistisches Bundesamt: Bevölkerung und Kultur, Reihe 7: Gesundheitswesen. Kohlhammer, Stuttgart 1974
192 Stelzner, F., W. Lierse: Über die Ursache der Appendicitis. Langenbecks Arch. klin. Chir. 330 (1972) 273
193 Stockbrugger, R., J. Cronstedt, P. Hoffmann, M. Hradsky, B. Jaup, G. Dotevall: The treatment of gastric ulcer with moderate inhibition of gastric acid. Scand. J. Gastroenterol. 21, Suppl. 120 (1986)
194 Summers, R., D. Switz, J. Sessions, J. Becktel, W. Best, F. Kern, J. Singleton: National cooperative Crohn's disease study: results of drug treatment. Gastroenterology 77 (1979) 847
195 Sutherland, L., S. Ramcharan, H. Bryant, G. Fick: Effect of cigarette smoking on recurrence of Crohn's disease. Gastroenterology 98 (1990) 1123
196 Thomson, A.: Coated oral 5-aminosalicylic acid versus placebo in maintaining remission of inactive Crohn's disease. Aliment. pharmacol. Ther. 4 (1990) 55
197 Tovey, F., E. Husband, Y. Yiu, L. Baker, G. McPhail, A. Jayaraj: Persistent mucosal abnormalities despite healing of duodenal ulceration and one year's maintenance with cimetidine and sucralfate. Dig. Dis. Sci. 31, Suppl. (1986) 483
198 Truelove, S.: Natural history of ulcerative colitis. In Allan, R., M. Keighley, J. Alexander-Williams, C. Hawkins: Inflammatory Bowel Diseases. Churchill Livingstone, Edinburgh 1983 (p. 94)
199 Tryba, M.: Wirksamkeit von Pirenzepin im Vergleich zu einem H_2-Antagonisten (Ranitidin) zur Prophylaxe akuter Streßblutungen bei 300 Intensivpatienten. In Tryba, M.: Rationale Streßblutungsprophylaxe. Thieme, Stuttgart 1987
200 Vane, D., K. Cosby, K. West, J. Grosfeld: Late results following esophagomyotomy in children with achalasia. J. pediat. Surg. 23 (1988) 515
201 Vogelberg, K.: Diabetische Gastroparese. Z. Gastroenterol. 26, Suppl. 4 (1988) 22
202 Vogelberg, K.: Magenentleerungsstörungen bei diabetischer Gastroparese. Dtsch. med. Wschr. 113 (1988) 988
203 von Kleist, D.: Streßulkusprophylaxe mit aciditätssenkenden Pharmaka. Ein wirksamer und sinnvoller Therapieansatz? Abstraktband des Symposiums: Streßulkusprophylaxe in der Intensivmedizin: Eine Standortbestimmung, 1989 (S. 12)
204 Wahlby, L., L. Carling, H. Glise, I. Kagevi, J. Solhaug, L. Svedberg: Smoking, ulcer healing and recurrence. Dig. Dis. Sci. 31, Suppl. (1986) 214

205 Wai, M., K. Shiu, J. Ho, I. Ng, Y. Wan, F. Branikki: Effect of sucralfate and cimetidine on duodenal ulcer-associated antral gastritis and Campylobacter pylori. Amer. J. Med. 86 (1989) 60
206 Walan, A., J. Bader, M. Classen, C. Lamers, D. Piper, K. Rutgersson, S. Eriksson: Effect of omeprazole and ranitidine on ulcer healing and relapse rates in patients with benign gastric ulcer. New Engl. J. Med. 320 (1989) 69
207 Walker, S., A. Stiehl, R. Raedsch, B. Kommerell: Terlipressin in bleeding esophageal varices: a placebo-controlled, double-blind study. Hepatology 6 (1986) 112
208 Walker, S.: Medikamentöse Prophylaxe und Therapie der Ösophagusvarizenblutung. Inn. Med. 15 (1988) 204
209 Watkinson, G.: Colitis ulcerosa. In Demling, L.: Klinische Gastroenterologie, 2. Aufl. Thieme, Stuttgart 1984
210 Weberg, R., A. Rydning, O. Lange, A. Berstad: Healing of Benign gastric ulcer with low-dose antacids and fiber diet. Dig. Dis. Sci. 31 (1986) 43 S
211 Weberg, R., E. Auberg, O. Dahlberg, J. Dybdahl, E. Ellekjaer, P. Farup: Low-dose antacids or cimetidine for duodenal ulcer. Gastroenterology 95 (1988) 1465
212 Weberg, R., A. Berstad: Symptomatic effect of a low-dose antacid regimen in reflux oesophagitis. Scand. J. Gastroenterol. 24 (1989) 401
213 Weedon, D., R. Shorter, D. Ilstrup, K. Huizenga, W. Taylor: Crohn's disease and cancer. New Engl. J. Med. 289 (1973) 1099
214 Weihrauch, T., H. Kilbinger: Motilitätswirksame Medikamente zur Behandlung gastrointestinaler Funktionsstörungen. Dtsch. med. Wschr. 107 (1982) 1323
215 Weiss, W., H. Brunner, G. Büttner, M. Gabor, S. Miederer, A. Mittelstaedt, M. Olbermann, K. Schwamberger, L. Witzel: Therapie der Refluxösophagitis mit Sucralfat. Dtsch. med. Wschr. 108 (1983) 1706
216 Wienbeck, M., W. Berges: Funktionelle Erkrankungen der Speiseröhre: Achalasie, Spasmus, sekundäre Störungen. In Demling, L.: Klinische Gastroenterologie, 2. Aufl., Bd. I. Thieme, Stuttgart 1984

7 Erkrankungen der Leber und der Gallenwege

K.-P. Maier

Lebererkrankungen

Akute Virushepatitiden

Akute Hepatitis A

Die Prognose der akuten Hepatitis A ist gut, wenn sie auch, insbesondere bei Erwachsenen, prolongiert verlaufen kann. Bei großen Epidemien beläuft sich die Letalität auf weit weniger als 1 Fall pro 1000 Patienten.

Diese Daten werden durch die letzte große Hepatitisepidemie in Shanghai bestätigt, bei welcher von mehr als 300000 Erkrankten lediglich 13 Personen starben. Der Verlauf der akuten Hepatitis A ist auch bei Schwangeren identisch gut.

Von allen fulminanten Hepatitiden gehen 25–32% der Fälle auf die Hepatitis-A-Infektion zurück (1, 2).

Die Hepatitis A wird nicht chronisch.

Akute Hepatitis B

Bis vor kurzem wurde angenommen, daß etwa 10% der Patienten mit akuter Hepatitis B eine chronische Lebererkrankung entwickeln. Diese Daten stammen von einer Anfang der 70er Jahre in Skandinavien durchgeführten Untersuchung, bei der 11 von 112 Patienten, hospitalisiert mit akuter Hepatitis B, bioptisch gesichert, eine chronische Hepatopathie entwickelten (3).

Nur wenige prospektive Studien liegen aus neuerer Zeit zu dieser Frage vor (6–9).

Die Häufigkeit einer Chronifizierung mit der Entwicklung eines Hepatitis-B-Carrier-Status variiert in den einzelnen Studien außerordentlich: Nur 0,26% der Erwachsenen, die, mit einer infizierten Vakzine geimpft, eine ikterische Hepatitis im Jahre 1942 entwickelten, gingen in einen chronischen Hepatitis-B-Carrier-Status über (9). Eine prospektive griechische Studie aus neuerer Zeit ergab, daß bei 821 erwachsenen Patienten nach akuter Hepatitis B nur 0,2% eine persistierende HBV-Antigenämie entwickelten (8). Ältere Daten, an Studenten aus Taiwan, an Homosexuellen und an Eskimos erhoben, sprechen demgegenüber von Chronifizierungsraten von 3–13%, möglicherweise deswegen, weil aufgrund unterschiedlicher serologischer Untersuchungsverfahren viele Fälle von vermuteter akuter Hepatitis B in Wirklichkeit Patienten mit reaktivierter chronischer Hepatitis B darstellten.

Zusammenfassend muß man daher heutzutage davon ausgehen, daß prospektiv verfolgt die akute B-Hepatitis bei den allermeisten Erwachsenen eine selbstlimitierende Erkrankung darstellt. Wenn trotzdem unterschiedliche Chronifizierungsraten in der Literatur angegeben werden, so müssen diese kritisch nicht nur hinsichtlich der Exazerbation einer möglicherweise bereits chronischen Hepatitis B, sondern auch hinsichtlich des Alters der Patientenkollektive beleuchtet werden (7). So ist bekannt, daß sich ein Carrier-Status bei infizierten Neugeborenen in 90–95%, verglichen mit etwa 20% bei infizierten Schulkindern, nur bei 3% der erkrankten erwachsenen Patienten entwickelt.

Patienten mit einem Chronifizierungsrisiko rechtzeitig zu erkennen, ist dann einfach, wenn ein vormals HBsAg-negativer Patient über mehr als 3 Monate HBsAg-positiv bleibt. In solchen Fällen ist das Chronifizierungsrisiko hoch. Neben der Gefahr einer Chronifizierung, die, wie ausgeführt, zumindest bei Erwachsenen gering ist, trübt die Entwicklung einer fulminanten Hepatitis B die Prognose der Erkrankung: In 2 großen Studien (10, 11) lag die Letalität der akuten Hepatitis B durch eine fulminante Verlaufsform bei 0−0,5%.

Von allen fulminanten Hepatitiden werden 25−62% der Fälle einer HBV-Infektion zugerechnet (1).

Akute Hepatitis C

Die akute Hepatitis C, sporadisch oder posttransfusionell erworben, wird in einem beträchtlichen Prozentsatz chronisch. Ältere Daten wiesen auf unterschiedliche Chronifizierungsraten in Abhängigkeit vom Übertragungsweg hin: höher bei posttransfusionellen, niedriger bei den sporadisch erworbenen akuten C-Hepatitiden.

Neue Befunde zeigen jedoch, daß das Chronifizierungsrisiko unabhängig vom Übertragungsweg in beiden Fällen hoch ist (Tab. 7.1). Weswegen in einigen Ländern nur 16%, in anderen bis nahezu 70% aller Fälle von akuter Posttransfusionshepatitis C chronisch werden, ist unbekannt.

In der Akutsituation beim Einzelpatienten das Chronifizierungsrisiko vorherzusagen ist nahezu unmöglich. Statistische Daten weisen jedoch darauf hin, daß sowohl das Lebensalter wie auch die Menge der transfundierten Konserven ohne Bedeutung für die Prognose sind (Tab. 7.2). Neuerdings kann in dieser Situation die Bestimmung von HCV-RNA (PCR) im Serum weiterhelfen. Die Persistenz dieses Markers signalisiert die fortgesetzte aktive Virusinfektion. Die meisten der Patienten mit chronischer Hepatitis C bleiben − wahrscheinlich lebenslang − serologisch anti-HCV-positiv. Eine prognostische Bedeutung kommt dem Nachweis dieses nicht-protektiven Antikörpers nicht zu. Die akute Hepatitis C kann einen fulminanten Verlauf nehmen. Die Patienten haben eine schlechte Prognose. Wie viele Patienten mit akuter Hepatitis C in diese Risikogruppe fallen, ist unbekannt. Offensichtlich geht ein großer Teil der fulminanten C-Hepatitiden auf „sporadische" Fälle zurück, d. h. auf Patienten, bei denen der Übertragungsweg unklar ist.

Demgegenüber scheint die Posttransfusionssituation das Risiko einer fulminanten Verlaufsform in wesentlich geringerem Ausmaß zu beinhalten: Von mehr als 500 Fällen einer Posttransfusionshepatitis Non-A-non-B konnte kein Fall eines fulminanten Verlaufes entdeckt werden.

Akute Hepatitis D

Die akute Hepatitis D (Deltahepatitis) tritt als Simultaninfektion (Koinfektion) von HBV und HDV oder als Superinfektion eines chronischen HBsAg-positiven Trägers auf.

Patienten mit simultaner HBV- und HDV-Infektion weisen oft eine schwer verlaufende akute oder eine fulminante Hepatitis auf (10, 12). Die Häufigkeit fulminanter Verläufe steigt bei einer Koinfektion, verglichen mit der HBV-Infektion allein, wesentlich an (13, 14). Demzufolge muß eine simultane HDV-Infektion als erheblicher Risikofaktor gelten, der die Prognose eines Patienten mit akuter Hepatitis B

Tabelle 7.1 Natürlicher Verlauf der chronischen Hepatitis C (nach Hopf u. Mitarb.)

	Sporadisch	Posttransfusion
Chronisch persistierende Hepatitis	22/27 81%	4/4 100%
	nicht signifikant	nicht signifikant
Progression	25/34 73%	9/13 69%

Tabelle 7.2 Chronifizierung und Anti-HCV-Serokonversion* bei Posttransfusionshepatitis C (nach Koretz u. Mitarb.)

	Serokonversion		P
	ja (n = 13)	nein (n = 22)	
Anzahl der Blutkonserven	6	5	nicht signifikant
GPT-Maximum (Akutphase)	400	180	< 0,05
Chronische Hepatitis	10 (77%)	7 (32%)	< 0,05

* Während der ersten 6 Monate (Anti-HCV-Negativität vor Erkrankungsbeginn)

beeinträchtigt. Überlebt ein Patient die schwere akute Phase, dann ist die langfristige Prognose (wie bei allen fulminanten Hepaitiden) gut. Ein chronischer Verlauf muß nicht befürchtet werden (15, 16).

Im Gegensatz zur Koinfektion ist die Superinfektion eines chronischen HBV-Carriers mit dem HDV wesentlich häufiger. Die Krankheit verläuft in der Akutphase ebenfalls schwer, ja fulminant. Die HBV-Replikation wird durch die Deltasuperinfektion reduziert und viele Patienten sind in dieser Situation HBeAg und HBV-DNA im Serum negativ.

Eine Chronifizierung wird häufig beobachtete (15, 17). In einer Population mit einer hohen HDV-Prävalenz wurde eine Häufigkeit von 30–41% fulminanter Verläufe durch das HD-Virus angegeben (13).

Akute Hepatitis E

Die akute Hepatitis E, klinisch von einer akuten Hepatitis A nicht zu unterscheiden, kommt epidemisch und endemisch in zahlreichen Gebieten Asiens, der GUS und Afrikas vor. Bei einer Inkubationszeit von 35–40 Tagen ist leicht vorstellbar, daß Ferntouristen diese Erkrankung auch nach Zentraleuropa einschleppen.

Die Prognose der Erkrankung ist, analog zur Hepatitis A, gut. Als Ausnahme können Schwangere im 3. Trimenon gelten, bei denen eine beträchtliche Frequenz fulminanter Hepatitiden mit einer Mortalität zwischen 20 und 30% beobachtet wird (13). Fälle von chronischer Hepatitis E sind bisher nicht beschrieben worden.

Besondere Verlaufsformen akuter Hepatitiden

Fulminante Hepatitiden können hervorgerufen werden durch:

1. Infektionen,
2. exogene Faktoren (Medikamente, Chemikalien, Gifte),
3. metabolische Störungen,
4. immunologische Ursachen.

Tabelle 7.3 Nützliche und nutzlose Prognoseparameter bei fulminanter Virushepatitis

Nützliche Parameter:	Nutzlose Parameter:
– Ätiologie	– Ammoniak
– Komastadium (EEG)	– Bilirubin
– Faktor V	– GPT
– Prothrombin	– BZ
– AFP	– Glutamin im Liquor

Infektionen

Die häufigsten Ursachen eines fulminanten Leberversagens stellen die Virushepatitiden A–E dar.

Andere Viren, die vor allem bei immunsupprimierten Patienten eine tödliche Leberzellnekrose hervorrufen können, sind das Herpesvirus, das Zytomegalievirus und – selten – das Epstein-Barr-Virus.

Nützliche und nutzlose prognostische Faktoren zur Einschätzung des Verlaufs einer fulminanten Hepatitis sind in Tab. 7.3 zusammengefaßt. Die Überlebensrate eines Patienten mit fulminanter Hepatitis und Komagrad IV liegt bei 10%. Umgekehrt überleben ca. zwei Drittel aller Patienten mit fulminanter Hepatitis im Komagrad I und II.

Im Komastadium III überleben etwa 40% der Patienten mit Hepatitis-A-Virus-induziertem fulminantem, Leberversagen, 15% mit HBV, 10% mit Non-A-non-B-Hepatitis und 5% mit drogeninduzierter Hepatitis (19).

Die Prognose korreliert auch mit dem Zeitfaktor: Je früher eine fulminante Verlaufsform sich im Verlauf einer akuten Virushepatitis einstellt, um so schlechter ist die Prognose.

Neben der klinischen Verlaufsbeobachtung und insbesondere der Lebergröße, die täglich ausgemessen werden sollte und die typischerweise rasch abnimmt, der Laborchemie (AFP, Gerinnung) und der neurologischen Untersuchung ist vor allem das EEG zur Prognoseabschätzung von Bedeutung.

Toxine und Medikamente

Akute Hepatitiden, hervorgerufen im Rahmen einer Paracetamolvergiftung oder durch eine Vergiftung mit Tetrachlorkohlenstoff, weisen eine schlechte Prognose auf.

Im Falle des Paracetamols liegt die kritische Grenze hinsichtlich der Induktion einer schweren Leberzellnekrose bei der Einnahme von etwa 10 g. Mit zunehmender Paracetamolmenge verschlechtert sich die Prognose. Liegt gleichzeitig ein Alkoholismus vor, wird die Toxizitätsgrenze weiter gesenkt, da die Toxinwirkung durch die alkoholbedingte Enzyminduktion verstärkt wird.

Die Prognose wird auch wesentlich determiniert durch den Zeitfaktor bis das Antidot, N-Acetylcystein, eingesetzt werden kann.

Vor diesem Hintergrund verwundert nicht, daß die Bestimmung des Plasmaspiegels von Paracetamol zur Prognosefindung herangezogen wurde: Eine Serumkonzentration über 300 µg/ml 4 Stunden nach der Toxineinnahme führt bei allen Fällen zu einem schweren Leberversagen. Gleiches gilt, wenn 12 Stunden nach der Einnahme der Plasmaspiegel noch 50 µg/ml überschreitet.

Umgekehrt befindet sich der Patient dann außerhalb der mutmaßlichen Gefahrenzone, wenn seine Plasmakonzentration nach 4 Stunden unter 120 µg/ml liegt, nach 12 Stunden unter 50 µg/ml (20).

Die Über-alles-Mortalität lag bei mehr als 200 Patienten mit akuter Paracetamolhepatitis bei ca. 3,5 %.

Auch bei der Knollenblätterpilzvergiftung spielt der Zeitfaktor eine wesentliche Rolle: Die Amanita-phalloides-Intoxikation, die typischerweise phasenweise verläuft, endet insbesondere bei Kindern unter 10 Jahren in mehr als der Hälfte der Fälle tödlich. Im Einzelfall ist es sehr schwierig, die exakte Prognose anzugeben. Sie ist in der Regel dann sehr schlecht, wenn ein derartiger Patient enzephalopathisch wird (21).

Wie auch bei anderen Formen eines fulminanten Leberversagens kommt dem Abfall der Gerinnungsfaktoren auch im Falle der Pilzvergiftung beträchtliche prognostische Bedeutung zu: Ein Quick-Wert unter 15 % signalisiert eine sehr schlechte Prognose. Die rasch eingesetzte, allerdings lediglich symptomatische Therapie ist in der Lage, die Mortalität auf eine Größenordnung von 10–25 % zu senken.

Halothan: Die Inzidenz einer Halothanhepatitis ist gering. Sie liegt etwa in der Größenordnung von 1 Fall bei 10000 Halothannarkosen, um jedoch bei wiederholter Anwendung von Halothan steil anzusteigen. Demzufolge wird angenommen, daß das Krankheitsbild nach einer entsprechenden Sensibilisierung immunologisch determiniert wird, dies um so mehr, als klinisch nach multiplen Expositionen Fieber, eine Eosinophilie und Hautexantheme beobachtet werden. Die Prognose einer Halothanhepatitis kann vom klinischen Verlauf her abgeschätzt werden: 20–25 % der Patienten entwickeln lediglich eine subklinische Reaktion auf das Anästhetikum (22). Postoperatives Fieber ungeklärter Ätiologie, erhöhte Transaminasen und eine Eosinophilie führen auf die richtige diagnostische Fährte. Diese Patienten haben eine gute Prognose, vorausgesetzt, sie werden niemals wieder einer Halothannarkose ausgesetzt. Die Prognose ist auch abschätzbar anhand des Auftretens eines Ikterus: Ist ein Patient mit Halothanhepatitis komatös, ikterisch und weist er eine Prothrombinzeit unter 10 % auf, ist die Prognose in aller Regel infaust.

Es ist wichtig darauf hinzuweisen, daß Patienten mit präexistenter, häufig alkoholischer Lebererkrankung kein höheres Risiko einer Halothanhepatitis im Vergleich zu Gesunden tragen. Sie müssen daher nicht von vornherein von einer derartigen Narkose ausgeschlossen werden.

Weswegen das Risiko einer Halothanhepatitis bei Frauen – und insbesondere bei übergewichtigen – höher ist als bei Kindern und Jugendlichen, ist unbekannt.

Alkohol: Alkohol kann als Hepatotoxin unterschiedlich schwere Krankheitsbilder hervorrufen. Das Spektrum reicht vom Befund einer zufällig entdeckten alkoholischen Fettleber bis hin zur lebensbedrohlichen fulminanten Alkoholhepatitis und Leberzirrhose.

Im Falle der *Fettleber* ist der Patient in der Regel asymptomatisch. Seine vergrößerte Leber geht unter Alkoholkarenz spontan zurück. Die Prognose der Erkrankung ist gut.

Die akute *Alkoholhepatitis* stellt einen Kreuzungspunkt im Leben eines Alkoholikers dar. Die Krankheit heilt bei einem Teil der Patienten unter Alkoholkarenz alleine aus. Bei den meisten Patienten schreitet sie jedoch unter fortlaufender Alkoholzufuhr in Richtung auf eine Leberzirrhose fort. Bei einem kleinen Teil sicher abstinent gewordener Patienten stellt sich dieselbe Progression in Richtung auf eine Leberzirrhose aus unbekannten Gründen ein. Immunologische Faktoren werden diskutiert.

Ein Teil der Patienten erliegt der alkoholischen Hepatitis in der Akutphase. Die Erkrankung ist klinisch von einer akuten Virushepatitis manchmal schwer zu unterscheiden. Der kli-

Tabelle 7.4 Laborparameter bei verschiedenen Formen einer alkoholischen Lebererkrankung (nach Maier u. Mitarb.)

	Alkoholische Fettleber (n = 17)	Alkohol-hepatitis (n = 13)	Alkoholhepatitis mit Übergang in Leberzirrhose (n = 13)
GOT (U/l)	32 (3–62)	72 (9–360)	49 (7–145)
Gamma-GT (U/l)	–	71 (13–130)	323 (33–866)
Bilirubin (mg/100 ml)	0,89 (0,3–1,01)	0,9 (0,3–1,5)	3,1 (0,3–12)
Gammaglobulin (g/100 ml)	1,26 (1,14–1,41)	1,4 (0,9–1,8)	1,5 (0,9–2,2)

nische Schweregrad und damit die Prognose der Alkoholhepatitis korreliert am besten mit der Bilirubinkonzentration, dem Quick-Wert und der Leukozytenzahl, die manchmal leukämoide Werte erreichen kann. Außerdem besteht eine Korrelation mit der An- oder Abwesenheit einer hepatischen Enzelphalopathie. Demgegenüber schwanken die Aktivitäten der Transaminasen und der γ-Glutamyltransferase bei alkoholischen Lebererkrankungen in weitem Umfang (Tab. 7.4). Sie sind daher zur Prognosefindung nicht tauglich.

Eine manifeste alkoholische Leberzirrhose als Endstadium einer langjährigen toxischen Hepatopathie wird in der Regel nach mehreren Jahren heftigen Alkoholkonsums, in Einzelfällen jedoch bereits wesentlich früher erreicht.

Im Zirrhosestadium wird die Prognose wesentlich durch die Komplikationen und durch das Trinkverhalten determiniert: Findet sich in diesem Krankheitsstadium weder Aszites noch Ikterus noch eine gastrointestinale Blutung und wurde der Alkoholabusus beendet, so resultiert eine 5-Jahres-Überlebensrate von knapp 90% (23). Persistiert jedoch der Alkoholabusus, so verschlechtert sich die Überlebensrate auf 68%.

Dieser relativ günstigen Prognose bei alkoholischer Leberzirrhose ohne Komplikationen steht eine wesentliche Prognoseverschlechterung dann gegenüber, wenn Komplikationen der Erkrankung (Aszites, Ikterus, Blutung) auftraten.

Die 5-Jahres-Überlebensrate von Patienten, die nach Auftreten einer Zirrhosekomplikation abstinent wurden, liegt bei etwa 60%. Persistiert trotz Auftreten einer Komplikation der Alkoholismus, so kann von einer 5-Jahres-Überlebensrate von 34% ausgegangen werden.

Die Prognose eines Patienten mit alkoholischer Leberzirrhose kann auch anhand der bekannten Child-Klassifikation abgeschätzt werden. Patienten in Gruppe Child A wiesen eine 2-Jahres-Überlebensrate von über 90% auf, verglichen mit einer 50%igen Überlebenswahrscheinlichkeit im Stadium Child C (24).

Metabolische Störungen

Akute Schwangerschaftsfettleber

Die Prognose der akuten Schwangerschaftsfettleber war sowohl für die Mutter wie auch für das Kind lange Zeit sehr ernst, da alle Komplikationen einer fulminanten Hepatitis, einschließlich des Hirnödems, auch bei Patienten mit akuter Schwangerschaftsfettleber eintreten können.

Die mütterliche Mortalität, ursprünglich bei nahezu 50%, ist rückläufig und betrug bei 45 in den 80er Jahren beschriebenen Fällen 22%, um auf 15% dann zurückzugehen, wenn eine rasche Geburtseinleitung erfolgte. Die kindliche Mortalität, initial ebenfalls mit 63 von 129 Fällen (49%) erschreckend hoch, ist ebenfalls rückläufig. Sie betrug in kürzlich publizierten Einzelfallbeobachtungen 42%, um auf 36% abzufallen, wenn die Mutter rasch entbunden wurde.

Die laborchemische Prognoseabschätzung ist identisch wie bei fulminanten Hepatitiden anderer Ursache (s. Fulminante Virushepatitis). Spezifische Prognoseparameter für die akute Schwangerschaftsfettleber fehlen.

Wie ist die Prognose zu beurteilen, wenn eine Patientin nach überstandener akuter Schwangerschaftsfettleber erneut schwanger wird?

Diese Frage ist von beträchtlicher Bedeutung, da etwa die Hälfte der Patientinnen eine akute Schwangerschaftsfettleber bereits im Verlauf ihrer ersten Schwangerschaft erleben. Unkomplizierte Zweitschwangerschaften wurden bisher bei mindestens 14 Patientinnen beschrieben, von denen 4 noch zweimal schwanger wurden. Die Erkrankung trat bei keiner der Frauen wieder auf.

Chronische Hepatopathien werden nach akuter Schwangerschaftsfettleber nicht beobachtet.

Morbus Wilson

Ein fulminantes Leberversagen auf dem Boden einer hereditären Kupferstoffwechselstörung vom Typ des Morbus Wilson zu erkennen ist schwierig, da keine signifikanten Unterscheidungsmerkmale zu einer virusinduzierten Form der Leberzellnekrose existieren. Allerdings müssen das jugendliche Alter, die in der Regel gleichzeitig vorhandene Hämolyse, die negative Virusserologie, möglicherweise eine entsprechende Familienanamnese, der neurologische Status und ophthalmologische Befund eines Kayser-Fleischerschen Kornealrings zusätzlich zu den biochemischen Parametern dazu führen, daß man an diese Erkrankung überhaupt denkt.

Die Prognose ist absolut infaust. Sie kann lediglich durch eine rechtzeitig erfolgende Lebertransplantation verbessert werden.

Immunologische Ursachen

Fulminant verlaufende autoimmune Hepatitiden sind sehr selten. In der Regel gelingt es, eine sichere Diagnose vorausgesetzt, durch Einsatz von Immunsuppressiva die Erkrankung in eine Remission zu bringen. Patienten, die innerhalb eines Zeitraums von 14 Tagen nach lege artis durchgeführter Immunsuppression nicht mit einer Verbesserung der Bilirubinkonzentration, einem Abfall der Aktivitäten der Transaminasen und einer klinischen Besserung reagieren, weisen eine infauste Prognose auf. Da es sich häufig um junge Frauen handelt, sollte eine derartige Konstellation Anlaß sein, in solchen Fällen eine Lebertransplantation ins Auge zu fassen.

Chronische Hepatitiden

Primär biliäre Zirrhose (PBC)

Die Prognose der primär biliären Zirrhose abzuschätzen ist von größter klinischer Bedeutung im Zeitalter der Lebertransplantation und erster Ansätze einer differenzierten medikamentösen Therapie. Zum Diagnosezeitpunkt ist mehr als die Hälfte aller Patienten mit primär biliärer Zirrhose klinisch asymptomatisch. Die Lebenserwartung asymptomatischer Patienten ist gut und nicht unterschiedlich von einer Kontrollpopulation (s. u.).

Bereits Ende der 70er Jahre konnte gezeigt werden, daß die Bilirubinkonzentration einen bedeutenden prognostischen Faktor darstellt (Tab. 7.**5**).

Bilirubinanstieg bedeutet im Falle der primär biliären Zirrhose (aber auch bei Leberzirrhosen anderer Ätiologie) ein Signum mali ominis.

Alle weiteren Studien zur Frage der Prognoseabschätzung haben den hohen Stellenwert der Bilirubinbestimmung bestätigt. Als zusätzliche Risikofaktoren, welche die Prognose trüben, kommen das Lebensalter (über 60 Jahre) und die An- oder Abwesenheit einer histologisch gesicherten Leberzirrhose hinzu.

Wie ausgeführt, ergaben Verlaufsstudien, daß asymptomatische Patienten mit primär biliärer Zirrhose eine vergleichbare Lebenserwartung wie Lebergesunde aufweisen (Abb. 7.**1**). Dieser Befund gilt, obwohl nachgewiesen werden konnte, daß ein Teil der Patienten im Lauf der Nachbeobachtungszeit Symptome der Erkrankung entwickelt. Wird ein Patient mit primär biliärer Zirrhose symptomatisch, so verschlechtert sich seine Prognose wesentlich (Abb. 7.**2**).

Ein pragmatisches Prognosemodell der Mayo-Klinik faßt die verschiedenen Variablen zusammen (25):

Dieses Prognosemodell umfaßt das Lebensalter, die Bilirubin- und Albuminkonzen-

Tabelle 7.**5** Serumbilirubin als Prognoseparameter der primär biliären Zirrhose (nach Shapiro u. Mitarb.)

Bilirubin (2mal 6 Monate Abstand)	Mittlere Überlebenszeit
2 mg%	49 Monate
6 mg%	25 Monate
10 mg%	17 Monate

Abb. 7.1 Verlauf der primär biliären Zirrhose (PBC) bei asymptomatischen Patienten und lebergesunden Kontrollpersonen (nach Beswick u. Mitarb.)

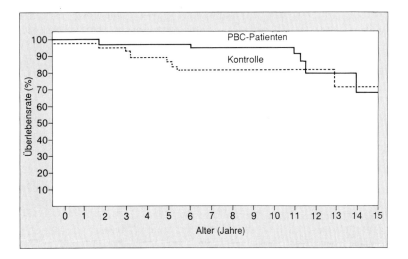

tration, die Prothrombinzeit sowie die An- oder Abwesenheit von Ödemen. Ob sich diese Klassifikation, analog zur Child-Klassifikation, im klinischen Alltag durchzusetzen vermag, bleibt abzuwarten.

Entgegen landläufiger Meinung ist hervorzuheben, daß im Falle der primär biliären Zirrhose die Cholestase- und Nekroseenzyme keinen prädiktiven Wert aufweisen!

Die in Tab. 7.6 aufgeführten Einzelparameter sind als unabhängige Risikofaktoren anzusehen und helfen in der Praxis, die Überlebensaussichten eines Patienten zu evaluieren.

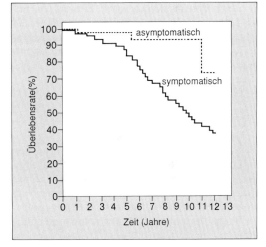

Tabelle 7.6 Prognoseparameter der primär biliären Zirrhose

Abb. 7.2 Prognose bei Patienten mit symptomatischer und asymptomatischer primär biliärer Zirrhose (nach Roll u. Mitarb.)

Gute Prognose:
- asymptomatischer Patient
- keine Hepatomegalie
- normales Bilirubin, Albumin, Quick
- Anti-M9 positiv
- *ohne Bedeutung:* aPase, GPT, γ-GT!

Schlechte Prognose:
- symptomatischer Patient
- alter Patient
- Hepatomegalie
- Bilirubin erhöht
- Anti-M2 positiv
- Albumin erniedrigt
- *ohne Bedeutung:* aPase, GPT, γ-GT!

Daß allein dem simplen Meßwert der Serumbilirubinkonzentration hohe prospektive Aussagekraft zukommt, wird auch durch eine unlängst veröffentlichte prospektive Studie erhärtet, die zeigte, daß die Entwicklung von Ösophagusvarizen sowohl mit dem histologischen Stadium der primär biliären Zirrhose wie auch mit dem jeweiligen Serumbilirubinwert korreliert werden kann.

Patienten, die bei Studieneintritt Bilirubinwerte über 3 mg/dl aufwiesen, entwickelten nach 1 Jahr in 13% und nach 3 Jahren in 37% Ösophagusvarizen. Bestanden solche, so bluteten nach einem Jahr 33%, nach 3 Jahren 41% der Patienten. Entsprechend reduzierten sich die 1- und 3-Jahres-Überlebensraten auf 83 bzw. 59% (26). Nicht verwunderlich, daß die Überlebensraten nach einer Ösophagusvarizenblutung auch im Falle einer primär biliären Zirrhose wesentlich vom Child-Stadium zum Blutungszeitpunkt abhängen (26).

Im Zeitalter der Lebertransplantation stellt sich für den Arzt auch die Frage, ob die Prognose seines Patienten nach einer Transplantation wesentlich besser ist als ohne einen solchen Eingriff.

Dies führt zur Frage, ob präoparativ erhobene Parameter etwas über die Überlebenswahrscheinlichkeit *nach* einer Lebertransplantation aussagen können.

Bei 93 transplantierten Patienten (darunter 27 mit primär biliärer Zirrhose) waren die folgenden in der Prätransplantationszeit erhobenen Parameter mit einer schlechten Prognose und hoher Mortalität assoziiert:

1. Kreatininerhöhung über 1,7 mg/dl,
2. Bilirubin über 18,6 mg/dl,
3. Leukozytose mit Linksverschiebung,
4. Enzephalopathie und Aszites.

Von diesen Variablen hatte die erhöhte Plasmakreatininkonzentration den höchsten Stellenwert hinsichtlich der Prognoseabschätzung. Patienten mit einer Nierenfunktionsstörung wiesen die höchste Mortalität auf (27).

Dies bedeutet, daß es ratsam erscheint, Patienten mit primär biliärer Zirrhose vor dem Auftreten von Komplikationen ihrer Lebererkrankung, insbesondere vor dem Nachweis einer Enzephalopathie, eines Leberkomas oder des Nierenversagens zu transplantieren.

Neben klinischen und einfachen laborchemischen Parametern weisen neue immunologische Befunde darauf hin, daß auch die Subtypisierung antimitochondrialer Antikörper zur Prognosefindung ebenfalls einen wesentlichen Beitrag leisten kann (Tab. 7.7).

Primär-sklerosierende Cholangitis (PSC)

Die Daten über den natürlichen Verlauf und prognostisch bedeutsame Faktoren bei der Überlebensanalyse von Patienten mit primär sklerosierender Cholangitis sind spärlich. In älteren Publikationen wurde die Überlebenszeit nach Diagnosestellung mit ca. 6 Jahren angegeben. Neue Daten zeigen jedoch, daß nach 9 Jahren noch 75% der Patienten am Leben waren (28).

Offensichtlich spielt die An- oder Abwesenheit einer chronisch-entzündlichen Darmerkrankung keine Rolle hinsichtlich der Prognose. Ähnlich wie bei der primär biliären Zirrhose scheinen asymptomatische Patienten eine bessere Prognose als symptomatische aufzuweisen: Von 174 Patienten der Mayo-Klinik hatten die asymptomatisch Erkrankten mit 93% eine deutlich höhere 10-Jahres-Überlebensrate als die symptomatischen mit 47% (29).

Anders als bei der primär biliären Zirrhose hat jedoch der asymptomatische Patient mit primär sklerosierender Cholangitis eine schlechtere Überlebenschance als der lebergesunde Kontrollpatient (Abb. 7.3). Laborchemisch konnte der hohe Stellenwert der Serumbilirubinkonzentration zur Prognoseabschätzung auch im Fall der primär sklerosierenden Cholangitis bestätigt werden (30).

Ähnlich wie bei der primär biliären Zirrhose zeigt ein Großteil der primär-asymptomatischen Patienten mit PSC innerhalb der ersten 5 Beobachtungsjahre Symptome der Erkrankung: Symptomatisch geworden, entwickelten 49% bereits innerhalb einer mittleren Beobachtungszeit von 6,2 Jahren ein Leberversagen oder verstarben an den Folgen der Leberinsuffizienz.

Welche klinischen und biochemischen Parameter im Fall der primär sklerosierenden Cholangitis die Prognose spezifisch signalisieren können, ist nicht klar. Sicher scheint zu sein, daß der Serumbilirubinwert und die An- oder Abwesenheit einer Hepatomegalie unabhängige Prognoseparameter darstellen. Die bisher publizierten Studien sind jedoch dahin-

Tabelle 7.7 Antigenprofil antimitochondrialer Antikörper bei primär biliärer Zirrhose und Prognoseabschätzung (nach Berg u. Mitarb.)

Prognose	
gut	*schlecht*
a) Anti-M9 positiv	a) Anti-M2, Anti-M4 und/oder Anti-M8 positiv
b) Anti-M9 positiv und Anti-M2 positiv	

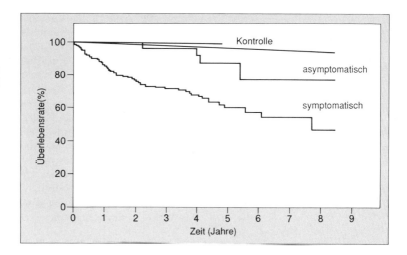

Abb. 7.3 Überlebensraten bei Patienten mit asymptomatischer und symptomatischer primär sklerosierender Cholangitis und Kontrollpersonen (nach Wiesner u. Mitarb.)

gehend widersprüchlich, ob das Lebensalter, die Leberhistologie und auch die An- oder Abwesenheit der (häufig vorhandenen) Dickdarmerkrankung in die Prognoseabschätzung eingehen, wobei nach neuesten Daten der Stellenwert der Kolitis vernachlässigbar gering zu sein scheint.

Zusammenfassend wird die Prognoseabschätzung bei Patienten mit primär sklerosierender Cholangitis daher heutzutage vor allem auf der Klinik und der Verlaufsbeurteilung der Serumbilirubinkonzentration beruhen.

Bei langjährig bestehender primär sklerosierender Cholangitis muß auch an eine typische Komplikation der Erkrankung gedacht werden, die die Prognose wesentlich trübt: Bei etwa jedem 6. Patienten mit primär sklerosierender Cholangitis entwickelt sich ein cholangioläres Karzinom, kenntlich in der Regel am ehesten durch einen rasch zunehmenden Ikterus, nachgewiesen vorzugsweise durch eine ERCP. Welche Patienten mit langjähriger primär sklerosierender Cholangitis von dieser spezifischen Komplikation bedroht sind, ist unbekannt.

Morbus Wilson

Die Prognose einer chronischen Hepatopathie vom Typ des Morbus Wilson ist langfristig infaust. Der Patient ist durch das Leberversagen und durch die Entwicklung einer stets tödlichen fulminanten Hepatitis (s. o.) gefährdet. Pathophysiologisch muß davon ausgegangen werden, daß die Akkumulation von Kupfer in der frühen Jugend, vielleicht bereits im Uterus beginnt. Über Jahre bleibt die Kupferablagerung auf die Leber beschränkt. Eine Leberfunktionsstörung und Symptome, die auf die Lebererkrankung hindeuten, werden vor dem 5. Lebensjahr nicht beobachtet. Typischerweise wird die Erkrankung im Jugendalter manifest, entweder durch Symptome einer Lebererkrankung (42%), einer neurologischen Störung (34%) oder eines psychiatrischen Leidens (10%).

Eine chronische Hepatitis, eine juvenile „kryptogene" Zirrhose mit hepatischer Enzephalopathie oder eine fulminante Hepatitis ungeklärter Ätiologie sind häufige Fehldiagnosen. Die lebenslange Behandlung mit D-Penicillamin führt zu einer normalen Lebenserwartung.

Idiopathische Hämochromatose (IHC)

Die Prognose der Hämochromatose hängt wesentlich vom histologischen Stadium der Lebererkrankung zum Diagnosezeitpunkt und von der An- oder Abwesenheit von Zusatzerkrankungen, insbesondere eines Diabetes mellitus, ab:

Fehlt ein Diabetes und liegt noch keine Leberzirrhose vor, so ist die Lebenserwartung eines solchen Patienten identisch wie diejenige einer vergleichbaren lebergesunden Kontrollperson. Liegt eine Leberzirrhose, jedoch noch kein Diabetes mellitus vor, so beobachtet man 5- bzw. 10-Jahres-Überlebensraten in einer Größenordnung von 90 bzw. 70%. Liegt gleich-

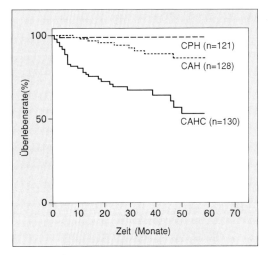

Abb. 7.4 Überlebensraten bei Patienten mit chronischer Hepatitis B (nach Weissberg u. Mitarb.)
CPH = chronisch persistierende Hepatitis,
CAH = chronisch aggressive Hepatitis,
CAHC = chronisch aggressive Hepatitis mit Übergang in Leberzirrhose

zeitig ein Diabetes mellitus vor, werden 5-Jahres-Überlebensraten von 90% und 10-Jahres-Überlebensraten von 63% beobachtet (31).

Wesentlich hinsichtlich der Prognoseabschätzung ist auch das Zeitintervall, welches verstreicht, ehe die Patienten durch die Phlebotomietherapie wieder in eine Eisenhomöostase kommen: Die Überlebensrate war normal bei 77 Patienten, die innerhalb von 1½ Jahren durch fortlaufende Behandlung ihre Eisenspeicher entleerten. Verglichen damit, überlebten nur 60% derjenigen, bei denen die Therapie innerhalb dieses Zeitraumes nicht zu einer Normalisierung der Eisenkonzentration des Organismus führte (31).

Trotz eines beträchtlichen Risikos, denen ein Hämochromatosepatient ausgesetzt ist (7fach erhöhte Mortalität aufgrund eines Diabetes mellitus, 13fach aufgrund einer Leberzirrhose, 220fach aufgrund eines primären Leberzellkarzinoms, 306fach aufgrund einer Kardiomyopathie, jeweils im Vergleich zu einer Kontrollpopulation) ist dennoch die langfristige Prognose einer derartigen, metabolisch bedingten Leberzirrhose besser, verglichen selbst mit derjenigen von Patienten mit alkoholischer Leberzirrhose, die aufhören zu trinken.

Chronische Hepatitis B

Die Prognose entspricht dem histologischen Schweregrad der Erkrankung (Abb. 7.4). Im Einzelfall variiert der klinische Verlauf außerordentlich. Neue Daten belegen den Einfluß von Mutanten des HBV auf die klinischen Verläufe. Vor allem Mutationen in der prae-core-Region des HBV-Genoms scheinen mit einer erheblichen Krankheitsprogression zu korrelieren.

In der Regel haben Frauen eine bessere Prognose als Männer. Lebensalter über 40 Jahre und Aszites sind prognostisch ungünstige Parameter.

Langjährige Seropositivität für HBsAg ist ein hoher Risikofaktor für die Entwicklung eines primären Leberzellkarzinoms bei Patienten mit HBV-induzierter Zirrhose. Besonders gefährdet scheinen diejenigen Patienten zu sein, die sich bereits bei der Geburt infiziert haben. Hohe histologische Aktivität und zusätzliche Noxen (Doppelinfektionen, z.B. mit HCV, Alkohol) verschlechtern die Prognose.

Chronische Hepatitis C

Die chronische Hepatitis C ist eine progrediente Erkrankung. Unbekannt ist, bei welchem Patienten die chronische Hepatitis C „spontan" zum Stillstand kommt und bei welcher Person ein Fortschreiten der Erkrankung befürchtet werden muß. Tab. 7.8 zeigt, daß etwa die Hälfte aller Patienten mit chronischer Hepatitis C eine progrediente Erkrankung aufweisen, welche bei einem beträchtlichen Prozentsatz der Patienten in eine Leberzirrhose mündet.

Tabelle 7.8 Natürlicher Verlauf der chronischen Hepatitis C (nach Mattson u. Mitarb.)

	Posttransfusion (n = 37)	Sporadisch (n = 22)
Mittleres Alter (Jahre)	54	32
Nachbeobachtungsdauer (Monate)	28	44
Progression zu chronisch aggressiver Hepatitis	57%	41%
Zirrhoseentwicklung	46%	23%

Tabelle 7.9 Verlauf der Hepatitis D bei B-Virus-Carriern (Nachbeobachtungsdauer 7–36 Monate, Mittel 20 Monate) (nach Hadler u. Mitarb.)

	Schwer	Mäßig	Gering	Keine
HDV-positiv (n = 31)	10	11	6	4
HDV-negativ (n = 21)	0	0	2	19

Eine chronische Hepatitis C im Zirrhosestadium ist ein Risikofaktor für die Entwicklung eines Leberzellkarzinoms.

Chronische Hepatitis D

Die chronische Deltahepatitis beschleunigt die Entwicklung einer Leberzirrhose.
Tab. 7.9 zeigt den Verlauf der chronischen Hepatitis B in Abhängigkeit von der An- oder Abwesenheit einer HDV-Infektion. Damit ist eine chronische Hepatitis-D-Infektion als beträchtlicher Risikofaktor anzusehen.

Chronische autoimmune Hepatitis

Der Verlauf einer autoimmunen chronischen Hepatitis ist außerordentlich variabel. Die Mortalität ist während der ersten 2 Jahre am größten, bedingt durch die Aktivität der Erkrankung.
Findet sich keine Leberzirrhose bei der Erstdiagnose, scheint die langfristige Prognose wesentlich günstiger zu sein als dann, wenn in der Erstbiopsie die Leber bereits zirrhotisch umgebaut ist.
Einige Autoren beschrieben 5-Jahres-Überlebensraten von 50–65%. Hierbei handelt es sich jedoch um schwerkranke symptomatische Personen – also um eine Patientengruppe, die nicht als repräsentativ für alle Personen mit autoimmuner chronisch aggressiver Hepatitis gelten kann.
Demgegenüber kann heute angenommen werden, daß weitgehend asymptomatische Patienten und insbesondere solche, die keinen Ikterus oder Leberzirrhose aufweisen, eine wesentlich bessere Prognose haben. 10-Jahres-Überlebensraten in der Größenordnung zwischen 60 und 70% sind für solche Patienten realistisch.

Leberzirrhose – Zirrhosekomplikationen

Wie kann die Prognose der Leberzirrhose abgeschätzt werden?
Die Beantwortung dieser Frage beruht auf der Kenntnis des natürlichen Verlaufs der Erkrankung.
Neue Daten bei 293 Patienten mit kompensierter Leberzirrhose (davon 42% Alkoholiker, 8% mit posthepatitischer Leberzirrhose, 50% „kryptogene Leberzirrhose") ergaben, daß nach 10 Jahren die Erkrankung in 42% der Fälle kompensiert blieb, entsprechend einer Überlebenswahrscheinlichkeit von 47%.
Die Multivarianzanalyse zeigte interessanterweise, daß dabei die Ätiologie der Leberzirrhose keinen wesentlichen Einfluß auf die Überlebenswahrscheinlichkeit ausübt, ausgenommen schwere Alkoholiker, die kontinuierlich weiter tranken. Bestätigt wurde ebenfalls, daß Frauen mit Leberzirrhose signifikant häufiger überleben als Männer mit derselben Erkrankung. Abb. 7.5 zeigt, daß die Prognose der Leberzirrhose getrübt wird durch das Auftreten von Komplikationen, von welchen die Entwicklung eines Aszites an erster Stelle steht, gefolgt von Ikterus, hepatischer Enzephalopathie und gastrointestinaler Blutung.
Die sonst recht gute Prognose der kompensierten Erkrankung sinkt nach Auftreten einer Komplikation rasch ab, und die 5-Jahres-Überlebensrate beträgt dann nur noch 16%!

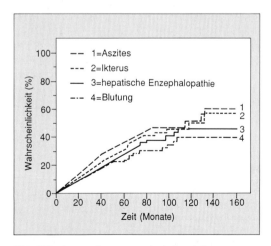

Abb. 7.5 Langzeitprognose der Leberzirrhose

Aszites

Die Prognose bei einem Patienten mit Aszites ist nach wie vor ernst. Trotz adäquater Therapie sind mehr als 50% der Patienten 2 Jahre nach Diagnosestellung nicht mehr am Leben. Für diese schlechte Prognose spielen insbesondere eine weit fortgeschrittene Leberfunktionsstörung, charakterisiert durch Ikterus, hepatische Enzephalopathie und gastrointestinale Blutung, eine wesentliche Rolle wie auch spezifische Komplikationen des Aszites, vor allem die spontane bakterielle Peritonitis und das hepatorenale Syndrom.

Die spontane bakterielle Peritonitis wird bei 10−27% der Patienten mit Leberzirrhose und Aszites bei Klinikaufnahme beobachtet. Bei manchen Patienten entsteht jedoch die Erkrankung erst im Verlauf des Krankenhausaufenthaltes, manchmal im zeitlichen Zusammenhang mit ärztlichen Eingriffen. Obwohl im letzten Fall die Erkrankung rascher erkannt und frühzeitig antibiotisch behandelt wird, ist die Prognose sehr ernst. Eine Hyperbilirubinämie und eine Nierenfunktionsstörung stellen wesentliche prognostische Laborparameter dar. Patienten mit spontaner bakterieller Peritonitis und einem Serumbilirubin über 8 mg/dl und/oder einem Serumkreatinin über 2,1 mg/dl weisen eine Mortalität von 91% auf (32).

Überlebt der Patient die Akutkomplikation, so ist die Prognose dennoch dubiös: Mehr als die Hälfte der Fälle mit spontaner bakterieller Peritonitis versterben innerhalb eines Jahres, die meisten aufgrund eines Rezidivs (33).

Die Risikogruppe, die in der Gefahr eines Rezidivs nach Klinikentlassung lebt, kann durch die Bestimmung der Proteinkonzentration im Aszites erkannt werden: Bei Personen mit einer Proteinkonzentration unter 1 g/dl tritt eine spontane bakterielle Peritonitis in etwa der Hälfte der Fälle nach Klinikentlassung erneut auf (32).

Tabelle 7.**10** Natürlicher Verlauf der Ösophagusvarizenblutung: Kontrollpatienten von 4 prophylaktischen Shunt-Studien (nach Burroughes u. Mitarb.)

Beobachtungsdauer	60−72 Monate
Patientenzahl	179
Davon Beobachtungszeitraum	
− geblutet	47 (27%)
− an Blutung verstorben	27 (57%)

Hepatorenales Syndrom. Das hepatorenale Syndrom, nicht selten iatrogen durch zu forsche medikamentöse Aszitestherapie induziert, wird bei Patienten mit fortgeschrittener Leberzirrhose beobachtet.

Die Prognose ist nahezu stets infaust. Sehr selten überleben einzelne Patienten aus unbekannten Gründen „spontan" diese Komplikation.

Das Syndrom ist charakterisiert durch die klinischen und laborchemischen Zeichen des Nierenversagens bei normaler Tubulusfunktion, gewöhnlich bei einem Patienten mit weit fortgeschrittener (Child C) alkoholischer Leberzirrhose.

Spezifische Parameter, welche die Prognose eines eingetretenen hepatorenalen Syndroms definieren könnten, fehlen bislang.

Ösophagusvarizenblutung

Langzeitbeobachtungen zeigen, daß etwa 40% der Patienten mit primär kompensierter Leberzirrhose langfristig eine obere Gastrointestinalblutung erleiden (Abb. 7.**5**).

Prognose der ersten Varizenblutung

Der natürliche Verlauf der Ösophagusvarizenblutung und damit die Prognose kann aufgrund unserer Kenntnis des Krankheitsverlaufs von Kontrollpatienten aus 4 prophylaktischen Shunt-Studien (Tab. 7.**10**) beurteilt werden. Differenzierter ist eine Prognoseabschätzung bei gleichzeitiger Beurteilung des Leberfunktionszustandes anhand der Child-Klassifikation möglich (Tab. 7.**11**). Die Tabelle zeigt, daß die 1-Jahres-Überlebensrate bei Child-A- und Child-B-Patienten gut bzw. zufriedenstellend ist, um im Fall einer weit fortgeschrittenen Lebererkrankung (Child C) auf 35% abzufallen.

Neben der Leberfunktion spielt die Genese der Lebererkrankung wahrscheinlich ebenfalls eine prognostische Rolle: Patienten mit alkoholischer Lebererkrankung und fortschreitender posthepatischer Leberzirrhose haben eine schlechte Prognose. Demgegenüber tolerieren Patienten mit primär-biliärer Zirrhose zumindest die erste Varizenblutung in der Regel bemerkenswert gut.

Patienten mit Pfortaderthrombose und Varizenblutung weisen in der Regel aufgrund der intakten Leberfunktion ebenfalls eine recht günstige Prognose auf.

Tabelle 7.11 Natürlicher Verlauf der Ösophagusvarizenblutung in Abhängigkeit von der Leberfunktion. Daten aus 4 kontrollierten Studien, 1981–1983 (nach Schalm u. Mitarb.)

Child-Stadium	Überlebensraten (%)		
	1 Monat	1 Jahr	2 Jahre
A	85	76	65
B	75	52	39
C	65	35	23

Wir selbst beobachteten unlängst eine fulminante Blutung aus Dünndarmvarizen bei einem Patienten mit Pfortaderthrombose. Trotz Übertragung von insgesamt 56 Blutkonserven konnten keine Zeichen einer hepatischen Dekompensation nachgewiesen werden!

Prognose der Rezidivblutung

Man kann davon ausgehen, daß etwa jeder 5. bis 6. Patient mit Leberzirrhose im Stadium Child A und B an der ersten Varizenblutung stirbt. Liegt jedoch bereits eine dekompensierte Leberzirrhose im Stadium Child C vor, beträgt die Mortalität einer ersten Blutung 40% und mehr.

Überlebt ein Patient diese Komplikation, so ist insbesondere unter dem Aspekt eventuell sekundär-prophylaktischer Maßnahmen die Frage der Prognoseabschätzung von wesentlicher Bedeutung. Diese Frage für den Einzelpatienten derzeit zu beantworten ist schwierig. Bekannt ist, daß die höchste Gefahr einer Rezidivblutung innerhalb der ersten 14 Tage nach der Erstblutung besteht. Insgesamt entwickeln 40–80% der Patienten ihre Rezidivblutung innerhalb der ersten 2–3 Monate nach dem Akutereignis. Nach 3 rezidivfreien Monaten liegt das Risiko wieder bei ca. 30%, d. h. in etwa derselben Größenordnung wie vor der ersten Varizenblutung.

Das Rezidivblutungsrisiko ist ebenfalls abhängig von der Child-Klassifikation: Innerhalb von 5 Tagen bluten bei konservativer Therapie der akuten Varizenblutung erneut 20% der Patienten im Zirrhosestadium Child A, 40% im Child-B-Stadium und über 60% im Stadium Child C. Daneben spielt die Größe der Ösophagusvarizen eine Rolle, ebenso wie ihr Aussehen. Ein Index, bestehend aus der Child-Klassifikation, der Varizengröße und der Beurteilung ihrer Oberfläche (NIEC-Index), soll dazu beitragen, die individuelle Prognoseabschätzung etwas besser einzugrenzen. Allerdings muß auf die beträchtliche Untersuchungsvariabilität bei der endoskopischen Beurteilung der Ösophagusvarizen hinsichtlich ihrer Größe und ihres Aussehens hingewiesen werden!

So erscheint fraglich, ob sich der NIEC-Index in der klinischen Praxis durchsetzen kann.

Hepatische Enzephalopathie (portosystemische Enzephalopathie PSE)

Die hepatische Enzephalopathie ist in ihrer Prognose wesentlich vom Schweregrad ihrer Ausprägung (Grad I–IV) abhängig sowie von der Art der zugrundeliegenden Lebererkrankung und der Reversibilität der sie auslösenden Faktoren (Tab. 7.12). Liegt ein fulminantes Leberversagen zugrunde, ist die Mortalität der portosystemischen Enzephalopathie hoch (über 90%). Demgegenüber ist die Prognose bei Patienten mit portosystemischer Enzephalopathie auf dem Boden einer Leberzirrhose, die bewußtlos in die Klinik eingeliefert wurden, wesentlich besser: Es kann davon ausgegangen werden, daß mehr als die Hälfte der Patienten wieder aus dem Leberkoma erwacht und mehr als ein Drittel die Klinik wieder verlassen kann (34).

Im Falle einer *akut* auftretenden portosystemischen Enzephalopathie ist die Prognose um so besser, je rascher ein auslösender Faktor (Infektionen, Blutungen, Sedativa, Diuretika, Obstipation) erkannt und beseitigt werden kann. Bei Patienten mit *chronischer* portosystemischer Enzephalopathie geht die zerebrale Funktionsstörung bei relativ stabiler Leberfunktion wesentlich auf die Kollateralbildung zurück. Bei fehlendem Aszites und fehlendem

Tabelle 7.12 Auslösende Faktoren bei hepatischer Enzephalopathie

1. Diuretika
2. Gastrointestinale Blutung
3. Sedativa
4. Infektionen
5. Obstipation

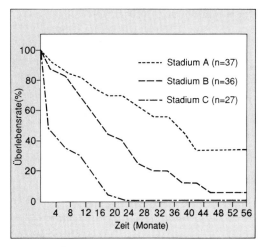

Abb. 7.6 Überlebensraten bei Patienten mit primärem Leberzellkarzinom

oder nur geringem Ikterus ist die Prognose bei dieser Patientengruppe wesentlich günstiger als bei Patienten, die dieses Syndrom aufgrund einer massiven Störung der Leberfunktion entwickeln.

Primäres Leberzellkarzinom (HCC)

Die Prognose des primären Leberzellkarzinoms ist schlecht. Sie hängt vom Krankheitsstadium, der Größe des Tumors und dem Funktionszustand der Leber ab. Eine gleichzeitig vorhandene schlechte Leberfunktion mit Aszites, Ikterus und Katabolie (Zirrhosestadium Child C) ist mit einer rasch abnehmenden Lebenserwartung vergesellschaftet (Abb. 7.6).

Japanische Daten an 100 unbehandelten Patienten, davon 80% mit Leberzirrhose, zeigten, daß eine mittlere Überlebenszeit von 4 Monaten nach Auftreten der Krankheitssymptome zu erwarten ist. Das Geschlecht, der Tumortyp und die An- oder Abwesenheit einer Leberzirrhose waren in dieser Studie ohne Einfluß auf den natürlichen Verlauf und die Prognose des primären Leberzellkarzinoms (35).

Bis vor kurzem war die Prognose eines Patienten mit kleinem Leberzellkarzinom (unter 3 cm Durchmesser) in einer zirrhotisch umgebauten Leber schlecht zu beurteilen. Neuere Daten an 22 Patienten mit einer derartigen Erkrankung ergaben eine 1-Jahres-Überlebensrate von 90,7%, eine 2-Jahres-Überlebensrate von 55% und eine 3-Jahres-Überlebensrate von 12,8% (36). Diese Studie zeigte auch, daß die Tumorverdopplungszeit im Einzelfall sehr variabel sein kann. Sie lag im Durchschnitt bei $6,5 \pm 5,7$ Monaten und veränderte sich bei einigen Fällen im Verlauf der Erkrankung. Gelegentlich überleben Patienten mit kleinen Tumoren mehr als 3 Jahre.

Wir selbst beobachteten unlängst eine Patientin, die nahezu 5 Jahre mit einem gesicherten Leberzellkarzinom in einer zirrhotisch umgebauten Leber überlebte.

Patienten, die jünger sind als 45 Jahre, scheinen bei gleicher Tumorgröße länger zu leben als ältere. Weswegen weiße Afrikaner mit primärem Leberzellkarzinom eine bessere Prognose als Schwarzafrikaner aufweisen, ist unbekannt.

Welche Rolle spielt die Bestimmung von Alphafetoprotein zur Prognoseabschätzung?

Zur Beantwortung dieser Frage wurden 606 Patienten in 4 Gruppen, entsprechend ihrer Alphafetoprotein-(AFP-)Konzentration zum Diagnosezeitpunkt eingeteilt. Die Verlaufsbeobachtung über 5 Jahre zeigte, daß Patienten mit primärem Leberzellkarzinom und normalem Serum-AFP zum Diagnosezeitpunkt eine wesentlich bessere Überlebenschance hatten als solche Personen, die eine erhöhte AFP-Konzentration aufwiesen. Um den Einfluß der Tumorgröße, die häufig mit der AFP-Konzentration korreliert, auszuschließen, wurden 199 Patienten mit relativ kleinem (unter 5 cm) Leberzellkarzinom entsprechend der Alphafetoproteinkonzentration zum Diagnosezeitpunkt weiter unterteilt. Es zeigte sich, daß auch bei relativ kleinen Lebertumoren und einer AFP-Konzentration unter 1000 ng/ml wesentliche Differenzen in den Überlebensraten beobachtet werden konnten: Patienten mit einer AFP-Konzentration unter 1000 ng/ml wiesen eine 2-Jahres-Überlebensrate von ca. 65% auf, verglichen mit ca. 15% bei Personen mit einer AFP-Konzentration über 1000 mg/ml (37).

Zusammengefaßt liefert daher die AFP-Bestimmung bei einem Teil der Patienten wesentliche prognostische Zusatzinformationen. Eine kleine Gruppe von Patienten mit primärem Leberzellkarzinom, nämlich solche, die relativ jung sind, eine gute Leberfunktion (Leberzirrhose Child A) bei negativer AFP-Konzentration aufweisen, die mit einem kleinen Lebertumor (kleiner als 5 cm) behaftet sind, scheinen insgesamt eine relativ günstige Prognose zu haben.

Erkrankungen der Gallenblase und der Gallenwege

Erkrankungen der Gallenblase

Gallensteine

Unter prognostischem Aspekt ist es angezeigt, 2 Gruppen von Patienten zu unterscheiden:
- Patienten mit asymptomatischen („stummen") Gallensteinen,
- Patienten mit symptomatischen Gallensteinleiden.

Wie gestaltet sich die Prognose bei einem asymptomatischen Patienten, bei dem zufällig Gallensteine entdeckt werden? Bis vor einiger Zeit wurde angenommen, daß ein primär asymptomatischer Patient innerhalb weniger Jahre eine etwa 50%ige Wahrscheinlichkeit aufweist, Symptome seiner Erkrankung zu entwickeln.

Neuere Untersuchungen anhand von 123 Personen mit asymptomatischen Gallensteinen, die über einen Beobachtungszeitraum von 15 Jahren nachverfolgt wurden, zeigten jedoch, daß nur 18% einen Kolikanfall oder Komplikationen des Steinleidens entwickelten. Eine Wahrscheinlichkeit der Symptomentwicklung von etwa 2% pro Jahr wurde errechnet (38, 39).

Dies zeigt, daß die Prognose eines asymptomatischen Gallensteinträgers gut ist.

Nur sehr selten muß ein primär asymptomatischer Patient gewärtig sein, eine akute schwere Komplikation des Gallensteinleidens ohne prämonitorische Zeichen zu entwickeln. In der genannten amerikanischen Untersuchung entwickelten 16 von 123 Personen mit primär asymptomatischen Gallensteinen Oberbauchbeschwerden. 3 der 16 Patienten erlitten eine Komplikation in Form einer akuten Pankreatitis (1 Patient) bzw. einer akuten Cholezystitis (2 Patienten) 3 Wochen, 2 Jahre und 13 Jahre nach erstmaligem Auftreten einer Gallenkolik.

Wie gestaltet sich die Prognose bei Patienten, die Symptome ihres Gallensteinleidens aufweisen?

Nur etwa die Hälfte der Patienten mit symptomatischen Gallensteinen werden innerhalb von 6 Jahren nach Diagnosestellung cholezystektomiert. Offenbar tolerieren viele Patienten die rezidivierenden Gallensteinbeschwerden über lange Zeit, ehe sie sich für eine Operation entscheiden. Nur ein Teil (ca. 20%) der symptomatisch gewordenen Patienten mit Gallensteinen entwickeln ernste Komplikationen der Erkrankung, in der Regel eine akute Cholezystitis oder eine biliäre Pankreatitis. Die Prognose eines symptomatischen Gallensteinleidens ist insbesondere bei älteren Patienten ernst. Demzufolge wird für diesen Personenkreis mit Recht die elektive Cholezystektomie empfohlen.

Cholezystitis

Die meisten Patienten mit akuter Cholezystitis weisen in der Vorgeschichte Symptome ihrer Erkrankung auf. Die Über-alles-Mortalität bei Patienten mit akuter Cholezystitis liegt bei etwa 5%, um jedoch bei älteren Patienten auf 10% und mehr und bei Diabetikern auf 6,5–7,9% anzusteigen (40–42).

Eine „spontane" Befundbesserung tritt bei 85% der Patienten ein, wenn der Gallenstein spontan abgeht. Die Gallenblase bleibt jedoch in der Regel funktionslos, geschrumpft, fibrotisch und meistens auch voller Residualsteine, so daß der nächste Cholezystitisschub droht.

Selten entwickelt sich die akute Cholezystitis rasch fort in Richtung auf ein Empyem der Gallenblase, gefolgt von Perforation und Peritonitis.

Gallenblasenkarzinom

In 70–98% der Fälle mit Gallenblasenkarzinom finden sich gleichzeitig Gallensteine. 1–3,3% der Fälle von symptomlosen Gallensteinträgern weisen ein Gallenblasenkarzinom auf. Die meisten dieser Patienten sind älter als 70 Jahre. Die Porzellangallenblase weist ein beträchtliches Risiko der Karzinomentwicklung auf. Die Inzidenz wird mit 22% angegeben (43).

Die Prognose des Gallenblasenkarzinoms ist nicht gut. Die mittlere Überlebenszeit beträgt nur wenige Monate. Selbst bei denjenigen Patienten, die mit kurativer Absicht operiert wurden, beträgt die 5-Jahres-Überlebensrate weniger als 15% (44).

Erkrankungen der Gallenwege

Choledocholithiasis

Gallengangssteine werden bei etwa 10% der Patienten mit Gallensteinen gefunden. Die Häufigkeit von Gallengangssteinen steigt mit zunehmendem Alter. Die Erkrankung ist außerordentlich facettenreich: Sie kann symptomlos verlaufen, mit einer Gallenkolik einhergehen, zu einem Ikterus führen, eine Cholangitis oder eine Pankreatitis sowie Kombinationen dieser Erkrankungen hervorrufen (45).

Über den natürlichen Verlauf des asymptomatischen Patienten mit einem Choledochusstein ist wenig bekannt. Ältere Untersuchungen zeigen, daß viele Patienten mit Steinen im Ductus choledochus über Monate oder Jahre symptomfrei bleiben können (46).

Cholangitis

Die Diagnose einer akuten Cholangitis basiert in der Regel auf klinischen und biochemischen Kriterien, manchmal auf den zusätzlichen Informationen durch Sonographie oder Computertomographie. Die Unterscheidung zwischen eitriger Cholangitis oder einer weniger schweren Verlaufsform beruht nicht selten auf dem klinischen Verlauf und auf der Beurteilung des Ansprechens des Patienten auf die Flüssigkeits- und antibiotische Therapie innerhalb der ersten Stunden nach Diagnosestellung. Weniger schwere Formen einer akuten Cholangitis weisen eine Mortalität unter konservativer Therapie zwischen 5–10% auf. Bei schweren Fällen von eitriger Cholangitis bei Patienten, die auf die genannte Behandlung nicht ansprechen, werden Mortalitätsziffern bis 40% beschrieben. Die Prognose in dieser Untergruppe kann durch die rasche Entlastung über ein endoskopisch gelegtes Drainagesystem verbessert werden.

Gallengangstumoren

Aus unbekannten Gründen steigt die Inzidenz extrahepatischer Gallengangstumoren, vor allem in der Bifurkation des Ductus hepaticus communis, an. Ihre Prognose ist ernst. Sie schwankt jedoch beträchtlich und kann nur ein halbes Jahr, aber auch 5 Jahre betragen mit einer mittleren Überlebensrate von 14,4 Monaten. Die meisten Patienten erliegen dem Leberversagen im Rahmen einer rezidivierenden Cholangitis und Sepsis (47). In einer großen Serie von 94 Klatskin-Tumoren, die reseziert werden konnten, zeigte sich eine Krankenhausmortalität von 11% und eine mittlere Überlebensdauer von 17 Monaten (48).

Biliäre Pankreatitis

Wandernde Gallensteine können, wie bekannt, eine akute Pankreatitis hervorrufen. Stuhluntersuchungen an 36 Patienten mit akuter Pankreatitis bei gleichzeitig vorhandenen Gallensteinen zeigten, daß in 34 Fällen (Kontrollgruppe 3 von 36 Patienten) Gallensteine nachgewiesen werden konnten (49). Ein kurzfristiger Verschluß der Ampulla Vateri durch wandernde Gallensteine, von denen die meisten kleiner als 3 mm im Durchmesser sind, wird daher bei einem Großteil von Patienten mit Gallenblasensteinen als pankreatitisauslösend angesehen.

Die Klinik und Prognose der akuten biliären Pankreatitis unterscheidet sich nicht von anderen Formen einer akuten Bauchspeicheldrüsenentzündung. Die Mortalität wird mit etwa 12% angegeben. Langfristig wird die Prognose von Patienten mit biliärer Pankreatitis wesentlich davon beeinflußt, ob das Steinleiden erfolgreich behandelt werden kann. Man kann davon ausgehen, daß ein Pankreatitisrezidiv in bis zu zwei Drittel aller Patienten innerhalb von 6 Monaten nach dem ersten Ereignis dann eintritt, wenn die Gallenwege nicht saniert worden sind.

Im Zeitverlauf müssen schwere Rezidive vor allem innerhalb der ersten 6 Wochen nach dem Ersterignis befürchtet werden – eine wesentliche Zeitspanne auch für die weitere Therapieplanung.

Literatur

1 Mathiesen, L. R., P. Skinhoj, J. O. Nielson: Hepatitis type A, B, and non-A, non-B in fulminant hepatitis. Gut 21 (1980) 72–77
2 Gimson, A. E. S., Y. S. White, A. L. W. F. Eddleston: Clinical and prognostic differences in fulminant hepatitis type A, B, and non-A, non B. Gut 24 (1983) 1194–1198
3 Nielson, J. O., O. Dietrichson, P. Elling: Incidence and meaning of persistence of Australia antigen in patients with acute viral hepatitis: development of chronic hepatitis. New Engl. J. Med. 285 (1971) 1157–1160

4 Beasley, P., L.-Y. Hwang, C.-C. Lin: Incidence of hepatitis among students at a University in Taiwan. Amer. J. Epidemiol. 117 (1983) 213−222

5 Shah, N., D. Ostrow, N. Altman: Evolution of acute hepatitis B in homosexual men to chronic hepatitis B. Arch. intern. Med. 145 (1985) 881−882

6 Szmuness, W., C. E. Stevens, E. A. Zang: A controlled clinical trial of the efficacy of the hepatitis B vaccine (Heptavax B): a final report. Hepatology 1 (1981) 377−385

7 McMahon, B. J., W. L. M. Alward, D. B. Hall: Acute hepatitis B virus infection: relation of age to the clinical expression of disease and subsequent development of the carrier state. J. infect. Dis. 151 (1985) 599−603

8 Tassopoulos, N. C., G. J. Papaevangelou, M. H. Sjogren, A. Roumeliotou-Karayannis, J. L. Gerin, R. H. Purcell: Natural history of acute hepatitis B surface antigen-positive hepatitis in greek adults. Gastroenterology 92 (1987) 1844−1850

9 Seeff, L. B., G. W. Beebe, J. H. Hoofnagle, J. E. Norman, Z. Buskell-Bales, J. G. Waggoner, N. Kaplowitz, R. S. Koff, J. L. Petrini, E. R. Schiff, J. Shorey, M. M. Stanley: A serologic follow-up of the 1942 epidemic of post-vaccination hepatitis in the United States army. New Engl. J. Med. 316 (1987) 965−970

10 Farci, P., A. Smedile, C. Lavarini: Delta hepatitis in inapparent carriers of hepatitis B surface antigen. Gastroenterology 85 (1983) 669−693

11 McCaughan, G. W., N. D. Gallagher, L. Parsons: Acute hepatitis B in a metropolitan population. Med. J. Aust. 2 (1979) 333−335

12 Rizetto, M., G. Verme: Delta hepatitis-present status. J. Hepatol. 1 (1985) 187

13 Govindarajan, S., K. P. Chin, A. G. Redeker: Fulminant B viral hepatitis: role of delta agent. Gastroenterology 86 (1984) 1417

14 Hadler, S., M. Monzon, A. Ponzetto: Delta virus infection and serum hepatitis: an epidemic in the Yucpa Indians of Venezuela. Ann. intern. Med. 100 (1984) 339

15 Smedile, A., P. Dentico, A. Zanethi: Infection with delta agent in chronic HBsAg carriers. Gastroenterology 81 (1981) 992

16 Caredda, F., E. Rossi, A. Monforte: Hepatitis B virus associated coinfection and superinfection with delta. J. infect. Dis. 151 (1985) 925

17 Weller, I. V. D., P. Karayuabbus, A. S. F. Lok: Significance of delta agent infection in chronic hepatitis B virus infection: a study in British carriers. Gut 24 (1983) 1061

18 Wong, D. C., R. H. Purcell, M. A. Screenivasan: Epidemic and endemic hepatitis in India: evidence for non A/non-B hepatitis virus etiology. Lancet 1980/II, 876

19 Sherlock, S.: Diseases of the Liver and Biliary System. Blackwell, Oxford 1989 (p. 116)

20 Prescott, L. F., N. Wright, P. Roscoe: Plasma paracetamol half-life and hepatic necrosis in patients with paracetamol overdosage. Lancet 1971/I, 591

21 Olson, K. R., S. M. Pond, J. Seward: Amanita phalloides-type poisoning. West. J. Med. 137 (1982) 282

22 Neuberger, J., R. Williams: Halothane anesthesia and liver damage. Brit. med. J. 289 (1984) 1136

23 Powell, W., G. Klatskin: Duration of survival in patients with Laennec's cirrhosis. Amer. J. Med. 44 (1968) 406

24 Gluud, C.: Testosterone treatment of men with alcoholic cirrhosis: a double-blind study. Hepatology 5 (1986) 807

25 Dickson, E. R., P. M. Gramsch, T. R. Fleming: Prognosis in primary biliary cirrhosis: model for decision making. Hepatology (1989) 91−97

26 Gores, G. J., R. H. Wiesner, E. R. Dickson, A. R. Zinsmeister, R. A. Jorgensen, A. Langworthy: Prospective evaluation of esophageal varices in primary biliary cirrhosis: development, natural history, and influence on survival. Gastroenterology 96 (1989) 1552−1559

27 Cuervas-Mons, V., I. Millan, J. S. Gavaler: Prognostic value of preoperatively obtained clinical and laboratory data in predicting survival following orthotopic liver transplantation. Hepatology 6 (1986) 922−927

28 Helzberg, J. H., J. M. Petersen, J. L. Boyer: Improved survival with primary sclerosing cholangitis. Gastroenterology 92 (1987) 1869−1875

29 Wiesner, R. H., S. J. Veaver, J. Ludwig, N. F. LaRusso: The natural history of symptomatic and asymptomatic primary sclerosing and cholangitis. Gastroenterology 90 (1986) 1780

30 Wiesner, R. H., P. M. Gramsch, E. R. Dickson, J. Ludwig, R. L. MacCarty, E. B. Hunter, T. R. Fleming, L. D. Fisher, S. J. Beaver, N. F. LaRusso: Primary sclerosing cholangitis: natural history, prognostic factors and survial analysis. Hepatology 10 (1989) 430−436

31 Niederau, C., R. Fischer, A. Sonnenberg: Survival and causes of death in cirrhotic and noncirrhotic patients with primary hemochromatosis. New Engl. J. Med. 313 (1985) 1256

32 Hoefs, J. C., H. N. Canawati, F. L. Sapico: Spontaneous bacterial peritonitis. Hepatology 2 (1982) 399

33 Stassen, W. N., A. J. McCullough, B. R. Bacon: Immediate diagnostic criteria for bacterial infection of ascitic fluid: evaluation of ascitic fluid polymorphonuclear leukozyte count, pH, and lactate concentration alone and in combination. Gastroenterology 90 (1986) 1247

34 Levy, D. E., D. Bates, J. J. Caronna, et al.: Prognosis in nontraumatic coma. Ann. intern. Med. 94 (1981) 293

35 Nagasue, N., H. Yukaya, T. Hamada, S. Hirose, R. Kanashima, K. Inokuchi: The natural history of hepatocellular carcinoma: a study of 100 untreated cases. Cancer 54 (1984) 1461−1465

36 Ebara, M., M. Ohto, T. Shinagawa, N. Sugiura, K. Kimura, S. Matsutani, M. Morita, H. Saisho, Y. Tsuchiya, K. Okuda: Natural history of minute hepatocellular carcinoma smaller than three centimeters complicating cirrhosis. Gastroenterology 90 (1986) 289–298

37 Nomura, F., K. Ohnishi, Y. Tanabe: Clinical features and prognosis of hepatocellular carcinoma with reference to serum alpha-foetoprotein levels. Cancer 64 (1989) 1700–1707

38 Gracie, W. A., D. F. Ransohoff: The natural history of silent gallstones: the innocent gallstone is not a myth. New Engl. J. Med. 307 (1982) 798

39 McSherry, C. K., H. Ferstenberg, W. F. Callhoun: The natural history of diagnosed gallstone disease in symptomatic and asymptomatic patients. Ann. Surg. 202 (1985) 59

40 Ransohoff, D. F., G. L. Miller, S. B. Forsythe: Outcome of acute cholecystitis in patients with diabetes mellitus. Ann. intern. Med. 106 (1987) 829

41 Sandler, R. S., W. F. Maule, M. E. Baltus: Factors associated with postoperative complications in diabetes following biliary tract surgery. Gastroenterology 91 (1986) 157

42 Glenn, F.: Surgical management of acute cholecystitis in patients 65 years of age and older. Ann. Surg. 183 (56) 1981

43 Polk, H. C.: Carcinoma and the calcified gallbladder. Gastroenterology 50 (1966) 582

44 Vaittinen, E.: Carcinoma of the gallbladder: a study of 390 cases diagnosed in Finland 1953–1967. Ann. Chir. Gynaecol., Suppl. 168 (1970) 7

45 Sama, C., A. M. M. Labate, F. Taroni, L. Barbara: Epidemiology and natural history of gallstone disease. Semin. Liver Dis. 10 (1990) 149–158

46 Way, L. W.: Retained common ductstones. Surg. Clin. N. Amer. 53 (1973) 1139

47 Yoyles, C. R., N. J. Bowley: Carcinoma of the proximal extrahepatic biliary tree: radiologic assessment and therapeutic alternatives. Ann. Surg. 197 (1983) 188

48 Blumgart, L. H., I. S. Benjamin, N. S. Hadjis, R. Beazley: Surgical approaches to cholangiocarcinoma at confluence of hepatic ducts. Lancet 1984/I, 66

49 Acosta, J. M., C. L. Ledesma: Gallstone migration as a cause of acute pancreatitis. New Engl. J. Med. 290 (1974) 484

8 Erkrankungen des Pankreas

Ch. Schmidt

Akute Pankreatitis

Die akute Pankreatitis erfordert eine sofortige, meist intensivmedizinische Therapie. Die Häufigkeit der akuten Pankreatitis schwankt in den Statistiken klinischen Untersuchungsgutes zwischen 0,15 und 1,5% (40). Die Inzidenz wird mit 5−20/100000 angegeben und steigt in den vergangenen 15 Jahren (13). Bei 10−30% der Fälle ist die Ursache unbekannt (42), die Hälfte ist mit Gallensteinen assoziiert und mindestens bei einem Drittel spielt ein Alkoholabusus eine wesentliche Rolle in der Ätiologie (35). Infektionserkrankungen, Traumata und Medikamente sind eher seltene Ursachen. 10% der akuten Pankreatitiden entstehen postoperativ, meist nach Eingriffen am Magen oder Gallenwegssystem. Bei 8800 Gallenwegoperationen fand sich bei 0,66% eine Pankreatitis (40). Druckerhöhungen im Ductus pancreaticus, duodeno- und biliopankreatischer Reflux, vaskuläre Faktoren, direkte Organtraumata und metabolisch-toxische Schädigungen sind pathophysiologisch bedeutende Faktoren für die Entstehung einer akuten Pankreatitis (33). Ätiologie, Pathophysiologie und Schweregrad der Klinik sind wesentliche Parameter für die Prognose dieser Erkrankung.

Spontanverlauf

Zu Beginn dieses Jahrhunderts lag die Letalität der akuten Pankreatitis bei etwa 50% (40). Eine Änderung des therapeutischen Vorgehens, nämlich die Intensivierung der konservativen Therapie, verbesserte die Prognose deutlich. Die Letalität konnte auf 5−10% gesenkt werden (24). Grundsätzlich ist die akute Pankreatitis eine Krankheit, die mit einer Restitutio ad integrum ausheilt. 90% der Fälle manifestieren sich als leichte, ödematöse Form, die nur konservativ therapiert wird und eine Letalität von etwa 1% bis maximal 6% hat (25, 35). Die seltenere mittelschwere und schwere hämorrhagisch-nekrotisierende Verlaufsform hat dagegen eine Letalität von bis zu 43%. Schwerste Verlaufsformen mit subtotaler oder totaler Pankreasnekrose sind durch eine hohe Letalität von 80−100% charakterisiert (25) (Abb. 8.1). Lokale und systemische Komplikationen determinieren hier den Krankheitsprozeß. So tritt in 40−70% der Fälle mit nekrotisierender Pankreatitis eine bakterielle Kontamination ein, die die Letalität um das 2- bis 3fache stei-

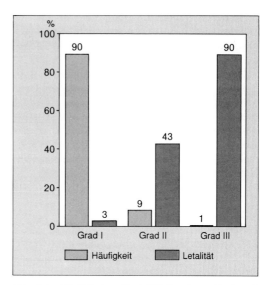

Abb. 8.1 Häufigkeit und Letalität der akuten Pankreatitis. Grad 1 = ödematöse Form, Grad II = mittelschwere Form, Grad III = schwere hämorrhagisch nekrotisierende Form

Tabelle 8.1 Prognostisch ungünstige Faktoren bei akuter Pankreatitis

Nekrotisierende Verlaufsform
Alter des Patienten über 25 Jahre
Erniedrigtes Serumcalcium
Metabolische Azidose
Arterieller Sauerstoffpartialdruck erniedrigt
Hämatokrit erniedrigt
Hypovolämie
Bakterielle Kontamination und Infektion

gert (13). Die Infektion der Nekrosen tritt in 30–40% der Fälle bereits in der 1. Woche ein (24). Sind nur 30–40% des Pankreasgewebes nekrotisch, so liegt die Letalität mit etwa 3,6–3,8% relativ niedrig, steigt jedoch dramatisch an bei subtotaler oder totaler Pankreasnekrose (34). Peripankreatische phlegmonöse Prozesse erhöhen die Komplikationsrate (9). Prognostisch ungünstig ist der Verlauf einer nekrotisierenden Pankreatitis, wenn der Patient älter als 25 Jahre ist, das Serumcalcium erniedrigt, eine metabolische Azidose besteht, arterieller Sauerstoff und Hämatokrit abfallen und eine Hypovolämie besteht (22) (Tab. 8.1). Sind drei dieser Parameter positiv, so wird die Prognose kritisch. Die Letalität des ersten Entzündungsschubes ist immer höher als bei rezidivierenden Schüben. Die Letalität der alkoholisch bedingten Form scheint mit 7% geringer zu sein als die idiopathische oder mit einer Choledocholithiasis assoziierte Form (20%) (25). Rezidive sind bei allen Formen möglich. Solange keine irreversiblen Destruktionen des Drüsengewebes auftreten, wird von einer akuten Pankreatitis gesprochen. Da diese Verlaufsformen nur schwer von der chronischen Pankreatitis zu unterscheiden sind, gibt es keine verläßlichen Zahlen über die Rezidivrate, die ganz wesentlich von der Ätiologie mitbestimmt wird.

Konservative Therapie

Die konservative Therapie der akuten Pankreatitis hat in den vergangenen Jahren wenig Fortschritte gemacht. Der Einfluß einzelner konservativer Therapiemaßnahmen auf die Prognose ist meist umstritten, die systemische Intensivtherapie und Überwachung, insbesondere auch durch die Computertomographie, haben es ermöglicht, die Indikation zum operativen Eingreifen rechtzeitig zu stellen und so die Letalität auf inzwischen etwa 5–10% zu senken (24). Zwar gilt die orale Nahrungs- und Flüssigkeitskarenz noch immer als wichtigste Maßnahme, ihre Wirksamkeit ist jedoch, ebenso wie das Legen einer Magensonde, in keiner kontrollierten Studie belegt (24, 25). Die Wirksamkeit von 1200 mg Cimetidin täglich wurde 1980 in einer Studie an 57 Patienten nachgewiesen (37), größere Untersuchungen fehlen jedoch. H_2-Blocker und Antazida haben aber bei der akuten Pankreatitis ihren festen Platz in der Streßulkusprophylaxe. Für Atropin, Glucagon, Calcitonin und Somatostatin konnte kein Einfluß auf die Sterblichkeit nachgewiesen werden (24). Gleiches gilt für den Einsatz von Thyrotropin releasing hormone und die Antienzymtherapie mit Gabexat-Mesilat, die die Letalität nicht verändern, die Schmerzsymptomatik jedoch lindern, das Allgemeinbefinden bessern und einen günstigen Effekt auf die Serumspiegel von Amylase und Lipase haben (24). Die Reduktion der Letalität durch Gabe von Aprotinin wurde 1974 nachgewiesen (44), mehrere Studien haben dies jedoch mittlerweile widerlegt (25). Die Peritoneallavage geht zwar mit einer rasch einsetzenden klinischen Besserung einher, die Letalität wird dadurch jedoch nicht verändert. Ob die Plasmapherese einen günstigen Effekt hat, muß noch an größeren Patientenkollektiven überprüft werden. Auch die Gabe von Steroiden oder eine prophylaktische Antibiotikagabe haben die Prognose nicht verbessert. Die allgemeine Senkung der Letalität in den letzten Jahrzehnten konnte im wesentlichen durch eine standardisierte, intensivmedizinische Basistherapie erreicht werden. Hierzu gehören Nahrungskarenz, parenterale Flüssigkeitszufuhr, Schmerztherapie und als Ergänzung zur problemorientierten Behandlung die Korrektur von Verschiebungen im Elektrolyt- und Säure-Basen-Haushalt, gegebenenfalls der Einsatz der Dialyse und eine frühzeitige Beatmung bei drohender pulmonaler Insuffizienz (24). Regelmäßige Laborkontrollen sowie sonographische oder computertomographische Untersuchungen tragen dabei wesentlich zur frühzeitigen Erkennung von Komplikationen bei. Da der Schock die häufigste Todesursache bei der akuten Pankreatitis ist, kommt der Gesamtheit dieser Maßnahmen besondere Bedeutung für den Verlauf der Erkrankung zu.

Der Nutzen einer frühzeitigen endoskopischen retrograden Cholangiopankreatikographie (ERCP) mit Papillotomie im Frühstadium einer akuten Pankreatitis ist umstritten. Bei 67–95% der Patienten mit akuter Pankreatitis findet sich anatomisch ein gemeinsamer Ausführungsgang von Ductus pancreaticus und choledochus (29, 30, 38). Häufig weisen zahlreiche kleinere Gallensteine, die in 94,4% der Fälle im Stuhl nachzuweisen sind (1), und ein erweiterter Ductus cysticus (8) auf eine chologene Ätiologie hin. Die Choledocholithiasis oder eine Steininkarzeration sind nur bei etwa 5% der Patienten zu finden (13). Wenn jedoch ein Stein vor der Papille einklemmt und zur Pankreatitis führt, nimmt diese einen schweren Verlauf. So konnte in einer Studie nachgewiesen werden, daß 71% der Patienten mit eingeklemmtem Stein, aber nur 11% mit frei flottierendem Stein verstarben (15). Die frühzeitige ERCP mit Papillotomie innerhalb der ersten 72 Stunden führt deshalb zu einer signifikant niedrigeren Komplikationsrate und Verkürzung des stationären Krankenhausaufenthaltes bei schwerer Pankreatitis (36). Noch während der gleichen Hospitalisationszeit sollte die Cholezystektomie durchgeführt werden, da die Rezidivrate mit 25–53% sehr hoch liegt (45).

Operative Therapie

In der Mehrzahl der Fälle nimmt die Pankreatitis einen milden Verlauf. So haben ödematöse und interstitielle Entzündungsformen eine niedrige Komplikations- und Letalitätsrate (unter 3%). Die Laparotomie hat hier keinen Einfluß auf die Sterblichkeit; gleiches gilt für die biliäre Form der Pankreatitis (12). Die nekrotisierende Verlaufsform dagegen ist eine Indikation zum operativen Vorgehen. Bei nekrotischem Zerfall, der bei 5–16% der Patienten mit akuter Pankreatitis zu finden ist (12), ist die Sofortoperation bei retroperitonealer Exsudateinschwemmung notwendig. Die Frühoperation geht mit einer Letalität von 38–66% einher (45). Ein zunächst abwartendes Verhalten hat die Prognose der Erkrankung deutlich verbessert. Am Ende der 2. Krankheitswoche läßt sich vitales von nekrotischem Gewebe leichter unterscheiden, so daß ein limitierter Eingriff möglich ist (11). Die klassischen resezierenden Verfahren haben eine hohe Letalität. Bei Linksresektion liegt sie bei 35 und 40%, bei partieller oder totaler Duodenopankreatektomie bei 60% (21). Die Linksresektion hat in 60% der Fälle einen Diabetes mellitus und in 87% eine exokrine Pankreasinsuffizienz zur Folge (19). Auch die reinen Drainageoperationen haben eine Letalität von 61,4% und sind deshalb obsolet (45). Durch schonendere Verfahren, insbesondere die Nekrosektomie und postoperative kontinuierliche Lavage der Bursa omentalis, konnte die Letalität der nekrotisierenden Pankreatitis auf unter 10% gesenkt werden (10, 13). Liegt ein Alkoholabusus als Ursache vor, so sind bis zu 25% Rezidive zu erwarten (45). 27% der Patienten müssen reoperiert werden (11). Insbesondere bei infizierten Nekrosen ist die Rate der Reoperationen mit 31% deutlich höher als bei jenen, die eine sterile Nekrose (20%) haben (34). Bei infizierter Nekrose liegt die Letalität bei 15,8%, verglichen mit 5,1% bei den nicht infizierten Patienten (34). Von einigen Chirurgen wird auch das „open packing" als besonders schonendes Operationsverfahren beschrieben. Bei besonders schweren Verlaufsformen infizierter Nekrosen hat sich die offene Behandlung mit Vorlagerung des Intestinums in eine geschlossene Hülle und programmierte Lavage bewährt. Die Letalität konnte in diesen prognostisch ungünstigen Fällen auf 11% gesenkt werden (21).

Chronische Pankreatitis

Die chronische Pankreatitis ist durch anatomische und funktionelle Dauerschäden gekennzeichnet, die auch nach Beseitigung der Krankheitsursache noch fortbestehen. Die Diagnose läßt sich also nur aus dem Verlauf der Krankheit stellen. Die Erfassung einer chronischen Pankreatitis ist erst nach einer durchschnittlich 5,5 Jahre dauernden Verlaufsbeobachtung möglich (2). Die Morbidität schwankt zwischen 0,2 und 0,7% (39). In 90% der Fälle kommt es zu chronisch-kalzifizierenden Veränderungen, insbesondere bei der häufigsten Form, der alkoholisch bedingten chronischen Pankreatitis. Bei Frauen kann sich nach durchschnittlich 11

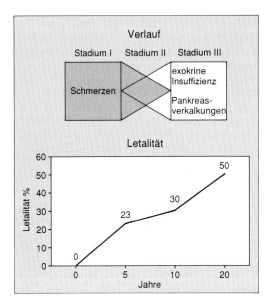

Abb. 8.2 Klinik, Verlauf und Letalität der chronischen Pankreatitis

Jahren Alkoholabusus und bei Männern nach 18 Jahren eine chronische Pankreatitis manifestieren (42). Insgesamt manifestiert sich jedoch nur bei 0,9−9,5% der Alkoholiker eine chronische Pankreatitis (2). Patienten mit Blutgruppe 0 sowie bestimmte Histokompatibiltätsantigene scheinen hierfür zu prädisponieren. Während bei der alkoholisch bedingten Form das Durchschnittsalter 38 Jahre beträgt, liegt es bei der in Asien durch Eiweißmangel verursachten tropischen Form bei 12,5 Jahren. Selten sind hereditäre Formen, Mukoviszidose und Hyperparathyreoidismus die Ursache. Bei 20−30% kann eine Ursache nicht gefunden werden (42).

Spontanverlauf

Die chronische Pankreatitis hat ein typisches Verlaufsmuster. Im Stadium 1 treten Pankreatitisattacken mit Schmerzen, Gewichtsverlust und Erbrechen auf, die Tage bis maximal 1 Woche anhalten und normalerweise von monatelangen, beschwerdefreien Intervallen gefolgt werden (5). Die Häufigkeit derartiger schwerer Pankreatitisattacken innerhalb von 5 Jahren wurde in einer prospektiven Studie mit 40,6% angegeben; bei den übrigen Patienten treten nur rezidivierende Schmerzattacken ohne schweres Krankheitsbild auf (23). Ist die Ursache eine nichtalkoholische, idiopathische chronische Pankreatitis, so verlaufen 50% der Fälle primär schmerzlos (3). Dauerschmerzen über 10 Tage oder länger sind im Initialstadium selten und deuten auf Komplikationen, insbesondere die Entwicklung einer Pseudozyste, hin. Durchschnittlich 5 Jahre nach Beginn der Krankheit tritt das Stadium 2 ein. Mit Auftreten von radiologisch nachweisbaren Pankreasverkalkungen, die nach 5,4 Jahren in 70% der Fälle nachweisbar sind, setzt die exokrine und endokrine Insuffizienz des Organs ein (5, 23). Während in den ersten 5 Jahren typischerweise schwere Pankreatitisschübe mit Schmerzen auftreten und die exokrine Funktion des Organs nur selten gestört ist, sistieren die Schmerzen mit zunehmender Dysfunktion (3). Die exokrine Pankreasfunktion ist dann in 85% der Fälle gestört, bei 71% manifestiert sich eine diabetische Stoffwechsellage und bei 85% lassen die Schmerzen nach (23). Bei über 10jährigem Verlauf findet man dann fast immer Pankreasverkalkungen, bei 65% der Patienten einen manifesten Diabetes mellitus und bei 75,3% eine schwere Pankreasinsuffizienz mit Steatorrhoe und einem Stuhlchymotrypsingehalt von weniger als 40 µg/g (4). In späten Phasen der Krankheit und nach drainierenden Operationen können sich die Verkalkungen in einem Drittel der Fälle spontan zurückbilden (7). Bei gesicherter chronischer Pankreatitis verlaufen die Schübe praktisch nie letal (5), dennoch ist die Lebenserwartung verkürzt. Die 50%-Überlebenszeit liegt bei etwa 12−24 Jahren nach Diagnose, wobei die Prognose der alkoholisch bedingten Form deutlich schlechter ist (3, 6). Andere Untersuchungen belegen eine 5-Jahres-Überlebenswahrscheinlichkeit von 77% (39). Nach 10 Jahren sind 30% der Patienten gestorben (32) (Abb. 8.2). Die Pankreatitis oder deren direkte Folgen sind jedoch nur in weniger als 20% für die Letalität verantwortlich (4), überdurchschnittlich häufig dagegen kardiovaskuläre Komplikationen, Malignome und Lebererkrankungen (6). Nachgewiesen ist eine Häufung von Pankreaskarzinomen und extrapankreatischen Malignomen bei chronischer Pankreatitis (3). Insbesondere bei juvenilen Formen der chronischen Pankreatitis scheint das Pankreaskarzinom besonders häufig vorzukommen (42).

Konservative Therapie

Unter den konservativen Maßnahmen hat die Alkoholabstinenz für die Prognose höchste Priorität. Durch Abstinenz lassen sich weitere Pankreatitisschübe in über 50% der Fälle verhindern (5). Eine Verlangsamung oder sogar ein Sistieren der Erkrankung kann erreicht werden (23). In den meisten Fällen jedoch wird ein Fortschreiten der Pankreatitis durch absolute Alkoholabstinenz nicht mehr aufgehalten. Die Progression ist jedoch langsamer, und die Symptome sind weniger schwer (27). Medikamentös kann der Verlauf der Erkrankung nicht beeinflußt werden. Mit zunehmender exokriner Pankreasinsuffizienz muß eine Enzymsubstitution durchgeführt werden; ebenso bedürfen endokrine Ausfallerscheinungen einer entsprechenden Diabetestherapie. Dies beeinflußt den Verlauf und die Prognose der chronischen Pankreatitis jedoch nicht.

Operative Therapie

Bei 68% der Patienten mit chronischer Pankreatitis ist eine operative Therapie nicht notwendig, 22% müssen wegen lokaler Komplikationen und einige wenige wegen therapieresistenter Schmerzen operiert werden (5). Insbesondere Schmerzen stellen eine sehr relative Indikation dar, da 50% der Patienten durch Alkoholabstinenz spontan schmerzfrei werden und das spontane Ausbrennen der Pankreatitis schonender und prognostisch günstiger ist. Komplikationen mit Beeinträchtigung der Nachbarorgane stellen jedoch eine absolute Operationsindikation dar. Häufigste Komplikation ist die Entwicklung einer Pseudozyste, die sich bei der chronischen Pankreatitis nach durchschnittlich 4 Jahren bei etwa 32% der Patienten entwickeln kann (4). 48% der Zysten sind asymptomatisch und verschwinden zu 60% vollständig innerhalb eines Jahres oder werden zum Teil kleiner (46). Nach anderen Angaben bilden sich 8% der Zysten spontan zurück (31). Pseudozysten mit einem Durchmesser von über 6 cm bedürfen in 67% einer chirurgischen Behandlung. Eine alleinige Feinnadelpunktion der Zysten hat eine Rezidivrate von 71%; bei extra- oder transgastraler externer Drainage wird die Rezidivrate jedoch auf 23,7% gesenkt, und nur in 2% der Fälle ist eine chirurgische Intervention erforderlich (26). Bei 30% der Pseudozysten scheinen jedoch sekundäre Komplikationen wie Blutungen oder Rupturen aufzutreten, die zur Operation zwingen. Bei Pseudozysten oder zur Ableitung eines gestauten Pankreasgangsystems werden meist Drainageoperationen durchgeführt. Die Pankreatikojejunostomie führt bei bis zu 80% der Patienten zur Schmerzfreiheit und hat eine Operationsletalität von 0 bis 4% (14). Die Frühletalität liegt bei 7%. Relativ hoch ist mit 15,7% die Spätletalität bei allen nicht resezierenden Operationsverfahren (20). In bis zu 40% der Fälle nach Pankreatikojejunostomie ist eine Reoperation notwendig (14). Häufig werden deshalb resezierende Operationsverfahren angewandt. Die Operationssterblichkeit liegt für die Resektionsverfahren bei durchschnittlich 9%. Postoperativ sind 75% der Patienten beschwerdefrei, die Diabetesrate erhöht sich jedoch von 21 auf 38% (31). Mit 20% ist die Operationsletalität für die totale Duodenopankreatektomie besonders hoch (14). Auch bei der Pankreaslinksresektion liegt die Spätletalität bei bis zu 45%. Ebenso hat die Whipple-Operation, Verfahren der Wahl bei Komplikationen der chronischen Pankreatitis im Pankreaskopfbereich, eine Letalität von etwa 10% (14). Die duodenumerhaltende Pankreaskopfresektion hat dagegen eine vergleichsweise gute Prognose. Die Operationsletalität beträgt nur 0,7%, postoperativ sind 83% der Patienten schmerzfrei und bei einer niedrigen Diabetesneuinzidenz von 8% liegt die Spätletalität auch nur bei 5% (14). Bei allen operativen Therapieverfahren stieg mit zunehmendem postoperativen Alkoholkonsum die Spätletalität drastisch an (20).

Endokrin aktive Pankreastumoren

Der häufigste gutartige Tumor des Pankreas ist das **Insulinom**, das zu 10–15% multipel vorkommt (31). Unbehandelt führt der Hyperinsulinismus bei 6,8% der Patienten zu irreversiblen Hirnschädigungen (16). Zwischen dem ersten Auftreten von Symptomen und der Diagnosesicherung vergehen durchschnittlich 4–5 Jahre. Viele Patienten versterben im hypoglykämischen Schock. Die chirurgische Behandlung führt bei einer Operationsletalität von 5–10% in 75–90% der Fälle zur völligen Heilung (18). Bei metastasierendem Insulinom ist eine palliative Therapie mit Streptozotocin möglich, die die Überlebenszeit verdoppelt (28).

Zweithäufigster Tumor ist das **Gastrinom**. Über die Hälfte der Gastrinome sind maligne und haben bei Diagnosestellung bereits metastasiert, so daß eine kurative operative Therapie meist nicht möglich ist. Die Prognose ist jedoch auch dann noch relativ günstig, da 90% der Patienten nach 5 Jahren (18) und 50% nach 10 Jahren (47) noch leben. Nach einer anderen Untersuchung lebten nach 20 Jahren sogar noch 75–85% der Patienten (17). Lymphknotenmetastasen und insbesondere eine Beteiligung der Leber verkürzen signifikant die Überlebenszeit (43). Bei Befall der Leber starben in einer Studie an 65 Patienten 71% durch Tumorprogreß; jedoch keiner bei alleiniger Metastasierung in Lymphknoten (43). Insbesondere in der Zeit vor Entwicklung potenter Magensäuresekretionshemmer verstarben viele Patienten an Ulkuskomplikationen, sofern keine totale Gastrektomie durchgeführt worden war.

Ein sehr seltener Tumor des Pankreas ist das **Vipom**. Unbehandelt versterben die Patienten am *Verner-Morrison-Syndrom*, innerhalb weniger Monate. Durch Operation können jedoch etwa 30% der Patienten geheilt werden (18). Bei Metastasen kann eine Streptozotocintherapie in Kombination mit 5-Fluorourazin eine Remission herbeiführen und die Symptomatik lindern (28). Auch Somatostatinanaloga scheinen die Prognose zu verbessern.

Literatur

1 Acosta, J., C. Ledesma: Gallstone migration as a cause of acute pancreatitis. New Engl. J. Med. 290 (1974) 484–487
2 Amman, R.: Diagnose und Therapie der alkoholischen chronischen Pankreatitis. Eine kritische Standortbestimmung. Schweiz. med. Wschr. 115, Suppl. 19 (1985) 42–51
3 Ammann, R.: Klinik, Spontanverlauf und Therapie der chronischen Pankreatitis. Schweiz. med. Wschr. 119 (1989) 696–706
4 Ammann, R.: Zur Klinik und Differentialdiagnose der chronischen Pankreatitis. Schweiz. med. Wschr. 110 (1980) 1322–1327
5 Ammann, R.: Langzeitverlauf und Therapie der chronisch-rezidivierenden Pankreatitis. Internist 20 (1979) 392–398
6 Ammann, R., A. Akovbiantz, F. Largiader, G. Schüler: Course and outcome of chronic pancreatitis: longitudinal study of a mixed medical-surgical series of 245 patients. Gastroenterology 86 (1984) 820–828
7 Ammann, R., R. Münch, R. Otto, H. Bühler, A. Freiburghaus, W. Siegenthaler: Evolution and regression of pancreatic calcification in chronic pancreatitis. Gastroenterology 95 (1988) 1018–1028
8 Armstrong, C., T. Taylor, J. Jeacock, S. Lucas: The biliary tract in patients with acute gallstone pancreatitis. Brit. J. Surg. 72 (1985) 551–555
9 Balthazar, E., D. Robinson, A. Megibow, J. Ranson: Acute pancreatitis: value of CT in establishing prognosis. Radiology 174 (1990) 331–336
10 Beger, H.: Surgical management of necotizing pancreatitis. Surg. Clin. N. Amer. 69 (1989) 529–549
11 Beger, H., M. Büchler: Neue Indikation und Verfahren der Pankreaschirurgie bei akuter Pankreatitis. Internist 30 (1989) 730–737
12 Bodner, E., G. Schwab, M. Aufschnaiter: Operative Therapie der akuten Pankreatitis. Indikation zur Operation. Chir. Gastroenterol. 4 (1988) 75–85
13 Büchler, M., H. Beger: Akute Pankreatitis – Grundlagen der Diagnostik und Therapie. Arzneimitteltherapie 8 (1990) 108–114
14 Büchler, M., H. Beger: Neue Indikationen und Operationsverfahren bei chronischer Pankreatitis. Internist 30 (1989) 747–751
15 Corfield, A., M. Cooper, R. Williamson: Acute pancreatitis: a lethal disease of increasing incidence. Gut 26 (1985) 724–729
16 Creutzfeldt, W., R. Arnold: Endokrine Tumoren des Pankreas. Internist 20 (1979) 382–391
17 Delcore, R., L. Cheung, S. Friesen: Outcome of lymph node involvement in patients with the Zollinger-Ellison syndrome. Ann. Surg. 208 (1988) 291–298
18 Domschke, W., S. Domschke: Endokrin aktive Pankreastumoren. In Demling, L.: Klinische Gastroenterologie, 2. Aufl., Bd. II. Thieme, Stuttgart 1984
19 Dormeyer, H., M. Neher, H. Schönborn: Langzeitergebnisse nach operativer Therapie der akut hämorrhagisch-nekrotisierenden Pankreatitis. Dtsch. med. Wschr. 104 (1979) 1670
20 Frick, S., M. Ebert, K. Rückert: Chirurgie der chronischen Pankreatitis. Dtsch. med. Wschr. 112 (1987) 832–837
21 Fritsch, A.: Operative Therapie der akuten Pankreatitis. Verfahrenswahl. Chir. Gastroenterol. 4 (1988) 87–93
22 Goebell, H.: Konservative Therapie der akuten Pankreatitis. Chir. Gastroenterol. 4 (1988) 67–68
23 Goebell, H.: Beginn und Entwicklung der chronischen Pankreatitis. Internist 27 (1986) 172–174
24 Goebell, H., P. Layer: Möglichkeiten der konservativen Therapie bei akuter Pankreatitis, Entwicklungen 1981–1989. Internist 30 (1989) 718–724

25 Goebell, H., G. Dürr: Akute Pankreatitis – Pro und Contra der modernen Therapie. Internist 22 (1981) 684–693
26 Grosso, M., G. Gandini, M. Cassinis, D. Regge, D. Righi, P. Rosso: Percutaneous treatment of 74 pancreatic pseudocysts. Radiology 173 (1989) 493–497
27 Gullo, L., L. Barbara, G. Labò: Effect of cessation of alcohol use on the course of pancreatic dysfunction in alcoholic pancreatitis. Gastroenterology 95 (1988) 1063–1068
28 Hafter, E.: Praktische Gastroenterologie, 7. Aufl. Thieme, Stuttgart 1988
29 Hansson, K.: Experimental and clinical studies in aetiologic role of bile reflux in acute pancreatitis. Acta chir. scand. 375 (1967) 101–102
30 Jones, B., B. Salsberg, J. Bohnen, M. Mehta: Common pancreaticobiliary channels and their relationship to gallstone size in gallstone pancreatitis. Ann. Surg. 205 (1987) 123–125
31 Kümmerle, F., G. Mangold, K. Rückert: Chirurgie des Pankreas. Chronische Pankreatitis, Pankreaskarzinom, endokrine Pankreastumoren. Internist 20 (1979) 399–406
32 Layer, P., M. Singer: Epidemiologie, sozioökonomische Bedeutung und Spontanverlauf der chronischen Pankreatitis. In Goebell, H., J. Hotz, E. Farthmann: Der chronisch Kranke in der Gastroenterologie, 1. Aufl. Springer, Berlin 1984
33 Lüthen, R., C. Niederau: Pathophysiologie der akuten Pankreatitis. Z. Gastroenterol. 28 (1990) 211–221
34 McMahon, M.: Acute pancreatitis. Curr. Opin. Gastroenterol. 5 (1989) 693–700
35 Mössner, J.: Ätiologie, Pathogenese und Pathophysiologie der akuten Pankreatitis. Internist 30 (1989) 705–717
36 Neoptolemos, J., D. Carr-Locke, N. London, I. Bailey, D. James, D. Fossard: Controlled trial of urgent endoscopic retrograde cholangiopancreatography and endoscopic sphincterotomy versus conservative treatment for acute pancreatitis due to gallstone. Lancet 1988/II, 979–983
37 Pérez-Oteyza, C., J. Rebollar, M. Ballarin, M. Chantres, M. Garcia, C. Gilsanz: Treatment of acute pancreatitis with cimetidine: double blind controlled trial. Hepato-Gastroenterol. Suppl. (1980) 366
38 Police, A., K. Waxman, M. Smolin, G. Tominaga, S. Landau, G. Mason: Development of gallstone pancreatitis: the role of the common channel. Arch. Surg. 119 (1984) 1299–1300
39 Rhönisch, P.: Klinik, Diagnostik und Verlauf der chronischen Pankreatitis. Diss., Köln 1985
40 Schmidt, H., G. Lankisch, W. Creutzfeldt: Akute und rezidivierende Pankreatitis. In Demling, L.: Klinische Gastroenterologie, 2. Aufl., Bd. II. Thieme, Stuttgart 1984
41 Singer, M.: Zur modernen Klassifikation der Pankreatitis. Internist 30 (1989) 698–704
42 Singer, M., H. Sarles, H. Goebell: Chronische Pankreatitis. In Demling, L.: Klinische Gastroenterologie, 2. Aufl., Bd. II. Thieme, Stuttgart 1984
43 Stabile, B., E. Passaro: Benign and malignant gastrinoma. Amer. J. Surg. 149 (1985) 144–150
44 Trapnell, J., C. Rigby, C. Talbot, E. Duncan: A controlled trial of trasylol in the treatment of acute pancreatitis. Brit. J. Surg. 61 (1974) 177
45 Wehrli, H., A. Akovbiantz: Nekrosektomie oder Resektion bei der akuten Pankreatitis? Chir. Gastroenterol. 4 (1988) 107–111
46 Yeo, C., J. Bastidas, A. Lynch-Nyhan, E. Fishman, M. Zinner, J. Cameron: The natural history of pancreatic pseudocysts documented by computed tomography. Surg. Gynecol. Obstet. 170 (1990) 411–417
47 Zollinger, R.: Gastrinoma: factors influencing prognosis. Surgery 97 (1985) 49–54

9 Erkrankungen der Nieren und ableitenden Harnwege

H. Meyer-Lehnert und H. J. Kramer

Das akute Nierenversagen

Trotz der erheblichen Fortschritte und Verbesserungen in der Behandlung schwerkranker Patienten hat sich die Prognose des akuten Nierenversagens in den letzten 30 Jahren praktisch nicht verändert. So fanden wir im eigenen Krankengut von 82 Patienten mit akutem Nierenversagen aus den Jahren 1960–1966 eine durchschnittliche Gesamtletalität von 51% (37). Die höchte Letalität von 58% wiesen Patienten aus dem chirurgischen Bereich auf. Die schlechteste Prognose hatten dabei traumatisierte Patienten mit operativen Eingriffen, ihre Letalität lag bei 84%. Im Vergleich zu dem chirurgischen Krankengut lag die Prognose bei Patienten mit internistischen Erkrankungen mit 46% etwas niedriger. Die niedrigste Letalitätsrate von etwa 38% bestand bei Patienten aus dem gynäkologischen Bereich. Wurden die klinischen Symptome und komplizierenden Begleiterkrankungen des akuten Nierenversagens bei überlebenden und verstorbenen Patienten verglichen, so zeigten sich hinsichtlich der klinischen Symptome Dehydratation, Hyperhydratation, Azotämie oder Hyperkaliämie keine signifikanten Unterschiede zwischen beiden Gruppen. Auch Herzrhythmusstörungen, Kreislaufschock oder entzündliche bzw. septische Prozesse traten in beiden Kollektiven gleich häufig auf. Dagegen wurde die Prognose durch das Vorliegen von Leberschäden, Ileus oder Erkrankungen des Respirationstraktes erheblich verschlechtert. Insgesamt war die Prognose von Patienten mit akutem Nierenversagen wesentlich von Art und Schwere der Erkrankungen bestimmt, die neben dem eigentlichen akuten Nierenversagen vorlagen. Diese Beobachtungen stehen in guter Übereinstimmung mit einer früheren amerikanischen Übersicht über die Behandlungsergebnisse beim akuten Nierenversagen in den 70er Jahren.

Stellt man diesen Daten aus den 60er und 70er Jahren die heutigen Überlebenschancen von Patienten mit akutem Nierenversagen gegenüber, so hat sich an der Prognose dieser Patienten wenig geändert. Bei einer retrospektiven, kürzlich veröffentlichten Untersuchung aus England (39) zum Verlauf eines schweren akuten Nierenversagens bei über 1300 Patienten, die zwischen 1956 und 1988 behandelt wurden und alle Serumkreatininkonzentrationen über 600 µmol/l aufwiesen bzw. dialysiert werden mußten, wurde eine um 9% verbesserte Überlebensrate von 49% in den Jahren 1956–1959 auf 58% in den Jahren 1985–1988 festgestellt. Die Gesamtüberlebensrate für Patienten aus dem internistischen und chirurgischen Bereich verbesserte sich in den gleichen Zeiträumen von 38,5 auf 58%, wobei die durchschnittliche Überlebensrate für alle Patienten außerhalb des geburtshilflich-gynäkologischen Bereichs bei 44,2% lag. Anders ausgedrückt beträgt auch heute die Letalität – wie schon oben berichtet – etwa 56% trotz verbesserter Prognose des akuten Nierenversagens im allgemeinen und des akuten Nierenversagens infolge eigentlicher Nierenerkrankungen. Ursache für die dennoch geringen Änderungen der Prognose insgesamt dürften darin zu suchen sein, daß zwar Inzidenz und Schwere des akuten Nierenversagens im chirurgischen Bereich mit Traumata und des akuten Nierenversagens im spezifisch geburtshilflichen Bereich zurückgegangen sind bzw. heute eine erheblich bessere Prognose aufweisen, daß aber andererseits die Zahl älterer Patienten mit komplizierenden internistischen und chirurgischen Erkrankungen erheblich zugenommen hat. So lag das Alter der Patienten mit akutem Nierenversagen in den 50er Jahren durchschnittlich bei etwa 41 Jahren, dagegen im Zeitraum nach 1980 bei fast 61 Jahren. Eine signifikante inverse Beziehung zwischen Lebensalter der Patienten und Überlebensrate bei akutem Nierenversagen konnte nachgewiesen werden. Das Vorliegen einer Sepsis oder maligner Erkrankungen beeinträchtigte die Überlebensrate dieser Patienten zusätzlich in hohem Maße. Sie betrug bei septischen Patienten mit künstlicher Beatmung nur noch 15,4% und bei septischen Patienten ohne Notwendigkeit der künstlichen Beatmung 34,7%.

Wie schon in früheren Jahren, so ist auch heute die Überlebensrate von jungen Patienten mit akutem Nierenversagen relativ gut. Dies kommt vor allem im geburtshilflichen Bereich zum Ausdruck, wo eine durchschnittliche Überlebensrate von Patientinnen mit akutem Nierenversagen von fast 80% erreicht wird. Dabei beträgt die Überlebensrate 83% bei Patientinnen mit akutem Nierenversagen im Rahmen eines Aborts, 79% bei Patientinnen mit akutem Nierenversagen im Rahmen von Blutungen sowie etwa 77% bei Patientinnen mit akutem Nierenversagen infolge Präklampsie. Eine Verbesserung der Überlebensrate in diesem Bereich ist auch auf das extrem seltene Auftreten einer akuten Nierenrindennekrose nach 1970 zurückzuführen, für das es zur Zeit keine sichere Erklärung gibt.

Die Prognose des akuten Nierenversagens infolge Medikamentenmißbrauchs oder der Anwendung von Suchtmitteln, das vor allem eine jüngere Patientenpopulation betrifft, ist mit einer durchschnittlichen Überlebensrate von 77% relativ günstig. Dabei ist die Überlebensrate für Patienten unter 45 Jahren noch wesentlich besser, schlechter dagegen bei älteren Patienten. Auch die Ursachen dafür, daß die Überlebensrate für Frauen in dieser Krankheitsgruppe signifikant um 15% schlechter ist als die von Männern, bleiben unbekannt. Die Überlebensrate von Patienten mit akutem Nierenversagen infolge Rhabdomyolyse bei Alkoholmißbrauch, Vergiftungen oder Sucht ist mit 80% besonders gut. Dies dürfte wahrscheinlich darauf beruhen, daß es sich oft um ein nichtoligurisches akutes Nierenversagen handelt. Gerade bei der traumatischen Rhabdomyolyse, die in Kriegszeiten oder bei Unfällen eine besonders häufige Ursache des akuten Nierenversagens darstellt, konnte durch frühzeitige intravenöse Infusion großer Bicarbonatmengen eine erhebliche Verbesserung der Überlebenschance erzielt werden (4).

Eine relativ schlechte Prognose hat das akute Nierenversagen durch Paracetamolmißbrauch, wenn gleichzeitig ein akutes Leberversagen vorliegt. Dies entspricht der allgemeinen Erfahrung, daß ein akutes Nierenversagen bei gleichzeitiger Leberbeteiligung von vornherein eine ausgesprochen schlechte Prognose besitzt.

Nach einer vorläufigen Statistik der European Dialysis and Transplant Association (EDTA) im Jahre 1985 zum Ausgang eines akuten Nierenversagens kam es bei 42,7% der Patienten zur Erholung der Nierenfunktion, bei 5,7% wurde eine ständige Nierenersatztherapie erforderlich und – wieder in Übereinstimmung mit den oben genannten Daten – starben 51,6% aller Patienten mit akutem Nierenversagen.

Chronische Nierenerkrankungen

Allgemeine Bemerkungen

Das chronische Nierenversagen ist definiert als irreversibler progredienter Nephronverlust über Monate und Jahre.

Eine Besonderheit der chronischen Nierenerkrankungen ist das Fortschreiten zur Niereninsuffizienz auch ohne Aktivität der auslösenden Erkrankung oder nach der Beseitigung einer exogenen Ursache der primären Nierenschädigung. Spontane Verlaufsverbesserung, d. h. ein verlangsamtes oder teilweise sistierendes Fortschreiten der chronischen Niereninsuffizienz, ist sehr selten. In einer Übersicht von 4 Studien an insgesamt 239 Patienten mit chronischer Niereninsuffizienz zeigten nur 12, d. h. 5%, eine spontane Besserung, die zum Teil auch nur passager war (30). Da der Verlauf chronischer Nierenerkrankungen zwischen einzelnen Patienten extrem variiert, lassen sich

9 Erkrankungen der Nieren und ableitenden Harnwege

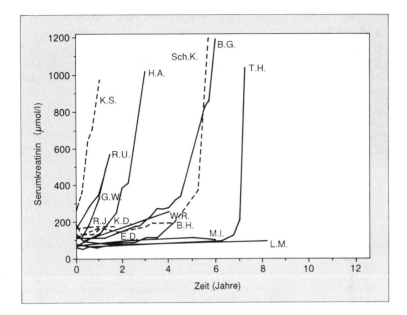

Abb. 9.**1** Anstieg des Serumkreatinins bei Patienten mit chronischer Glomerulonephritis in Abhängigkeit von der Zeit (nach Schubert)

durchschnittliche Verlaufszeiten bis zur terminalen Niereninsuffizienz nur ungefähr angeben. Dies bestätigen auch unsere eigenen Befunde (Abb. 9.**1**). Verschiedene Studien schätzen die Zeit vom Erreichen eines bestimmten Maßes an Funktionseinschränkung bis zum Stadium der terminalen Niereninsuffizienz. Dabei erreichten 50% der Patienten mit einem Serumkreatinin von 5 mg% ein dialysepflichtiges Stadium nach 8 Monaten. Patienten mit einem Serumkreatinin von 10 mg% erreichten dieses Stadium innerhalb von ca. 2 bzw. 6 Monaten. Statistisch gut erfaßt ist die Zahl der Patienten, die in eine terminale Niereninsuffizienz kommen, d.h. dialyse- bzw. transplantationspflichtig werden. So kommen in Europa etwa 30–40 Patienten, bezogen auf 100 000 Einwohner, jährlich in ein ersatzpflichtiges Nierenversagen. Dabei machen Glomerulonephritiden mit ca. 30% den größten Anteil aus. Es folgen interstitielle Nephritiden mit 23,3% und diabetesassoziierte Nephropathien mit 14,4%.

Die extrem große Variabilität der spontanen Verläufe ließ zunächst an eine Unvorhersagbarkeit der Krankheitsentwicklung glauben. Inzwischen haben jedoch zahlreiche Untersuchungen gezeigt, daß für den einzelnen Patienten die Entwicklung der Niereninsuffizienz recht gut vorausgesagt werden kann. Die ersten Untersucher, die eine Auftragung von $1/S_{Krea}$ verwandten, berichten über ein Gefälle der erhaltenen Geraden von 0,0011 bis 0,0152 dl/mg/Monat. Dies illustriert die große Variationsbreite. Der Abfall von $1/S_{Krea}$ über die Zeit war jedoch bei 31 von 34 Patienten linear. Spätere Untersuchungen anderer Autoren wie unsere eigenen Verlaufsbeobachtungen (Abb. 9.**2**) bestätigten diese Daten. Diese Ergebnisse wiesen darauf hin, daß für individuelle Patienten anhand des Verlaufs der Serumkreatininkonzentration Aussagen über den weiteren Krankheitsverlauf möglich sind. Etwa 20% der Patienten scheinen einen biphasischen Verlauf ihrer $1/S_{Krea}$-Kurve zu haben. Nach einer gewissen Zeit kommt es zu einem stärkeren Anstieg der Geraden, d.h. zu einer beschleunigten Progredienz ihrer Niereninsuffizienz.

Glomerulopathien

Nephrotisches Syndrom

Der Verlauf des nephrotischen Syndroms wird wesentlich von 4 Größen beeinflußt: Komplikationen des nephrotischen Syndroms, Auswirkungen der Proteinurie, Histopathologie und Ansprechen auf eine Therapie.

Vor der antibiotischen Ära wurde der Krankheitsverlauf nephrotischer Patienten vor allem durch Infekte bestimmt, diese Kompli-

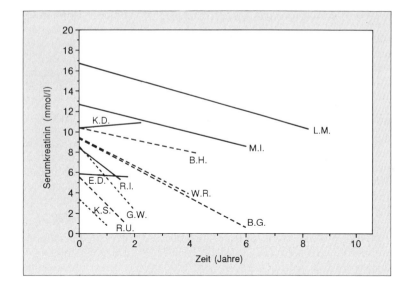

Abb. 9.2 Verlauf von 1/S_{Kreat} über die Zeit; Regressionsgeraden bei Patienten mit chronischer Glomerulonephritis (nach Schubert)

kation spielt gegenwärtig keine Rolle mehr. Nur wenige Kinder oder Erwachsene sterben an Komplikationen des nephrotischen Syndroms; dies liegt unter anderem daran, daß die nephrotische Phase im Krankheitsverlauf nur kurz ist. Nur etwa ein Drittel aller erwachsenen Patienten mit nephrotischem Syndrom haben nach 4 Jahren noch eine „große" Proteinurie (> 3,0 g/die). Bei zwei Drittel schreitet die Erkrankung entweder zur Niereninsuffizienz mit Regredienz der Proteinurie fort, oder es kommt zur Spontanremission. Häufigste Ursache des nephrotischen Syndroms bei Kindern ist die Minimal-change-Glomerulonephritis. In zwei Drittel der Fälle kommt es innerhalb von 3 Jahren zur Spontanremission. Eine Behandlung mit Steroiden oder Zytostatika induziert in 95% eine Remission. Nach einer Beobachtungsdauer von bis zu 20 Jahren zeigen lediglich 3% der Patienten noch Krankheitsaktivität (38).

Die Prognose für Patienten mit derselben Histopathologie ist in der Regel schlechter, wenn ein nephrotisches Syndrom auftritt oder persistiert (Abb. 9.3). Eine Ausnahme ist hier die Nephritis bei systemischem Lupus erythematodes, deren Verlauf vor allem durch die Therapie beeinflußt wird.

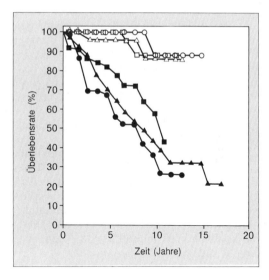

Abb. 9.3 Verlauf chronischer Glomerulonephritiden mit und ohne nephrotisches Syndrom (● fokale segmentale Glomerulosklerose, ▲ membranoproliferative Glomerulonephritis, ■ membranöse Glomerulonephritis; offene Symbole: ohne begleitendes nephrotisches Syndrom, geschlossene Symbole: mit begleitendem nephrotischen Syndrom) (nach Cameron)

Idiopathische glomeruläre Erkrankungen

Minimal-change-Glomerulonephritis. Die Minimal-change-Glomerulonephritis ist die bei weitem häufigste Ursache des nephrotischen Syndroms bei Kindern. Der Verlauf ist äußerst günstig, die Ansprechrate auf eine Therapie mit Steroiden liegt bei 80–90%. Da nahezu alle Patienten mit Steroiden behandelt werden, lassen sich über den Spontanverlauf keine genauen Angaben machen, es ist jedoch von einer signifikanten spontanen Remissionsrate auszugehen. So ist anzunehmen, daß innerhalb von 3 Jahren bei 65% eine Spontanremission auftritt. In größeren Patientenkollektiven, die über viele Jahre beobachtet wurden, gab es lediglich 7 Todesfälle bei 183 bzw. 8 Todesfälle bei 389 untersuchten Kindern (19, 38). Alle Todesfälle ereigneten sich in frühen Phasen der Studien, die über 15 bzw. 22 Jahre liefen. Unter Therapie mit Steroiden hatten 93% der Kinder eine Remission innerhalb von 6–8 Wochen. 36% blieben in der Remission, während 18% seltene Rückfälle hatten. 39% der Patienten hatten entweder häufige Rückfälle oder waren steroidabhängig (19). Ein Rückfall nach 2 Jahren Remission ist selten und nach ca. 7 Jahren extrem unwahrscheinlich (7). Je jünger das Kind zum Zeitpunkt der Manifestation ist, desto wahrscheinlicher sind häufige Rückfälle: 2 Rückfälle innerhalb von 6 Monaten oder 3 innerhalb eines Jahres lassen eine hohe Rückfallrate erwarten.

Beim Erwachsenen ist in 75% der Fälle eine idiopathische Glomerulonephritis Ursache eines nephrotischen Syndroms (Tab. 9.1). Unter diesen idiopathischen Glomerulonephritiden hat die Minimal-change-Glomerulonephritis eine Häufigkeit von 25%. Ohne Therapie kommen 66% innerhalb von 3 Jahren in eine Remission, bei 3% persistiert die Proteinurie. Die Ansprechrate auf eine Therapie mit Steroiden oder Zytostatika ist bei Erwachsenen deutlich geringer als bei Kindern. In einer Untersuchung an 58 Patienten blieben 24% nach Therapie in Vollremission, 56% hatten einen oder seltene Rückfälle, während 21% häufige Rückfälle hatten oder steroidabhängig waren (7). Das Fortschreiten einer Minimal-change-Glomerulonephritis zur Niereninsuffizienz ist selten und betrifft in der Regel Therapieversager. Bei histologischen Nachuntersuchungen dieser Patienten finden sich häufig Veränderungen im Sinne einer fokalen segmentalen Glomerulosklerose.

Fokale segmentale Glomerulosklerose. In der Behandlung der fokalen segmentalen Glomerulosklerose ist bei Kindern mit einer Ansprechrate von 29% zu rechnen (7). Für Erwachsene sehen die Ergebnisse deutlich ungünstiger aus: In 2 Studien kamen lediglich 6 von 39 bzw. 2 von 18 Patienten in eine Remission (3, 8). Die Langzeitergebnisse sind noch ungünstiger. Eine besonders ungünstige Prognose haben Patienten mit sogenannter „maligner" Glomerulosklerose, die eine massive Proteinurie haben und keinerlei Ansprechen auf eine initiale Therapie mit Steroiden oder Zytostatika zeigen. Sie kommen innerhalb von 1–4 Jahren ins Nierenversagen.

Mesangioproliferative Glomerulonephritis. Diese Form der Glomerulonephritis stellt eine insbesondere immunhistologisch relativ inhomogene Gruppe entzündlicher glomerulärer Veränderungen dar. Die unterschiedlichen Formen werden nach den mesangialen Ablagerungen von Immunglobulinen oder Komplementfraktionen unterschieden. Unter diesen ist die IgA-Nephritis oder Berger-Nephritis die mit Abstand häufigste. Lediglich auf sie soll im folgenden näher eingegangen werden. Bei Besprechung der IgA-Nephritis muß bedacht werden, daß die mesangiale Nephritis ihre häufigste, jedoch nicht ihre einzige histologische Manifestation ist.

Der kindlichen IgA-Nephritis wird im allgemeinen eine gute Prognose zugeschrieben. In einer Untersuchung von 91 Kindern mit IgA-Nephritis entwickelten 8 ein Nierenversagen innerhalb des Beobachtungszeitraums (25). Die 10-Jahres-Überlebensrate errechnete sich auf $92 \pm 2\%$. Patienten, die histologisch eine Halbmondbildung aufwiesen, hatten eine deutlich schlechtere Prognose. Aus einer Literaturübersicht von Levy u. Mitarb. (26), die Daten von ca. 800 Patienten umfaßt, ergibt sich, daß lediglich 8 Patienten nach 5–44 Jahren in eine terminale Niereninsuffizienz kamen und weitere 11 eine Niereninsuffizienz unterschiedlichen Ausmaßes innerhalb von 3–17 Jahren entwickelten.

Die IgA-Nephritis des Erwachsenen weist von allen Glomerulonephritiden den wahrscheinlich langsamsten Progreß zu einer Niereninsuffizienz auf. In einer japanischen Studie mit 1394 Patienten hatten nach einem mittleren Beobachtungszeitraum von 39 Monaten 8% eine Niereninsuffizienz oder waren verstorben. Weitere 18% wiesen ein Fortschreiten der Er-

Tabelle 9.1 Ursachen des nephrotischen Syndroms

A. *Primäre Glomerulopathien* (75%)
   Membranöse Glomerulonephritis
   Fokale segmentale Glomerulosklerose
   Proliferative Glomerulonephritiden
   – reine mesangial proliferative Glomerulonephritis
   – membranproliferative Glomerulonephritis
   – fokal proliferative Glomerulonephritis

B. *Sekundäre Glomerulopathien* (25)

Infektionskrankheiten	Poststreptokokken-Glomerulonephritis, Lues, Lepra, Hepatitis B, Mononukleose, Zytomegalie, Malaria, Toxoplasmose, Schistosomiasis
Neoplasien	Leukosen, Lymphome, Karzinome, Wilms-Tumor, Phäochromozytom
Medikamente	Quecksilber, Gold, Penicillamin, Probenecid, Wismut
Systemerkrankungen	Lupus erythematodes, Goodpasture-Syndrom, Schoenlein-Henochsche Purpura, Takayasu-Syndrom, Sarkoidose, Dermatitis herpetiformis, Sjögren-Syndrom, Amyloidose (primär und sekundär)
Allergische Reaktionen	Pollen, Insektenstiche
Stoffwechselstörungen	Diabetes mellitus, Myxödem
Vererbbare Erkrankungen	Alport-Syndrom, Fabrysche Erkrankung, Sichelzellanämie
Verschiedenes	Eklampsie, vesiko-ureteraler Reflux, Nierenarterienstenose, maligne Hypertonie

krankung mit eingeschränkter Nierenfunktion auf (21). Auch wenn Überlebensraten und die langsame Entwicklung eines Nierenversagens die Prognose der IgA-Nephritis günstig erscheinen lassen, so ist doch die Zahl der Patienten, die in eine Vollremission kommen, mit 6% innerhalb von 5 Jahren bzw. 6,9% innerhalb von 39 Monaten gering.

Etliche histologische und klinische Parameter beeinflussen den Verlauf der IgA-Nephritis. Fälle mit fokal-segmentalen Läsionen und Halbmondbildung verlaufen schwerer. Hypertonie und Proteinurie als Erstsymptome lassen, im Gegensatz zur isolierten Hämaturie, ebenfalls einen ungünstigeren Verlauf erwarten. Männliches Geschlecht und Erkrankungsalter nach dem 30. Lebensjahr sind zusätzliche nachteilige Faktoren.

Membranöse Glomerulonephritis. Die membranöse Glomerulonephritis ist in etwa 30% der Fälle Ursache des nephrotischen Syndroms des Erwachsenen. Dies schließt die sekundären Formen und die idiopathische Form mit ein. Da sekundäre Glomerulopathien (Tab. 9.1), die für etwa 25% der Fälle von nephrotischem Syndrom beim Erwachsenen verantwortlich sind, sich häufig gerade als membranöse Glomerulonephritis manifestieren, sind prognostische Daten über die membranöse Glomerulonephritis schwierig zu beurteilen. Da maligne Erkrankungen wie z. B. Lymphome die Prognose per se verschlechtern, ergaben etliche Untersuchungen, die nicht zwischen sekundärer und primärer Form unterschieden, ein ungünstiges Bild vom Verlauf der membranösen Glomerulonephritis. Die Interhospitals Collaborative Study dagegen berichtete einen deutlich schlechteren Verlauf in der unbehandelten Kontrollgruppe, verglichen mit den mit Steroiden behandelten Patienten. Aufschlußreich für die individuelle Prognose der membranösen Glomerulonephritis ist die Verlaufsbeurteilung der Nierenfunktion der einzelnen Patienten. Etwa 50% der Patienten zeigen eine kontinuierliche Verschlechterung der Nierenfunktion bis hin zur Niereninsuffizienz, wobei der Verlauf innerhalb dieser Gruppe sehr variabel ist. Die andere Hälfte der Patienten jedoch scheint über mindestens 5 Jahre keine Verschlechterung der Nierenfunktion zu erleiden.

Die Beeinflussung des Spontanverlaufs der membranösen Glomerulonephritis durch eine medikamentöse Behandlung ist unsicher (9, 11). Durch eine Steroidtherapie werden kurzfristig Remissionen induziert, die Rückfallquote ist jedoch höher als bei unbehandelten Patienten, die in eine Remission kommen (12). Unter Steroidtherapie bleibt die Nierenfunktion länger erhalten (20). Es scheinen vor allem Patienten mit günstigen prognostischen Parametern von der Therapie zu profitieren (s. o.). Während eine neuere kontrollierte Studie keinen Erfolg einer alleinigen Steroidtherapie nachweisen konnte (10), ist die Ansprechrate auf die Behandlung mit einer Kombination von Steroiden und Chlorambucil deutlich verbessert (32). Der Einsatz einer derart aggressiven Therapie bedarf einer sorgfältigen Nutzen-Risiko-Abwägung.

Membranoproliferative Glomerulonephritis. Die membranoproliferative Glomerulonephritis, bei der histologisch die Typen I, II und III unterschieden werden, ist eine im allgemeinen progredient verlaufende Erkrankung. Nach 10jährigem Verlauf entwickeln 30–60% der Patienten eine Niereninsuffizienz. Eine Remission wird nur bei einem sehr kleinen Prozentsatz beobachtet (7). Eine Behandlung mit Thrombozytenaggregationshemmern kann den Verlauf günstig beeinflussen; auch die Behandlung mit nichtsteroidalen Antiphlogistika führt zu einer Erhaltung der Nierenfunktion bei 78% der Patienten nach 10 Jahren, im Vergleich zu nur 45% bei nicht behandelten Patienten. Tritt die membranoproliferative Glomerulonephritis im Rahmen einer Sepsis auf, so hat sie eine ausgesprochen gute Prognose, wenn die Sepsis beherrscht wird (17).

Rapid progressive Glomerulonephritis. Unter dieser Bezeichnung wird eine Gruppe klinisch und pathologisch uneinheitlicher glomerulärer Erkrankungen verstanden, die sich unabhängig von der zugrundeliegenden Histologie in einer extremen progredienten glomerulären Halbmondbildung manifestiert. Die Prognose und die Nierenfunktion korrelieren mit dem Prozentsatz der von der Halbmondbildung betroffenen Glomeruli. Je mehr Glomeruli betroffen sind, desto größer ist die Wahrscheinlichkeit einer Oligoanurie und desto wahrscheinlicher die Persistenz des Nierenversagens (7). Der Spontanverlauf unbehandelter Patienten ist schlecht, lediglich 11% zeigen eine Besserung (7). Besonders ungünstig ist die Prognose unbehandelter Patienten mit einer Antibasalmembran-Glomerulonephritis bzw. ihrer Sonderform; dem Goodpasture-Syndrom. Vor Einführung der Plasmaseparation verstarb ein hoher Prozentsatz der Patienten. Die Kombination einer Steroidtherapie mit der Plasmaseparation zeigt die besten Ergebnisse bei der Behandlung der rapid progressiven Glomerulonephritis. Unter dieser Behandlung kann die Nierenfunktion bei 75% der Patienten erhalten oder verbessert werden. Dennoch muß man davon ausgehen, daß über 10% der Patienten versterben und daß zwischen 20 und 40% eine Urämie entwickeln und/oder dialysepflichtig werden (7).

Glomerulopathien bei Systemerkrankungen

Vaskulitiden

Systemischer Lupus erythematodes (SLE). Prognostische Aussagen für Patienten mit einer Lupusnephritis sind extrem schwierig.

Es läßt sich insgesamt feststellen, daß sich die Prognose der Patienten mit Lupusnephritis zwischen 1960 und 1974 deutlich verbessert hat, seitdem aber statisch ist. Die 5-Jahres-Überlebensrate aller Patienten mit Nephritis liegt zwischen 75 und 85%, die 10-Jahres-Überlebensrate zwischen 50 und 65%. In einer kürzlichen Studie lag die Gesamtüberlebensrate bei 71% nach 3 Jahren (29). Von den Patienten mit schweren glomerulonephritischen Veränderungen überleben nach 5 Jahren noch 65% (7). Diese globalen Zahlen sagen jedoch wenig über das individuelle Risiko eines Patienten aus. Die Analyse einzelner Parameter kann prognostische Hinweise geben, jedoch sind auch hier die Untersuchungsergebnisse nicht immer einheitlich.

Es wurde allgemein angenommen, daß jüngere Patienten eine schlechtere Prognose hätten als ältere (2). In anderen großen Studien an zum Teil über 1000 Patienten konnte dies nicht bestätigt werden (16). Insbesondere die Prognose der kindlichen Lupusnephritis wird kontrovers diskutiert (7). Nur 8–10% der Patienten mit systemischem Lupus erythematodes sind männlich, sie haben offensichtlich eine deutlich schlechtere Prognose als Frauen (2). Andere Autoren wiederum fanden keine geschlechtsspezifischen Unterschiede (16). Die Inzidenz des systemischen Lupus erythematodes ist bei Asiaten und farbigen Amerikanern höher als bei Weißen. Während zahlreiche Studien keine prognostischen Unterschiede nachweisen konnten (7), berichtet eine Untersuchung über schwerere Verlaufsformen unter der farbigen amerikanischen Bevölkerung (16). Das Ausmaß der Nierenfunktionseinschränkung zum Zeitpunkt der Diagnose ist ein wichtiges prognostisches Merkmal (16). Der Verlauf der Patienten mit einem Serumkreati-

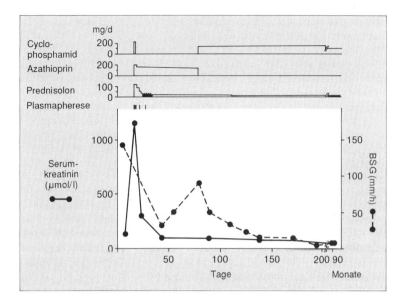

Abb. 9.4 Verlauf einer Glomerulonephritis bei systemischem Lupus erythematodes (nach Kramer u. Gonick)

nin von unter 1,3 mg% war günstig mit einer 10-Jahres-Überlebensrate von über 80%, während Patienten mit einem initialen Serumkreatinin von über 3 mg% eine 10-Jahres-Überlebensrate von nur knapp über 10% hatten. Im Gegensatz zu fast allen anderen Formen der Glomerulonephritis hat das Ausmaß der Proteinurie mit oder ohne nephrotisches Syndrom keinen prognostischen Aussagewert bei der Lupusnephritis. Die Rolle der Hypertonie als prognostischer Faktor ist zweifelhaft, sie scheint jedoch vor allem mit der Histopathologie zu korrelieren. Eine milde Ausprägung der Glomerulonephritis mit minimalen, mesangioproliferativen oder membranösen Veränderungen spricht für eine günstige Prognose. Diese gute Prognose ist auch nicht durch den therapeutischen Einsatz von Steroiden sowie Zytostatika und Immunsuppressiva verbessert worden. Vor allem die schweren Verlaufsformen der Lupus-Glomerulonephritis mit starken proliferativen Veränderungen haben sich in ihrer an sich schlechten Prognose durch konsequente Therapie verbessert (Abb. 9.4).

Eine chronische Niereninsuffizienz kann sich bei Patienten mit systemischem Lupus erythematodes noch nach langjährigem relativ blandem Verlauf entwickeln und ist ein wesentlicher Faktor bei der Spätmortalität des systemischen Lupus erythematodes.

Panarteriitis nodosa. Die Prognose der Panarteriitis in ihrer mikroskopischen und makroskopischen Form war vor Einführung der Steroidtherapie mit einer 5-Jahres-Überlebensrate von 12% infaust und besserte sich nach Einführung der Steroidtherapie auf 45−50% (36) und unter Verwendung weiterer Immunsuppressiva bzw. Zytostatika noch darüber hinaus. Der Verlauf der mikroskopischen Form scheint aber insbesondere in der Akutphase deutlich ungünstiger zu sein, so starben in einer Studie innerhalb der ersten Wochen 20 von 53 Patienten (7). Hier konnten mit einer kombinierten Therapie mit Steroiden, Zytostatika und Plasmaseparation bessere Resultate erzielt werden (18).

Sklerodermie. Langfristig entwickeln bis zu 40% der Patienten eine Nierenbeteiligung, die ein prognostisch ungünstiges Zeichen ist. Die Mehrzahl der Patienten mit Nierenbeteiligung stirbt innerhalb eines Jahres. Die 3-Jahres-Überlebensrate liegt bei lediglich 35% (30).

Purpura Schoenlein-Henoch. Die Prognose dieser Erkrankung, die vor allem Kinder vom 2. bis zum 5. Lebensjahr betrifft, ist generell gut. Bei 40% der Patienten findet sich eine Glomerulonephritis mit IgA-Ablagerung und zumeist deutlicher Halbmondbildung. Innerhalb von 2 Jahren ist die Hälfte der Kinder in einer vollständigen Remission, bei einem Drittel persistieren pathologische Urinbefunde. Ein geringer Prozentsatz (ca. 3%) schreitet innerhalb kurzer Zeit zur Niereninsuffizienz fort (7). Innerhalb von 10 Jahren sind fast alle Patienten mit normaler Nierenfunktion in einer Remission. Der Prozentsatz der Patienten, die dann noch in eine Niereninsuffizienz kommen, dürfte gering sein (22), obwohl der Anteil in spezialisierten nephrologischen Zentren bei 20% liegt. Bei etwa 7% der dialysepflichtigen Patienten kommt es zu einer spontanen Erholung der Nierenfunktion (19). Für alle Patienten mit einer Schoenlein-Henoch-Nephritis wird eine endgültige Remissionsrate von 93% angegeben (22). Für Erwachsene ist die Prognose ähnlich günstig (7). Allerdings können Patienten mit einer scheinbar ausgeheilten Glomerulonephritis noch bis zu 10 oder 20 Jahre später eine Hypertonie entwickeln, so daß der Blutdruck der betroffenen Patienten in regelmäßigen Abständen kontrolliert werden sollte.

Wegenersche Granulomatose. In 80% der Fälle zeigen auch die Gefäße in der Niere eine typische nekrotisierende Vaskulitis. Ohne Behandlung ist die Prognose mit einer Letalität von 90% innerhalb von 2 Jahren infaust. Seit Einführung der Steroidtherapie stieg die Überlebensrate auf 93% (13). Die Frühmortalität der niereninsuffizienten Patienten ist aber nach wie vor mit 40−50% hoch (18, 36).

Allergische Granulomatose (Churg-Strauss-Syndrom). Dieses Krankheitsbild ist wie die Wegenersche Granulomatose durch paravaskuläre Granulome charakterisiert, die reichlich eosinophile Granulozyten enthalten. Der klinische Verlauf gleicht dem der Panarteriitis nodosa. Die Nierenbeteiligung betrifft vor allem das Interstitium, greift aber auch auf das Glomerulum über. Im Gegensatz zur Wegenerschen Granulomatose und zur Panarteriitis nodosa ist die Prognose der Nierenveränderungen günstig. Die Mortalität wird durch kardiovaskuläre Komplikationen bestimmt.

Thrombotische thrombozytopenische Purpura, hämolytisch-urämisches Syndrom. Bei der thrombotischen thrombozytopenischen Purpura (TTP) findet sich eine Einschränkung der Nierenfunktion in 40−80%, eine schwere Niereninsuffizienz ist jedoch selten. Die Prognose der in einer 1966 durchgeführten Untersuchung beobachteten Patienten war ausgesprochen ungünstig (1). Von insgesamt 271 Patienten überlebten lediglich 5%. Die Überlebensrate lag in einer späteren Studie mit 50% deutlich höher (34). Dies ist vor allem auf verbesserte therapeutische Möglichkeiten einschließlich der Plasmapherese und der Prostacyclininfusion zurückzuführen. Es ist aber nicht auszuschließen, daß eine verbesserte Diagnostik mit Früherkennung auch leichterer Formen zu dieser nominell verbesserten Lebenserwartung beigetragen hat. Bei etwa 15% der dialysepflichtigen Patienten kommt es zu einer ausreichenden Spontanerholung der Nierenfunktion (30).

Die Prognose des kindlichen hämolytisch-urämischen Syndroms (HUS) ist günstiger als die der thrombotischen thrombozytopenischen Purpura. Die Mortalität ist innerhalb der letzten Jahrzehnte von 40−50% auf 4−14% gesunken. Dies dürfte in erster Linie auf die verbesserte Behandlung des akuten Nierenversagens durch Hämodialyse und Fortschritte in der Intensivmedizin zurückzuführen sein. Die Überlebensrate der chronisch dialysierten Patienten liegt bei 77% nach 3 Jahren (30). Kardiovaskuläre Komplikationen bestimmen entscheidend die Prognose.

Diabetes mellitus

Der Diabetes mellitus ist die häufigste Einzelursache für die terminale Niereninsuffizienz. 9% der Diabetespatienten versterben an renalen Komplikationen. Tritt der Diabetes vor dem 20. Lebensjahr auf, versterben nahezu 50% der Patienten am terminalen Nierenversagen. Die terminale Niereninsuffizienz erreichen juvenile Diabetiker im Mittel mit 36 Jahren. Im allgemeinen ist mit einer diabetischen Nephropathie nach 10- bis 15jährigem Krankheitsverlauf zu rechnen. Die Inzidenz der diabetischen Nephropathie ist bei insulinabhängigen Diabetikern mit 40% deutlich höher als bei nichtinsulinabhängigen Patienten mit ca. 1−2%.

Zahlreiche Untersuchungen in den vergangenen Jahren haben gezeigt, daß die Entwicklung einer diabetischen Nephropathie bereits in einem frühen Stadium der Erkrankung vorhergesagt werden kann. Diesen Studien liegen vor allem Untersuchungen über die Mikroalbuminurie mit einer Einteilung der diabetischen Nephropathie in 5 Stadien zugrunde, wobei Stadium I durch die initiale glomeruläre Hyperfiltration charakterisiert ist.

Die Albuminausscheidung im Urin beträgt bei gesunden Personen ca. 4−5 µg/min. Von einer pathologischen Mikroalbuminurie spricht man bei Ausscheidungen von 15−20 µg/min. Zum Nachweis dieser geringen Mengen sind spezielle Methoden wie Radio- oder Chemoimmunoassays erforderlich. Albuminausscheidungen von mehr als 200 µg/min werden mit üblichen Labormethoden (z. B. Teststreifen) erfaßbar und entsprechen einer manifesten Proteinurie. Der Nachweis einer Mikroalbuminurie in frühen Krankheitsstadien ist ein starker prognostischer Indikator für das spätere Auftreten einer manifesten diabetischen Nephropathie und hat zur Klassifizierung der betroffenen Patienten als „high-risk"-Gruppe geführt (28).

Das Risiko für eine spätere Nephropathie wird als gering eingestuft, wenn der Krankheitsverlauf länger als 7 Jahre beträgt und die Albuminurie unter 15 µg/min beträgt. Eine Hyperfiltration und eine schlechte metabolische Einstellung verschlechtern in diesem Stadium die Prognose. Stadium III wird als beginnende diabetische Nephropathie bezeichnet. Die Albuminurie liegt über 15–20 µg/min und steigt über Jahre bis 200 µg/min. Jenseits einer Mikroalbuminurie von 70 µg/min kommt es zu einer stetigen Abnahme der glomerulären Filtrationsrate (GFR). Die betroffenen Patienten gehören zur „High-risk"-Gruppe für die Entwicklung der manifesten diabetischen Nephropathie im Stadium IV nach 15–18 Jahren Krankheitsdauer. In diesem Stadium kommt es zu einer zunehmenden Sklerosierung der Glomeruli und zu einer weiteren Expansion des Mesangiums. Die glomeruläre Filtrationsrate ist deutlich eingeschränkt. Die Proteinurie liegt über 0,5 g/24 h; dies entspricht in der Regel einer Albuminurie von über 200 µg/min. Nach einem Verlauf von etwa 25 Jahren kommen die Patienten in das Stadium V mit terminalem Nierenversagen und Urämie.

Diese Stadieneinteilung und der typische Verlauf treffen in erster Linie auf insulinpflichtige Typ-I-Diabetiker zu. Bei Patienten mit nichtinsulinpflichtigem Diabetes Typ II beobachtet man keine Hyperfiltration und renale Hypertrophie. Jedoch korreliert auch bei diesen Patienten das Ausmaß der Albuminurie mit der Überlebensrate. Patienten mit starker Albuminausscheidung haben eine deutlich kürzere Lebenserwartung. Eine gute metabolische Kontrolle des Diabetes verbessert auch die Prognose hinsichtlich der diabetischen Nephropathie. Insbesondere eine intensivierte Insulintherapie mit mehreren täglichen Injektionen oder die subkutane Insulinapplikation mittels Pumpe scheinen den Krankheitsverlauf der Patienten in der „High-risk"-Gruppe günstig zu beeinflussen. Eine äußerst wichtige Rolle in der Erhaltung der Nierenfunktion spielt auch die Behandlung der Hypertonie (28). Die progressive Verschlechterung der Nierenfunktion korreliert eindeutig mit der Höhe des Blutdrucks. Durch antihypertensive Therapie kann die Rate der GFR-Reduktion um 60% vermindert werden. Auch die Proteinurie kann reduziert werden.

Die Prognose der diabetischen Patienten mit terminaler Niereninsuffizienz ist abhängig von der Behandlungsart. Die beste 5-Jahres-Überlebensrate in großen Studien hatten transplantierte Patienten, die ein Lebendtransplantat erhielten, mit 85%. Es folgten kadavertransplantierte Patienten mit 70% und hämodialysierte Patienten mit 40% (7). Dabei ist zu bedenken, daß in der Dialysegruppe insbesondere ältere Patienten enthalten sind, während jüngere Patienten häufiger transplantiert werden. Die chronisch ambulante Peritonealdialyse bietet bei Diabetespatienten Vorteile, die Überlebensraten werden jedoch nicht entscheidend verbessert.

Plasmozytom, Amyloidose, Kryoglobulinämie

Eine Nierenbeteiligung bei diesen drei Erkrankungen ist häufig. Amyloidose und Kryoglobulinämie treten dabei nicht nur als eigene Entität, sondern auch infolge und als Komplikation des Plasmozytoms auf. Die Leichtkettenparaproteinämie des Plasmozytoms ist gelegentlich mit glomerulonephritischen Veränderungen assoziiert. Histologisch findet man mesangioproliferative, nodulär sklerosierende, membranoproliferative oder halbmondbildende Veränderungen. Der Begriff der „Myelomniere" ist histopathologisch den durch Ausfall von Eiweißzylindern hervorgerufenen tubulären Veränderungen vorbehalten. Bei 20–60% der Patienten mit Plasmozytom kommt es zu einem progredienten chronischen Nierenversagen, bei 7–8% kann ein akutes Nierenversagen auftreten. Die Lebenserwartung ist im allgemeinen durch die Grunderkrankung und nicht durch die Nierenbeteiligung limitiert.

Tritt im Rahmen eines Plasmozytoms ein nephrotisches Syndrom auf, so ist dies zumeist Folge einer sekundären Amyloidose vom AL-Typ (leichtkettenassoziiertes Amyloid). Die Ablagerung von Amyloid in der glomerulären Basalmembran führt zu deren Schädigung und zur Proteinurie. Bei 229 Patienten mit AL-Amyloidose betrug die mittlere Überlebenszeit 12 Monate. Die Prognose der Patienten mit Plasmozytom und AL-Amyloidose beträgt lediglich 6 Monate, die der Patienten mit Amyloidose ohne Plasmozytom 13 Monate. Die Prognose der sekundären Amyloidosen ist etwas besser. Eine Herzinsuffizienz, das Auftreten monoklonaler Leichtkettenparaproteine im Serum oder Urin und ein deutlicher Gewichtsverlust sind prognostisch ungünstige Zeichen.

Bei familiären Amyloidosen vom Typ des Mittelmeerfiebers mit glomerulärer Ablagerung von Amyloid A (AA) ist die Prognose zweifelhaft. Die Erkrankung schreitet unbehandelt zur Niereninsuffizienz fort. Eine Behandlung mit Colchicin wirkt günstig auf die Proteinurie.

AIDS

Bei mehr als einem Drittel der AIDS-Patienten findet man eine deutliche Proteinurie, bei etwa 10% ein nephrotisches Syndrom (15, 31). Eine Nierenbeteiligung wird vor allem bei farbigen AIDS-Patienten beobachtet (5). Erste Berichte ließen vermuten, daß es sich bei AIDS-assoziierten Nierenveränderungen vor allem um fokale segmentale Glomerulonephritiden mit ausgesprochen schlechter Prognose handelt. Alle betroffenen Patienten kamen innerhalb weniger Monate in ein irreversibles terminales Nierenversagen. Spätere Untersuchungen ergaben dagegen vielfältige morphologische Veränderungen, die im Rahmen der AIDS-Erkrankung auftreten können. Diese schließen unterschiedliche glomerulonephritische wie auch tubuläre Schädigungen bis hin zur akuten Tubulusnekrose ein (15, 31). Die verschiedenen histopathologischen Veränderungen sind zum Teil mit opportunistischen Infektionen, Tumoren oder aggressiven medikamentösen Therapien assoziiert. AIDS-Patienten mit einer Nierenschädigung haben einen deutlich schnelleren Krankheitsverlauf als Patienten ohne renale Symptome. Die Prognose ist am ungünstigsten für AIDS-Patienten mit einer Niereninsuffizienz auf dem Boden progressiver glomerulonephritischer Veränderungen. Bei diesen Patienten zeigt auch die Hämodialyse wenig Erfolg, während sie bei Patienten mit akutem Nierenversagen vorübergehend erfolgreich sein kann (33).

Chronische tubulointerstitielle Nierenerkrankungen

Bakterielle Infektionen der Niere

Bakterielle Pyelonephritiden führen beim Erwachsenen per se wahrscheinlich nicht zu einer progredienten Nierenschädigung. Eine Obstruktion der ableitenden Harnwege oder Begleiterkrankungen wie Hypertonie und Diabetes begünstigen die Entstehung einer chronischen interstitiellen Nephritis. Eine leicht eingeschränkte Nierenfunktion auf dem Boden rezidivierender Pyelonephritiden bleibt lange stabil und zeigt wenig Progression; dies zeigen auch Daten aus dem eigenen Krankengut (Abb. 9.5). Neuere Untersuchungen messen der chronischen bakteriellen Pyelonephritis bei der Entstehung einer Niereninsuffizienz wieder größere Bedeutung bei (27).

Analgetikanephropathie

Zahlreiche Medikamente können eine chronische interstitielle Nephritis induzieren. Hier soll lediglich auf die Analgetikanephropathie eingegangen werden, die durch Paracetamol, das Abbauprodukt des Phenacetins, hervorgerufen und häufig durch gleichzeitige Einnahme von Salicylaten begünstigt wird. Das Ausmaß der Nierenschädigung korreliert mit der Dauer der Einnahme und der Menge der konsumierten Analgetika. Wenn der Medikamenten-Abusus eingestellt wird, ist die Prognose günstig, die Einschränkung der glomerulären Filtrationsrate ist in der Regel nur sehr langsam progredient; es kommen sogar Besserungen der Nierenfunktion vor. Eine begleitende Hypertonie wirkt sich jedoch negativ auf den Verlauf aus.

Gicht

Eine Gichtnephropathie mit Ausfall von Harnsäurekristallen in den Sammelrohren und Einschränkung der Nierenfunktion ist zu erwarten, wenn die Konzentration von Harnsäure im Serum längere Zeit über 10 mg/dl bei Frauen und 13 mg/dl bei Männern liegt. Die Prognose der reinen Gichtnephropathie hinsichtlich der Erhaltung der Nierenfunktion ist sehr gut. Der Verlauf ist ungünstiger bei gleichzeitigen Begleiterkrankungen wie Hypertonie, Diabetes mellitus und Hyperlipidämie, die häufig mit der Hyperurikämie assoziiert sind.

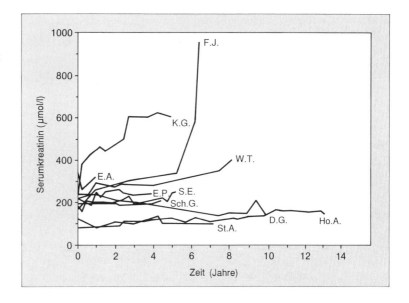

Abb. 9.5 Verlauf des Serumkreatinins bei Patienten mit chronischer interstitieller Nephritis über die Zeit (nach Schubert)

Obstruktive Nephropathie

Die obstruktive Nephropathie oder Harnstauungsniere umfaßt im allgemeinen die Hydronephrose mit Erweiterung des Nierenhohlraumsystems.

Die Prognose ist einerseits von der zugrundeliegenden Erkrankung, z.B. benigne oder maligne Prozesse, abhängig. Da die chronische Obstruktion zu progredienter Atrophie der Tubuli und Destruktion von Nephronen führt, endet sie unbehandelt in der terminalen Niereninsuffizienz. Andererseits sind die frühzeitige Erkennung und Behandlung insofern von Bedeutung, als sie Ausmaß und möglicherweise vollständige Reversibilität der Nierenschädigung, z.B. bei im übrigen benignen Prozessen mit guter Prognose, bestimmen (Lit. s. 23).

Angeborene Nierenerkrankungen

Polyzystische Nierenerkrankungen

Bei diesen Erkrankungen werden die erwachsene Form sowie die kindliche und jugendliche Form unterschieden. Der Erbgang der Erwachsenenform ist autosomal dominant. Die Erkrankung findet sich bei 1 von 500 Autopsien und verursacht 5% aller Fälle mit terminaler Niereninsuffizienz. Die Symptome beginnen im allgemeinen im 2. bis 3. Lebensjahrzehnt.

Sind bis zum 30. Lebensjahr noch keine Zysten nachweisbar, so ist die Wahrscheinlichkeit, noch zu erkranken, gering. 75% der Patienten entwickeln eine Hypertonie, die zur Progredienz der Erkrankung beiträgt. In der Regel entwickelt sich nach längerem Verlauf eine Niereninsuffizienz, die häufig jedoch nicht dialysepflichtig ist. Ein 50jähriger Patient hat eine Wahrscheinlichkeit von 77%, ohne Nierenersatztherapie auszukommen, ein 73jähriger Patient hat noch eine Wahrscheinlichkeit von 52%. In den vergangenen Jahrzehnten hat sich die 10-Jahres-Überlebensrate von 40 auf 80% und die renale Organüberlebensrate von 40 auf 92% verbessert. Während diese Daten die allgemeine Auffassung unterstützen, daß die polyzystische Nierenerkrankung einen blanden Verlauf zeigt, weisen neuere Untersuchungen (40) und eigene Daten (35) darauf hin, daß die Niereninsuffizienz bei Zystennieren im Vergleich zu anderen chronischen Nierenerkrankungen relativ rasch fortschreitet (Abb. 9.6).

Die autosomal rezessive Form der polyzystischen Nierenerkrankung ist mit einer Häufigkeit von 1 auf 14000 Geburten eine seltene Erkrankung. Sie betrifft Kinder und Jugendliche. Die Prognose ist ungünstig, viele Kinder sterben innerhalb der ersten Lebensjahre. Im Alter von 5 bis 10 Jahren entwickelt sich häufig eine fibrotische Leberveränderung mit portaler Hypertension und der Gefahr einer Ösophagusvarizenblutung. Nahezu alle Patienten wer-

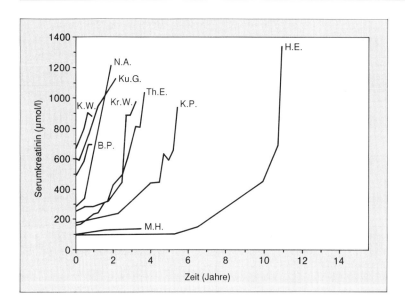

Abb. 9.**6** Anstieg des Serumkreatinins bei Patienten mit Zystennieren über die Zeit (nach Schubert)

den im 2. bis 3. Lebensjahrzehnt dialysepflichtig.

Markschwammniere

Die Markschwammniere ist gekennzeichnet durch eine Dilatation der Sammelrohre. Die Erkrankung ist in der Regel asymptomatisch, es tritt gelegentlich eine Mikrohämaturie auf. Die Erkrankung ist harmlos, Steinbildung und Harnwegsinfekte treten jedoch vermehrt auf.

Medullär-zystische Nierenerkrankung (Nephronophthise)

Die jugendliche Form der Nephronophthise wird rezessiv vererbt, die erwachsene Form als medullär-zystische Erkrankung hat einen autosomal dominanten Erbgang. Bei beiden Formen entwickelt sich nahezu regelmäßig eine rasch progressive Niereninsuffizienz. Überlebenszeiten von mehr als 13 Jahren bei der rezessiven und von mehr als 4 Jahren bei der dominanten Form sind selten.

Alport-Syndrom

Das Alport-Syndrom geht mit Taubheit und chronischer Hämaturie auf dem Boden typischer glomerulärer Veränderungen einher. Es werden 6 Typen des Alport-Syndroms unterschieden, die entweder autosomal dominant oder X-chromosomal vererbt werden. Die Penetranz für das Symptom Hämaturie liegt zwischen 80 und 100%. Die Penetranz für ein terminales Nierenversagen liegt bei 100% für männliche und bei nur 20% für weibliche Patienten. Eine langsam fortschreitende Niereninsuffizienz führt bei der jugendlichen Form zumeist bereits vor dem 20. Lebensjahr zum terminalen Nierenversagen, bei der Erwachsenenform jedoch erst zwischen dem 30. und 40. Lebensjahr. Eine den Verlauf günstig beeinflussende Therapie ist nicht bekannt. Die glomerulären Veränderungen treten nicht in transplantierten Nieren auf.

Fabry-Syndrom (Angiokeratoma corporis diffusum)

Das Fabry-Syndrom ist eine X-chromosomal vererbte Zerebrosidspeicherkrankheit, bei der neben kutanen Angiomen und Beteiligung anderer Organe auch eine Nierenbeteiligung mit Zerebrosidablagerungen in den Glomeruli auftritt und zur Hämaturie und Proteinurie führt. Ein terminales Nierenversagen tritt häufig im Alter von 40–50 Jahren auf. Eine Nierentransplantation hat möglicherweise eine zusätzliche therapeutische Wirkung durch Produktion des vom Defekt betroffenen Enzyms im transplantierten Organ.

Nagel-Patella-Syndrom

Das Nagel-Patella-Syndrom hat einen autosomal-dominanten Erbgang. Es ist gekennzeichnet durch Anonychie oder Mikroonychie sowie Aplasie oder Hypolasie der Patella und Exostosen an den Ossa ischii. Glomeruläre Veränderungen führen zu einer Proteinurie oder Hämaturie bei 40% der Patienten; 10% der Patienten kommen in ein terminales Nierenversagen.

Isolierte tubuläre Defekte

Zystinurie. Die Zystinurie ist eine rezessiv vererbte Störung der proximal-tubulären Resorption der dibasischen Aminosäuren Cystin, Lysin, Arginin und Ornithin. Bei allgemein guter Prognose steht als Komplikation die Steinbildung im Vordergrund. Die Wahrscheinlichkeit für die Steinentwicklung bis zum 25. Lebensjahr liegt bei 62%.
Hartnup-Erkrankung. Es handelt sich um einen rezessiv vererbten tubulären Defekt, der zu einer vermehrten Urinausscheidung von Threonin, Serin, Glutamin und Asparagin führt. Unter Substitution von Pyridoxin ist die Prognose gut (14).
Renale Glukosurie. Dieser Transportdefekt für Glucose wird autosomal rezessiv vererbt. Die Patienten scheiden größere Mengen von Glucose im Urin aus, die Glucosekonzentrationen im Blut sind normal. Die Patienten sind asymptomatisch, eine Behandlung ist nicht erforderlich (14).

Fanconi-Syndrom. Es besteht ein rezessiv vererbter generalisierter tubulärer Transportdefekt mit Proteinurie, Glukosurie und Aminoazidurie. Daneben können auch Schwermetallintoxikationen zu einem Fanconi-Syndrom führen. Kinder präsentieren sich mit einem rachitischen Kleinwuchs, die Entwicklung einer Niereninsuffizienz kommt vor. Die Prognose der sekundären Formen, bei denen die Ursache ausgeschaltet werden kann, ist hinsichtlich der Nierenfunktion günstig (14).
Phosphatdiabetes. Verschiedene angeborene Störungen der tubulären Phosphatresorption im Kindes- und Erwachsenenalter führen zu einer unterschiedlichen Ausprägung einer „Vitamin-D-resistenten" Rachitis. Die Prognose hinsichtlich der Nierenfunktion ist gut (14).
Bartter-Syndrom. Dieses Syndrom ist gekennzeichnet durch Hyperaldosteronismus und hypokaliämische Alkalose auf dem Boden einer Störung der Natrium- und/oder Chloridresorption im distalen Nephron. Die Nierenfunktion ist in der Regel nicht eingeschränkt, Komplikationen können durch die Hypokaliämie entstehen (14).
Renal-tubuläre Azidose. Hier werden ein distaler und ein proximaler Typ unterschieden. Die Prognose hinsichtlich der Nierenfunktion ist gut; als Komplikation können calciumhaltige Steine auftreten (14).
Diabetes insipidus renalis. Es handelt sich um eine Resistenz des Sammelrohrepithels gegenüber Vasopressin. Es besteht eine Polyurie mit Polydipsie. Bei adäquater Flüssigkeitszufuhr ist die Prognose günstig. Eine Behandlung mit Thiaziden kann die Polyurie reduzieren (14).

Nierenersatztherapie

Als dauernde Nierenersatztherapie stehen prinzipiell zwei Verfahren zur Verfügung, und zwar die Dialysebehandlung und die Nierentransplantation. Die Dialysebehandlung kann als Hämodialysebehandlung oder als Peritonealdialysebehandlung durchgeführt werden. Daneben kommen noch spezielle Verfahren wie Hämofiltration oder Hämodiafiltration in Frage. Die Hämodialysebehandlung erfolgt in verschiedenen Ländern in unterschiedlichem Maß als sogenannte Zentrumsdialyse oder als Heimdialyse. Ebenso unterschiedlich ist die Anwendung der Peritonealdialyse als chronische ambulante Peritonealdialyse (CAPD) in den einzelnen Ländern bzw. Dialysezentren.

Die Lebensqualität ist zweifelsohne am besten bei Patienten mit funktionstüchtigem Nierentransplantat. Dieser sehr ähnlich ist die von Patienten mit CAPD-Behandlung. In zunehmendem Maß werden heute auch Patienten im Alter über 65 Jahre selbst im Endstadium der hypertensiven oder diabetischen Nephro-

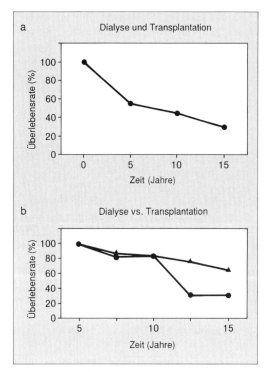

Abb. 9.**7a u. b** Überlebensraten unter verschiedenen Formen der Nierenersatztherapie:
a Dialyse und Transplantation,
b Dialyse versus Transplantation
(nach Bradley u. Mitarb.)

pathie einer Nierenersatzbehandlung zugeführt.

Die 10-Jahres-Lebenserwartung von Patienten mit Dialysebehandlung ist etwa vergleichbar mit der nierentransplantierter Patienten. Darüber hinaus ist allerdings die Lebenserwartung nach Nierentransplantation signifikant höher (6) (Abb. 9.7). Seit Einführung der kombinierten Behandlung mit Cyclosporin A und Glucocorticoiden hat sich die kritische 1-Jahres-Überlebensrate des Transplantats in den letzten Jahren mit über 80% um mehr als 10% gegenüber der konventionellen Therapie mit Azathioprin und Glucocorticoiden gebessert. Bei einigen Patienten kommt es nach Transplantation zu einer erneuten Nierenerkrankung, wobei es sich oft um eine fokale Glomerulosklerose und weniger häufig als früher angenommen um eine erneute Glomerulonephritis handelt.

Literatur

1 Amorosi, E. L., J. E. Ultmann: Thrombotic thrombocytopenic purpura: report of 16 cases and review of the literature. Medicine 45 (1966) 139
2 Austin, K. A. III., L. R. Muenz, K. M. Joyce: Prognostic factors in lupus nephritis: contribution of renal histologic data. Amer. J. Med. 75 (1983) 382
3 Beaufils, H., J. C. Alphonse, J. Guedon: Focal glomerulosclerosis: natural history and treatment: a report of 70 cases. Nephron 21 (1978) 75
4 Better, O. S., J. H. Stein: Early management of schock and prophylaxis of acute renal failure in traumatic rhabdomyolysis. New Engl. J. Med. 322 (1990) 825–827
5 Bourgoigne, J. J.: Renal complications of human immunodeficiency virus type I. Kidney int. 37 (1990) 1571–1584
6 Bradley, J. R., D. B. Evans, R. Y. Calne: Long-term survival in haemodialysis patients. Lancet 1987/I, 295–296
7 Cameron, J. S., D. R. Turner, C. S. Ogg: The long-term prognosis of patients with focal segmental glomerulosclerosis. Clin. Nephrol. 10 (1978) 213
8 Cameron, J. S.: The long-term outcome of glomerular diseases. In Schrier, R. W., C. W. Gottschalk: Diseases of the Kidney, 4th ed. Little, Brown, Boston 1988
9 Cattran, D. C., T. Delmore, J. Roscoe, E. Cole, C. Cardella, R. Charron, S. Ritchie: A randomized controlled trial of prednisone in patients with idiopathic membranous nephropathy. New Engl. J. Med. 320 (1989) 210–215
10 Cattran, D. C.: The use of corticosteroids in idiopathic membranous nephropathy. In Davison, A. M.: Nephrology, vol. II. Baillière, Tindall, London 1988 (pp. 714–725)
11 Coggings, C.: Membranous nephropathy. In Schrier, R. W., C. W. Gottschalk: Diseases of the Kidney, 4th ed. Little, Brown, Boston 1988 (pp. 2005–2033)
12 Collaborative Study of the Adult Idiopathic Nephrotic Syndrome: A controlled study of short-term prednisone treatment in adults with membranous nephropathy. New Engl. J. Med. 301 (1979) 1301–1306
13 Fauci, A. S., B. F. Haynes, P. Katz: Wegener's granulomatosis: prospective clinical and therapeutic experience with 85 patients for 21 years. Ann. intern. Med. 98 (1983) 76
14 Friedman, A. L., R. W. Chesney: Isolated renal tubular disorders. In Schrier, R. W., C. W. Gottschalk: Diseases of the Kidney, 4th ed. Little, Brown, Boston 1988 (pp. 663–688)
15 Gardenswartz, M. H., C. W. Lerner, G. R. Seligson: Renal disease in patients with AIDS: a clinicopathologic study. Clin. Nephrol. 21 (1984) 197
16 Ginzler, E. M. H. S. Diamond, M. Weisner: A multicentre study of outcome in systemic lupus erythematosus. I. Entry variables as predictors of prognosis. Arthr. and Rheum. 25 (1982) 601

17 Gutman, R. A., L. Morel-Maroger Striker, G. Striker: Glomerulonephritis with bacterial endocarditis, shunts, and abdominal abscesses. In Schrier, R. W., C. W. Gottschalk: Diseases of the Kidney, 4th ed. Little, Brown, Boston 1988 (pp. 1885–1901)

18 Hind, C. R. K., H. Paraskevou, C. M. Lockwood: Prognosis after immunosuppression of patients with cresentic nephritis requiring dialysis. Lancet 1983/I, 263

19 International Study of Kidney Disease in Children: Minimal change nephrotic syndrome in children: deaths occurring during the first five to fifteen years observation. Pediatrics 173 (1984) 497

20 Kipnowski, J., R. Düsing, H. J. Kramer: Langzeitbeobachtung zu Verlauf und Behandlung des nephrotischen Syndroms bei 48 Patienten in Abhängigkeit vom histologischen Typ. In Gessler, U., D. Seybold: Glomerulonephritis. Thieme, Stuttgart 1980 (S. 147–153)

21 Kitajima, T., M. Murakami, D. Sakai: Clinicopathological features in Japanese patients with IgA nephropathy. Jap. J. Med. 22 (1983) 219

22 Konayashi, O., H. Wada, K. Okawa: Schönlein-Henoch's syndrome in children. Contr. Nephrol. 4 (1977) 48

23 Kramer, H. J.: Niere. In Krück, F.: Pathophysiologie. Urban & Schwarzenberg, München 1988 (S. 183–208)

24 Kramer, J., H. C. Gonick: Studies of human kidney and uric acid phosphatase. II. Measurement of urine enzyme activity in renal disease. Enzyme 12 (1971) 257–268

25 Krolewski, A. S.: The natural history of diabetic nephropathy in type I diabetes and the role of hypertension. Ann. intern. Med. 110 (1989) 795–813

26 Levy, M., G. Gonzales Burchard, M. Broyer: Berger's disease in children: natural history and outcome. Medicine 64 (1985) 151

27 Meyrier, A.: Long-term risks of acute pyelonephritis. Nephron 54 (1990) 197–201

28 Mogensen, C. E., A. Schmitz: Pathophysiology of diabetic nephropathy in insulin-dependent and non-insulin-dependent diabetes mellitus. In Davison, A. M.: Nephrology, vol. II. Baillière, Tindall, London 1988 (pp. 729–743)

29 Nissenson, A. R., F. K. Port: Outcome of end-stage renal disease in patients with rare causes of renal failure. III. Systemic/vascular disorders. Quart. J. Med. 273 (1990) 63–74

30 Oksa, H., A. Pasternack, M. Luomala: Progression of chronic renal failure. Nephron 35 (1983) 31

31 Pardo, V., M. Aldana, R. M. Colton: Glomerular lesions in the acquired immunodeficiency syndrome. Ann. intern. Med. 101 (1984) 429

32 Ponticelli, C., P. Zucchelli, P. Passerini, L. Cagnoli, B. Cesana, C. Pozzi, S. Pasquali, E. Imbasciati, C. Grassi, B. Redaelli, M. Sasdelli, F. Lovatelli: A randomized trial of methyprednisolon and chlorambucil in idiopathic membranous nephropathy. New Engl. J. Med. 320 (1989) 8–14

33 Rao, T. K., E. A. Friedman, A. D. Nicastri: The types of renal disease in the acquired immunodeficiency syndrome. New Engl. J. Med. 316 (1987) 1062

34 Ridolfi, R. L., W. R. Bell: Thrombotic thrombocytopenic purpura: report of 25 cases and review of the literature. Medicine 60 (1980) 413

35 Schubert, D.: Spontanverlauf chronischer Nierenerkrankungen. Diss., Bonn 1988

36 Serra, A., J. S. Cameron, D. R. Turner: Vasculitis affecting the kidney: presentation, histopathology, and long-term outcome. Quart. J. Med. 53 (1984) 181

37 Traut, G., G. A. Jutzler, H. J. Kramer, F. Schröder: Die Prognose von Patienten mit akutem Nierenversagen unter Berücksichtigung von Zweiterkrankungen. In Übelhör, R., P. P. Figdor: Fortschritte der Urologie und Nephrologie, Bd. 1. Die akute und chronische Niereninsuffizienz. Steinkopff, Darmstadt 1970 (S. 47–52)

38 Trompeter, R. S., B. W. Lloyd, J. Hicks: Long-term outcome for children with minimal change nephrotic syndrome. Lancet 1985/I, 368

39 Turney, J. H., D. H. Marshall, A. M. Brownjohn, C. M. Ellis, F. M. Parsons: The evolution of acute renal failure, 1956–1988. Quart. J. Med. (New Series) 74, 273 (1990) 83–104

40 Walser, M.: Progression of chronic renal failure in man. Kidney int. 37 (1990) 1195–1210

10 Endokrine Erkrankungen

D. Klingmüller und H.-U. Schweikert

Erkrankungen der Hypophyse

Akromegalie

Verlauf und Prognose hängen zum einen von der Größe des Hypophysenadenoms und zum anderen von der Erkrankungsdauer ab. Wenn die Erkrankung frühzeitig diagnostiziert wird, d.h. bei kleinen Hypophysenadenomen mit mäßig erhöhtem Wachstumshormonspiegel (d.h. unter 50 ng/ml), kann eher eine Normalisierung der Wachstumshormonsekretion und der somatischen Veränderungen erreicht werden (30).

Die relative Überlebensrate von Patienten mit Akromegalie ist im Vergleich zur Normalbevölkerung etwa halb so groß. Die Hauptursache dafür sind kardio- und zerebrovaskuläre Erkrankungen infolge von Bluthochdruck und Diabetes mellitus. Erkrankungen des Respirationstraktes treten mit zunehmender Häufigkeit auf. Eine frühzeitige Behandlung der Akromegalie ist daher erforderlich. Folgende Therapieverfahren stehen zur Wahl: Operation, Bestrahlung und medikamentöse Behandlung.

Operation: Ziel der Behandlung ist die Normalisierung der Wachstumshormon- und Somatomedin-C-Sekretion. Häufig kann dieses Ziel jedoch nicht erreicht werden.

Bei der Mehrzahl der Patienten ist die transsphenoidale mikrochirurgische Entfernung des Adenoms durch einen erfahrenen Neurochirurgen die Therapie der Wahl. Große Adenome mit erheblicher supra- oder parasellärer Ausdehnung müssen durch Kraniotomie oder transfrontal entfernt werden. Die Erfolgsrate der Adenomentfernung liegt bei Mikroadenomen (Durchmesser kleiner als 10 mm) bei nahezu 100%, bei Makroadenomen zwischen etwa 30 und 90% (17). Diese hohe Schwankungsbreite beruht auf folgenden Faktoren: Größe, Lokalisation, Wachstumsrichtung und Invasionsverhalten des Adenoms und schließlich Erfahrung des Operateurs. Bei Adenomen mit suprasellärer Ausdehnung vermindert sich die Erfolgsrate auf unter 30%.

Komplikationen der Operation sind Hypophysenvorderlappeninsuffizienz (5–15%), Liquorfistel (1–5%), Meningitis (0,5–2,5%) und permanenter Diabetes insipidus (0,5–2%) (2, 16). Andere Komplikationen sind selten.

Radiatio: Wachstumshormonbildende Adenome können auch durch Bestrahlung behandelt werden, entweder durch Röntgen- oder durch Protonenbestrahlung. Das letztere Therapieverfahren ist allerdings nur an wenigen Zentren möglich. Die intraselläre Applikation von Yttrium 90 wird wegen der hohen Nebenwirkungsrate nicht mehr durchgeführt. Die Hypophysenbestrahlung ist eher eine zusätzliche Behandlung, da ihre Wirkung erst nach Jahren eintritt. Abhängig von der Wachstumshormonkonzentration kann es 5–10 Jahre dauern, bis sich eine Normalisierung der Wachstumshormonkonzentration einstellt (7). Bei der Protonenbestrahlung tritt die Wirkung meist etwas früher ein. Bei bis zu 50% der Patienten entwickelt sich etwa 10 Jahre nach Bestrahlung eine Hypophyseninsuffizienz unterschiedlichen Ausmaßes.

Medikamentöse Behandlung: Bei Operationsangst, nicht ausreichendem Operationserfolg oder Inoperabilität kann eine medikamentöse Behandlung versucht werden. Folgende Medikamente stehen zur Verfügung:

1. *Dopaminagonisten*, beispielsweise Bromocriptin. Sie führen in ca. 20% der Fälle zu

einer Verminderung der Wachstumshormonsekretion. Bromocriptin muß häufig hoch dosiert werden, ohne daß sich hiermit die Wachstumshormonkonzentration normalisiert. Weiterhin wird es nicht von allen Patienten gut vertragen (17). Im Unterschied zum Prolaktinom führt die Behandlung mit dopaminergen Substanzen bei der Akromegalie nicht zur Verkleinerung der Adenome.

2. *Somatostatinanaloga.* Hier steht heute Octreotid zur Verfügung. Es wird im allgemeinen gut vertragen und führt zu einer Verbesserung der Symptomatik mit gelegentlicher Schrumpfung des Adenoms; es muß jedoch mehrmals täglich subkutan oder kontinuierlich mit einer Pumpe appliziert werden (9).

Auch nach erfolgreicher chirurgischer oder strahlentherapeutischer Behandlung ist eine regelmäßige Nachsorge notwendig. Zwar ist ein Rückfall nach einer erfolgreichen Therapie ungewöhnlich (ca. 3%); häufig persistiert jedoch eine gewisse Wachstumshormonübersekretion.

Hyperprolaktinämie

Patienten mit einer Hyperprolaktinämie ohne radiologischen Tumornachweis haben meist über Jahre hinweg weitgehend konstante Prolaktinkonzentrationen. In seltenen Fällen nimmt die Serumprolaktinkonzentration mit der Zeit zu und ein Hypophysenadenom wird radiologisch nachweisbar.

Bei Patienten mit Mikroadenomen kann sich die Prolaktinsekretion gelegentlich spontan normalisieren. Für das Prolaktinom typische Beschwerden sind beim Mann Libidoverlust und bei der Frau Mensesunregelmäßigkeiten und Amenorrhoe. Beim Makroprolaktinom treten diese Symptome rasch auf, was darauf schließen läßt, daß Makroprolaktinome eine rasche Proliferationstendenz aufweisen. Makroprolaktinome treten jedoch nur bei einem kleinen Teil der Patienten auf. Die Therapie der ersten Wahl bei Mikro- und Makroprolaktinomen ist die **medikamentöse Behandlung** *mit dopaminergen Substanzen* (z.B. *Bromocriptin bzw. Lisurid*). Bei 65–100% der Patienten normalisiert sich darunter die Prolaktinkonzentration mit Besserung der Galaktorrhoe.

Bei 60–100% der Patientinnen normalisieren sich Zyklus und Ovulationen (27). Mikro- und Makroadenome reagieren in gleicher Weise auf den Dopaminagonisten. Beim Makroprolaktinom dauert es jedoch länger, bis sich die Prolaktinkonzentrationen normalisieren.

Dopaminagonisten müssen bei Makroadenomen, soweit bisher bekannt, lebenslang eingenommen werden. Wird das Medikament abgesetzt, kommt es zu einem erneuten Anstieg der Prolaktinsekretion und zu einem erneuten Wachstum des Adenoms. Im Gegensatz zu Makroprolaktinomen kommt es bei etwa 15% der Patienten mit Mikroprolaktinomen nach Unterbrechung einer Langzeitbehandlung mit Bromocriptin zu einer dauerhaften Normalisierung der Prolaktinkonzentration.

Die Fertilität von Frauen, die erfolgreich mit dopaminergen Substanzen behandelt worden sind, unterscheidet sich nicht von der gesunder Frauen (es gibt zur Zeit keine Hinweise, daß Bromocriptin teratogen ist).

Bei Unverträglichkeit der Dopaminagonisten (Nausea, Hypotonie) oder bei lokalen Komplikationen wie Chiasmasyndrom kann zunächst ein Versuch mit einem Depotpräparat von Bromocriptin (das jedoch noch nicht im Handel ist) unternommen werden. Bestehen die Nebenwirkungen jedoch weiter, muß operiert werden. Der Operationserfolg hängt von der Größe des Tumors und der Erfahrung des Chirurgen ab. Bei etwa 60–80% der Patienten mit Mikroadenom (Adenomdurchmesser kleiner als 10 mm) und bei bis zu 40% der Patienten mit Makroadenomen wird eine Normalisierung der Prolaktinkonzentration erreicht (28). Bei bis zu 50% der Patienten mit Mikroprolaktinomen und bei bis zu 80% der Patienten mit Makroprolaktinomen kann es nach einigen Jahren zu einem Rezidiv kommen. Die Risiken der Operation entsprechen denen der Operation bei Akromegalie.

Morbus Cushing

Unbehandelt führt der Morbus Cushing in einem hohen Prozentsatz zum Tode; so sterben etwa 50% der unbehandelten Patienten in den ersten 5 Jahren nach Diagnosestellung, wobei Infektionen und Komplikationen, bedingt durch die Arteriosklerose, die häufigsten Todesursachen sind (24). Bei einigen Patienten mit Morbus Cushing wurde jedoch eine spontane Remission bzw. ein intermittierender Verlauf beschrieben.

Die Therapie der Wahl beim Morbus Cushing ist heute die *selektive transsphenoidale Resektion des ACTH-bildenden Adenoms* der Hypophyse. Die Erfolgsrate beträgt 80–90% (4, 5). Die erfolgreich behandelten Patienten entwickeln häufig eine passagere Nebennierenrindeninsuffizienz, die etwa 6–12 Monate andauern kann.

Bei Tumoren, die invasiv in die Dura wachsen, ist eine In-toto-Resektion häufig nicht möglich, jedoch beträgt die Remissionsrate auch bei diesen Patienten noch 45–75%.

Bei nicht erfolgreicher Operation ist die Bestrahlung oder eine bilaterale Adrenalektomie indiziert. Die Bestrahlung mit Kobalt 60 führt bei 50% der Patienten, Alphapartikelbestrahlung bei 80% der Patienten zu einer Besserung, die nach etwa 6–18 Monaten eintritt (18). Häufige unerwünschte Nebenwirkungen sind eine Hypophyseninsuffizienz unterschiedlichen Ausmaßes, Paresen der Augenmuskeln und Gesichtsfeldausfälle.

Bei Inoperabilität oder bis zum Eintritt der Wirkung der Bestrahlung kann eine medikamentöse Behandlung notwendig sein. Hierfür stehen Medikamente zur Verfügung, die die Cortisolsynthese inhibieren *(Aminoglutethimid oder o,p'-DDD)*. Mit diesen Medikamenten kann bei etwa 50% der Patienten eine Remission erzielt werden. Allerdings haben diese Substanzen erhebliche Nebenwirkungen wie Nausea, gastrointestinale Irritationen, die oft zu einem Therapieabbruch zwingen.

Nach Behandlung eines Morbus Cushing durch Adrenalektomie entwickeln sich bei etwa 30% der Patienten ACTH-produzierende Hypophysenadenome (Nelson-Syndrom), die häufig mit progressivem Wachstum und zunehmender Hyperpigmentation der Haut einhergehen. Bei 50% wird ein Mikroadenom ohne wesentliche Progression festgestellt (1). Eine regelmäßige Kontrolle dieser Patienten ist notwendig und bei Tumorwachstum mit und ohne Kompressionserscheinungen muß das Adenom exstirpiert werden.

Hypophysenvorderlappeninsuffizienz

Verlauf und Prognose der Hypophysenvorderlappeninsuffizienz richten sich nach der Ursache. Der reine Hormonmangel ist mit dem Leben vereinbar. Allerdings führen diese Patienten eine Vita minima. Die klinische Symptomatik ist typisch. Besonders auffallend ist die allgemeine Abgeschlagenheit und Müdigkeit. Streßsituationen, fieberhafte Infekte oder Operationen können zu einer Dekompensation, zum hypophysären Koma mit häufig letalem Ausgang führen. Ohne Behandlung beträgt die Lebenserwartung etwa 10–15 Jahre. Dagegen normalisiert die Substitution der fehlenden peripheren Hormone die Lebenserwartung (15).

Hypophysärer Kleinwuchs

Patienten mit Kleinwuchs infolge eines Wachstumshormonmangels werden heute mit biosynthetisch hergestelltem Wachstumshormon behandelt. Im 1. Jahr der Behandlung kommt es zu einem Aufholwachstum von 6–15 cm. Nach dieser Phase normalisiert sich die Wachstumsgeschwindigkeit. Die Substitution wird vom Zeitpunkt der Diagnosestellung bis zum Pubertätsabschluß, d.h. bis zum Epiphysenschluß, durchgeführt. Der isolierte Wachstumshormonmangel ist mit keiner Einschränkung der Lebenserwartung verbunden. Beim unbehandelten Patienten setzt die Pubertät verspätet spontan ein, so daß Epiphysenschluß und somit das Ende des Längenwachstums um Jahre verspätet sind (13).

Erkrankungen der Schilddrüse

Euthyreote Struma diffusa

Die euthyreote Struma diffusa ist die *häufigste Schilddrüsenerkrankung*. Etwa 15% der Bevölkerung Deutschlands haben eine Struma. Die medikamentöse Behandlung mit Schilddrüsenhormonen und Jodid führt bei 70–90% der Patienten zu einer Verkleinerung der Struma. Nach ca. 1 Jahr wird das Volumen um etwa 20–30% reduziert (23). Die Erfolgsrate ist bei jungen Patienten bzw. bei erst vor kurzem entstandenen, rein parenchymatösen Strumen am größten. Längere Zeit bestehende Strumen mit knotiger Umwandlung sind weniger gut bzw. nicht mehr rückbildungsfähig. Andere Ursachen für therapeutische Mißerfolge sind mangelnde Compliance der Patienten oder Unterdosierung der Medikamente.

Große Strumen mit oder ohne szintigraphisch kalten Bezirk, die überwiegend bei älteren Patienten auftreten, wird man dann operativ entfernen, wenn sie mechanische Beschwerden machen. Strumapatienten, die älter als 40 Jahre sind, bei denen eine Suppressionstherapie mit Schilddrüsenhormonen erfolglos war oder Patienten, die eine Rezidivstruma haben, können mit Radiojod behandelt werden. Die Erfolgsrate liegt bei 60–70% (22). Das Risiko, Induktion einer Hypothyreose, nimmt mit zunehmender Zeitdauer nach der Behandlung zu; etwa 30–50% der Patienten entwickeln eine Hypothyreose. Daher müssen die Patienten regelmäßig kontrolliert werden.

Die Prognose der euthyreoten Struma ist gut. Komplikationen sind durch eine rechtzeitige Behandlung zu vermeiden. Entscheidend ist, daß durch die prophylaktische Jodgabe (Jodsalzprophylaxe) das Auftreten einer einfachen Struma bei einem Großteil (> 50%) der prädisponierten Bevölkerung verhindert werden kann.

Hyperthyreose

Daten über den Spontanverlauf der Hyperthyreose sind nicht vorhanden. Es ist ethisch nicht zu vertreten, Patienten mit einer manifesten Hyperthyreose nicht zu behandeln. Anders ist die Situation bei Patienten mit klinisch grenzwertigen Symptomen (normale Schilddrüsenhormonwerte bei negativem TRH-Test als Ausdruck der Schilddrüsenautonomie). Viele dieser Patienten zeigen jahrelang unveränderte Schilddrüsenhormonparameter.

Bei Patienten mit kompensiertem autonomem Adenom kommt es nur bei 10% zu einer Exazerbation, die dann eine Therapie dringend erforderlich macht (11). Dennoch sollte man insbesondere bei älteren Patienten die Indikation zu einer Radiojodtherapie großzügig stellen.

Bei etwa 50% der Patienten mit einer Immunthyreopathie (Morbus Basedow) wird nach einer mindestens 12monatigen thyreostatischen Therapie eine Remission erreicht. Bei einem Großteil dieser Patienten kommt es nach mehr oder minder langen Intervallen jedoch zu einem Rezidiv, insbesondere bei Patienten mit großen Strumen (20). Bei fast 60% der Patienten mit Morbus Basedow heilt die Hyperthyreose nicht aus. Als Alternative zur Thyreostatikabehandlung bieten sich bei diesen Patienten Operation und – insbesondere bei älteren Patienten – die Radiojodtherapie an.

Endokrine Orbitopathie

Die endokrine Orbitopathie ist eine chronische Erkrankung. Ihr Verlauf ist nicht vorhersehbar. Da die Ursache nicht bekannt ist, gibt es keine kausale Therapie. Die Erkrankung verläuft meist mit wenig schwerwiegenden Veränderungen, die häufig allein mit symptomatischen Maßnahmen behandelt werden können. Gelegentlich nimmt die Erkrankung allerdings einen weniger benignen Verlauf, und führt, falls eine adäquate Behandlung unterbleibt, zu schwerwiegenden Schäden wie Visuseinschränkung bis hin zum Visusverlust (26).

Bei etwa 50% der Patienten läßt sich eine Besserung der Symptomatik durch eine Normalisierung der Stoffwechselsituation (Euthyreose) erzielen. Falls hiermit keine Besserung erreicht werden kann, wird mit Glucocorticoiden, retroorbitaler Bestrahlung oder gegebenenfalls mit Immunsuppressiva behandelt. Diese Therapieverfahren sind erfolgreicher, wenn sie in einem frühen Stadium der endokrinen Orbitopathie begonnen werden. Fibrotisch umgewandeltes Augenmuskelgewebe bleibt allerdings funktionslos. Bei 20–30% der Patienten kann durch die Therapie das Krankheitsbild gebessert werden. Bei etwa 20% wird eine Progredienz vermieden (21). Etwa 10% der Patienten sprechen nicht auf eine dieser genannten Therapieverfahren an, so daß eine chirurgische Orbitadekompressionsbehandlung erwogen werden muß respektive indiziert ist.

Hypothyreose

Die Hypothyreose kann lange Zeit, besonders bei Neugeborenen und älteren Patienten, unerkannt verlaufen. Ein jahrelanges Siechtum kann die Folge sein, das schließlich durch Komplikationen, insbesondere Infekte, zum Tode führt. Selten kommt es zum hypothyreoten Koma, einer Notfallsituation mit hoher Letalität.

Die Hypothyreose wird einschleichend mit zunächst niedrigen Mengen an Thyroxin therapiert. Dabei ist es erstaunlich, wie sich innerhalb kurzer Zeit die massiven Beschwerden und Veränderungen zurückbilden. Beim Erwachsenen sind in der Regel alle Symptome reversibel, während bei Kindern dauerhafte Schäden (intellektuelle Entwicklung) zurückbleiben, wenn die Behandlung zu spät eingeleitet wird. Entscheidend ist, daß die Substitutionstherapie mit Schilddrüsenhormonen lebenslang und ohne Unterbrechung durchgeführt wird.

Entzündungen der Schilddrüse

Die Schilddrüsenentzündungen werden nach ihrem klinischen Verlauf in *akute, subakute und chronische Thyreoiditiden* unterteilt (22). Die akute bakterielle eitrige Thyreoiditis ist selten; sie ist durch eine schmerzhafte Schilddrüsenvergrößerung, die relativ rasch auftritt, gekennzeichnet. Sie spricht als bakterielle Entzündung gut auf Antibiotika und Antiphlogistika an. Mit der Therapie muß möglichst rasch begonnen werden, da eine Tendenz zur Einschmelzung mit Abszedierung und Durchbruch in Trachea, Ösophagus und Mediastinum möglich ist. Die akute Thyreoditis heilt im allgemeinen aus.

Die subakute Thyreoiditis ist wahrscheinlich viral bedingt. Sie tritt meist im Anschluß an einen grippalen Infekt auf. Initial kann sie mit einer Hyperthyreose und im weiteren Verlauf mit einer vorübergehenden Hypothyreose einhergehen. Wie die akute heilt die subakute Thyreoditis bei einer entsprechenden Therapie (nichtsteroidale Antiphlogistika, gegebenenfalls werden auch Glucocorticoide notwendig) in der Regel aus.

Die chronischen Schilddrüsenentzündungen sind *autoimmunologisch* bedingt (Struma lymphomatosa Hashimoto mit Schilddrüsenvergrößerung und atrophische Thyreoiditis ohne Struma). Sie können, im Gegensatz zu den akuten und subakuten Formen, nahezu beschwerdefrei beginnen, so daß sie erst aufgrund der hypothyreoten Stoffwechsellage, der gelegentlich auch eine vorübergehende Hyperthyreose vorausgehen kann, diagnostiziert werden. Die chronischen immunogenen Thyreoiditiden führen in der Regel zu einer Hypothyreose, so daß eine Substitutionstherapie mit Schilddrüsenhormonen durchgeführt werden muß, die entsprechende Kontrollen erfordert.

Schilddrüsentumoren

Gutartige Knoten

Wenn bei soliden oder zystischen kalten Knoten Malignität ausgeschlossen ist, kann der Knoten belassen werden, und man kann ihn versuchsweise mit Thyroxin behandeln. Bei etwa 10% der Knoten nimmt das Volumen um 50% oder mehr ab. Knoten über 3 cm sollten eher operiert werden, da eine Remission unwahrscheinlich ist. Genauso werden Knoten, bei denen eine Malignität nicht ausgeschlossen werden kann, operativ entfernt.

Bösartige Schilddrüsentumoren

Papilläres Schilddrüsenkarzinom. Da die meisten papillären Karzinome sehr langsam wachsen, ist die Prognose im allgemeinen sehr gut. Die Prognose ist abhängig von der Größe des Primärtumors und vom Alter des Patienten zur Zeit der Diagnose. Die Prognose ist besonders gut bei Patienten unter 50 Jahren. Nach 10 Jahren leben noch etwa 80% der Patienten (8).
Folliküläres Schilddrüsenkarzinom. Die Prognose des follikulären Schilddrüsenkarzinoms ist schlechter als die des papillären Karzinoms. Nach 10 Jahren leben noch etwa 40% der Patienten. Auch beim follikulären Karzinom ist

die Prognose besser bei jüngeren als bei älteren Patienten und bei intrathyreoidalem besser als bei extrathyreoidalem Tumor. Knochenmetastasen sind relativ häufig und therapieresistent.
Medulläres Karzinom. Die Prognose des medullären Karzinoms (C-Zell-Karzinom) ist schlechter als die des follikulären Karzinoms. Die 6-Jahres-Überlebenszeit beträgt etwa 50%. Das medulläre Karzinom tritt meist sporadisch auf. Es kann aber auch familiär im Rahmen der multiplen endokrinen Neoplasie (MEN Typ II und III) auftreten, deren Prognose vom Typ abhängt. Die Prognose ist am besten, wenn der Tumor in toto chirurgisch entfernt werden kann.
Anaplastisches Schilddrüsenkarzinom. Das anaplastische Karzinom ist besonders bösartig. Es wächst lokal invasiv und meist bestehen schon zum Zeitpunkt der Diagnose Metastasen. Die meisten Patienten sterben innerhalb des 1. Jahres nach Diagnosestellung.

Nebenschilddrüse

Hyperparathyreoidismus

Der primäre Hyperparathyreoidismus kann akut, subchronisch oder chronisch verlaufen. Selten tritt er akut auf. Dabei kann es zur hyperkalzämischen Krise kommen, die mit einer hohen Letalität belastet ist. Meist jedoch verläuft der primäre Hyperparathyreoidismus subchronisch oder chronisch. Die chronische Form verursacht im allgemeinen schwere Schäden des Nierenparenchyms; diese können zu einer Urämie führen und damit entscheidend die Prognose bestimmen (14).

Bei etwa 75% der Patienten beruht der primäre Hyperparathyreoidismus auf einem singulären Adenom. 90% dieser Patienten können durch eine Operation geheilt werden (25).

Sekundärer Hyperparathyreoidismus

Der sekundäre Hyperparathyreoidismus verläuft zunächst subklinisch. Die Prognose hängt davon ab, ob die renale oder intestinale Grunderkrankung beseitigt werden kann.

Aus dem sekundären Hyperparathyreoidismus kann sich ein *tertiärer Hyperparathyreoidismus* bilden, bei dem das Parathormon autonom gebildet wird. Da bei diesen Patienten die Knochenveränderungen besonders ausgeprägt sind, sollten die hyperplastischen bzw. adenomatös entarteten Nebenschilddrüsen rechtzeitig operiert werden.

Nebenschilddrüsenkarzinom

Die Prognose des Nebenschilddrüsenkarzinoms ist schlecht. Nur wenige Patienten leben länger als 10 Jahre.

Hypoparathyreoidismus

Die Prognose des Hypoparathyreoidismus ist gut. Der Hypoparathyreoidismus kann dauerhaft oder passager auftreten. Eine kontrollierte Behandlung ist bei beiden Formen erforderlich. Unbehandelt führt der Hypoparathyreoidismus zu einer gesteigerten neuromuskulären Erregbarkeit. Eine Katarakt oder eine geistige Retardierung können ebenfalls auftreten.

Pseudohypoparathyreoidismus

Eine rechtzeitige Diagnose des Pseudohypoparathyreoidismus kann die Folgen der Hypokalzämie vermindern. So können die epileptischen Anfälle verhindert werden. Ob auch Minderwuchs und geistige Retardierung reduziert werden, ist nicht bekannt. Die Lebenserwartung von Patienten mit Pseudohypoparathyreoidismus scheint nicht eingeschränkt zu sein.

Gonaden

Hypogonadismus beim Mann

Als Hypogonadismus bezeichnet man eine Störung der endokrinen und/oder exokrinen Hodenfunktionen. Die endokrine Funktionsstörung läßt sich voll durch eine Substitutionsbehandlung mit Testosteron kompensieren (12). Das Sexualverhalten (Libido und Potenz) normalisiert sich bzw. wird induziert; ebenso normalisiert sich die körperliche Entwicklung. So nimmt die Muskelmasse zu, und die sekundären Geschlechtsmerkmale (wie Genitalien, Bart und Körperbehaarung) entwickeln sich. Die Patienten können ein normales Leben führen, und ihre Lebenserwartung ist nicht eingeschränkt. Erwähnenswert ist, daß die Prostata unter der Androgensubstitution regelmäßig untersucht wird, um kein Karzinom zu übersehen.

Die Störung der exokrinen Funktionen kann bei einer primären Schädigung der Testes (hypergonadotroper Hypogonadismus) nicht behoben werden. Diese Patienten bleiben infertil. Liegt die Störung dagegen auf der höheren Ebene von Hypophyse oder Hypothalamus (hypogonadotroper Hypogonadismus), kann man Gonadotropine oder bei hypothalamischem Hypogonadismus Gonadotropin-Releasing-Hormon (GnRH) substituieren und so die Spermatogenese bei etwa zwei Drittel der Patienten in Gang setzen.

Hodentumoren

Die Prognose von Hodentumoren hat sich in den letzten Jahrzehnten dramatisch verbessert (29). *Mehr als 90% aller Patienten können heute geheilt werden.*

Seminome

Seminome sind sehr strahlensensibel. Die Prognose ist vom Stadium der Erkrankung abhängig. Beim Stadium I beträgt die Überlebensrate 98%, beim Stadium II 90% und beim Stadium III etwa 70%.

Nichtseminomatöse Tumoren

Nichtseminomatöse Tumoren wie das embryonale Karzinom, Chorionkarzinom oder Teratom sind weniger strahlensensibel als die Seminome. Besondere Bedeutung kommt daher der Chemotherapie zu. Patienten im Stadium I haben ebenso wie die Patienten mit Seminomen eine Heilungsrate von mehr als 98%. Patienten mit Stadium II eine von mehr als 90% und mit Stadium III eine Heilungsrate von 60–70%. Dabei haben Patienten mit multiplen Lungen-, Leber- oder abdominellen Metastasen mit einem Durchmesser größer als 10 cm eine schlechte Prognose. Die Therapie hat teilweise erhebliche Nebenwirkungen wie Nephrotoxizität (Cisplatin), Knochenmarksuppression (Vinblastin und Etoposid) oder Neurotoxizität (Cisplatin und Vinblastin).

Mehr als 90% der Rezidive treten bei den Patienten mit nichtseminomatösen Tumoren innerhalb der ersten 5 Jahre nach Therapie auf. Eine engmaschige Kontrolle sollte daher insbesondere im 1. Jahr erfolgen.

Amenorrhoe

Verlauf und Prognose der Amenorrhoe sind abhängig von der jeweiligen Ursache. So können Störungen auf hypothalamisch-hypophysärer Ebene (Kallmann-Syndrom, Anorexia nervosa, Tumoren wie Kraniopharyngeom), auf gonadaler Ebene (z.B. Ovarialdysgenesie, Ullrich-Turner-Syndrom, testikuläre Feminisierung oder Mißbildungen) oder adrenale Störungen wie das adrenogenitale Syndrom (AGS) zur Amenorrhoe führen. Verlauf und Prognose richten sich im einzelnen nach der Ursache der Amenorrhoe. Kann ein Gonadotropinmangel nicht behoben werden, wird man, wenn kein Kinderwunsch besteht, nach Abschluß des Wachstums eine zyklische Östrogentherapie einleiten, die zu einer Entwicklung der sekundären Geschlechtsmerkmale führt. Diese Behandlung ist wegen der Gefahr einer vorzeitigen Osteoporose wenigstens bis zum 50. Lebensjahr durchzuführen. Unter der Substitutionstherapie bessert sich die Lebensqualität der Patientinnen entscheidend. Besteht

Kinderwunsch, müssen die Gonaden durch HCG (human chorionic gonadotropin) und HMG (human menopausal gonadotropin) stimuliert werden. Bei intakter Hypophyse kann auch GnRH direkt pulsatil verabreicht werden. Die Schwangerschaftsrate liegt bei über 80%.

Nebenniere

Primärer Hyperaldosteronismus

Patienten mit einem primären aldosteronproduzierenden Adenom werden in der Regel *adrenalektomiert*. Die Heilungsrate beträgt etwa 80%. Gelegentlich bleibt trotz Normalisierung der Aldosteronkonzentration im Serum eine Hypertonie bestehen. Die meisten dieser Patienten sprechen jedoch gut auf eine antihypertensive Therapie an. Patienten, die inoperabel sind, können mit einem Aldosteronantagonisten (etwa Spironolacton) behandelt werden. Spironolacton besitzt jedoch auch antiandrogene und gestagene Wirkung; es hat daher besonders in hohen Dosen Nebenwirkungen: Verminderung der Libido, Gynäkomastie, Menometrorrhagien und Mastodynie (19). Darüber hinaus stimuliert es die Sekretion von Renin, das seinerseits das Adenom zur Aldosteronausschüttung anregen kann.

Phäochromozytom

Die meisten Phäochromozytome sind *gutartig* und können in toto exstirpiert werden. Da die Operation risikoreich ist, sollte sie nur in einem Zentrum mit entsprechender Erfahrung durchgeführt werden. Nach Entfernung des Tumors sind etwa 80% der Patienten normotensiv (10).

Etwa 10% aller Phäochromozytome sind maligne mit meist starker Wachstumstendenz und Metastasierung. Der Verlauf bei diesen Patienten ist sehr uneinheitlich, mit Überlebenszeiten, die von wenigen Monaten bis länger als 20 Jahre reichen. Die 5-Jahres-Überlebensrate beträgt etwa 45%.

Cushing-Syndrom

Verlauf und Prognose des Morbus Cushing siehe Abschnitt: Erkrankungen der Hypophyse. Die Therapie der Wahl bei Patienten mit Adenom bzw. Karzinom der Nebenniere ist die Operation. Die Prognose bei Patienten mit benignem adrenalem Adenom ist sehr günstig (3).

Die Prognose bei Patienten mit Nebennierenrindenkarzinom ist insbesondere bei Inoperabilität schlecht. Bestrahlung und konventionelle Chemotherapie sind zur Behandlung ungeeignet. Dagegen wird das Adrenolytikum o,p'-DDD (Mitotane, Lysodren) mit gewissem Erfolg eingesetzt. Etwa 25% der Patienten zeigen eine Remission, die jedoch nur etwa 7 Monate anhält. Insgesamt leben nur 50% der inoperablen Patienten länger als 4 Jahre.

Adrenogenitales Syndrom (AGS)

Beim adrenogenitalen Syndrom mit Salzverlustsyndrom ist die Prognose bei entsprechender Behandlung gut, beim adrenogenitalen Syndrom ohne Salzverlust ist sie sehr gut (13). Gelegentlich wird in Streßsituationen die Corticoiddosis nicht erhöht, so daß es immer wieder zu Todesfällen kommt. Das Wachstum hängt entscheidend vom Therapiebeginn ab. Bei Therapiebeginn im Säuglingsalter entwickeln sich die Kinder nahezu normal, erreichen jedoch nicht die Größe der Eltern. Bei Therapiebeginn nach dem 5. Lebensjahr werden Jungen kaum größer als 160 cm, Mädchen kaum größer als 150 cm. Bei Therapiebeginn nach dem 10. Lebensjahr, wenn die Epiphysenfugen verschlossen sind, ist ein Wachstum nicht mehr möglich.

Die Fertilität ist bei Frauen vermindert. Selbst bei guter Einstellung des adrenogenitalen Syndroms bestehen häufig Zyklusunregelmäßigkeiten. Bei Männern ist die Fertilität dagegen kaum eingeschränkt. Bei Männern mit schlecht eingestelltem adrenogenitalem Syndrom können im Hoden gehäuft Tumoren (NNR-Zell-Adenome) auftreten, die sich unter einer entsprechenden Therapie zurückbilden.

Nebennierenrindeninsuffizienz

Ursprünglich betrug die Lebenserwartung einer Nebennierenrindeninsuffizienz nur wenige Wochen (6). Seitdem Cortisol therapeutisch eingesetzt wird, ist die Lebenserwartung von Patienten mit Nebennierenrindeninsuffizienz in der Regel nicht eingeschränkt. Entscheidend ist, daß die Substitution fachgerecht kontrolliert und durchgeführt wird. So ist darauf zu achten, daß bei extremen Belastungssituationen die Substitution mit Cortison erhöht wird; in Streßsituationen, bei hohem Fieber oder Operationen können Maximalmengen von 200 mg täglich erforderlich sein. Zu beachten ist, daß auch ein peptisches Ulkus eine Streßsituation darstellt und die Substitution entsprechend gesteigert werden muß und keinesfalls reduziert werden darf.

Gelegentlich sterben auch heute noch Patienten, weil die Diagnose nicht rechtzeitig gestellt wurde.

Literatur

1 Aron, D. C., J. W. Findling, J. B. Tyrrell: Cushing's disease. In Molitch, M. E.: Pituitary Tumors: Diagnosis and Management. Saunders, Philadelphia 1987 (pp. 705–730)
2 Baumann, G.: Acromegaly. In Molitch, M. E.: Pituitary Tumors: Diagnosis and Management. Saunders, Philadelphia 1987 (pp. 685–703)
3 Bertagna, C., D. N. Orth: Clinical and laboratory findings and results of therapy in 58 patients with adrenocortical tumors admitted to a single medical center (1951 to 1978). Amer. J. Med. 71 (1981) 855–875
4 Bigos, S. T., M. Somma, E. Rasio, et al.: Cushing's disease: management by transsphenoidal pituitary microsurgery. J. clin. Endocrinol. 50 (1980) 348–354
5 Boggan, J. E., J. B. Tyrrell, C. B. Wilson: Transsphenoidal microsurgical management of Cushing's disease: report of 100 cases. J. Neurosurg. 59 (1983) 195–200
6 Dunlop, D.: Eighty-six cases of Addison's disease. Brit. med. J. 1963/II, 887–891
7 Eastman, R. C., P. Gorden, J. Roth: Conventional supervoltage irradiation is an effective treatment for acromegaly. J. clin. Endocrinol. 48 (1979) 931–940
8 Franssila, K. O.: Prognosis in thyroid carcinoma. Cancer 36 (1975) 1138–1146
9 Halse, J., A. G. Harris, A. Kvistborg, O. Kjartansson, E. Hanssen, O. Smiseth, O. Djosland, G. Hass, J. Jervell: A randomized study of SMS 201–995 versus bromocriptine treatment in acromegaly: clinical and biochemical effects. J. clin. Endocrinol. 70 (1990) 1254–1261
10 van Heerden, J. A., S. G. Sheps, B. Hamberger, P. F. Sheedy, J. G. Poston, W. H. ReMine: Pheochromocytoma: current status and changing trends. Surgery 91 (1982) 367–373
11 Hüfner, M.: Hyperthyreose. In Hesch, R. D.: Endokrinologie. Urban & Schwarzenberg, München 1989 (S. 1137–1149)
12 Klingmüller, D.: Die gestörte Pubertät beim Knaben. Therapiewoche 39 (1989) 1486–1492
13 Knorr, D.: Erkrankungen der endokrinen Drüsen. In Betke, K., W. Künzer: Lehrbuch der Kinderheilkunde. Thieme, Stuttgart 1984 (S. 15.1–15.41)
14 Kuhlencordt, F., C. Lozano-Tonkin, H.-P. Kruse: Krankheiten der Nebenschilddrüsen. In Hornbostel, H., W. Kaufmann, W. Siegenthaler: Innere Medizin in Praxis und Klinik. Thieme, Stuttgart 1977 (S. 4.47–4.65)
15 Labhart, A.: The adenohypophysis. In Labhart, A.: Clinical Endocrinology. Springer, Berlin 1986 (pp. 81–179)
16 Liuzzi, A., P. G. Chiodini, L. Botalla, et al.: Decreased plasma growth hormone (GH) levels in acromegalics following CB 154 (2-Br-alpha-ergocryptine) administration. J. clin. Endocrinol. 33 (1974) 910–912
17 Laws, E. R., D. G. Piepgras, R. V. Randall, C. F. Abboud: Neurosurgical management of acromegaly: results in 82 patients treated between 1972 and 1977. J. Neurosurg. 50 (1979) 454–461
18 Linfoot, J. A.: Heavy ion therapy: alpha particle therapy of pituitary tumors. In Linfoot, J. A.: Recent Advances in the Diagnosis and Treatment of Pituitary Tumors. Raven, New York 1979 (pp. 245–267)
19 Loriaux, D. L., R. Menard, A. Taylor, et al.: Spironolactone und endocrine dysfunction. Ann. intern. Med. 85 (1976) 630–636
20 Pfannenstiel, P.: Morbus Basedow. In Pfannenstiel, P.: Schilddrüsenkrankheiten – Diagnose und Therapie. Grosse, Berlin 1985 (S. 140–165)
21 Pfannenstiel, P.: Endokrine Orbitopathie und praetibiales Myxödem. In Pfannenstiel, P.: Schilddrüsenkrankheiten – Diagnose und Therapie. Grosse, Berlin 1985 (S. 166–176)
22 Pfannenstiel, P.: Thyreoiditiden. In Pfannenstiel, P.: Schilddrüsenkrankheiten – Diagnose und Therapie. Grosse, Berlin 1985 (S. 177–182)
23 Pfannenstiel, P.: Endemische Struma. In Pfannenstiel, P.: Schilddrüsenkrankheiten – Diagnose und Therapie. Grosse, Berlin 1985 (S. 109–127)
24 Plotz, C. M., A. I. Knowlton, C. Ragan: The natural history of Cushing's syndrome. Amer. J. Med. 13 (1952) 597–614
25 Potts, J. T.: Diseases of the parathyroid gland and other hyper- and hypocalcemic disorders. In Wilson, J. D., E. Braunwald, K. J. Isselbacher, R. G. Petersdorf, J. B. Martin, A. S. Fauci, R. K. Root: Principles of Internal Medicine. McGraw-Hill, New York 1991 (pp. 1902–1921)

26 Schweikert, H. U.: Diagnostik und Therapie der endokrinen Orbitopathie. Krankenhausarzt 64 (1991) 308–316
27 Vance, M. L., W. S. Evans, M. O. Thorner: Drugs five years later: bromocriptine. Ann. intern. Med. 100 (1984) 78–91
28 Vance, M. L., M. O. Thorner: Prolactinomas. In Molitch, M. E.: Puitary Tumors: Diagnosis and Management. Saunders, Philadelphia 1987 (pp. 731–753)
29 Weißbach, L., R. Bussar-Maatz, J. H. Hartlapp: Cancer of the testes. In Ackermann, R., et al.: Therapy of Urological Cancer. Karger, Basel 1991 (pp. 99–140)
30 von Werder, K.: Wachstum und Wachstumshormonstörungen. In Ziegler, R.: Hormon- und stoffwechselbedingte Erkrankungen in der Praxis VCH, Weinheim 1987 (S. 1–24)

11 Gicht

M. Sorger

Risikofaktor Gicht

Die Gicht ist nicht nur eine Gelenk-, sondern eine Allgemeinerkrankung, deren Ätiologie uneinheitlich ist. Sie gilt neben etablierten Risikofaktoren wie Diabetes mellitus, Adipositas und arterielle Hypertonie als möglicher weiterer disponierender Faktor für die Entwicklung einer Atherosklerose. Die Gicht umfaßt artikuläre und extraartikuläre Veränderungen als Folge einer längerbestehenden *Hyperurikämie*. Die *primäre Hyperurikämie* basiert zu 90–95% auf einer renalen Ausscheidungsstörung, zu ca. 5% auf einem angeborenen Enzymdefekt (z. B. Hypoxanthin-Guanin-Phosphoribosyl-Transferase-Mangel/HGPRTase-Mangel). Bei der *sekundären Hyperurikämie* kommt es durch Krankheiten außerhalb des Purinstoffwechsels zu vermehrter Harnsäurebildung bzw. zu verminderter Harnsäureausscheidung. Harnsäurewerte ab 6,5 mg/dl im Serum werden als *hyperurikämisch* bezeichnet, da Gichtanfälle bei Harnsäurespiegeln unter 6,5 mg/dl nur selten vorkommen (27). Diese klinische Beobachtung entspricht der pathophysiologischen Definition der Gicht: Oberhalb einer Konzentration von 6,4 mg/dl wird das Löslichkeitsprodukt des Natriumurats im Plasmawasser überschritten, und Harnsäure kann als Natriumurat kristallin ausfallen. Ablagerungen in den Gelenken führen zur Arthritis, in der Haut zu Tophi und in der Niere zur Uratnephropathie.

Die Gicht findet sich gleichermaßen in sämtlichen Bevölkerungsschichten der westlichen Industrienationen. Sie nimmt in vergleichbarer Häufigkeit wie Diabetes mellitus, Hypertonie und Fettstoffwechselstörungen zu (13, 14). Die Bedeutung der Hyperurikämie als Risikofaktor für die Entstehung der Gicht ist unbestritten. Mit steigendem Harnsäurespiegel steigt auch die Wahrscheinlichkeit der klinischen Manifestation der Gicht.

So fanden sich beispielsweise in der *Tecumseh-Studie* (16) bei 7,4% der Männer und 2,4% der Frauen Harnsäurewerte von 7,0 mg/dl und mehr. Davon hatten 0,5% der Männer und 0,3% der Frauen eine Gicht. In der *Framingham-Studie* (11) hatten von 4,8% der Bevölkerung mit Harnsäurewerten ab 7,0 mg/dl 1,5% eine Gicht.

Verlauf der Gicht

Von prognostischer Bedeutung sind mehrere Aspekte. Die Arbeitsfähigkeit des Gichtkranken wird eingeschränkt durch die Häufigkeit der Gichtanfälle, durch degenerative Knochenveränderungen und Nephrolithiasis. Die Lebenserwartung wird verkürzt, insbesondere durch die Nephropathie (20).

Die akute Gichtarthritis klingt innerhalb weniger Tage bis Wochen auch ohne Behandlung ab. Im Verlauf der Erkrankung werden die Intervalle zwischen den Anfällen jedoch immer kürzer; eine erneute Attacke ist um so wahrscheinlicher, je jünger der Patient bei seinem Erstanfall ist (25). Unbehandelt kommt es zum Übergang in ein chronisches Stadium, das durch zunächst noch deutliche Anfälle gekennzeichnet ist. Danach ist der Patient auch in den Intervallen nicht mehr beschwerdefrei. Fortschreitende osteoarthrotische Veränderungen bis zu schweren Gelenkdeformierungen, häufig in Kombination mit gelenknahen Tophi, kennzeichnen die chronische Gicht. Die Entwicklung dauert Jahre bis Jahrzehnte.

Durch rechtzeitige Diagnosestellung und konsequente Therapie mit Diät, Colchicin und harnsäuresenkenden Medikamenten verläuft die Krankheit heute nur noch selten bis zur chronischen Phase. Eine dauerhafte Senkung der Serumharnsäure vermindert die Anfallsbereitschaft. Auch bereits bestehende Uratablagerungen können unter konsequenter Therapie abgebaut werden, und Weichteiltophi bilden sich zurück. An die Stelle der Knochentophi tritt normale Bälkchenstruktur. Bei fortgeschrittener Gicht kommt es zur Defektheilung

Eine folgenschwere *extraartikuläre* Manifestation der Gicht betrifft die Nieren. Die Ablagerung von Harnsäure- bzw. Uratkristallen in den Harnwegen und im Interstitium der Nieren führt zur Harnsäureurolithiasis sowie zu akuter Harnsäure- und chronischer Uratnephropathie. Die Häufigkeit der Harnsäureurolithiasis ist der renalen Harnsäureausscheidung proportional (25). 5–10% aller Nierensteine bestehen aus Harnsäure. In Studien (24) fand sich bei 1258 Patienten mit primärer Gicht eine Prävalenz von 22% für Nierensteine und bei 59 Patienten mit sekundärer Gicht eine Prävalenz von 42%. Bei diesen Patienten bestanden über 80% der Steine aus Harnsäure. Das Risiko einer Urolithiasis steigt von 0.1% pro Jahr bei Normourikämikern auf 0,3% pro Jahr bei Patienten mit asymptomatischer Hyperurikämie und auf 0,9% pro Jahr bei Patienten mit Gicht (8). Bei über einem Drittel der Hyperurikämiker mit Nierensteinen, aber ohne Gicht, fand sich eine positive Gicht-Familienanamnese.

Für die Prognose der Gicht ist die Entwicklung einer *Gichtnephropathie* ein entscheidender Faktor, wobei jedoch unterschiedliche Studienergebnisse vorliegen. So fand sich in einer älteren Untersuchung, daß die progressive Niereninsuffizienz eine Haupttodesursache bei Patienten mit Gicht war und für 6,6–25% der Letalität verantwortlich ist (9). Neuere Untersuchungen (4, 21) zeigten, daß Nierenveränderungen, wie beispielsweise die akute Harnsäurenephropathie (bedingt durch eine rasche Erhöhung der Harnsäurekonzentration) bzw. die chronische Uratnephropathie (bei chronischer Hyperurikämie), heute nur noch selten bis zur Niereninsuffizienz führen (18), wahrscheinlich aufgrund der guten Behandlungsmöglichkeiten der Hyperurikämie.

Als weitere schwerwiegende Komplikation bei Patienten mit primärer Gicht gilt das Auftreten *kardiovaskulärer* Krankheiten. Umfangreiche Untersuchungen kamen hinsichtlich des Zusammenhangs zwischen Hyperurikämie und Gefäßerkrankungen jedoch zu unterschiedlichen Ergebnissen. Ein gleichzeitiges gehäuftes Auftreten von Hyperurikämie und Herzinfarkt wurde zwar wiederholt beschrieben (9); bei der Beurteilung des Herzinfarktrisikos bei koronarer Herzkrankheit scheint die Serumharnsäure jedoch keinen unabhängigen Risikofaktor darzustellen (10). Große epidemiologische Studien in Framingham 1967, Tecumseh 1973, Evans Country 1973 und der Coronary Drug Project Research Group 1980 (19) zeigten zwar höhere Harnsäurekonzentrationen bei Patienten mit koronarer Herzkrankheit und Myokardinfarkt; es bestanden jedoch gleichzeitig andere Risikofaktoren wie Hypertonie, Adipositas, Hyperlipidämie oder Diabetes mellitus. Die Hyperurikämie ist daher weniger ein *Risikofaktor*, sondern kann als *Risikoindikator* angesehen werden.

In den genannten Studien zeigt sich, daß das Arteriosklerose- und Infarktrisiko für Patienten mit manifester Gicht deutlich erhöht, bei Patienten mit asymptomatischer Hyperurikämie jedoch nicht oder nur fraglich gesteigert ist. Eine gesicherte Erklärung für das differente Verhalten zwischen asymptomatischer Hyperurikämie und Gicht als Risikofaktor für eine Herz-Kreislauf-Erkrankung liegt bisher nicht vor.

Andere Untersuchungen zeigten, daß Gicht bei Männern im Gegensatz zu Frauen einen signifikanten Effekt auf die Koronarien ausübt (1). Kardiovaskuläre Erkrankungen treten bei Männern mit Gicht zu 60% häufiger auf als bei Männern ohne Gicht. Der metabolische Mechanismus dieses offenbar direkten Effektes ist noch unklar. Gicht kann jedoch als ein Marker für kardiovaskuläre Erkrankungen gelten. Patienten mit Gicht sollten daher sorgfältig kardiovaskulär untersucht und die prädisponierenden Risikofaktoren sowohl für die Gicht als auch für kardiovaskuläre Erkrankungen möglichst ausgeschaltet werden.

Der Hauptrisikofaktor Hypertonie ist überdurchschnittlich häufig mit einer Hyperurikämie korreliert (6, 7). Hyperurikämie wird in 20–40% bei unbehandelten Hypertonikern gefunden und steigt auf über 60% unter antihypertensiver Therapie mit Thiazidsaluretika. Die Hyperurikämie des Hypertonikers ist durch eine Ausscheidungsstörung bedingt (15), eventuell aufgrund einer eingeschränkten Nierenfunktion durch hypertensive Gefäßveränderungen. Da die Hypertonie bereits einen erheblichen Risikofaktor für kardiovaskuläre Krankheiten darstellt, der durch eine bestehende Hyperurikämie noch verstärkt wird, steht eine blutdrucksenkende Therapie im Vordergrund. Hierbei sollten Saluretika vermieden werden. Bei einem Gichtkranken mit dauerhafter Normalisierung des Blutdrucks entspricht die Lebenserwartung wahrscheinlich der eines Gichtkranken ohne komplizierende Hypertonie.

Begleitkrankheiten als zusätzliche Risikofaktoren

Häufig finden sich bei Gichtpatienten weitere, durch Überernährung begünstigte Stoffwechselstörungen wie Diabetes mellitus und Hyperlipidämie, kombiniert mit Adipositas und Fettleber. Eine pathogenetische Beziehung der Gicht bzw. Hyperurikämie zu diesen Krankheiten bzw. Symptomen, auch als *„Stoffwechselsyndrom"* bezeichnet, wird diskutiert, ist jedoch bisher nicht bewiesen (23).

Prognostisch bedeutend bei allen genannten Stoffwechselstörungen ist das vorzeitige Auftreten einer Atherosklerose.

Epidemiologische Studien zeigen zwar eine signifikante Korrelation zwischen *Adipositas* und Hyperurikämie (11, 26); es ist jedoch nicht gesichert, ob die Adipositas per se eine Hyperurikämie begünstigt (2).

Die *Fettleber* bei Gichtkranken scheint durch eine Kombination verschiedener Faktoren verursacht zu sein wie erhöhter Alkoholkonsum (17), Adipositas, Hyperlipidämie oder Diabetes mellitus. Gichtkranke mit Fettleber ohne wenigstens einen dieser begünstigenden Faktoren sind selten. Spezifische pathologische Leberveränderungen als Folge eines gestörten Purinstoffwechsels lassen sich bisher nicht beweisen.

Diabetes mellitus und Gicht treten in der Bevölkerung von Industrienationen gehäuft in Kombination auf. Epidemiologisch läßt sich jedoch keine Beziehung zwischen Blutglucose- und Harnsäurespiegel herstellen. Wesentlich scheint zu sein, welche Stoffwechselstörung zeitlich als erste aufgetreten ist. So ist das Auftreten einer Gicht bei Diabetes mellitus relativ selten (3, 12, 22). Bei primärer Gicht findet sich dagegen häufiger eine pathologische Glucosetoleranz bzw. ein Diabetes mellitus (19, 23). Hierbei dürften diabetogene Faktoren, vor allem die Adipositas, eine Rolle spielen. Die meisten Gichtkranken mit gestörtem Kohlenhydratstoffwechsel sind übergewichtig.

Für das gehäufte Auftreten von Gicht und *Hyperlipidämie* werden genetische, direkte metabolische und indirekte Zusammenhänge diskutiert, wobei sich die Hypothese einer Genkopplung bisher nur auf Vermutungen stützt (5, 26). Für den Einfluß indirekter Faktoren spricht, daß Gichtpatienten mit Adipositas und pathologischer Glucosetoleranz bzw. Diabetes mellitus doppelt so häufig eine Hyperlipidämie, insbesondere eine Hypertriglyzeridämie, aufweisen.

Bei den heutigen Therapiemöglichkeiten ist die *Prognose* der Gicht gut. Die Lebenserwartung des Gichtkranken liegt jedoch unter der der Allgemeinbevölkerung, wenn eine oder mehrere der genannten Risikofaktoren hinzukommen.

Literatur

1 Abbot, R. D., F. N. Brand, W. B. Kannel, W. P. Castelli: Gout and coronary heart disease: the Framingham study. J. clin. Epidemiol. 41 (1988) 237

2 Babucke, G., D. P. Mertz: Häufigkeit einer primären Hyperurikämie unter ambulanten Patienten. Münch. med. Wschr. 116 (1974) 875

3 Beckett, A. G., J. G. Lewis: Gout and the serum uric acid in diabetes mellitus. Quart. J. Med. 29 (1960) 443

4 Berger, L., T. F. Yü: Renal function in gout. Amer. J. Med. 59 (1975) 605

5 Berkowitz, D.: Gout hyperlipidemia and diabetes interrelationships. J. Amer. med. Ass. 197 (1966) 117

6 Breckenridge, A.: Hypertension and hyperuricemia. Lancet 1966/I, 15

7 Cannon, P. J., W. B. Statson, F. E. Dermatini, S. S. Sommers, J. H. Laragh: Hyperuricemia in primary and renal hypertension. New Engl. J. Med. 275 (1966) 457
8 Fessel, W. J.: Renal outcomes of gout and hyperuricemia. Amer. J. Med. 67 (1979) 74
9 Gerler, M. M., S. M. Garn, S. A. Levine: Serum uric acid in relation to age and physique in health and in coronary artery disease. Ann. intern. Med. 34 (1951) 1421
10 Gertler, M. M., P. D. White, L. D. Cady, H. H. Whitier: Coronary heart disease: a prospective study. Amer. J. med Sci. 248 (1964) 377
11 Hall, A. P., P. E. Barry, T. R. Dawber, P. M. McNamarra: Epidemiology of gout and hyperuricemia. Amer. J. Med. 42 (1967) 27
12 Joslin, E. P., H. F. Root, P. White, A. Marble: The Treatment of diabetes mellitus, 10th ed. Lea & Febiger, Philadelphia 1959
13 Kamilli, I., U. Gresser: Hyperurikämie – wird durch moderne Therapie die Lebenserwartung verbessert? Versicher.-Med. 42 (1990) 5
14 Korfmacher, J., N. Zöllner: Gicht – lebenslange Behandlung unerläßlich. Dtsch. Ärztebl. 17 (1974) 1221
15 Mertz, D. P.: Gicht, 5. Aufl. Thieme, Stuttgart 1987
16 Mikkelsen, W. M., H. J. Dodge, H. Valkenburg: The distribution of serum uric acid values in a population unselected as to gout or hyperuricemia. Amer. J. Med. 39 (1965) 242
17 Paulus, H. E., A. Coutts, J. J. Calabro, J. R. Klienenberg: Clinical significance of hyperuricemia in routinely screened hospitalized men. J. Amer. med. Ass. 211 (1970) 277
18 Reiter, S., N. Zöllner: Pathophysiologie der Hyperurikämie und Gicht. Akt. Endokrinol. Stoffw. 3 (1982) 149
19 Sanwald, R.: Klinik und Prognose der Hyperurikämie und Gicht. Lebensversicher.-Med. 35 (1983) 65
20 Talbott, J. H., K. L. Terplan: The kidney in gout. Medicine 39 (1960) 405
21 Talbott, J. H., R. D. Altmann, T. F. Yü: Gouty arthritis, masquerading as rheumatoid arthritis or vice versa. Arthr. and Rheum. 8 (1978) 77
22 Whitehouse, F. W., W. J. Cleary jr.: Diabetes mellitus in patients with gout. J. Amer. med. Ass. 197 (1966) 73
23 Wolfram, G., W. Gröbner: In Zöllner, N.: Hyperurikämie und Gicht, 2. Aufl. Springer, Berlin 1990
24 Yü, T. F., A. B. Gutman: Efficacy of cholchicine prophylaxe in gout. Ann. intern. Med. 55 (1961) 179
25 Yü, T. F., A. B. Gutman: Uric acid nephrolithiasis in gout. Ann. intern. Med. 67 (1967) 1133
26 Zalokar, J., J. Lellouch, J. R. Claude, D. Kuntz: Epidemiology of serum uric acid and gout in Frenchmen. J. chron. Dis. 27 (1974) 59
27 Zöllner, N.: Hyperurikämie und Gicht, 2. Aufl. Springer, Berlin 1990

12 Diabetes mellitus

M. Sorger

Das Syndrom „Diabetes mellitus" wird durch eine chronische Hyperglykämie und Störungen im Fett- und Eiweißstoffwechsel charakterisiert. Im Verlauf der Erkrankung treten, bedingt durch den gestörten Metabolismus, häufig vaskuläre und neurologische Komplikationen auf. Spezifische Folgeerkrankung ist die Mikroangiopathie, die sich insbesondere an Augen und Nieren manifestiert. Daneben findet sich eine vermehrt auftretende Makroangiopathie mit gehäuftem Auftreten am Herzen und den peripheren Gefäßen (33).

Klassifikation des Diabetes mellitus (modifiziert nach National Diabetes Data Group und WHO)

Typ I: insulinabhängig
(insulin-dependent; IDDM, „jugendlicher Diabetes"),
Typ II: nichtinsulinabhängig
(non-insulin-dependent; NIDDM, „Erwachsenendiabetes"),
Mody: nichtinsulinabhängig bei Jugendlichen
(*m*aturity-*o*nset *d*iabetes of *y*oung people).

Der Diabetes mellitus ist die häufigste und am weitesten verbreitete chronische Krankheit. Sie beruht auf einem absoluten oder relativen Insulinmangel.
10−20% aller Diabetiker gehören zum Typ-I-, 80−90% zum Typ-II-Diabetes (32).

Verlauf des Diabetes mellitus

Für den Verlauf der Erkrankung sind eine Vielzahl von Faktoren entscheidend wie beispielsweise Manifestationsalter, Qualität der Stoffwechseleinstellung und die Entwicklung von diabetischen Langzeitkomplikationen. Eine Progression läßt sich nicht mit Sicherheit voraussagen, sie kann aber durch entsprechende Therapiemaßnahmen entscheidend beeinflußt werden.
Aufgrund der nosologischen Eigenständigkeit der beiden Diabeteshaupttypen ist eine *differential-prognostische* Betrachtung notwendig.

Prognose des Typ-I-Diabetes

Mit dem Beginn der Insulinära ist es zu einem grundsätzlichen Prognosewandel für den Typ-I-Diabetes gekommen. Nach einer Langzeitstatistik der amerikanischen Joslin-Klinik (17) verstarben vorher 64% aller Diabetiker im diabetischen Koma. Ein diabetisches Kind über-

Tabelle 12.1 Reduktion der Lebenserwartung bei Diabetes mellitus (in Jahren)
(aus Panzram, G., R. Zabel-Langhenning, in: Bibergeil, H.: Diabetes mellitus. Springer, Wien 1989)

Manifestationsalter	Marks u. Krall 1971	Goodkin 1975	Panzram u. Zabel-Langhenning 1981
< 10/15	17	27	–
10/15	16	23	–
20/29	13	16	–
30/39	9	11	–
40/49	8	10	7–8
50/59	6	6	5–6
60/69	4	5	4
> 70	–	–	3

lebte nach Diagnosestellung im Mittel 1–2 Jahre; in den übrigen Altersklassen lag die Überlebensrate etwas höher. Nach Einführung des Insulins stieg die Überlebensdauer der Typ-I-Diabetiker um 25–30 Jahre an (17, 25); im diabetischen Koma verstarben nur noch 1–2%. Allerdings ist die Lebenserwartung in Abhängigkeit vom Manifestationsalter weiterhin erheblich beeinträchtigt (Tab. 12.1). Nach dem WHO-Report von 1985 (41) beträgt die Lebenserwartung des Typ-I-Diabetes ca. 75% der Norm.

Einen weiteren Einblick in die Prognose des Typ-I-Diabetes geben *Mortalitätsstatistiken*. In Analysen von 1967–1984 (22, 25) findet sich für Diabetiker eine um das 5- bis 10fach gesteigerte Exzeßmortalität gegenüber der Normalbevölkerung. Verantwortlich für diese „Übersterblichkeit" sind in erster Linie die vaskulären Komplikationen, wobei die *Mikroangiopathie* diabetesspezifisch ist. Hauptsächlich betroffen sind die Kapillargebiete der Retina und der Nierenglomeruli. Bei Typ-I-Diabetikern mit einer Diabetesmanifestation vor dem 30. Lebensjahr steht die Nephropathie an erster Stelle der Todesursachen. Etwa jeder 2.–3. Typ-I-Diabetiker entwickelt eine terminale Niereninsuffizienz. Die hohe Exzeßmortalität des Typ-I-Diabetikers betrifft vor allem den proteinurischen Patienten. Im Mittel tritt eine persistierende Proteinurie 15–20 Jahre nach Diabetesmanifestation auf; danach vergehen im Durchschnitt weitere 5–6 Jahre bis zum Tod. Die *Proteinurie* erhält damit eine große prognostische Bedeutung (2). Eine fehlende Proteinurie trotz *längerer Diabetesdauer* bei Typ-I-Diabetes kann als prognostisch günstig für den Krankheitsverlauf angesehen werden.

Neben dem „Spätsyndrom" Proteinurie (> 0,5 g/24 h) kommt dem Nachweis einer *Mikroalbuminurie* (30–300 mg/24 h) als „Frühsymptom" eine prognostisch wichtige Bedeutung zu. Sowohl eine schlechte Stoffwechseleinstellung als auch ein Blutdruckanstieg beschleunigen die Entwicklung dieses als beginnende Nephropathie bezeichneten Stadiums (19, 21). Die Optimierung der Stoffwechseleinstellung stellt somit eine wichtige Präventiv- und Interventionsmaßnahme dar. Ebenso scheint unter einer frühzeitigen antihypertensiven Behandlung (z. B. mit ACE-Hemmern als Mono- oder Kombinationstherapie) mit angestrebten Blutdruckwerten ≤ 135/85 mmHg die Mikroalbuminurie zu verschwinden, wobei die glomeruläre Filtrationsrate erhalten werden kann. Desweiteren konnte unter einer eiweißreduzierten Diät ein Rückgang der Mikroalbuminurie beobachtet werden, wobei Langzeituntersuchungen hierzu fehlen (5).

Zusätzliche Risikofaktoren

Pathogenetisch scheint für die Entwicklung der Mikroangiopathie in erster Linie die Langzeithyperglykämie verantwortlich zu sein. Allerdings werden weitere Risikofaktoren bzw. -indikatoren diskutiert. So zeigen *Hypertonie* und *Rauchen* eine Assoziation zur diabetischen Mikroangiopathie, sowohl im Hinblick auf die Häufigkeit als auch auf die Schwere der Erkrankung (36). Die Risikofaktoren Hypercholesterinämie, Hypomagnesiämie und Alkoholabusus sind für die Mikroangiopathie bisher nicht gesichert.

Für den Einfluß *genetischer* Faktoren fehlen ebenfalls gesicherte Daten, obwohl Langzeitverläufe beobachtet werden, die trotz unzureichender Stoffwechseleinstellung keine oder nur geringe Komplikationen zeigen.

Die *Makroangiopathie*, eine diabetestypische, aber nicht spezifische Komplikation, findet sich zwar bevorzugt bei Typ-II-Diabetes, prägt aber auch entscheidend den Verlauf des Typ-I-Diabetes mit. Nach Untersuchungen des Steno-Memorial-Hospitals in Kopenhagen fand sich aufgrund einer Makroangiopathie bei Typ-I-Diabetikern nach 40jähriger Diabetesdauer in 21% ein Myokardinfarkt, 10% litten an zerebrovaskulären und 12% an schweren peripheren arteriellen Komplikationen mit Gangrän bzw. Amputation (34). Selbst Typ-I-Diabetiker mit einer mikroangiopathisch bedingten Urämie sterben zu einem Drittel an makrovaskulären Komplikationen (8, 9, 34). Dabei wird der klinische Ablauf der Makroangiopathie sowohl von der Mikroangiopathie als auch von der Neuropathie mit beeinflußt. Neben der Mikro- und Makroangiopathie gilt die *Neuropathie* als dritte häufige chronische Komplikation bei Diabetes mellitus.

Auftreten und Verlauf sowohl der autonomen als auch der sensomotorischen diabetischen Neuropathie werden entscheidend von der Qualität der Stoffwechseleinstellung bestimmt. Prognostisch ungünstig ist die autonome Neuropathie mit einer deutlich verkürzten Lebenserwartung für den Diabetiker (10). So kann die autonome kardiale Neuropathie zu schweren Arrhythmien führen, die teilweise als Ursache für plötzliche Todesfälle bei Diabetikern angesehen werden (16, 40).

Die Komplikationen des Diabetes beeinträchtigen nicht nur die Lebenserwartung, sondern auch die *Lebensqualität*. So erblinden nach einer dänischen Untersuchung 30% der Typ-I-Diabetiker im Verlauf von 40 Diabetesjahren. Die Prävalenz der Erblindung bei einem Kollektiv von unselektierten Diabetikern wird auf 2–3% geschätzt (18, 28, 29).

Für eine Verbesserung der Lebenserwartung und Lebensqualität ist die *Prävention* von Spätkomplikationen von entscheidender Bedeutung. Nach Langzeituntersuchungen der amerikanischen Joslin-Klinik (17) und der Forschungsarbeit von *Constam* (6) besteht eine Beziehung zwischen Qualität der Diabeteseinstellung sowie Häufigkeit und Ausmaß der Komplikationen. Hiernach haben auch anfangs gut und im Verlauf der Erkrankung schlechter eingestellte Diabetiker eine bessere Prognose als Diabetiker mit umgekehrter Konstellation (6). Die therapeutischen Anstrengungen der letzten Jahre haben die Akutkomplikationen deutlich verringert. Eine Prognoseverbesserung hinsichtlich der Vermeidung von Spätkomplikationen läßt sich bisher noch nicht sicher belegen. Retrospektive Analysen zeigen jedoch, daß eine regelmäßige Betreuung in spezialisierten Diabetesambulanzen, eine gute Stoffwechseleinstellung, Normalgewicht und ein normaler Blutdruck die wichtigsten Faktoren darstellen, die mit einem geringen Komplikationsrisiko und einer günstigen Lebenserwartung bei Typ-I-Diabetikern verbunden sind (4, 8, 24).

Prognose des Typ-II-Diabetes

Für die Prognose des Typ-II-Diabetes ist zu berücksichtigen, daß sich die Erkrankung im höheren Lebensalter manifestiert und somit bereits von einer ohnehin begrenzten Lebenserwartung und zunehmenden Polymorbidität ausgegangen werden muß.

Auch der Typ-II-Diabetes kann zu einer merklich verkürzten Lebenserwartung führen. 1985 schätzte ein WHO-Komitee die Verkürzung der Lebenserwartung bei Typ-II-Diabetikern auf „several years". Mit zunehmendem Erkrankungsalter wird die Differenz im Vergleich zur Allgemeinbevölkerung jedoch immer geringer und ist ab dem 70. Lebensjahr kaum noch klinisch relevant (Tab. 12.**2**) (26, 27).

Unter den Todesursachen bei Typ-II-Diabetes stehen die *makroangiopathisch* bedingten kardiovaskulären Komplikationen an erster Stelle. In der *Whitehall-Studie* lag die Mortalitätsrate für makrovaskuläre Erkrankungen bei Typ-II-Diabetikern um das 2fache höher als bei Nichtdiabetikern (11), in der *MRFIT-Studie* um das 3,1fache höher. Eine Übersicht verschiedener epidemiologischer Studien bestätigt die im Mittel 3fach höhere Rate an kardiovaskulären Todesfällen bei Diabetikern (23). Es ist jedoch nicht sicher beurteilbar, welchen spezifischen Anteil der Typ-II-Diabetes an den atherosklerotischen Folgeerscheinungen hat. Der Diabetes mellitus stellt unter den pathogenetischen Faktoren, die zur Atherosklerose

Tabelle 12.2 Verkürzte Lebenserwartung (in Jahren) bei Typ-II-Diabetikern in Abhängigkeit vom Manifestationsalter (nach Panzram)

Alter (Jahre)	Marks 1971	Goodkin 1975	Panzram 1981	Wolter 1986	Schneider 1991
40–49	8	10	7–8	6–12	16
50–59	6	6	5–6	4– 9	10
60–69	4	5	4	2– 6	4
> 70			3		3–1,5

führen, nur eine Teilkomponente dar. Allerdings spricht die gehäufte Koinzidenz von vaskulärer Manifestation und Diabetesdiagnose für den parallelen Verlauf von Diabetogenese und Atherogenese.

Risikofaktoren für die Makroangiopathie

Für die hohe Rate an Makroangiopathien bei Diabetes mellitus werden eine Reihe von Risikofaktoren verantwortlich gemacht (3, 14, 39). So findet sich speziell bei Typ-II-Diabetikern neben der Hyperglykämie gehäuft eine Kombination von Hypertonie, Hyperinsulinämie, Insulinresistenz, Hypertriglyzeridämie, erniedrigtem HDL-Cholesterin und Adipositas bei gleichzeitiger Makroangiopathie. Vermutlich bildet dieses „metabolische Syndrom" oder „Syndrom X" den diabetestypischen Anteil an der Pathogenese der Makroangiopathie des Typ-II-Diabetes (Abb. 12.1).

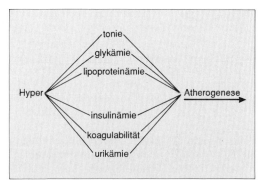

Abb. 12.1 Atherogene Risikofaktoren bei Typ-II-Diabetes „Syndrom X" (nach Panzram)

Verschiedene Studien zeigten bei Diabetikern in der Altersgruppe zwischen 50 und 60 Jahren eine *Hypertoniehäufigkeit* von über 50%, die mit zunehmendem Lebensalter weiter ansteigt (12, 14). Nach diesen Untersuchungen ist neben *Lebensalter* und *Serumtriglyzeriden* der systolische Blutdruck signifikant mit schweren vaskulären Komplikationen assoziiert.

Als weiterer Risikomarker für die Makroangiopathie gilt die *Hyperinsulinämie*, die infolge einer bestehenden peripheren *Insulinresistenz* häufig bei Typ-II-Diabetikern gefunden wird (14, 35, 38). Eine Hyperinsulinämie kann die Proliferation der glatten Gefäßmuskelzellen beeinflussen, ebenso den Lipidstoffwechsel; erhöhte Insulinspiegel finden sich häufig parallel mit erhöhten Serumtriglyzeriden und erniedrigtem HDL-Cholesterin (1, 30, 37, 38).

Veränderungen der Hämostase und Hämorheologie bei Diabetikern, die teilweise von der Qualität der Stoffwechseleinstellung abhängig sind, zeigen ebenfalls eine signifikante Beziehung zur Makroangiopathie (3, 13). So findet sich bei Diabetikern sowohl eine gesteigerte *Thrombozytenaggregation*, erhöhte Fibrinogenspiegel mit nachfolgend *erhöhter Plasmaviskosität* und veränderte *Gefäßwandfaktoren*.

Die *Mikroalbuminurie* findet sich je nach Diabetesdauer bei etwa 10–20% der Typ-II-Diabetiker. Sie weist nicht nur auf die Entwicklung einer Makroalbuminurie und Niereninsuffizienz hin, sondern hat bei Typ-II-Diabetes zusätzlich eine hohe prognostische Aussagekraft hinsichtlich Herz-Kreislauf-Morbidität und -Mortalität (15). So betrug nach dänischen Untersuchungen die 10-Jahres-Überlebensrate von Typ-II-Diabetikern ohne Mikroalbuminurie 60%, mit Mikroalbuminurie nur noch 25%. Für diese erhöhte Mortalität waren fast ausschließlich kardiovaskuläre Komplikationen verantwortlich (7, 9, 19, 20, 31).

Insgesamt ist die Prognose des Typ-II-Diabetes von einem komplexen, metabolisch und kardiovaskulär determinierten Geschehen abhängig. Die Überlebenszeit hat sich in den letzten Jahrzehnten nur sehr geringfügig verbessert.

Prognostische Risikofaktoren

Der Verlauf sowohl eines Typ-I- als auch Typ-II-Diabetes kann sehr variabel sein vom frühen Urämie- und Arteriosklerosetod bis zum komplikationslosen Überleben über mehrere Jahrzehnte. Entscheidend sind *Präventivmaßnahmen*, die das Auftreten von Spätkomplikationen verhindern sollen.

Für den *Typ-I-Diabetes* wird die Langzeithyperglykämie als Hauptursache der diabetischen Komplikationen angesehen. Es muß somit eine nahe- normoglykämische Stoffwechseleinstellung ab Manifestation der Erkrankung angestrebt werden. Hierzu stehen derzeit die modernen Formen der Insulintherapie sowie qualifizierte Parameter zur Therapieüberwachung wie die Bestimmung glykosylierter Proteine (HbAlc, Fructosamin) zur Verfügung.

Die Prognose des *Typ-II-Diabetes* wird neben der Hyperglykämie entscheidend von der Gesamtheit gleichzeitig vorhandener atherogener Risikofaktoren und deren Behandlungsmöglichkeit bestimmt.

Literatur

1 Biermann, E. L.: Atherosclerosis and lipoproteins in diabetes mellitus. Diabetes 28 (1979) 580
2 Borch-Johnson, K., P. K. Andersen, T. Deckert: The effect of proteinuria on relative mortality in type I (insulin dependent) diabetes mellitus. Diabetologia 28 (1985) 590
3 Breddin, H. K., H. J. Krzywanek, P. Althoff, K. Schöffling, K. Überla: PARD: platelet aggregation as a risk factor in diabetics: results of a prospective study. Horm. metab. Res., Suppl. 15 (1985) 69
4 Cochran, jr., H. A., A. Marble, J. A. Galloway: Factors in the survival of patients with insulin requiring diabetes for 50 years. Diabet. Care 2 (1979) 363
5 Cohen, D., R. Dodds, G. C. Viberti: Effect of protein restriction in insulin dependent diabetics at risk of nephropathy. Brit. med. J. 294 (1987) 795
6 Constam, G.: Zur Spätprognose des Diabetes mellitus. Helv. med. Acta 32 (1965) 287
7 Deckert, T., J. E. Poulsen, M. Larsen: Prognosis of diabetics with diabetes onset before the age of thirty one. I. Survival, causes of death, and complications. Diabetologia 14 (1978) 359
8 Deckert, T., J. E. Poulsen, M. Larsen: Prognosis of diabetics with diabetes onset before age of thirty one. Diabetologia 14 (1978) 363
9 Deckert, T., J. E. Poulsen, M. Larsen: Prognosis of diabetics with diabetes onset before the age of thirty one. II. Factors influencing the prognosis. Diabetologia 14 (1978) 371
10 Ewing, D. J., I. W. Campbell, B. F. Clarke: Assessment of cardiovascular effects in diabetic autonomic neuropathy and prognostic implications. Ann. intern. Med. 92 (1980) 308
11 Fuller, J. H., M. J. Shipley, G. Rose, R. J. Jarret, H. Keen: Disease and stroke in relation to degree of glycemia: the Whitehall study. Brit. med. J. (1983) 867
12 Janka, H. U., E. Standl, G. Bloss, F. Oberparleiter, H. Mehnert: Zur Epidemiologie der Hypertonie bei Diabetikern. Dtsch. med. Wschr. 103 (1978) 1549
13 Janka, H. U.: Thrombozytenfunktion bei diabetischer Angiopathie. Thieme, Stuttgart 1983
14 Janka, H. U.: Herz-Kreislauf-Krankheiten bei Diabetikern: Schwabinger Studie. Urban & Schwarzenberg, München 1986
15 Jarret, J. R., G. C. Viberti, A. Argyropoulos, R. D. Hill, U. Mahmud, T. J. Murrells: Microalbuminuria predicts mortality in non-insulin-dependent diabetes. Diabet. Med. 1 (1984) 17
16 Krone, A., P. Reuther, U. Fuhrmeister: Autonomic dysfunction in polyneuropathies: a report on 106 cases. J. Neurol. 230 (1983) 111
17 Marks, H. H., L. P. Krall: Onset, course, prognosis and mortality in diabetes mellitus. In Marble, A., et al.: Joslin's Diabetes mellitus, 11th ed. Lea & Febiger, Philadelphia 1971 (p. 209)
18 Mehnert, H., K. Schöffling: Diabetologie in Klinik und Praxis, 2. Aufl. Thieme, Stuttgart 1984
19 Mogensen, C. E.: Diabetes and kidney function: a comparison between type I and type II diabetes. Mediographia 6 (1984) 28
20 Mogensen, C. E.: Microalbuminuria predicts clinical proteinuria and early mortality in maturity-onset diabetes. New Engl. J. Med. 310 (1984) 356
21 Mogensen, C. E.: Hyperfiltration, Mikroalbuminurie und Hypertonie bei diabetischer Nierenschädigung. Akt. Endokrinol. Stoffw. 10 (1989) 47
22 Panzram, G.: Epidemiologic data on excess mortality and life expectancy in insulin-dependent diabetes mellitus. Exp. clin, Endocrinol. 83 (1984) 93
23 Panzram, G.: Mortality and survival in type 2 (non-insulin-dependent) diabetes mellitus. Diabetologia 30 (1987) 123

24 Panzram, G., D. Pißarek, R. Lundershausen, U. J. W. Schauer: Prospektive Verlaufsbeobachtungen beim Langzeitdiabetes. Ergebnisse der Erfurter Studie. Dtsch. med. Wschr. 112 (1987) 1283
25 Panzram, G., R. Zabel-Langhennig: Diabetes mellitus: Bedingte Gesundheit oder schicksalhafte Erkrankung? Med. Klin. 79 (1984) 282
26 Panzram, G., R. Zabel-Langhennig: Epidemiologie und Prognose des Diabetes mellitus. In Bibergeil, H.: Diabetes mellitus, 3. Aufl. Springer, Wien 1989
27 Panzram, G.: Mortalität und Lebenserwartung des insulin-unabhängigen Typ-II-Diabetes. Diabet.-Dialog 1 (1992) 1
28 Petzoldt, R.: Zur Prävention von Komplikationen des Diabetes mellitus. Lebensversicher.-Med. 9 (1983) 200
29 Petzoldt, R., K. Schöffling: Zur Überlebenszeit bei Diabetes mellitus. Lebensversicher.-Med. 34 (1982) 36
30 Pfeifle, B., H. Ditschuneit: Insulin reguliert die Synthese des insulinähnlichen Wachstumsfaktors I (IGF I) in glatten Muskelzellen der Rattenaorta. Akt. Endokrinol. Stoffw. 7 (1986) 87
31 Ratzmann, K. P., M. Raskovic, H. Thoelke: Bedeutung von Proteinurie und Hypertonie für die Prognose des Typ-I-Diabetes. Dtsch. med. Wschr. 114 (1989) 1311−5
32 Schernthaner, G.: Ätiologie und Pathogenese des Diabetes mellitus. In Bibergeil, H.: Diabetes mellitus, 3. Aufl. Springer, Wien 1989
33 Schöffling, K.: In Mehnert, H., K. Schöffling: Diabetologie in Klinik und Praxis, 2. Aufl. Thieme, Stuttgart 1984
34 Standl, E.: Makroangiopathie. In Bretzel, G.: Diabetes mellitus, 1. Aufl. Springer, Berlin 1990
35 Standl, E., H. U. Janka: High serum insulin concentrations in relation to other cardio-vascular risk factors in macrovascular disease of type II diabetes. Horm. metab. Res., Suppl. 15 (1985) 46
36 Standl, E., H. U. Janka, T. Lander, G. Stiegler: Diabetische Mikroangiopathie. Akt. Endokrinol. Stoffw. 6 (1985) 121
37 Stout, R. W.: Diabetes and atherosclerosis: the role of insulin. Diabetologia (1979) 141
38 Stout, R. W.: Hyperinsulinaemia: a possible risk factor for cardiovascular disease in diabetes mellitus. Horm. metab. Res., Suppl. 15 (1985) 37
39 The World Health Organisation Multinational Study of Vascular disease in Diabetics: Prevalence of small vessel and large vessel disease in diabetic patients from 14 centers. Diabetologia, Suppl. 28 (1985)
40 Watkins, P. J., J. D. Mackay: Assessment of diabetic autonomic neuropathy using heart rate monitoring. Horm. metab. Res., Suppl. 9 (1980) 69
41 WHO Study Group on Diabetes mellitus. WHO techn. Rep. Ser. 727 (1985)

13 Hyperlipidämien

R. Kolloch

Bedeutung der Hyperlipidämien

Die Fettstoffwechselstörungen sind der *wichtigste Risikofaktor* für die Entwicklung einer *koronaren Herzkrankheit (KHK)*. Eine umfassende Risiko- bzw. Prognosebeurteilung ist bei einer isolierten Betrachtung des Cholesterins bzw. des Low-density-Lipoprotein (LDL-) Cholesterins wegen der multifaktoriellen Genese der koronaren Herzkrankheit nicht möglich. Die Höhe der Triglyceride und des High-density-Lipoprotein (HDL-)Cholesterins müssen berücksichtigt werden. Hypertonie und Diabetes mellitus sind überproportional mit Fettstoffwechselstörungen und erhöhtem Koronarrisiko assoziiert. Bewegungsmangel, Übergewicht sowie erhöhter Alkohol- und Nikotinkonsum sind wichtige Begleitfaktoren. Von Bedeutung für die prognostische Beurteilung von Fettstoffwechselstörungen sind weiterhin das Geschlecht und das Vorliegen einer atherosklerotischen Erkrankung bzw. einer entsprechenden familiären Belastung (1–3, 14, 20, 22, 29).

In den letzten Jahren haben die Kenntnisse über die Beziehungen zwischen koronarer Herzkrankheit und Fettstoffwechselstörung erheblich zugenommen. Prospektive Studien haben nicht nur den Kausalzusammenhang zwischen erhöhten Cholesterinwerten und koronarer Herzkrankheit nachgewiesen, sondern auch den Zusammenhang zwischen Cholesterinsenkung und Prognose der koronaren Herzkrankheit untersucht (4–7) (Tab. 13.1).

Durch die Entwicklung hochwirksamer medikamentöser und nichtmedikamentöser lipidsenkender Strategien ist es möglich geworden, eine Regression bereits bestehender atherosklerotischer Läsionen zu erreichen (7, 31).

Tabelle 13.1 Beeinflussung der Prognose der koronaren Herzkrankheit (KHK) durch Intervention

	n	Ergebnis	Risikominderung der koronaren Herzkrankheit in Interventionsstudien
1. WHO-Studie (1978)	10627	KHK-Inzidenz um 21% ↓	WHO-Clofibrate Trial; Intervention durch medikamentöse Behandlung mit Clofibrat als primäre Prävention
2. Oslo-Studie (1981)	1232	Infarktinzidenz um 47% ↓	Primäre Prävention durch Intervention als diätetische Beratung und Aufklärung über Nikotingenuß
3. LRC-Studie (1984)	3806	KHK-Inzidenz um 19% ↓ KHK-Mortalität um 24% ↓	Lipid-Research Clinics Coronary Primary Prevention (LRCCPP) Intervention durch Cholestyramin als primäre Intervention
4. CLAS-Studie (1987)	162	Regression der Atherosklerose um 16% ↑	Bestimmung angiographischer Veränderungen auf Koronar- und koronare Bypassgefäße nach Behandlung mit einer Kombination von Colestipol und Niacin
5. Helsinki-Studie (1987)	4081	KHK-Inzidenz um 34% ↓	Primäre Prävention durch Intervention mit Gemfibrozil

Erhöhtes Gesamtcholesterin und koronares Risiko

Es existiert eine Fülle von Daten, die eine Beziehung zwischen erhöhtem Serumcholesterin und koronarer Herzkrankheit nachgewiesen haben. Epidemiologische, klinische, genetische und tierexperimentelle Studien haben gezeigt, daß hohe Serumcholesterinkonzentrationen kausal mit der Entstehung der koronaren Atherosklerose und dem erhöhten Risiko einer koronaren Herzkrankheit verknüpft sind. Die epidemiologischen Daten schließen Vergleiche verschiedener Länder als auch prospektive Studien innerhalb bestimmter Populationen ein. In den meisten Studien konnte eine kontinuierliche, positive Korrelation von Serumcholesterinspiegeln im üblichen Verteilungsbereich der Gesamtbevölkerung und Inzidenz der koronaren Ereignisse nachgewiesen werden. Darüber hinaus konnte gezeigt werden, daß in Ländern, deren Bevölkerungen mittlere Cholesterinkonzentrationen unter 150 mg/dl aufweisen, die koronare Herzkrankheit als Gesundheitsproblem praktisch nicht existiert (9, 15, 24, 25, 28, 32).

Andererseits haben Patienten mit homozygoter familiärer Hypercholesterinämie bereits in früher Kindheit sehr hohe Cholesterinspiegel und versterben in jugendlichem Alter an den Folgen eines Myokardinfarktes, bevor sie alt genug geworden sind, andere kardiovaskuläre Risikofaktoren zu erwerben. Die bahnbrechenden Arbeiten der Nobelpreisträger Brown und Goldstein haben gezeigt, daß der katastrophale Verlauf der familiären Hypercholesterinämie durch einen einzelnen Gendefekt vermittelt wird, der zu einem Fehlen oder Defekt im LDL-Rezeptor führt (8). Eine Einschränkung dieses Rezeptors bedeutet, daß zirkulierendes Cholesterin aus exogenen diätetischen Quellen und aus endogener Synthese nicht über die normale zelluläre Aufnahme aus dem Blut extrahiert werden kann. Die Serumcholesterinspiegel können auf Werte um 1000 mg/dl ansteigen. Derartige Konzentrationen sind ausreichend, um eine rasch progrediente koronare Atherosklerose zu initiieren, welche dann zum Tod durch Myokardinfarkt führt. Bei den meisten Patienten tragen jedoch wesentlich niedrigere Cholesterinspiegel zur Entwicklung der Ateriosklerose bei, die sich dann Jahrzehnte später als bei der homozygoten familiären Hypercholesterinämie entwickelt (34).

Zusammenhang zwischen Cholesterin und koronarer Herzkrankheit in prospektiven Studien

In drei Studien (Donolo-Tel-Aviv-Prospective-Coronary-Artery-Disease-Studie, Framingham-Studie und Pooling-Projekt) wurde prospektiv das Risiko einer koronaren Herzkrankheit in Abhängigkeit von verschiedenen Risikofaktoren in jeweils einer Bevölkerungsgruppe untersucht. Alle 3 Studien kommen zu einem übereinstimmenden Ergebnis: Bis zu einem Cholesterinspiegel von 200 mg/dl ist die koronare Morbidität relativ niedrig. Mit höheren Cholesterinwerten steigt sie exponentiell an. In der Framingham-Studie lagen bei den meisten Studienteilnehmern die Gesamtcholesterinspiegel zwischen 150 und 300 mg/dl. Die prognostische Bedeutung der Serumcholesterinkonzentration und des Quotienten aus Cholesterin- und HDL-Cholesterin-Konzentration war bei Männern und Frauen vergleichbar, wobei Frauen in den jüngeren Altersgruppen absolut gesehen eine geringere koronare Morbidität aufwiesen. Das relative Risiko für koronare Störungen in Abhängigkeit vom Cholesterin war jedoch mit dem der Männer vergleichbar (9, 24, 32).

Das Multiple Risk Factor Intervention Trial (MRFIT) untersuchte 360000 Männer im Alter zwischen 35 und 57 Jahren über einen Zeitraum von 6 Jahren und registrierte die koronaren Todesfälle. Die Beziehung zwischen Cholesterinspiegel und koronarer Mortalität war positiv über die gesamte Breite des Cholesterinspiegels korreliert, nahm jedoch exponentiell zu. Unter Zugrundelegung einer Cholesterinkonzentration von 200 mg/dl ist bei einer Konzentration von 150 mg/dl das Risiko mit 0,7 deutlich niedriger, bei einer Konzentration von 250 mg/dl bereits doppelt so hoch, und verdreifacht sich bei einer weiteren Steigerung um nochmals 50 mg/dl. Somit besteht eine eindrucksvolle Wirkungsbeziehung zwischen Cholesterinkonzentration und koronarer Mortalität (28, 34). Erste prospektive Untersuchungen aus der Bundesrepublik Deutschland (Göttinger Risiko-, Inzidenz- und Prävalenz-Studie/GRIPS und Prospektive Kardiovaskuläre Münster-Studie/PROCAM) bestätigen die Erkenntnisse über die Bedeutung des Cholesterins für die Infarkthäufigkeit auch in der deutschen Bevölkerung (2, 17, 29).

Senkung des Serumcholesterins und Primärprävention der koronaren Herzkrankheit

In verschiedenen Interventionsstudien wurde versucht, die Prognose von Hyperlipidämien durch die Senkung erhöhter Serumcholesterinwerte zu beeinflussen. Die wichtigste Studie, in der gezeigt werden konnte, daß durch eine Senkung des erhöhten Serumcholesterins das Risiko einer koronaren Herzkrankheit reduziert wird, war das Lipid Research Clinics Coronary Primary Prevention Trial/LRC-CPPT. Mehr als 3800 Männer im Alter von 35–59 Jahren ohne klinische Zeichen einer koronaren Herzkrankheit mit Cholesterinwerten über 265 mg/dl nahmen an der doppelblinden Studie teil. Die Männer erhielten eine cholesterinsenkende Diät, um ihr Serumcholesterin um ca. 4% zu senken. Die Teilnehmer erhielten danach bis zu 24 g/die das Anionenaustauschharz Colestyramin oder eine vergleichbare Menge Plazebo. Endpunkt der Untersuchung waren koronarer Tod oder gesicherter, nichttödlicher Infarkt. Nach der 7jährigen Behandlungsperiode hatte die Colestyramingruppe im Vergleich zur Plazebogruppe im Mittel eine um 9% größere Senkung des Gesamtcholesterins erfahren. Die Zahl koronarer Erkrankungen war in der Colestyramingruppe signifikant um 19% geringer als in der Plazebogruppe. Dieser Unterschied trat erst 2 Jahre nach Beginn der Studie auf und nahm im weiteren Verlauf zu. Die Inzidenz einer Angina pectoris war um 20%, die eines positiven Belastungs-EKG um 25% und die einer Bypassoperation um 21% gesenkt worden. Dabei bestand eine hochsignifikante Beziehung zwischen dem Ausmaß der Senkung des Gesamtcholesterins und des LDL-Cholesterins mit der Verringerung der koronaren Morbidität. So ließ sich bei den Studienteilnehmern, die die Höchstdosis Colestyramin einnahmen, eine Reduktion der Serumcholesterinspiegel um 25% und eine Abnahme der Rate koronarer Erkrankungen um 49% erreichen. Zusätzlich war der Anstieg des HDL-Cholesterins statistisch unabhängig mit einer Verminderung der koronaren Morbidität verbunden. Aus den Daten der LRC-Studie wurde die Faustregel abgeleitet, daß eine 1%ige Senkung des Gesamtcholesterins die koronare Morbidität um 2% verringert (27).

Eine neuere Metaanalyse der Ergebnisse von 18 publizierten und 2 unpublizierten randomisierten Studien zum Effekt einer cholesterinsenkenden Intervention (Diät oder Medikamente) kommt sogar zu dem Schluß, daß eine 1%ige Senkung des Gesamtcholesterins über Dekaden mit einer Abnahme des koronaren Risikos von 3% einhergeht (30).

In der Helsinki-Heart-Studie wurden 4081 Männer mit erhöhten Cholesterinwerten (im Mittel 270 mg/dl) und mindestens einem weiteren Risikofaktor doppelblind und plazebokontrolliert untersucht. 2051 Teilnehmer wurden mit dem Fibratderivat Gemfibrozil behandelt. Die mittlere Senkung des Gesamt- und LDL-Cholesterins betrug 8%. Zusätzlich kam es zu einer Senkung der Triglyceridkonzentrationen um 35% und zu einer Erhöhung des HDL-Cholesterins um 10%. Die Anzahl koronarer Erkrankungen konnte in der Gemfibrozilgruppe im Vergleich zu den 2030 Männern der Plazebogruppe um 34% gesenkt werden. Die Ergebnisse dieser Untersuchung zeigen, daß auch in einem mäßig erhöhten Cholesterinbereich durch eine Senkung des LDL-Cholesterins und eine gleichzeitige Erhöhung des HDL-Cholesterins die Prognose der koronaren Herzkrankheit verbessert werden kann. Der protektive Effekt von erhöhten HDL-Cholesterin-Spiegeln ist sowohl in der LRC-Studie und der Framingham-Studie als auch in anderen epidemiologischen Untersuchungen nachgewiesen worden (19, 21).

Senkung des Serumcholesterins und Beeinflussung der Prognose durch Änderungen der Gesamtmortalität

Eine wesentliche Kritik an den bisherigen Interventionsstudien zielt darauf ab, daß zwar eine Beziehung zwischen erhöhten Serumcholesterinwerten und koronarem Risiko bestehe, andererseits keine Hinweise dafür zu finden seien, daß eine Senkung des Serumcholesterins auch die Gesamttodesrate reduziere. Insbesondere in den beiden großen Interventionsstudien (LRC-Studie und Helsinki-Heart-Studie) konnte keine signifikante Senkung der Gesamtmortalität erreicht werden (18, 19, 27).

Tatsache ist, daß die beiden großen klinischen Studien nicht angelegt waren, um eine Senkung der Gesamtmortalität zu zeigen, sondern lediglich eine Reduktion der Inzidenz tödlicher und nichttödlicher koronarer Ereignisse als Folge einer cholesterinsenkenden Intervention nachweisen wollten. Zum Nachweis einer Wirkung auf die Gesamtmortalität wäre eine höhere Studienteilnehmerzahl oder eine längere Studiendauer erforderlich gewesen.

Hinweise von epidemiologischen Studien zeigen allerdings, daß niedrige Serumcholesterinspiegel mit einer Lebensverlängerung assoziiert sind. In den Ländern, die in der Seven-Countries-Studie untersucht wurden, hatten diejenigen Personen mit den niedrigsten mittleren Serumcholesterinspiegeln die größte Lebenserwartung. Darüber hinaus konnte in der 30jährigen Nachbeobachtungsperiode der Framingham-Studie gezeigt werden, daß Personen mit höheren Cholesterinspiegeln in einem früheren Alter verstarben, während solche mit niedrigeren Cholesterinspiegeln länger lebten (3, 25).

Darüber hinaus konnte in 3 neueren klinischen Studien eine günstige Beeinflussung der Prognose durch eine Senkung der Gesamtmortalität gezeigt werden. Im Coronary Drug Project des National Heart, Lung and Blood Institute in den USA wurden männliche Überlebende eines Herzinfarkts 6 Jahre lang mit einem Lipidsenker behandelt. Im Vergleich zu der Plazebogruppe hatte die behandelte Gruppe 29% weniger Herzinfarkte, 9 Jahre später war auch eine signifikante Differenz in der Gesamtmortalität mit 11% weniger Todesfällen in der behandelten Gruppe nachweisbar (11).

In der Oslo-Studie wurde eine primäre Prävention durch Intervention als diätetische Beratung und Aufklärung über Nikotinkonsum durchgeführt. Am Ende der 5jährigen Behandlungsperiode ließ sich eine Senkung des Gesamtcholesterins um 13% nachweisen. Neben einer Reduktion von koronaren Ereignissen um 45% konnte nach 5 Jahren eine Senkung der Gesamtmortalität um 33% und nach 8–9 Jahren um 40% dokumentiert werden (23).

In der Stockholm-Ischaemic-Heart-Disease-Secondary-Prevention-Studie konnte durch die Kombinationsbehandlung mit Clofibrat und Nicotinsäure im Vergleich zur Kontrollgruppe eine Reduktion der Todesfälle um 26% erreicht werden (12).

Die Senkung der Gesamtmortalität kann nicht als einziges Kriterium für die Beeinflussung der Prognose durch cholesterinsenkende Maßnahmen herangezogen werden. Durch die Prävention nichttödlicher Herzinfarkte wird die Inzidenz und Prävalenz der chronischen koronaren Herzkrankheit reduziert. Unabhängig von der Lebenserwartung kann dadurch die Lebensqualität verbessert werden, die eine wesentliche Determinierung der Prognose darstellt.

Senkung des Gesamtcholesterins und Progression/ Regression der Atherosklerose bei bereits bestehender koronarer Herzkrankheit

Mehrere tierexperimentelle Studien und neuere klinische Untersuchungen liefern Informationen über die prognostisch günstigen Effekte einer cholesterinsenkenden Intervention. Diese Untersuchungen demonstrieren, daß eine Modifikation der Serumlipide die Progression einer bereits bestehenden Koronarsklerose verlangsamen kann und darüber hinaus sogar eine Regression atherosklerotischer Läsionen bewirkt.

In der National Heart Lung and Blood Institute Type II Coronary Intervention Studie in den USA wurden 116 Patienten mit Typ-II-Hyperlipoproteinämie, koronarer Herzkrankheit oder beidem in die Untersuchung einbezogen. Nach initialer diätetischer Senkung des LDL-Cholesterins um 6% erfolgte eine Behandlung mit Colestyramin oder Plazebo für weitere 5 Jahre. Die LDL-Cholesterin-Spiegel fielen um weitere 5% in der Plazebo- und zusätzliche 26% in der Colestyramingruppe. Nach 5jähriger Behandlungsdauer konnte durch wiederholte Angiographien gezeigt werden, daß die koronaren Gefäßerkrankungen bei 49% der plazebobehandelten Patienten und nur bei 32% der Colestyraminbehandelten Patienten fortgeschritten waren (6).

Die Cholesterol-Lowering-Atherosclerosis-Studie (CLAS) untersuchte 162 Männer, bei denen kürzlich eine Bypassoperation durchgeführt worden war. Die Gesamtcholesterinspiegel lagen zu Beginn der Studie zwischen 180 und 350 mg/dl. Im Vergleich zur Kontrollgruppe mit alleiniger diätetischer Intervention erfolgte in der behandelten Gruppe eine zusätzliche Gabe von Colestipol und Nicotinsäure. Nach 2 und 4 Jahren wurden entsprechende Kontrollangiographien durchgeführt. Eine Regression der Koronarsklerose ließ sich in 16,2% der mit Diät und Medikamenten behandelten Gruppe, jedoch nur in 2,4% der nur diätetisch beeinflußten Gruppe nachweisen. Nach 4 Jahren hatten die regressiven Veränderungen in der behandelten Gruppe weiter zugenommen (13).

In der Familial-Atherosclerosis-Treatment-Studie (FATS) wurden intensive Strategien für die Beeinflussung einer Hyperlipidämie bei Männern mit besonders hohem Risiko für kardiovaskuläre Ereignisse bei bestehender koronarer Herzkrankheit untersucht. 146 Männer bis zum Alter von 62 Jahren mit erhöhten Apolipoprotein-B-Spiegeln und dokumentierter koronarer Herzkrankheit wurden in die doppelblinde, 1 ½ Jahr dauernde Studie aufgenommen. Die intensive Behandlung erfolgte mit Lovastatin und Colestipol bzw. Niacin und Colestipol. Es konnte gezeigt werden, daß die intensive lipidsenkende Therapie zu einer Abnahme der Progression koronarer Läsionen, einer Zunahme in der Häufigkeit der Regression und zu einer Abnahme der Häufigkeit kardiovaskulärer Ereignisse führte. Hieraus läßt sich eine deutliche Verbesserung der Prognose, resultierend aus aggressiven lipidsenkenden Strategien bei bereits bestehender koronarer Herzkrankheit, ableiten (7).

In 2 weiteren Studien konnte der günstige Einfluß nichtmedikamentöser Maßnahmen auf die Progression atherosklerotischer Läsionen der Koronargefäße gezeigt werden (4, 31).

Die Leiden-Interventionsstudie hat eine 2jährige Intervention mit vegetarischer Diät, höherem Anteil mehrfach ungesättigter Fettsäuren und Cholesteringehalt der Nahrung unter 100 mg/die durchgeführt. 46% der Patienten hatten nach 2 Jahren angiographisch keine Progression der atherosklerotischen Läsionen entwickelt. Diese Patientengruppe war dadurch charakterisiert, daß sie niedrige Gesamt-/HDL-Cholesterin-Quotienten während der gesamten Untersuchung oder als Folge der diätetischen Maßnahmen aufwies (4).

In einer prospektiven randomisierten, kontrollierten Studie wurde untersucht, ob sich eine Koronarsklerose durch umfassende Änderung der Lebensgewohnheiten nach Ablauf eines Jahres beeinflussen läßt. 28 Patienten wurden einer Versuchsgruppe zugeteilt (fettarme, vegetarische Diät, Rauchverbot, Streßbewältigungstraining und leichte Bewegungsübung) und mit 20 Patienten einer normal betreuten Kontrollgruppe verglichen. Bei 82% der Versuchsgruppe ließen sich angiographisch regressive Veränderungen an den Koronarien dokumentieren. Obwohl in dieser Untersuchung die umfassenden Veränderungen der Lebensgewohnheiten über multifaktorielle Mechanismen das Risiko der Patienten beeinflußt haben dürften, ließ sich in dieser Studie dennoch in eindrucksvoller Weise darstellen, daß nach nur 1 Jahr intensiver Allgemeinmaßnahmen ohne lipidsenkende Medikation selbst schwere Koronarsklerosen zur Rückbildung gebracht werden können (31).

Die bisher vorliegenden Daten liefern somit wichtige Informationen darüber, daß eine lipidsenkende Therapie bei bereits bestehender koronarer Herzkrankheit klinische Ereignisse reduziert und daß diese günstigen Auswirkungen mit einer geringeren Progression sowie einer ausgeprägten Regression von koronaren atheromatösen Veränderungen bei einigen Patienten einhergehen. Darüber hinaus ist vermutet worden, daß die lipidsenkende Behandlung nicht nur die direkte Regression von Läsionen beeinflußt, sondern auch die Gefäßfunktion verbessert. Eine verbesserte Endothelfunktion, eine verminderte Anfälligkeit zur Aktivierung und Ruptur von Plaques sowie eine verminderte prothrombotische Neigung durch erhöhtes LDL-Cholesterin mit dadurch vermindertem Risiko eines thrombotischen Verschlusses sind als vermittelnde Mechanismen diskutiert worden. Möglicherweise ist die nachgewiesene Regression atheromatöser Veränderungen lediglich ein Marker für diese funktionellen Verbesserungen, die letztlich für eine relativ kurzfristige Verbesserung des klinischen Verlaufes und somit der Prognose verantwortlich sind.

Prognose von Hyperlipidämien in Abhängigkeit von Geschlecht und Alter

Die meisten Studien zur Bedeutung des Cholesterins, einschließlich der größeren Interventionsstudien, konzentrieren sich überwiegend auf Männer. Der Grund besteht darin, daß Männer eine koronare Herzkrankheit im Mittel 10–15 Jahre früher als Frauen entwickeln. Epidemiologische Studien haben gezeigt, daß bei Frauen die gleichen wichtigsten Risikofaktoren, einschließlich erhöhter Cholesterinspiegel, von Bedeutung sind wie bei den Männern, wobei jedoch zusätzliche geschlechtsabhängige Risiken für die Frauen bestehen. Die Framingham-Studie hat beispielsweise gezeigt, daß Diabetes mellitus ein höhergradiger Risikofaktor für Frauen als für Männer darstellt, und daß erhöhte Triglyceride möglicherweise lediglich einen Risikofaktor für Frauen darstellen. Die Reduktion der Östrogenproduktion nach der Menopause trägt offensichtlich zu dem erheblichen Anstieg des LDL-Cholesterins bei älteren Frauen bei und erklärt dadurch die nachfolgende Zunahme der koronaren Herzkrankheit bei Frauen in der Postmenopause. Insgesamt läßt sich zeigen, daß Frauen eine Tendenz aufweisen, erst bei höheren Cholesterinspiegeln eine koronare Herzkrankheit zu entwickeln. Diese Befunde werden möglicherweise durch die Tatsache erklärt, daß Frauen einen höheren HDL-Cholesterin-Anteil am Gesamtcholesterin aufweisen. Die inverse Korrelation zwischen HDL-Cholesterin und koronarer Herzkrankheit ist bei Frauen besonders deutlich ausgeprägt. Insgesamt rechtfertigen die bisher vorliegenden Daten, die bisher überwiegend bei Männern wissenschaftlich erprobten Strategien zur Beeinflussung der Prognose durch lipidsenkende Behandlung auch auf Frauen zu übertragen (1, 10, 30).

Neuere Analysen der Framingham-Daten zeigen, daß das Gesamtcholesterin auch einen Risikofaktor bei älteren Menschen darstellt. Obwohl eine weniger aggressive diätetische Restriktion und medikamentöse Therapie bei älteren Patienten angemessen erscheint, lassen die bisher vorliegenden Daten den Schluß zu, daß eine Senkung erhöhter Cholesterinspiegel auch beim älteren Patienten das Risiko einer koronaren Herzkrankheit reduzieren kann (16).

Krebsinzidenz und Krebsmortalität in Abhängigkeit vom Serumcholesterin

Unter der Voraussetzung, daß die Senkung erhöhter Serumcholesterinspiegel die Inzidenz einer koronaren Herzkrankheit vermindert, jedoch das Risiko einer nichtkardiovaskulären Erkrankung in gleichem oder stärkerem Maße erhöht, erscheint die Behandlung einer Hyperlipidämie unangebracht. Epidemiologische Daten wurden daher wiederholt auf Hinweise untersucht, daß niedrige Cholesterinspiegel einen Risikofaktor für schwere, nichtkardiovaskuläre Erkrankungen, besonders bösartige Tumoren, darstellen könnten (1, 18, 26).

Untersuchungen verschiedener Bevölkerungsgruppen zeigen, daß eine direkte Beziehung zwischen der Fettzufuhr mit der Nahrung und der Mortalitätsrate für Kolon-, Brust-, Prostata-, Uterus- und Hodenkarzinom existiert. Internationale Vergleiche weisen darauf hin, daß niedrige Cholesterinspiegel wahrscheinlich mit niedrigen Raten dieser Neoplasien verbunden sind. In einer 1982 erhobenen Literaturübersicht von 27 Longitudinalstudien über die Krebsmortalität in bezug zum Serumcholesterin zeigten 12 Studien keinen Zusammenhang, während 15 eine erhöhte Karzinomrate bei Männern mit Cholesterinspiegeln innerhalb der niedrigsten Quintilen ergaben. In diesen 15 Untersuchungen schien das Kolonkarzinom die am häufigsten repräsentierte Form bei Personen mit niedrigem Serumcholesterinspiegeln zu sein. Vom Standpunkt des Klinikers, der mit der Erkennung und Behandlung erhöhten Serumcholesterins befaßt ist, lassen die umfangreichen Untersuchungen über den Zusammenhang zwischen Cholesterinspiegel und Krebsrate die folgende Schlußfolgerung zu: Niedrige Cholesterinspiegel können durch nicht erkannte Krebse hervorgerufen sein. Es gibt jedoch keine Hinweise dafür, daß niedrige Serumcholesterinspiegel allgemein krebsauslösend sind oder Karzinome in bestimmten Organen hervorrufen. Aus klinischen Untersuchungen gibt es keinen übereinstimmenden oder statistisch bedeutsamen Beweis, daß eine Senkung erhöhten Serumcholesterins zu einem erhöhten Krebsrisiko oder anderen, nichtkardiovaskulären Erkrankungen führt (18, 26).

High-density-Lipoprotein-(HDL-)Cholesterin-Spiegel und kardiovaskuläres Risiko

Experimentelle und klinische Daten zeigen, daß niedrige Spiegel von HDL-Cholesterin im Blut einen weiteren modifizierbaren Risikofaktor darstellen. Im Gegensatz zu anderen Risikofaktoren ist HDL-Cholesterin umgekehrt mit dem Risiko einer koronaren Herzkrankheit korreliert. Je höher die HDL-Spiegel sind, desto niedriger ist das Risiko, so daß in Hinsicht auf diese Beziehung HDL als potentiell antiatherogener Faktor angesehen werden kann. Die systematische Analyse der Framingham-Daten und anderer Studien hat die inverse Beziehung zwischen den HDL-Spiegeln und dem Risiko der koronaren Herzkrankheit bei Männern und Frauen bestätigt und bezog sich sowohl auf die Morbidität und Mortalität an koronaren Ereignissen. Unter Zugrundelegung der wichtigsten Studien läßt sich eine Erhöhung des HDL-Cholesterins um 1 mg/dl mit einer Reduktion des kardiovaskulären Risikos von 2–3% veranschlagen. Eine 1%ige Zunahme des HDL-Cholesterins ist danach mit einer 1,5- bis 2%igen Reduktion des koronaren Risikos assoziiert.

Triglyceride und kardiovaskuläres Risiko

In den frühen 70er Jahren gewannen Plasmatriglyceridspiegel als Risikofaktoren für koronare Herzkrankheiten Bedeutung. Durch die Anwendung von Multivarianzanalysen stellte sich dann jedoch heraus, daß ihnen eine eigenständige prädiktive Aussagekraft fehlte. Der Streitpunkt Triglyceride ist nicht nur für unser Verständnis der Beteiligung der Lipoproteine in der Atherogenese bedeutsam, sondern taucht auch dann auf, wenn eine Hypertriglyceridämie diagnostiziert wird und das koronare Risiko des Patienten auch im Hinblick auf eine geeignete Therapieentscheidung abgeschätzt werden muß. Eine neue Analyse der Framingham-Daten weist darauf hin, daß Plasmatriglyceride ein unabhängiger Prädiktor für die Inzidenz der koronaren Herzkrankheit bei Menschen mit niedrigem HDL-Cholesterin sind, nicht aber bei Patienten mit höherem HDL-Spiegel. Daraus hat sich die Vorstellung entwickelt, daß das Syndrom erhöhter Plasmatriglyceride zusammen mit niedrigem HDL-Cholesterin, wie es beispielsweise beim sogenannten metabolischen Syndrom nachweisbar ist, einen Risikofaktor für die koronare Herzkrankheit darstellt. Die einzige Ausnahme von dieser Einschätzung stellen solche Patienten dar, die einen sehr niedrigen Gesamt/HDL-Cholesterin-Quotienten aufweisen. Da jedoch nur 10% der Patienten mit Hypertriglyzeridämie einen niedrigen Gesamt/HDL-Cholesterin-Quotienten (kleiner als 3,5) aufweisen, müssen 9 von 10 Patienten mit hohen Triglyceridspiegeln als Risikokandidaten für die Entwicklung einer frühzeitigen koronaren Herzkrankheit angesehen werden, obwohl nahezu die Hälfte dieser Patienten ein Gesamtcholesterin unter 250 mg/dl aufweist.

Die Prognose von primären (familiär-genetischen) Hyperlipidämien

Primäre Störungen des Lipoproteinstoffwechsels sollten eigentlich nach genetischen Kriterien differenziert werden; dies ist heute jedoch nur teilweise und mit großem Aufwand möglich. Die Zuordnung unter praxisrelevanten Bedingungen erfolgt durch Bestimmung abnormer Lipoproteinkonzentrationen im Blut. Aus den Konzentrationen von Gesamttriglyceriden, Gesamtcholesterin und dessen Unterfraktionen LDL und HDL im Nüchternplasma und ihre Verhältnisse untereinander läßt sich der Schluß auf eine Störung der Lipoproteinfraktion ziehen, wobei das koronare Risiko der einzelnen Erkrankungen sehr unterschiedlich ist. Die wichtigsten Stoffwechselstörungen sind in Tab. 13.2 zusammengestellt.

Prognosebeeinflussung von Hyperlipidämien durch weitere Faktoren

Neuere Untersuchungen der letzten Jahre haben Hinweise dafür erbracht, daß die bisher Speziallabors vorbehaltene Analyse der Lipoproteinfraktionen, ihrer Apoproteine und des Remnant-Stoffwechsels möglicherweise eine genauere Prognose und Risikoeinschätzung zulassen. Insbesondere das Lipoprotein (a) hat sich als genetisch determinierter, unabhängiger Risikofaktor für die Entstehung einer frühzeitigen Atherosklerose herausgestellt. Prospektive Langzeituntersuchungen müssen noch den Nachweis erbringen, daß durch die Bestimmung von Lipoprotein (a) eine zutreffendere prognostische Beurteilung von Hyperlipidämien ermöglicht und damit gegebenenfalls neue Strategien zur Einleitung und Durchführung einer lipidsenkenden Therapie abgeleitet werden können.

Tabelle 13.2 Prognose von primären Störungen des Lipoproteinstoffwechsels

Primäre Hyperlipidämien	KHK-Risiko	Pankreatitisrisiko	Plasmacholesterin	Plasmatriglycerid	Lipoproteinphänotyp	Symptome (falls vorhanden)
Gewöhnliche („polygene") Hypercholesterinämie	+	–	↑	N	IIa	Arcus corneae, Xanthelasma
Familiäre kombinierte Hyperlipidämie	++	–	↑ oder N	↑ oder N	IIa, IIb, oder IV	Arcus corneae, Xanthelasma
Familiäre Hypercholesterinämie	+++	–	↑↑↑	N oder ↑	IIa oder IIb	Tendinöse Xanthome (Fingerextensor, Achillessehnen), Arcus corneaea, Xanthelasma, Aortenstenose
Remnant-Hyperlipidämie	+++	←	↑↑↑	↑↑	III	Tuberöse Xanthome (Ellenbogen), Handflächenxanthome, tendinöse Xanthome
Chylomikronämiesyndrom	–	+++	↑	↑↑↑	I oder V	Eruptive Xanthome (Gesäß, Ellenbogen), Lipoemia retinalis, Hepatosplenomegalie
Familiäre Hypotriglyzeridämie	?	++	↑	↑↑	IV oder V	Eruptive Xanthome (Gesäß, Ellenbogen), Lipoemia retinalis, Hepatosplenomegalie
HDL-Hypercholesterinämie	–	–	↑	N	erhöhte HDL-Cholesterin-Werte	–

Literatur

1. AHA/NHLBI Special Report: The cholesterol facts. Circulation 81 (1990) 1721–1733
2. Assmann, G.: Lipidstoffwechsel und Atherosklerose. Schattauer, Stuttgart 1982
3. Anderson, K. M., W. P. Castelli, D. L. Levy: Cholesterol and mortality: 30 years of follow-up from the Framingham study. J. amer. med. Ass. 257 (1987) 2176–1280
4. Arntzenius, A. C., D. Kromhout, J. D. Barth, J. H. Reiber, A. V. Bruschke, B. Buis, C. M. van Gent, N. Kempen-Voogd, S. Strikwerda, E. A. van der Veide: Diet, lipoproteins, and the progression of coronary atherosclerosis: the Leiden intervention trial. New Engl. J. Med. 312 (1985) 805–811
5. Blankenhorn, D. H., S. A. Nessim, R. L. Johnson, M. E. San Marco, S. P. Azen, L. Cashen-Hemphill: Beneficial effects of combined colestipol-niacin therapy on coronary atherosclerosis and coronary venous bypass grafts. J. Amer. med. Ass. 257 (1987) 3233–3240
6. Brensike, J. F., R. I. Levy, S. F. Kelsey, E. R. Passamani, J. Richardson, I. K. Loh, N. J. Stone, R. F. Aldrich, J. W. Battaglini, D. J. Moriarty, et al.: Effects of therapy with cholestyramine on progression of coronary arteriosclerosis: results of the NHLBI type II coronary intervention study. Circulation 69 (1984) 313–324
7. Brown, G., J. J. Albers, L. D. Fisher, S. M. Schaefer, J. T. Lin, C. Kaplan, X. O. Zhao, B. D. Bisson, V. F. Fitzpatrick, H. T. Dodge: Regression of coronary artery disease as a result of intensive lipid-lowering therapy in men with high levels of apolipoprotein B. New Engl. J. Med. 323 (1990) 1289–1298
8. Brown, M. S., J. L. Goldstein: How LDL receptors influence cholesterol and atherosclerosis. Sci. Amer. 251 (1984) 58–66
9. Brunner, D., J. Weisbort, N. Meshulam, S. Schwartz, J. Gross, A. Saltz-Rennert, S. Altmann, K. Loebl: Relation of serum total cholesterol and high-density lipoprotein cholesterol percentage to the incidence of definitive coronary events: twenty-year follow up of the Donolo-Tel Aviv prospective coronary artery disease study. Amer. J. Cardiol. 59 (1987) 1271
10. Bush, T. L., L. P. Fried, E. Barrett-Connor: Cholesterol, lipoproteins, and coronary heart disease in women. Clin. Chem. 34 (1988) B60–B70
11. Canner, P. L., K. G. Berge, N. K. Wenger, J. Stamler, L. Friedman, R. J. Prineas, W. Friedwald: Fifteen year mortality in coronary drug project patients: long-term benefit with niacin. J. Amer. Coll. Cardiol. 8 (1986) 1245–1255

12 Carlson, L. A., G. Rosenhamer: Reduction in mortality in the Stockholm ischaemic heart disease secondary prevention study by combined treatment with clofibrate and nicotinic acid. Acta med. scand. 223 (1988) 405–418

13 Cashin-Hemphill, L., M. E. Sanmarco, D. H. Blankenhorn: Augmented beneficial effects of colestipol-niacin therapy at four years in the CLAS trial (abstract). Circulation 80, Suppl. 2 (1989) 381

14 Castelli, W. P.: The triglyceride issue: a view from Framingham. Amer. Heart J. 112 (1986) 432–437

15 Castelli, W. P., R. J. Garrison, P. W. F. Wilson, R. D. Abbot, S. Kalousdian, P. Kannel: Incidence of coronary heart disease and lipoprotein levels: the Framingham study. J. Amer. med. Ass. 256 (1986) 2835

16 Castelli, W. P., P. W. Wilson, D. Levy, K. Anderson: Cardiovascular risk factors in the elderly. Amer. J. Cardiol. 63 (1989) 12H–19H

17 Cremer, P., H. Elster, B. Labrot, B. Kruse, R. Muche, D. Seidel: Incidence rates of fatal and nonfatal myocardial infarction in relation to the lipoprotein profile: first prospective results from the Göttingen risk, incidence, and prevalence study (GRIPS). Klin, Wschr. 66, Suppl. 11 (1988) 42

18 Feinleib, M: Workshop on cholesterol and noncardiovascular mortality. Prev. Med. 11 (1982) 360–367

19 Frick, M. H., O. Elo, K. Haapa, O. P. Heinonen, P. Heinsaimi, P. Helo, J. K. Huttunen, P. Kaitaniemi, P. Koskinen, V. Manninen: Helsinki heart study: primary prevention trial with gemfibrozil in middle-aged men with dyslipidemia. New Engl. J. Med. 317 (1987) 1237–1245

20 Goldstein, J., M. Brown: In Harrison's principles of Internal Medicine, 11th ed. McGraw Hill, New York 1987

21 Gordon, T., W. P. Castelli, M. C. Hjortland, W. B. Kannel, T. R. Dawber: High density lipoprotein as a protective factor against coronary heart disease: the Framingham study. Amer. J. Med. 63 (1977) 707–714

22 Gordon, D. J., B. M. Rifkind: High-density lipoprotein: the clinical implication of recent studies. New Engl. J. Med. 321 (1989) 1311–1316

23 Hjermann, I., I. Holme, P. Leren: Oslo study diet and antismoking trial: results after 102 months. Amer. J. Med. 80 (1986) 7–11

24 Kannel, W. B., W. P. Castelli, T. Gordon, P. M. McNamara: Serum cholesterol, lipoproteins, and the risk of coronary heart disease: the Framingham study. Ann. intern. Med. 74 (1971) 1–12

25 Keys, A.: (ed.): Coronary heart disease in seven countries. Circulation 41, Suppl. 1 (1970) 1–211

26 Lewis, B., M. Mancini: Hypocholesterolaemia: a risk factor? In Schettler, G., et al.: Atherosclerosis VI. Springer, Berlin 1983 (S. 841–846)

27 The Lipid Research Clinics Program: The lipid research clinics coronary primary prevention trial results. I. Reduction in incidence of coronary heart disease. J. Amer. med. Ass. 251 (1984) 351–364

28 Multiple Risk Factor Intervention Trial Research Group: Multiple risk factor intervention trial: risk factor changes and mortality results. J. Amer. med. Ass. 248 (1982) 1465–1477

29 Nationale Cholesterin-Initiative: Dtsch. Ärztebl. 87 (1990) B991–1003

30 National Research Council Committee on Diet and Health: Diet and Health. Implications for Reducing Chronic Disease Risk. National Academy Press, Washington 1989

31 Ornish, D., S. E. Brown, L. W. Scherwitz, J. H. Billings, W. T. Armstrong, T. A. Ports, S. M. McLanahan, R. L. Kirkeeide, R. J. Brand, K. L. Gould: Can lifestyle changes reverse coronary heart disease? Lancet 336 (1990) 129–133

32 The Pooling Project Research Group: Relationship of blood pressure, serum cholesterol, relative weight and ECG abnormalities to incidence of major coronary events: final report of the pooling project. J. chron. Dis. 31 (1978) 201

33 Seed, M., F. Hoppichler, D. Reaveley, S. McCarthy, G. R. Thompson, E. Boerwinkle, G. Utermann: Relation of serum lipoprotein (a) concentration and apolipoprotein (a) phenotype to coronary heart disease in patients with familial hypercholesterolemia. New. Engl. J. Med. 322 (1990) 1494–1499

34 Stamler, J., D. Wentworth, J. D. Neaton, for the MRFIT Research Group: Is relationship between serum cholesterol and risk of premature death from coronary heart disease continuous and graded? Findings in 356222 screenees of the MRFIT. J. Amer. med. Ass. 256 (1986) 2823

14 Störungen des Wasser-, Elektrolyt- und Säure-Basen-Haushaltes

K. Glänzer

Störungen des Wasserhaushaltes

Primäre Wassermangelzustände

Störungen des Wasserhaushaltes sind keine eigenen Krankheitsbilder, sondern häufig die Folge einer ernsthaften Erkrankung des Herzens, der Nieren, der Leber oder des Endokriniums. Für die Beurteilung der Prognose von Störungen des Wasserhaushaltes ist das Alter des Patienten wichtig. Der Gesamtwasserbestand des Körpers hängt ab vom Lebensalter, Geschlecht und Fettgehalt des Körpers. Neugeborene haben einen Gesamtkörperwassergehalt von ca. 80%, erwachsene Männer 40–70% und Frauen 45–60%. Aus dem Gesagten geht hervor, daß Neugeborene und Kleinkinder besonders durch Wassermangelzustände gefährdet sind. Ältere Menschen haben häufig eine leicht gestörte maximale Urinkonzentrationsfähigkeit und erleiden leicht stärkere Wasserverluste, ohne daß gleichzeitig ein ausgeprägtes Durstgefühl des Patienten dazu auffordert, die Wasserbilanz zu korrigieren. Ein primärer Wassermangelzustand kann auftreten, wenn

1. Durstgefühl und der renale Konzentrationsmechanismus normal sind, aber eine adäquate Flüssigkeitsaufnahme nicht möglich ist,
2. die renalen Konzentrationsmechanismen gestört sind, das Durstgefühl normal, aber die Flüssigkeitsaufnahme behindert ist,
3. größere extrarenale Flüssigkeitsverluste auftreten, die durch orale Flüssigkeitszufuhr nicht oder nur unzureichend kompensiert werden können.

Die Prognose eines Wassermangelzustandes hängt von mehreren Faktoren ab:

1. Alter des Patienten (Säugling oder Greis),
2. von der relativen Größe des Wasserverlustes,
3. von der Therapie bzw. Erhältlichkeit von Infusionslösungen und Medikamenten,
4. von der Dauer des Wassermangelzustandes.

So ist z. B. die Prognose eines schweren Wassermangelzustandes (über 9 l) bei einem Patienten in einem hyperosmolaren diabetischen Koma sehr viel schlechter einzuordnen als ein hyperosmolarer Zustand bei einem jugendlichen Patienten mit einem Diabetes insipidus centralis.

Primärer Wasserüberschuß

Unter einem primären Wasserüberschußzustand versteht man eine unverhältnismäßig hohe Zufuhr bzw. Retention von osmotisch nicht gebundenem Wasser im Vergleich zum Natriumbestand des Organismus, der durch ein Mißverhältnis zwischen Zufuhr und Ausscheidung von Wasser entsteht. Die Ursachen eines Wasserüberschusses sind vielfältig. Wasserüberschußzustände gehören zu den häufigsten Komplikationen akut Kranker und hospitalisierten Patienten. Grob schematisch lassen sich folgende Gruppen klassifizieren:

1. exzessive Wasserzufuhr,
2. adäquat erhöhte antidiuretische Hormon-(ADH-)Sekretion,
3. inadäquat erhöhte antidiuretische Hormon-(ADH-)Sekretion,
4. Wasserintoxikation durch direkte Störung renaler Ausscheidungsmechanismen.

Die Prognose von primären Wasserüberschußzuständen hängt vom Grundleiden ab. Die Hypoosmolarität durch exzessive Wasserzufuhr hat eine gute Prognose, sofern die exzessive Wasserzufuhr reduziert wird. Dann normalisieren sich innerhalb weniger Tage sämtliche pathologischen Laborparameter und der Zustand des Patienten. Eine ausgesprochen schlechte Prognose hat die Hypoosmolarität durch adäquat erhöhte ADH-Sekretion infolge

1. einer Leberzirrhose mit Aszites,
2. bei nephrotischem Syndrom mit Hypovolämie und
3. bei globaler Herzinsuffizienz.

Hier bedeutet die Hypoosmolarität ein Signum mali ominis, d.h., das Grundleiden ist so schwer ausgeprägt, daß mit einem alsbaldigen Ableben des Patienten gerechnet werden kann.

Ist die Hypoosmolarität durch eine inadäquat erhöhte ADH-Sekretion bedingt und erfolgt die Sekretion orthotop, d.h. im Bereich des Hypothalamus und der Hypophyse, dann bestimmt das Grundleiden die Prognose des Patienten.

Ektope Sekretion von ADH bei paraneoplastischem Syndrom ist nur ein Symptom des zugrundeliegenden Tumors. Der Tumor und seine Ausdehnung im Körper und seine therapeutische Beeinflußbarkeit bestimmen die Prognose des Patienten. Da sich die Hypoosmolarität meistens langsam entwickelt, ist auch keine rasche Korrektur notwendig.

Die Hypoosmolarität im Plasma infolge einer direkten Störung renaler Ausscheidungsmechanismen wird wiederum von der Grundkrankheit bestimmt. So läßt sich Mangel an Glucocorticoiden oder eine Hypothyreose gut behandeln, medikamentös-induzierte Störungen der Nierenfunktion durch Chlorpropamid oder Tolbutamid lassen sich einfach therapieren und haben daher auch eine gute Prognose.

Die Prognose eines primären Wasserüberschusses mit Hypoosmolarität hängt von folgenden Faktoren ab:

1. Schwere der Hypoosmolarität,
2. Schnelligkeit, mit der sich die Hypoosmolarität entwickelt hat,
3. Dauer der Hypoosmolarität,
4. Alter des Patienten.

Unter den oben genannten Faktoren ist das wichtigste Kriterium, das die Prognose des Patienten beeinflußt, die Schnelligkeit, mit der sich eine Hypoosmolarität entwickelt hat. Eine chronische Hypoosmolarität mit Werten um 230–240 mosmol/l wird manchmal fast symptomlos ertragen, während eine rasche Senkung der Osmolarität vom Normbereich (290 ± mosmol/l) auf 260–270 mosmol/l bereits zu schweren neurologischen Störungen führen kann.

Eine nicht adäquate Therapie, z.B. Natriumchloridinfusion unter der Vorstellung eines Natriummangels bei Hyponatriämie und Hypoosmolarität kann zu einer Verschleierung des Krankheitsbildes und zu einer Verschlechterung der Prognose führen.

Störungen des Natriumhaushaltes

Primärer Natriummangel

Definition: Ein primärer Natriummangel ist durch eine Verminderung des Gesamtbestandes an Natrium definiert, der durch Verluste oder mangelhafte Zufuhr von Natrium bedingt ist. Ein Natriummangel kann mit normaler oder erniedrigter Serumnatriumkonzentration einhergehen.

Größere Natriumverluste sind am häufigsten die Folge von gastrointestinalen Funktionsstörungen, denn die Sekrete des Gastrointestinaltraktes mit Ausnahme des Magensaftes haben eine hohe Natriumkonzentration zusammen mit Chlorid und Kalium und Bicarbonat. Im internistischen Patientengut sind chronisches Erbrechen, Diarrhoen und Steatorrhoen die häufigsten Ursachen von chronischen Natriumverlusten. Bei Magen-Darm-Spülungen, äußeren biliären Fisteln unter Absaugen von Duodenalsaft muß ebenfalls mit entsprechenden Verlusten gerechnet werden.

Erhebliche Natrium- und Volumenverluste können auch durch Sequestration von extrazellulärer Flüssigkeit im Organismus auftreten.

Hohe renale Natriumverluste bis 20 g/die, entsprechend 340 mmol/die, mit Urinvolumina bis 8 l/die können in den ersten Tagen der polyurischen Phase des akuten Nierenversagens auftreten. Patienten mit chronischer Niereninsuffizienz sind manchmal ebenfalls nicht in der Lage, die renale Salzausscheidung zu drosseln. Falls durch Übelkeit oder Anorexie infolge der Urämie oder aber durch ärztliche Anweisung die Natriumaufnahme beschränkt wird, kommt es zu Salz- und Wasserverlusten, die sich zunächst relativ unbemerkt über Wochen hinweg entwickeln. Dies führt zu einer Kontraktion des extrazellulären Volumens mit steigender Retention harnpflichtiger Substanzen.

Der Schweregrad und die Prognose des klinischen Bildes hängen weitgehend davon ab, wie schnell die Natrium- und die damit verbundenen Volumenverluste sich entwickeln. Ist bereits eine Kreislaufsymptomatik mit Hypotension, kleinem Puls, kalten Extremitäten und orthostatischer Dysregulation eingetreten, ist die Prognose als ernst zu bewerten.

Solange noch keine neurologischen Störungen bei einer schweren Hyponatriämie bei Salzverlustsyndrom bestehen, ist die Prognose des Natriummangels gut, d. h., bei adäquater Kochsalz- und Flüssigkeitssubstitution bilden sich die Symptome des extrazellulären Volumenmangels innerhalb weniger Stunden zurück. Die meistens eingeschränkte Nierenfunktion normalisiert sich innerhalb weniger Tage nach Auffüllung des Extrazellularvolumens mit Natrium und Wasser, und mit Einsetzen der Diurese normalisiert sich die Harnstoffkonzentration im Serum. Es kann jedoch ein permanenter Gehirnschaden entstehen, wenn eine Hyponatriämie infolge von Natriumverlusten nicht rechtzeitig korrigiert wird.

Primärer Natriumüberschuß

Definition: Bei einem primären Natriumüberschuß ist der Gesamtbestand des Organismus an Natrium vermehrt. Die Konzentration von Natrium im Serum kann dabei normal oder erhöht (über 150 mmol/l) sein. Ist gleichzeitig auch der Wasserbestand des Körpers erhöht, liegen in der Regel Ödeme vor. Ist der Wasserbestand des Organismus normal, besteht meistens eine Hypernatriämie. Liegt eine Hypernatriämie vor, dominieren klinisch zumeist die Zeichen der zerebralen Funktionsstörungen, bei leichter Hypernatriämie als Lethargie und Apathie, bei schwerer Hypernatriämie (über 175 mmol/l) als fokale und generalisierte Krampfanfälle, Hyperpyrexie und Hyperpnoe. Serumnatriumkonzentrationen über 200 mmol/l sind tödlich. Die Prognose hängt von der Geschwindigkeit ab, mit der die Elektrolytentgleisung auftritt. Die Symptome zeigen sich bei Kindern und alten Menschen rascher.

Ödeme bei verschiedenen Grundkrankheiten (Herzinsuffizienz, nephrotisches Syndrom, Leberzirrhose) lassen sich bei leichteren Situationen in der Regel innerhalb weniger Tage durch therapeutische Maßnahmen eliminieren.

Bei fortgeschrittenen Krankheitszuständen kann allerdings eine konservative Therapie auch ohne Erfolg bleiben.

Die Prognose einer Hypernatriämie ohne Ödembildung hängt ebenfalls vom Verlauf der Grundkrankheit ab. Hypernatriämien nach Kommotio, Enzephalitis oder Meningitis können sich innerhalb von wenigen Tagen nach Abklingen der Krankheitssymptome zurückbilden. Wenn sich eine Hypernatriämie schnell entwickelt, z. B. infolge einer hypertonen Kochsalzinfusion bei Niereninsuffizienz oder bei Kindern, ist die Prognose ungünstig. Bei länger bestehender Hypernatriämie ist die Mortalität sehr hoch.

Störungen des Kaliumhaushaltes

Kaliummangel

Definition: Beim Kaliummangelsyndrom liegt ein zelluläres Kaliumdefizit vor, das von einem bestimmten Schweregrad an auch mit einer Hypokaliämie (< 3,6 mmol/l) einhergeht.

Im allgemeinen ist die Prognose eines rechtzeitig erkannten und behandelten Kaliummangels gut. Unter einer adäquaten Substitutionstherapie bilden sich die Störungen, die weitgehend von der extrazellulären Kaliumkonzentration abhängen, wie neuromuskuläre Symptome oder Herzrhythmusstörungen, zurück. Die renalen Symptome, die durch zellulären Kaliummangel bedingt sind, bilden sich allerdings langsamer zurück. Langdauernder, schwerer Kaliummangel führt zu irreversiblen, histologisch nachweisbaren Schädigungen an Niere und Herzmuskel mit einer permanenten Einschränkung der Nierenfunktion und manifester Herzinsuffizienz, die durch eine Substitution nicht mehr zur Rückbildung gebracht werden kann. Schwerste Hypokaliämien (< 1,5 mmol/l) sind durch gefährliche, meist therapierefraktäre kardiale Arrhythmien und aufsteigende Lähmung der quergestreiften Muskulatur sowie des Zwerchfells mit respiratorischer Insuffizienz akut lebensbedrohlich. Eine Ausnahme macht davon die periodische hypokaliämische Lähmung, die fast immer prognostisch gut ist und sich innerhalb weniger Stunden zurückbildet.

Kaliumüberschuß

Definition: Als Hyperkaliämie wird ein Anstieg der Serumkaliumkonzentration über 5,4 mmol/l bezeichnet. Dabei kann der Gesamtkörperkaliumgehalt normal oder sogar erniedrigt sein.

Eine Hyperkaliämie kann die Folge einer Transmineralisation oder Schädigung der Zellmembran sein. Auch eine akute Digitalisvergiftung kann über eine Hemmung der Natrium-Kalium-ATPase der Zellwand zu einer schweren Hyperkaliämie führen. Hyperkaliämien, die infolge einer Transmineralisation entstanden sind, führen in der Regel zu keinen permanenten Schädigungen, sie sind daher bezüglich ihrer Prognose als gutartig einzuordnen. Hyperkaliämien infolge einer verminderten renalen Ausscheidung sind in der Regel durch ein akutes Nierenversagen oder eine schwere chronische Niereninsuffizienz bedingt. Seltener kommt ein Morbus Addison in Frage oder eine Überdosierung mit Triamteren, Amilorid oder Spironolacton.

Die Prognose einer Hyperkaliämie ist durch häufig auftretende Herzrhythmusstörungen ungünstiger als die einer Hypokaliämie. Leichte Hyperkaliämien lassen sich durch diätetische Maßnahmen bzw. Absetzen von Kaliumsupplementen und kaliumsparenden Diuretika meist innerhalb weniger Tage erfolgreich therapieren. Liegt ein Morbus Addison vor, so führt eine ausreichende Corticoidzufuhr zur Normalisierung der Serumkaliumkonzentration. Hyperkaliämien, insbesondere bei Nierenversagen, führen dazu, daß eine große Menge an Kalium intrazellulär akkumuliert wird. Die Patienten haben durch therapierefraktäre Herzrhythmusstörungen eine erhöhte Mortalität.

Störungen des Calciumhaushaltes

Calciummangel

Ein chronischer Calciummangel äußert sich in der Regel als Hypokalzämie. Eine chronische Hypokalzämie ist weniger häufig als eine Hyperkalzämie und ist meist mit chronischer Niereninsuffizienz oder Ausfall der Nebenschilddrüse vergesellschaftet. Transiente Hypokalzämien kommen bei sehr schweren Erkrankungen, z. B. Sepsis, großflächigen Verbrennungen, akutem Nierenversagen oder extensive Transfusionen von citrathaltigen Blutkonserven vor. Eine schwere Hypalbuminämie kann ebenfalls eine Verminderung der totalen Calciumkonzentration bewirken. Die Verschiebung des Blut-pH in Richtung Alkalose kann eine verstärkte Calciumbindung an Proteine verursachen, so daß die Messung des ionisierten Calciums der totalen Calciumbestimmung vorzuziehen ist.

Die Prognose einer chronischen Hypokalzämie ist quoad vitam gut, d. h., die Patienten versterben in der Regel nicht an der Hypokalzämie. Eine chronische Hypokalzämie, insbesondere bei angeborenem Hypoparathyreoidismus, führt jedoch zu Mißbildungen und ZNS-Symptomen, z. B. extrapyramidalen Syndromen, wie Choreoathetose und Dystonie. Eine frühzeitige Kataraktentwicklung mit chronischen Veränderungen der Fingernägel und der Haare wird häufig bei angeborenem Hypoparathyreoidismus gesehen, diese Veränderungen bilden sich aber nach Normalisierung der Calciumkonzentration wieder zurück. Eine besondere Form der Hypokalzämie findet man bei gleichzeitiger Hypomagnesiämie. Erst wenn Magnesium substituiert wird, lassen sich auch die Serumcalciumwerte wieder normalisieren. Eine seltene Form eines Hypoparathyreoidismus infolge einer kongenitalen Aplasie der Nebenschilddrüsen manifestiert sich kurz nach der Geburt. Es besteht offensichtlich eine Zwischenbeziehung zu Entwicklungsdefekten des Thymus und der Nebenschilddrüse, zusammengefaßt unter dem Namen DiGeorge-Syndrom. Bei diesem Syndrom kommen auch noch kongenitale kardiovaskuläre Veränderungen und andere Entwicklungsdefekte vor. Die Patienten sterben meistens in früher Kindheit.

Die Prognose der Hypokalzämie infolge Parathormonresistenz bei chronischem Nierenversagen, auch bei Vitamin-D-Mangel ist gut, da heutzutage verschiedene synthetische Vitamin-D-Analoga zur Verfügung stehen, mit denen eine ausreichende Substitution von Vitamin-D bzw. Analoga auch bei der Niereninsuffizienz möglich ist. Es gelingt heutzutage in jedem Fall, die Serumcalciumkonzentration zu normalisieren. Langdauernde Störungen des Calciumstoffwechsels führen zu Knochenschäden, die ihrerseits wiederum die Prognose des Patienten beeinflussen.

Calciumüberschuß

Als Hyperkalzämie bezeichnet man eine Erhöhung der Serumcalciumkonzentration über den oberen Normwert. Der Normalbereich darf nicht aus der Literatur entnommen, sondern muß für jedes Labor eigens festgelegt werden, da er je nach Methode schwankt. Die Prognose einer Hyperkalzämie bei einem Hyperparathyreoidismus hängt von der Ausprägung der Hyperkalzämie und der Schnelligkeit der Entwicklung der Hyperkalzämie ab. Die Hyperkalzämie bei einem Hyperparathyreoidismus ist in der Regel nur mild ausgeprägt und langsam ansteigend. Die Prognose ist gut, wenn das Adenom der Nebenschilddrüse entfernt werden kann. Die Prognose einer lithiuminduzierten Hyperkalzämie ist ebenfalls gut, da nach Absetzen der Lithiumtherapie sich die Calciumspiegel im allgemeinen rasch normalisieren.

Die Hyperkalzämien bei Malignomen sind eine zusätzliche Komplikation und können unabhängig von dem Stand des Grundleidens zu einer akuten Gefährdung des Patienten führen. Gerade Hyperkalzämien bei Mammakarzinom sprechen gut auf eine zytostatische Therapie an, so daß auch bei Malignomen die Prognose der Hyperkalzämie als gut zu betrachten ist, die Gesamtprognose der Patienten jedoch vom Grundleiden abhängt. Ist einmal eine hyperkalzämische Krise eingetreten, dann ist die Letalität der Patienten sehr hoch, die Prognose demzufolge als sehr schlecht anzusehen.

Störungen des Säure-Basen-Haushaltes

Azidose

Metabolische Azidose

Definition: Eine metabolische Azidose ist durch eine Erhöhung der Wasserstoffionenkonzentration, d. h. eine Abnahme des arteriellen Blut-pH unter 7,3, eine Verminderung der Bicarbonatkonzentration unter 20 mmol/l und bei Kompensation durch eine Abnahme des CO_2-Partialdrucks gekennzeichnet.

Störungen des Säure-Basen-Haushaltes, insbesondere metabolische Azidosen, sind Ausdruck einer schweren Störung der Homöostase des gesamten Organismus. Im klinischen Alltag kommen häufig gastrointestinale Verluste von Bicarbonat infolge Diarrhoen oder Dünndarm- und Pankreasfisteln vor, darüber hinaus bei akuter oder chronischer Niereninsuffizienz, wenn die Kapazität der Nieren, H^+-Ionen zu eliminieren, gestört ist. Eine vermehrte Säureproduktion liegt bei der diabetischen Ketoazidose, bei der Lactatazidose und im Hungerzustand vor. Eine Lactatazidose ist eine prognostisch besonders ungünstige Form der Azidose, da sie meist unter anaeroben Bedingungen, wie z. B. Schock oder Herzstillstand, auftritt und eine massive Lactatbildung zeigt, die sich kaum korrigieren läßt, wenn nicht die vitalen Funktionen des Organismus wieder in Gang kommen.

Schwere Azidosen bewirken eine Abnahme der Kontraktilität des Herzmuskels, eine Abnahme des Schlagvolumens und gleichzeitig eine Abnahme des systemischen Gefäßwiderstandes. Die Ansprechbarkeit der Erfolgsorgane auf endogene und exogene Catecholamine und andere Vasopressoren ist in der Azidose herabgesetzt, so daß vasopressorisch wirksame Substanzen ihre Wirkung nicht entfalten können. Die klinischen Zeichen einer metabolischen Azidose sind oft durch die zugrundeliegenden Krankheiten bzw. durch deren metabolische Auswirkungen bestimmt. Sie können aber je nach Schweregrad durch die Azidose selbst beeinflußt werden. Die Atmung ist bei diabetischer Ketoazidose vertieft. Es kann im weiteren Verlauf zu Blutdruckabfall und sogar zu Schockzuständen kommen. Chronische Azidosen führen durch renale Calciumverluste zu einer Osteoporose und tragen eventuell zur Osteomalazie bei chronischer Niereninsuffizienz und bei renal-tubulärer Azidose bei. Chronische Azidosen lassen sich durch alkalisierende Substanzen relativ gut therapieren, bei akuten schweren Azidosen steht die Behandlung des Grundleidens im Vordergrund. Chronische Azidosen bedeuten in der Regel keine akute Bedrohung des Patienten, die Prognose des Patienten hängt von der zugrundeliegenden Erkrankung ab. Akute metabolische Azidosen sind hingegen eine sehr ernste Störung des Stoffwechselgleichgewichts und haben trotz intensiv-therapeutischer Maßnahmen eine hohe Letalität. Metabolische Azidosen mit pH-Werten unter 6,8 werden in der Regel nicht überlebt.

Respiratorische Azidose

Definition: Die respiratorische Azidose ist durch eine Retention von CO_2 durch die Lunge mit Anstieg des pCO_2 über 45 mmHg, Abfall des pH-Wertes unter 7,35 und bei Kompensation durch einen Anstieg der Bicarbonatkonzentration gekennzeichnet.

Die Ursachen einer respiratorischen Azidose liegen darin, daß die Lunge nicht mehr in der Lage ist, das aus dem Metabolismus anfallende CO_2 zu eliminieren.

Eine akute Hyperkapnie ist immer mit einer Hypoxie verbunden, die auch gewöhnlich das klinische Bild bestimmt. Der pulmonal-arterielle Druck steigt bei Hyperkapnie an, das Myokard neigt in dieser Situation zur ektopen Reizbildungsstörung. Die Auswirkungen einer chronischen respiratorischen Azidose unterscheiden sich nicht wesentlich von denen der akuten respiratorischen Azidose. Bei sehr hohen CO_2-Partialdrücken treten häufig multifokale Vorhoftachykardien sowie supraventrikuläre Extrasystolen auf, die therapeutisch nur schwer beeinflußbar sind. Infolge des erhöhten pulmonal-arteriellen Druckes entwickelt sich bei langjähriger chronisch-respiratorischer Azidose ein Cor pulmonale. Die Prognose der respiratorischen Azidose wird von 2 Faktoren bestimmt: vom Grundleiden und vom Beginn einer Therapie.

Werden akute respiratorische Azidosen durch Wiederherstellung der Ventilation rasch beseitigt, ist die Prognose in der Regel gut. Die

Prognose einer chronisch-respiratorischen Azidose infolge alveolärer Hypoventilation wird in der Regel von weiteren Organkomplikationen, vor allem von seiten des Herzens (Cor pulmonale), bestimmt. Die Prognose ist um so besser, je frühzeitiger und je intensiver die Therapie einer chronisch-respiratorischen Insuffizienz einsetzt. Hier ist insbesondere die kontinuierliche Sauerstoffinsufflation über 24 Stunden am Tag zu nennen. Wenn eine dauernde Respiratorbehandlung erforderlich wird, so ist die Prognose sehr schlecht, die Überlebenschancen liegen je nach Grundleiden zwischen 20–70%.

Alkalose

Metabolische Alkalose

Eine metabolische Alkalose ist Ausdruck einer Funktionsstörung, die infolge einer primären Zunahme der Bicarbonatkonzentration zum Anstieg des pH-Wertes führt.

Metabolische Alkalosen sind klinisch symptomarm und manifestieren sich selten als tetonischer Anfall. Die häufigsten Ursachen sind Erbrechen und Diarrhoen, exzessive diuretische Therapie und massiver Kaliumverlust. Ein Mineralocorticoidexzeß ist relativ selten, muß aber vermutet werden, wenn die Kochsalzzufuhr nicht zu einer Besserung der Alkalose führt. Die Therapie sollte sich möglichst auf die Beseitigung des zugrundeliegenden Leidens beschränken und zunächst die verlorenen Wasser- und Elektrolytmengen substituieren. Die Prognose der metabolischen Alkalose hängt im wesentlichen von dem zugrundeliegenden Leiden ab, aber auch von dem Ausmaß der alkalotischen Abweichung. Bei einem pH über 7,7 besteht akute Lebensgefahr. Leichter metabolische Alkalosen können sich spontan und folgenlos zurückbilden.

Respiratorische Alkalose

Definition: Eine respiratorische Alkalose ist die Folge einer verstärkten alveolären Ventilation mit Verlust von CO_2, Abfall des pCO_2 und Zunahme des pH-Wertes. Zur Kompensation wird die extrazelluläre Bicarbonatkonzentration durch verstärkte renale Ausscheidung erniedrigt.

Die häufigste Form einer **respiratorischen Alkalose** ist das Hyperventilationssyndrom, das vorwiegend Frauen jüngeren Alters betrifft. Die Prognose einer funktionell-bedingten respiratorischen Alkalose ist in der Regel gut, die Attacken bei Hyperventilationssyndrom enden spätestens beim Verlust des Bewußtseins. Ist die zugrundeliegende Konfliktsituation beseitigt, sistieren die Anfälle häufig. Bei anderen Formen der respiratorischen Alkalose ist die Prognose von dem Grundleiden abhängig, insbesondere bei organischen Erkrankungen des zentralen Nervensystems.

Literatur

1 Adams, K. R., J. A. Martin: Electrolyte disorders in the elderly. Drugs Aging 1 (1991) 254–265
2 Beck, L. H.: Perioperative renal. fluid, and electrolyte management. Clin. geriat. Med. 6 (1990) 557–569
3 Boyd, M. A.: Polydipsia in the chronically mentally ill: a review. Arch. psychit. Nurs. 4 (1990) 166–175
4 Brewer, E. D.: Disorders of acid-base balance. Pediat. Clin. N. Amer. 37 (1990) 429–447
5 Chan, J. C.: Renal tubular acidosis. J. Pediat. 102 (1983) 327–340
6 Cheng, J. C., D. Zikos, H. A. Skopicki, D. R. Peterson, K. A. Fisher: Long-term neurologic outcome in psychogenic water drinkers with severe symptomatic hyponatremia: the effect of rapid correction (see comments). Amer. J. Med. 88 (1990) 561–656
7 Fencl, V., T. H. Rossing: Acid-base disorders in critical care medicine. Ann. Rev. Med. 40 (1989) 17–29
8 Garvey, M. S.: Fluid and electrolyte balance in critical patients. Vet. Clin. N. Amer. small Anim. Pract. 19 (1989) 1021–1057
9 Gebel, F.: H. Meng, F. Michot, N. Truniger: Psychogene Wasserintoxikation. Schweiz. med. Wschr. 119 (1989) 169–177
10 Goldmann, M. B.: A rational approach to disorders of water balance in psychiatric patients. Hosp. Community Psychia. 42 (1991) 488–494
11 Haber, R. J.: A practical approach to acid-base disorders. West. J. Med. 155 (1991) 146–151
12 Illowsky, B. P., D. G. Kirch: Polydipsia and hyponatremia in psychiatric patients. Amer. J. Psychiat. 145 (1988) 675–683
13 Jehle, D., F. Harchelroad: Bicarbonate. Emerg. Med. Clin. Amer. 4 (1986) 145–173
14 Kaehny, W. D.: Respiratory acid-base disorders. Med. Clin. N. Amer. 67 (1983) 915–928
15 Kushnir, M., A. Schattner, S. Konichezky: Schizophrenia and fatal self-induced water intoxication with appropriately-diluted urine. Amer. J. med. Sci. 300 (1990) 385–387

16 McLaughlin, M. L., J. P. Kassirer: Rational treatment of acid-base disorders. Drugs 39 (1990) 841–855
17 Mattle, H.: Neurologische Manifestationen der gestörten Osmolalität. Schweiz. med. Wschr. 115 (1985) 882–889
18 Mor, F., I. Mor-Snir, A. J. Wysenbeek: Rhabdomyolysis in self-induced water intoxication. J. nerv. ment. Dis. 175 (1987) 742–743
19 Nanji, A. A.: Drug-induced electrolyte disorders. Drug. Intell. clin. Pharm. 17 (1983) 175–185
20 Oster, J. R., G. O. Perez, B. J. Materson: Use of the anion gap in clinical medicine. Sth. med. J. 81 (1988) 229–237
21 Riggs, A. T., M. W. Dysken, S. W. Kim, J. A. Opsahl: A review of disorders of water homeostasis in psychiatric patients. Psychosomatics 32 (1991) 133–148
22 Schulman, M., R. G. Narins: Hypokalemia and cardiovascular disease. Amer. J. Cardiol. 65 (1990) 4E–9E (discussion 22E–23E)
23 Sica, D. A., R. M. Culpepper: Severe hyponatremia in spinal cord injury. Amer. J. med. Sci. 298 (1989) 331–333
24 Truniger, B.: Praktisches Abc der Elektrolytstörungen. Ther. Umsch. 45 (1988) 842–850

15 Rheumatische und degenerative Erkrankungen des Bewegungsapparates einschließlich Kollagenosen

E. Schmidt-Hengst

Entzündliche Gelenkerkrankungen

Chronische Polyarthritis (CP)

Man unterscheidet remittierende, intermittierende und chronisch progressive Verläufe. Eine Vollremission tritt innerhalb der ersten 6 Jahre einer gesicherten chronischen Polyarthritis in etwa 18% ein, wobei eine durchschnittliche Remissionsdauer von 10 Monaten mit erheblichen Abweichungen (bis zu 74 Monate) zu erwarten ist und Männer bevorzugt sind. In Einzelfällen sind Remissionen bis zu 31 Jahren beschrieben. Frauen sind häufiger (3:1) und schwerer betroffen als Männer. Diese Relation sinkt nach dem 60. Lebensjahr auf 1,4:1. Höheres Lebensalter bei Krankheitsbeginn läßt einen schwereren Verlauf erwarten. So verläuft die „Alters-CP" mit Beginn nach dem 60. Lebensjahr besonders rasch progredient. Es findet sich eine positive Korrelation zwischen initialem Krankheitsgefühl des Patienten und Krankheitsverlauf sowie Letalität. Gleiches gilt für einen niedrigen Bildungsgrad. Weiterhin zeigt sich eine Korrelation der Letalität mit dem Grad der funktionellen Beeinträchtigung und der Zahl der befallenen Gelenke (17). Schwere Fälle sind diesbezüglich mit einem Morbus Hodgkin IV oder einer hochgradigen Koronarsklerose vergleichbar (Abb. 15.1). Ein akuter Krankheitsbeginn soll mit einer günstigeren Prognose verbunden sein, was neuerdings bezweifelt wird (15). Weitere prognostische Voraussagen erlaubt der Krankheitsverlauf der ersten 2 Jahre. Ungünstig sind klassische Verläufe, so vor allem der symmetrische, polyartikuläre, sessile Gelenkbefall, der früh auch große Gelenke mit einbezieht. Ungünstig sind weiterhin frühzeitige erosive Veränderungen im Röntgenbild, bedingt durch eine lange unerkannt gebliebene Prodromalphase, sowie Myatrophien mit Fehlstellungen und andere Organmanifestationen, insbesondere eine kutane Vaskulitis als Ausdruck eines systemischen Verlaufs. Trockene, pannöse Synoviditen verlaufen erosiver als exsudative Arthritiden. Langfristig erhöhte Entzündungsparameter wie BSG, CRP und α_2 Globuline sind mit erosivem Charakter der Erkrankung verbunden. Das Vorhandensein und die Titerhöhe des Rheumafaktors signalisiert Früherosivität, wobei besonders der IgA-Rheumafaktor, der auch in 33% der „seronegativen" d.h. IgM-Rheumafaktor-negativen chronischen Polyarthritiden vorliegt, gut korreliert. Das Ausmaß der Thrombozytose korreliert mit der Häufigkeit von Anämie und extraartikulären Organmanifestationen. Pulmonaler und kardiovaskulärer Organbeteiligung geht häufig eine Eosinophilie voraus. Hohe autoimmunologische Aktivität wird von hohen antinukleären Antikörper-(ANA-)Titern, zirkulierenden Immunkomplexen und erniedrigtem Serum-C3- und -C4-Titer angezeigt. Die Gesamtlebenserwartung kann bei schwerem Verlauf erheblich eingeschränkt sein. So sterben Männer durchschnittlich 7, Frauen 3 Jahre früher als Kontrollpersonen. Todesursachen sind Infekte (33%), Organbeteiligungen wie Rheumalunge, Vaskulitis, zervikale Subluxation (25%) wie iatrogen induzierte gastrointestinale Blutungen (10%). Malignome spielen hier keine wesentliche Rolle (16).

Die polyvalente Pharmakotherapie der chronischen Polyathritis besitzt neben symptomatischen auch krankheitsmodifizierende Eigenschaften. Bei den Basistherapeutika fehlen genaue Kenntnisse des Wirkprinzips. Mit ihnen

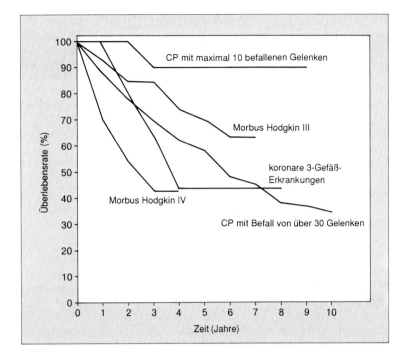

Abb. 15.**1** Vergleich der Überlebensrate bei chronischer Polyarthritis (CP) mit Morbus Hodgkin Stadium III und IV und koronarer Dreigefäßerkrankung

kann mittelfristig je nach Substanz in 30–80% eine Minderung der Krankheitsaktivität mit verbesserter Lebensqualität erreicht werden. Ob destruierende Prozesse auch langfristig verzögert werden können, bleibt unsicher (12). Die Chancen erscheinen bei frühzeitigem Therapiebeginn am günstigsten (19).

Einen Überblick über prognostische Parameter bei der chronischen Polyarthritis gibt Tab. 15.**1**).

Felty-Syndrom

Splenomegalie, Granulozytopenie bis zur Agranulozytose und Polyarthritis finden sich bei unter 1% der Fälle von chronischer Polyarthritis. Hierbei typisch ist ein mehr als 10jähriger hochseropositiver Verlauf, hohe entzündliche und erosive Aktivität sowie nicht selten eine Lebermitreaktion und Nephritis. Die Prognose entspricht der einer schweren chronischen Polyarthritis. Problematisch ist die Infektneigung, die auch nach Splenektomie oft nicht abnimmt, obwohl das Blutbild in 80% verbessert wird. Eine Granulozytensteigerung ist außerdem durch Gold, Methotrexat oder Lithium in bis zu 80%, durch Steroide in 50% der Fälle erreichbar.

Morbus Still des Erwachsenen

Diese seltene Sonderform der seronegativen chronischen Polyarthritis, mit akutem Beginn, hohem Fieber, Exanthem, Arthritis und ausgeprägter systemischer Manifestation bleibt trotz hoher Entzündungsaktivität in über 50% nichterosiv. Falls Destruktionen auftreten, besteht die Tendenz zur Ankylosierung. Oft genügen nichtsteroidale Antirheumatika (NSAR) und kurzfristig Steroide, um die akuten Phasen zu beherrschen. Die Langzeitprognose erschien bei Erstbeschreibung des Krankheitsbildes 1971 günstig. In Nachbeobachtungen wurden jedoch zunehmend schwere Organkomplikationen (Myo-/Perikarditis, Lungen-, ZNS-Befall) und Gelenkdestruktionen registriert, was zu einer Korrektur dieses Urteils führte (13).

Kollagenosen

Systemischer Lupus erythematodes

Die mittlere Überlebenszeit hat sich seit den 40er Jahren von unter einem Jahr auf heute insgesamt weit über 15 Jahre verbessert. Bei früher Diagnosestellung finden sich normale Überlebensraten. Dies ist begründet durch die

Tabelle 15.1 Prognostische Parameter bei chronischer Polyarthritis

	Günstig	Ungünstig
Epidemiologie:	Männer	Frauen
	weiße Hautfarbe	schwarze Hautfarbe
	geringes Alter bei Erkrankungsbeginn	hohes Alter bei Erkrankungsbeginn
	negative Familienanamnese bezüglich seropositiver chronischer Polyarthritis	positive Familienanamnese bezüglich seropositiver chronischer Polyarthritis
	höherer Sozialstatus	niedriger Sozialstatus
Klinik:	akuter Beginn (?)	schleichender Beginn
	Entwicklung aus Palindrom	
	intermittierender Verlauf	progressiver Verlauf
		Befall polyartikulär
		Befall symmetrisch
		früher Befall großer Gelenke
		Früherosivität
		Rheumaknoten
	wechselnde Ergüsse	trockene pannöse Synovitis
		extraartikuläre Organmanifestationen
		– Raynaud-Syndrom
		– Myatrophie mit Fehlstellungen/Bandinstabilität
		– Vaskulitis
		– Fieber
Labor:	Seronegativität auch bezüglich IGA-Rheumafaktor	früh hochtitriger Rheumafaktor (IgM/IgA)
		anhaltend erhöhte Entzündungszeichen
		– CRP
		– BSG
		– α-Globulin
		Thrombozytose
		Anämie
		Eosinophilie
		antinukleäre Antikörper (ANA)
		zirkulierende Immunkomplexe
		C_3/C_4-Erniedrigung

Verbesserungen der Frühdiagnostik und der therapeutischen Möglichkeiten. Frauen erkranken häufiger (9:1), jedoch nicht schwerer als Männer. Im Gegensatz zur chronischen Polyarthritis ist beim systemischen Lupus erythematodes jenseits des 30. Lebensjahres ein benigner Verlauf zu erwarten. Besonders Nieren- und ZNS-Beteiligung sind dann seltener. Maligne Verlaufsformen finden sich gehäuft vor dem 16. Lebensjahr. Bei Farbigen ist die Morbidität (3:1) und die Mortalität höher als bei weißen Amerikanern, wobei zusätzlich ein Zusammenhang mit dem Sozialstatus besteht. Entscheidend für die Überlebenszeit ist vor allem das Ausmaß einer Nierenbeteiligung, welche in 50–90% vorliegt. So sinkt bei einem Serumkreatinin über 3 mg% die 10-Jahres-Überlebenszeit auf 12% gegenüber 81% bei Werten unter 1,3 mg%. Häufigste Todesursachen sind Infektionen (40%) und die in 10–50% auftretende ZNS-Beteiligung. Häufig letal verlaufen weiterhin die Lupuspneumonitis, die pulmonale Hämorrhagie sowie Vaskulitiden der Koronarien und des Gastrointestinaltraktes. Prognostisch ungünstig sind hochtitrige dDNS-Antikörper, niedrige Serum-C3-Konzentrationen und eine prolongierte ausgeprägte Anämie. Letztere korreliert in ihrem Ausmaß besonders deutlich mit der Überlebenszeit. Die antinukleären Faktoren (ANF) sind weniger in der Titerhöhe als in ihrem diffusen oder ringförmigen (ungünstig) bzw. gesprenkelten (günstiger) Fluoreszenzmuster aussagefähig. Bei den extrahierbaren nukleären Antigenen weist der Anti-Ro(SS-A-)Antikörper auf mögliche Übergänge zum Sjögren-Syndrom mit günstiger Prognose hin. Das Vorliegen von Antikardiolipinantikörpern läßt arterielle und venöse Thromboembolien erwarten. Antiribosomale P-Proteinantikörper treten in 80% der ZNS-Manifestationen auf. Es findet sich ein früher Letalitätsgipfel durch SLE-Aktivität, Organbeteiligung und Infektionen sowie ein späterer Gipfel durch arteriosklerotische und kardiovaskuläre Erkrankungen, bedingt durch Hypertonie und Hyperlipidämie (5).

Progressive systemische Sklerose

Die Überlebenszeit liegt zwischen wenigen Monaten und Jahrzehnten, wobei ein schubhafter Verlauf kennzeichnend ist. Meist findet sich in den ersten 1–3 Jahrzehnten eine nicht lebensbedrohende, aber die Lebensqualität einschränkende Symptomatik wie Raynaud-Phänomen, Gelenkschmerzen, Schluckstörungen und fibrosebedingter Funktionsverlust der Hände. Später treten Störungen an Herz, Niere oder Lunge auf, wobei Herz- und Nierenversagen die häufigsten Todesursachen sind. Neben der klassischen progressiven systemischen Sklerose existiert die limitierte, anti-Scl-70-negative, oft antizentromeren-Antikörper-positive Form des CREST-Syndroms, die neben geringerer Progredienz eine seltenere Nierenbeteiligung aufweist, jedoch häufiger mit einer pulmonal-arteriellen Hypertonie assoziiert ist. Die 5-Jahres-Überlebensrate beträgt insgesamt 70–80%, wobei sich hohes Lebensalter und viszerale Manifestationen ungünstig auswirken. Progressive Hautveränderungen innerhalb kurzer Zeit (3 Jahre) erhöhen die Wahrscheinlichkeit für einen renalen Befall.

Steroide und D-Penicillamin wirken am ehesten in der Frühphase. Eine Verlängerung der Überlebenszeit und eine Verlangsamung von Organmanifestationen ist hierdurch nicht sicher zu belegen, was auch für Immunsuppressiva gilt. Eine eingetretene Fibrosierung ist weitgehend irreversibel. Bei Nierenbeteiligung mit arterieller Hypertonie läßt sich mit ACE-Hemmern die Progression verlangsamen und zum Teil eine deutliche Besserung der Nierenfunktion erzielen (18).

Polymyositis – Dermatomyositis

Die Myopathie kann foudroyant oder chronisch progredient verlaufen mit großer Variabilität. Es findet sich eine 4fach gesteigerte Letalität im Vergleich zum Bevölkerungsdurchschnitt. Werden die ersten 10 Jahre überlebt, kommt es häufig zum Stillstand der Erkrankung. Eine Reexazerbation tritt dann nur in ca. 25% der Fälle auf. Todesursachen sind Lähmungen der Atem- und pharyngealen Muskulatur, kardiale Beteiligung in Form einer Kardiomyopathie, gleichzeitig auftretende Lungenfibrose (9%), Sepsis oder Folgeerscheinungen begleitender Malignome. In ca. 4% spielen Steroidnebenwirkungen eine Rolle. 5–8% der Dermatomyositiden/Polymyositiden sind mit Malignomen (Nasopharynx, Lunge, Ovar, Mamma, Magen) assoziiert. Dieser Anteil ist größer bei höherem Erkrankungsalter und männlichem Geschlecht und ist insgesamt deutlich höher bei der Dermatomyositis. So wird bei einem über 40jährigen Mann mit einer Dermatomyositis in bis zu 66% der Fälle ein Malignom gefunden. In 25% besteht gleichzeitig eine weitere Kollagenose, vemehrt bei Frauen (9:1). In absteigender Reihenfolge sind dies progressive systemische Sklerose, Sjögren-Syndrom bei chronischer Polyarthritis, systemischer Lupus erythematodes, Panarteriitis nodosa, selten eine chronische Polyarthritis allein. Diese bestimmen ihrerseits die Prognose. Durch die Steroidtherapie konnte die Prognose erheblich verbessert werden. Die 10-Jahres-Überlebenszeit besserte sich von 40–50% in der Vorsteroidära auf über 70%. Kinder haben eine günstigere Prognose, während bei fortgeschrittenem Lebensalter die erforderliche Behandlungsdauer wie auch die Letalität zunehmen (10).

Mischkollagenose (MCTD)

Bei der Mischkollagenose (MCTD) finden sich Symptome von systemischem Lupus erythematodes, progressiver systemischer Sklerose und Dermatomyositis/Polymyositis. Organbefall, besonders des Zentralnervensystems, tritt selten auf. Die in 25% vorliegende Nephritis verläuft mild und spricht gut auf Steroide an. Steroidsensibel ist weiterhin die Lupus-erythematodes-artige Symptomatik wie Polyarthritis und Lymphadenopathie, weniger die sklerodermiformen Manifestationen. Prognosebestimmend wirkt sich meist eine kardiale oder pulmonale Beteiligung aus. Häufigste Todesursache ist eine Rechtsherzdekompensation bei pulmonal-arterieller Hypertonie, wobei eine Intimahyperplasie kleiner Lungengefäße zugrundeliegt. Diese verläuft schleichend und kann nur frühzeitig erfolgreich behandelt werden. Zu Remissionen kommt es dann in ca. 38% der Fälle. In späten Stadien tendiert das Krankheitsbild zur Angleichung an sklerodermiforme Bilder mit entsprechend geringen Therapiemöglichkeiten. Die Gesamtprognose ist günstiger als beim systemischen Lupus erythematodes. Die 5-Jahres-Überlebensrate liegt um 90% (11, 20).

Sjögren-Syndrom

Bei der sekundären Verlaufsform wird die Prognose durch die parallel bestehende chronische Polyarthritis (25%) oder Kollagenose bestimmt. Auch beim primären Sjögren-Syndrom finden sich Arthralgien und Polyarthritiden, die dann jedoch große Gelenke bevorzugen und nicht erosiv verlaufen. Frauen sind häufiger (90%), jedoch nicht schwerer betroffen als Männer. Die Lebenserwartung ist durch das primäre Sjögren-Syndrom nicht verringert. Jedoch treten in 5% maligne Lymphome auf. Die Inzidenz des malignen Non-Hodgkin-Lymphoms ist z. B. 44fach erhöht.

Die Drüsenfunktionsstörung ist nicht kausal therapierbar. In der Hälfte der Fälle kann Symptomfreiheit durch künstliche Tränen- und Speichelflüssigkeit erreicht werden. Organbefall, insbesondere der Niere, reagiert günstig auf Cyclophosphamid.

Nekrotisierende Vaskulitiden

Panarteriitis nodosa

Das Maximum der Letalität liegt im 1. Jahr nach Krankheitsbeginn. Der meist fulminante Verlauf zeigt ohne Therapie eine 5-Jahres-Überlebensrate von 15%. Unter Steroiden und Immunsuppressiva stieg diese auf durchschnittlich 63% (1988). Prognostisch ungünstig ist ein Alter über 50 Jahre, gastrointestinaler, renaler und kardialer Befall. Der zusätzliche Einsatz von zytotoxischen Substanzen zu Steroiden verbessert die Überlebenszeiten nicht (7).

Churg-Strauss-Vaskulitis

Die allergische Granulomatose mit Bluteosinophilie und Typ-I-Allergie wird prognostisch durch kardiale und pulmonale Manifestationen bestimmt. Die Letalität liegt auch unter Steroidtherapie in den ersten 5 Jahren bei 38%, im 1. Jahr bei 10% (3, 7).

Wegener-Granulomatose

Vor Einführung immunsuppressiver Therapeutika war der Verlauf dieser Erkrankung praktisch immer tödlich, mit Nierenversagen als Haupttodesursache. Nach mäßigen Erfolgen mit Steroiden zeigte sich ein gutes Ansprechen der Erkrankung auf Zytostatika, wobei heute die meisten Erfahrungen mit Cyclophosphamid vorliegen. Eine Remission kann in bis zu 90% der Fälle erreicht werden. Die Erhaltungstherapie mit Sulfamethoxazol kann zur Verlängerung der symptomfreien Intervalle beitragen. Nach Eintritt einer Glomerulonephritis ist die Prognose auch unter Therapie schlecht (4).

Takayasu-Syndrom

Die stenosierenden Arteriitiden mittlerer und großer Gefäße mit Bevorzugung des Aortenbogens (Aortenbogensyndrom) verursachen Symptomatik und Letalität durch die entstehende Ischämie. Kardiale und zerebrale Ausfälle sind am häufigsten. Unter frühzeitigem Steroideinsatz können Stenosen reversibel sein. Eine niedrigdosierte Steroiderhaltungstherapie kann ein Fortschreiten der Erkrankung verlangsamen oder verhindern. Der zusätzliche Einsatz immunsuppressiver Substanzen verbessert diesen Effekt nicht. Häufig ist ein bis zu 20jahrelanger Verlauf mit wiederholten Exazerbationen. Die 5-Jahres-Überlebenszeit liegt zwischen 83 und 94%.

Sonderformen

Polymyalgia rheumatica – Riesenzellarteriitis

Bei beiden, nahe verwandten Erkrankungen besteht unter Steroidtherapie eine gute Prognose. Bevorzugt betroffen sind Frauen (3:1) jenseits des 50. Lebensjahres. Ohne Steroidtherapie kann in bis zu 12% eine beidseitige Erblindung eintreten, wobei ein rascher Verlauf typisch ist. Sonstiger Organbefall (Leber in 20–70%, Myokard, Niere mit arterieller Hypertonie) korreliert mit dem Vorhandensein elastischer Fasern in den versorgenden Arterien. Auftretende Veränderungen sind irreversibel, so daß die unverzüglich einzuleitende Steroidtherapie prophylaktische Bedeutung hat. Der Spontanverlauf der Polymyalgia rheumatica/Riesenzellarteriitis führt nach durchschnittlich 2–4 Jahren zur Remission, wobei Rezidive die Regel sind. Verläufe bis zu 20 Jahren sind beschrieben. Unter adäquater Therapie ist die Lebenserwartung normal, wobei Steroidnebenwirkungen die Morbidität bestimmen.

Juvenile chronische Arthritis (JCA)

Die Prognose ist insgesamt relativ günstig. Die häufig vollständige Ausheilung ist unter anderem in der beim Kind relativ dicken und widerstandsfähigen Knorpelschicht begründet. Bei adäquater Behandlung ist in 70–80% keine ernsthafte Beeinträchtigung für Lebensqualität und Arbeitsfähigkeit zu erwarten.

Mono-/oligoartikuläre Verlaufsformen sind meist mit positivem HLA-B27-Antigen assoziiert und gehen in 5–10% in eine Spondylitis ankylosans über. Sie sind prognostisch am günstigsten. Selten kann jedoch eine chronische Iridozyklitis oder Uveitis auftreten mit einem Erblindungsrisiko von 16%. Eine Polyarthritis mit früher Seropositivität kann in eine adulte chronische Polyarthritis einmünden mit entsprechender Prognose. Die systemische Verlaufsform, das Still-Syndrom, zeigt in über 50% einen bleibenden Gelenkfunktionsverlust, wobei vor allem Hand- und Hüftgelenke betroffen sind. Als Komplikation droht hier in 10% die Amyloidose mit einer Letalität von 50% (8).

Behçet-Syndrom

Die sehr schmerzhaften Aphthen können die Lebensqualität der Patienten stark beeinträchtigen. Bei Uveitis (66%) und Hypopyoniritis ist nach 10 Jahren in ca. 50% mit einer Visusminderung unter 10% zu rechnen, wobei früher Einsatz von Chlorambucil die Prognose bessert. Die Meningoenzephalitis zeigt eine Letalität von 20–40%. Insgesamt sind mukokutane Verlaufsformen gutartig, jedoch langwierig rezidivierend, neurookuläre Formen hingegen häufig letal. Ungünstig wirken sich ein Erkrankungsbeginn vor dem 24. Lebensjahr sowie männliches Geschlecht aus. Das initiale Vorliegen von Antikardiolipin-Antikörpern (33%) scheint mit einer ungünstigen Prognose assoziiert zu sein. Nach langjährigem Verlauf zeichnet sich eine Besserung oder Stabilisierung ab. Neben der Steroidtherapie kann sich der frühe Einsatz von Immunsuppressiva, insbesondere Chlorambucil, günstig auswirken.

Seronegative Spondylarthropathien

Spondylitis ankylosans (SPA), Morbus Bechterew

Bei seronegativen Spondylarthropathien treten Destruktionen und Instabilitäten deutlich seltener auf als bei den seropositiven Erkrankungen. Die Prognose der Spondylitis ankylosans ist gut. Männer sind geringfügig häufiger und deutlich schwerer betroffen. Die weibliche Verlaufsform ist mild, anstelle eines Achsenskelettbefalls finden sich häufiger periphere Polyarthritiden. Ebenfalls prognostisch günstig verläuft der in knapp 5% auftretende senile Morbus Bechterew mit Symptombeginn nach dem 45. Lebensjahr. Die juvenile Form beginnt vor dem 16. Lebensjahr und ist mit einem progressiven und rasch ankylosierenden Verlauf assoziiert, wobei oft große stammnahe Gelenke befallen werden (2). Auch umgekehrt kann man eine Beteiligung peripherer Gelenke (20%) als Indikator für einen ungünstigen Verlauf ansehen. Gleiches gilt für eine viszerale Beteiligung (10% Uveitis, 4% Aortenvitien). Das Vorliegen des HLA-B27-Antigens hat keinen Einfluß auf die Prognose. Insgesamt finden sich in etwa 5% ungünstige Verläufe mit persistierend hoher Entzündungsaktivität und progressivem Fortschreiten. Die Gesamtlebenserwartung bei Spondylitis ankylosans ist geringfügig eingeschränkt. Eine Invalidisierung kann durch Umschulung oder Berufswechsel in der Regel vermieden werden. 70–90% der Männer und über 95% der Frauen bleiben voll erwerbstätig.

Enteroarthritis bei Morbus Crohn und Colitis ulcerosa

Tritt im Verlauf einer Colitis ulcerosa (10%) oder eines Morbus Crohn (20%) eine akute Arthritis auf, so hat diese eine gute Prognose. Nach Tagen bis Wochen, sehr selten nach Monaten, kommt es zu einer vollständigen Restitution. Liegt bei einer chronisch-entzündlichen Darmerkrankung ein positives HLA-B27-Antigen vor, so besteht eine Wahrscheinlichkeit von 50%, eine Spondylitis ankylosans zu entwickeln. Im Gegensatz zur peripheren Arthritis verläuft diese dann unabhängig von der Aktivität der Darmerkrankung. Eine asymptomatische Sakroileitis findet sich in 10% bei radiologischer und 50% bei szintigraphischer Nachweistechnik. Hier besteht keine HLA-B27-Assoziation.

Psoriasisarthritis

Die Prognose ist deutlich besser als die der seronegativen chronischen Polyarthritis. Remissionen können früh auftreten und über Jahre persistieren. Lange beschwerdefreie Intervalle zwischen schubhaft auftretenden Beschwerden sind die Regel. Die Maximalvariante, die Arthritis mutilans mit fortschreitenden osteolytischen Gelenkdestruktionen, ist auf knapp 5% der Fälle beschränkt. Hier besteht meist eine extreme Form der Hautpsoriasis. Hautexazerbationen, insbesondere Nagelveränderungen, sind bei rein peripherem Gelenkbefall mit Arthritisschüben korreliert. Ein Achsenskelettbefall (zwischen 9 und 82%) sowie Enthesopathien und Fibroostitiden ähneln der Spondylitis ankylosans, verlaufen jedoch stets milder, insbesondere bei weiblichen Patienten. Antinukleäre Faktoren können ein erhöhtes Risiko für eine Iritis anzeigen. Diese tritt in 7% der Fälle auf. Eine Invalidisierung ist selten. Meist ist die Lebensqualität im nicht entzündlichen Intervall nicht eingeschränkt. Basistherapeutika wie Goldpräparate, Sulfasalazin, niedrigdosiertes Methotrexat sowie neuerdings Etretinat erzielen Ansprechraten von 40–80%. Ein Effekt auf die Langzeitprognose ist nicht erwiesen.

Postinfektiös-reaktive Arthritis

Postenteritische Arthritis

Bei diesen hochakut ca. 3 Wochen nach Abklingen eines enteritischen Infektes beginnenden Arthritiden besteht eine gute Prognose. Der Verlauf limitiert sich selbst nach einigen Monaten. In bis zu 20% kommt es zu Übergängen in eine Spondylitis ankylosans. Umgekehrt kann eine bestehende Spondylitis ankylosans durch einen enteritischen Infekt aktiviert werden. Bei positivem HLA-B27-Antigen (80%) sind die Verläufe länger, und Komplikationen wie Konjunktivitis und Urethritis treten häufiger auf.

Reiter-Syndrom

HLA-B27-positive Verläufe (80%) sind assoziiert mit dem Auftreten einer Sakroileitis und insgesamt ungünstiger. Der erste Krankheitsschub dauert zwischen 2 und 4 Monaten, wobei das Maximum der Beschwerden in der 2. Krankheitswoche erreicht ist. Protrahierte Verläufe sind nicht selten, und 20% der Fälle verlaufen primär chronisch. In bis zu 66% treten Rezidive auf, auch nach jahrzehntelanger Beschwerdefreiheit. Ein großes therapeutisches Problem können Fersenschmerzen sein, die zum Teil jahrelang therapieresistent bleiben. Insgesamt sind 75–85% der Patienten normal arbeitsfähig. Extraartikuläre Manifestationen betreffen neben Auge, Urogenitaltrakt und Haut selten Lunge und Herz. Die Konjunktivitis verläuft meist flüchtig und harmlos. Die seltenere Iritis kann chronifizieren und bis zur Erblindung führen. Sie ist auf ungünstige Verlaufsformen beschränkt, die teilweise in eine Spondylitis ankylosans übergehen. Eine Keratodermie tritt in 10–30% der Fälle auf und weist auf einen langwierigen Verlauf hin mit relativ häufiger Invalidisierung. Die Balanitis circinata (20–50%) tendiert zur Verselbständigung und kann die übrige Symptomatik um Monate überdauern (14).

Lyme-Arthritis

Unbehandelt ist ein rezidivierender Verlauf zu erwarten. Die orale antibiotische Therapie im Stadium I kann die Lyme-Arthritis weitgehend verhindern. Nach Manifestation der Arthritis ist unter parenteraler Penicillintherapie eine

Besserung in ca. 50% zu erwarten, bei parenteralem Cephalosporin in etwa 80%. In 10% nimmt die Lyme-Arthritis einen therapieresistenten chronischen Verlauf, der mitunter erosiv wird und eine operative Synovektomie erforderlich macht (9).

Rheumatisches Fieber

Der Verlauf des heute seltenen rheumatischen Fiebers ist therapeutisch praktisch nicht beeinflußbar. Bestimmend für die Prognose sind Auftreten und Ausmaß einer Karditis. Die übrigen Symptome verlaufen selbstlimitierend. Die Karditis tritt altersabhängig auf. Kinder bis zum 3. Lebensjahr sind zu 90%, 14- bis 17jährige zu etwa einem Drittel, Erwachsene seltener betroffen. Bei einem milden Verlauf der Arthritis ist das Risiko, eine Karditis zu entwickeln, erhöht. Ohne Karditis endet die Erkrankung nach weniger als 6 Wochen (80%) bzw. 12 Wochen (95%). Beim Auftreten einer Karditis protrahieren sich auch andere Symptome. Es treten Myokarditis, transiente Perikarditis oder am häufigsten eine Endokarditis auf, die mit einer Latenzzeit von 1–2 Jahrzehnten in verschiedene Vitien einmünden kann. Bei Männern steht die Mitralstenose, bei Frauen die Aortenstenose im Vordergrund. Die Rezidivgefahr des rheumatischen Fiebers ist groß. Im 1. Jahr nach durchgemachter Erkrankung führen erneute Gruppe-A-Streptokokkeninfekte in 50% zum Rezidiv. Später sinkt diese Rate auf 10% ab. Prognostisch relevant sind Primärprophylaxe und Sekundärprophylaxe nach der Erkrankung über mindestens 5 Jahre. Die zeitgerechte Penicillin-G-Applikation kann die Inzidenz des rheumatischen Fiebers um über 90% senken. Nach Auftreten der Erkrankung kann die Prognose therapeutisch nicht mehr beeinflußt werden. Die Applikation von Acetylsalicylsäure und Steroiden hat rein palliativen Charakter.

Infektarthritiden

Arthritiden mit Erregernachweis im Gelenk können nur zum Teil erfolgreich antibiotisch therapiert werden. Die Prognose ist von der Erregerspezies abhängig.

Gonokokkenarthritis

Diese derzeit häufigste Infektarthritis mit Prädilektion für jüngere Frauen zeigt einen günstigen Verlauf. Über 99% der Fälle heilen unter Antibiose folgenlos aus. In der Präantibiotikaära wurde zum Teil sogar ganz ohne Pharmakotherapie eine restitutio ad integrum beobachtet. Unter Penicillin G kann eine Entfieberung in 24–48 Stunden erwartet werden, mit vollständigem Rückgang aller Beschwerden innerhalb weniger Tage.

Andere bakterielle Arthritiden

Die typische Symptomatik der akuten febrilen Monarthritis wird am häufigsten durch Staphylococcus aureus, Streptokokken und gramnegative Erreger wie z. B. Haemophilus influenzae hervorgerufen. Polyartikulärer Befall kommt bei zugrundeliegender chronischer Polyarthritis oder auch bei der Streptokokkenarthritis vor. In einem Drittel der Fälle treten bleibende Gelenkschäden auf bis hin zur Ankylose. Die Letalität liegt zwischen 5 und 10%, bei begleitender chronischer Polyarthritis sogar bis zu 21%. Bei Kindern besteht eine geringere Letalität (0,5%) bei erhöhter Wahrscheinlichkeit von Spätfolgen. Eine begleitende Sepsis tritt in 50% auf. Die Prognose hängt entscheidend von der Latenz zwischen Symptombeginn und Therapiebeginn ab. In einer Studie fiel die Rate vollständiger Heilungen von 64 auf 22% ab, wenn statt in der 1. in der 2. Krankheitswoche mit einer Therapie begonnen wurde. Therapieresistenz unter parenteraler Antibiose kann nach 48–72 Stunden zur chirurgischen Revision zwingen. Diabetes mellitus, immunsuppressive Therapie, Malignome sowie andere chronische Erkrankungen und höheres Lebensalter bedingen häufigeren und schwereren Befall. Jede Art einer Gelenkvorschädigung verschlechtert gleichfalls die Prognose. So liegt in 2–5% der Patienten zusätzlich eine chronische Polyarthritis vor, meist steroidbehandelt, so daß klinische Zeichen zum Teil maskiert sind und die Fehldiagnose eines arthritischen Schubes naheliegt. Entsprechend kann die hohe Letalität dieser Kombination erklärt werden. Besonders ungünstig verläuft eine bakterielle Koxarthritis. Sie ist die häufigste Manifestation beim Kleinkind mit entsprechend zahlreichen Spätfolgen. Infektarthritiden im Sternoklavikular- und Iliosakralgelenk kommen typischerweise bei parenteralem Drogenkonsum vor. Erreger sind gramnegative Bakterien bzw. Pseudomonaden. Hier ist eine vollständige Restitution die Regel (6).

Tuberkulöse Arthritis

Spezifische Prozesse am Bewegungsapparat treten meist an Wirbelbögen und stark belasteten Gelenken wie Knie, Hüfte und Sprunggelenken auf. Unabhängig von der Lokalisation besteht unter tuberkulostatischer Therapie eine gute Prognose. In einer Verlaufsstatistik über 10 Jahre blieben unter 2er wie unter 3er Kombinationstherapie 88% der Patienten ohne Langzeitbeeinträchtigung.

Degenerative Gelenk- und Bindegewebserkrankungen

Arthrosen

Radiologische Arthrosezeichen können schon vor dem 15. Lebensjahr auftreten und sind nach dem 40. Lebensjahr in über 90% nachweisbar. Nur in der Hälfte der Fälle treten Beschwerden auf, wobei dies von der Lokalisation abhängt. Kox- und Gonarthrosen sind in 75%, Fingergelenkpolyarthrosen in 25% symptomatisch. Früher Erkrankungsbeginn und ungünstiger Verlauf sind bei abnormen mechanischen Belastungen zu erwarten. Hierzu führen Adipositas, präarthrotische Deformitäten wie Genu varum, Coxa valga, in Fehlstellung verheilte Frakturen sowie beruflich oder sportlich bedingte Überlastung. Eine Fehlbelastung resultiert weiterhin aus einer Bandinstabilität, z. B. bei Marfan-Syndrom oder dem Hypermobilitätssyndrom. Gleichfalls arthrosefördernd wirkt eine eingeschränkte Knorpelbelastbarkeit, die aus familiärer Disposition bei polygenem Erbgang (bei Frauen dominante, bei Männern rezessive Vererbung), aus metabolischen wie auch aus entzündlichen Grunderkrankungen resultieren kann. Der Spontanverlauf kann medikamentös nicht relevant beeinflußt werden. Die Chondroprotektiva haben diesbezüglich enttäuscht. Nichtsteroidale Antirheumatika als potente Symptomatika scheinen substanzabhängig den Knorpelstoffwechsel zu stören, was einen unkritischen Langzeiteinsatz verbietet. Prognosebessernd können die krankengymnastische Korrektur von Fehlbelastungen und die operative Sanierung präarthrotischer Deformitäten wirken. In der Endphase bleibt der prothethische Gelenkersatz. Besonders Knie- und Hüftgelenkendoprothesen ermöglichen in über 90% rasche Schmerzfreiheit bei guten funktionellen Ergebnissen und einer Haltbarkeit bis über 15 Jahre. Kurze Hospitalisierung und rasche postoperative Remobilisation ermöglichen den Eingriff auch in weit fortgeschrittenem Lebensalter.

Wirbelsäulensyndrome

Vertebrale und spondylogene Wirbelsäulensyndrome

Das vertebrale und das spondylogene Wirbelsäulensyndrom repräsentieren die Hauptursachen für Rückenschmerzen, deren Häufigkeit im 30. bis 60. Lebensjahr auf über 60% geschätzt wird. Zugrunde liegen segmentale Funktionsstörungen des Gelenkspiels der kleinen Wirbelgelenke, die ihrerseits auf degenerativen Veränderungen der Gelenkflächen (Spondylarthrose), der angrenzenden Knochenstrukturen (Spondylose, Osteochondrose) und des umgebenden Bandapparates beruhen. Die Prognose ist insgesamt gut. Die meisten Patienten mit einem lumbalen Wirbelsäulensyndrom erlangen Beschwerdefreiheit innerhalb weniger Wochen. Ein Verlauf von über 3 Monaten findet sich in 35%, von über einem Jahr in 12% der Fälle. Rezidive sind die Regel. Etwa 3,6% aller krankheitsbedingten Arbeitsunfälle sind durch Wirbelsäulensyndrome hervorgerufen.

Spondylosis hyperostotica (Morbus Forestier)

Diese Extremvariante der Spondylosis deformans mit überschießender Osteophytenbildung findet sich meist mit multiplen kardiovaskulären Risikofaktoren vergesellschaftet.

Hierdurch ist die Letalität insgesamt erhöht. Die Prognose bezüglich der Wirbelsäule ist gut. Im Gegensatz zur radiologisch ähnlichen Spondylitis ankylosans handelt es sich um eine nicht invalidisierende Erkrankung, die in der Regel gut auf physikalische Therapiemaßnahmen anspricht.

Juvenile Osteochondrose (Morbus Scheuermann)

Die Prognose hängt von der Lokalisation ab. Durch die Wirbelkörperdeformierung entsteht eine Fehlbelastung und konsekutiv eine Spondylosis deformans. Diese bleibt im Brustwirbelsäulenbereich lange asymptomatisch, kann bei Beteiligung der Lendenwirbelsäule jedoch erhebliche Beschwerden wie auch Bandscheibenvorfälle nach sich ziehen. Oft ist eine Korrelation zwischen radiologischer Ausprägung der Wirbelkörperverformung und Ausprägung der Beschwerden nicht erkennbar.

Kompressionsbedingte Wirbelsäulensyndrome

Durch Diskusprolaps oder -protrusio entstehen radikuläre sensible Reizsyndrome oder motorische Ausfälle, die akut oder chronisch progredient auftreten können. Als Risikofaktor kennt man die familiäre Belastung, prädiskotische Deformitäten, Bewegungsmangel, abnorme statische Wirbelsäulenbelastungen durch Fehlhaltung wie auch eine niedrige Schmerzschwelle, die über reflektorische Muskelverspannungen eine Schonfehlhaltung induziert. Schreibtischarbeiter sind fast gleich häufig betroffen wie körperliche Schwerarbeiter. Meist wird das Krankheitsbild von parallel bestehenden Tendomyopathien überlagert. Die Therapie des lumbalen Diskusprolaps (Hauptmanifestationsort) ist in der Regel konservativ, was auch bei ausgeprägter Symptomatik in 80% zu einem guten Ansprechen führt. Neurologische Ausfälle können eine operative Intervention erzwingen. In bis zu 50% muß hier jedoch in den folgenden Jahren mit erneuten Beschwerden gerechnet werden, kaum weniger als nach konservativer Therapie. Diese sind oft auf den paravertebralen Bereich beschränkt und entstehen durch eine verminderte Stabilität im betroffenen Bewegungssegment oder durch peri- oder intradurale Vernarbungen, welche anhaltende therapieresistente Schmerzen verursachen können. Häufigkeit und Intensität der Beschwerden nehmen mit fortschreitendem Lebensalter ab aufgrund der zunehmenden Einsteifung des Skeletts (1).

Periarthropathie

Periarthropathien gehören zu den häufigsten Diagnosen in rheumatologischen Fachambulanzen und zu den häufigsten Ursachen für vorübergehende und permanente Arbeitsunfähigkeit. Da die Schmerzen in der Regel zu reflektorischen Muskeltonuserhöhungen führen, besteht bei den begrenzten Schmerzzuständen die Tendenz zur Generalisation. Prognose und Verlauf einer Periarthropathie hängen von der auslösenden Ursache, der Krankheitsdauer, der Ausdehnung und von der Kooperation des Patienten ab. Akute Formen können nach Lokalanästhetikainfiltration und anschließender körperlicher Schonung rasch und vollständig ausheilen. Chronische Formen bedürfen einer langfristigen Krankengymnastik in Verbindung mit lokalen oder systemischen medikamentösen Maßnahmen, wobei mit längerem Verlauf die Heilungschancen abnehmen. Liegen entzündliche Prozesse zugrunde, sind diese prognosebestimmend.

Fibromyalgiesyndrom

Bei dieser Maximalvariante der Pariarthropathien bzw. des Weichteilrheumatismus wird als Hauptursache neben psychosomatisch wirksamen Störungen das Bestehen einer sternosymphysalen Belastungshaltung angesehen. Entsprechend hat die „Rückenschule" zur Haltungskorrektur große therapeutische Bedeutung. Medikamentös kann Amitriptylin helfen, nichtsteroidale Antirheumatika (NSAR) und Steroide bleiben meist ohne Effekt. Eine vollständige Besserung, d.h. dauerhafte Beschwerdefreiheit, ist die Ausnahme.

Literatur

1 Benini, A.: Radikuläre und medulläre spondylogene Kompressionssyndrome. In Fehr, K., W. Miehle, M. Schattenkirchner, K. Tillman: Rheumatologie in Praxis und Klinik. Thieme, Stuttgart 1989 (S. 13.37)

2 Calin, A., J. Elswood: Ankylosing spondylitis (AS) – a nationwide analytical review: Entry variables determining surgical intervention and outcom. Brit. J. Rheumatol. 26, Suppl. (1987) 53

3 Conn, D. L., G. G. Hunder: Necrotising vasculitis. In Kelly, W. N., E. D. Hassis, S. Ruddy, C. B. Sledge: Textbook of Rheumatology, 3rd ed. Saunders, Philadelphia 1989 (p. 1167)

4 Fauci, A. S., B. F. Haynes, B. Katz, S. M. Wolff: Wegener's granulomatosis: prospective clinical and therapeutic experience with 85 patients for 21 years. Ann. intern. Med. 98 (1983) 76

5 Ginzler, E. M., K. Schorn: Outcome and prognosis in systemic lupus erythematosus. Rheum. Dis. Clin. N. Amer. (1989) 67

6 Goldenberg, D. L., J. I. Reed: Bacterial arthritis. New Engl. J. Med. 312 (1985) 764

7 Guillevin, L., Le Thi Huong Du, P. Godeau, P. Jais, B. Wechsler: Clinical findings and prognosis of polyarteritis nodosa and Churg-Strauss angiitis: a study in 165 patients. Brit. J. Rheumatol. 27 (4) (1988) 258

8 Häfner, R., H. Trunckenbrodt: Verlauf und Prognose der systemischen juvenilen Arthritis – retrospektive Studie an 187 Patienten. Klin. Pädiat. 198 (1986) 401

9 Herzer, P.: Antibiotische Therapie der Lyme-Arthritis. Klin. Wschr. 66, Suppl. 13 (1988) 119

10 Hochberg, M. C., D. Feldman, M. B. Stevens: Adult onset polymyositis/dermatomyositis: an analysis of clinical and laboratory features and survival of 76 patients with a review of the literature. Semin. Arthr. Rheum. 15 (1986) 168

11 Koboyashi, S., M. Nasage, M. Kimura, K. Ohyama, M. Ikeya, N. Honda: Renal involvement in mixed connective tissue disease. Amer. J. Nephrol. 5 (1985) 282

12 Kushner, I.: Does aggressive therapy of rheumatoid arthritis affect outcome? J. Rheumatol. 16 (1989) 1

13 Lämmle, B., E. Schröder, U. Steiger: Systemische juvenile chronische Arthritis (M. Still) beim Erwachsenen. Schweiz. med. Wschr. 113 (1983) 126

14 Leirisalo-Repo, M., G. Skylv, M. Kousa: Follow-up study of Reiter's disease and reactive arthritis: factors influencing the natural course and the prognosis. Clin. Rheumatol. 6, Suppl. 2 (1987) 73

15 Luukkainen, R., H. Isomäki, A. Kajander: Prognostic value of the type of onset of rheumatoid arthritis. Ann. rheum. Dis. 42 (1983) 274

16 Mitchell, D. M., P. W. Spitz, D. Y. Young, D. A. Block, D. J. McShane, J. F. Fries: Survival, prognosis, and cause of death in rheumatoid arthritis. Arthr. and Rheum. 29 (1986) 706

17 Pincus, T., L. F. Callahan, W. K. Vaughn: Questionnaire, walking time and button test measures of functional capacity as predictive markers for mortality in rheumatoid arthritis. J. Rheumatol. 14 (1987) 240

18 Steen, V. D., D. L. Powell, T. A. Medsger jr.: Clinical correlation and prognosis based on serum autoantibodies in patients with systemic sclerosis. Arthr. and Rheum. 31 (1988) 196

19 Zeidler, H.: Früherkennung der chronischen Polyarthritis. Ändert eine Frühbehandlung den Verlauf? Internist 27 (1986) 185

20 Zeidler, H., H. J. Lakomek: Undifferenzierte Arthritiden, undifferenzierte Spondylarthritiden und undifferenzierte Bindegewebserkrankungen einschließlich Überlappungssyndrome. In Zeidler, H.: Innere Medizin der Gegenwart 7, Rheumatologie Teil C. Urban & Schwarzenberg, München 1990 (S. 509)

16 Infektionskrankheiten

B. Baumeister und H. Vetter

Bakterielle Erkrankungen

Streptokokkeninfektionen

Erkrankungen durch β-hämolysierende Streptokokken

Die β-hämolysierenden Streptokokken der Gruppe A, wie Streptococcus pyogenes, sind Erreger einer Tonsillitis oder Pharyngitis. Die lokalen Beschwerden und Allgemeinsymptome dauern nur einige Tage an, lediglich die begleitende Lymphknotenschwellung und die Vergrößerung der Rachenmandeln persistieren für einige Wochen. Als Komplikation kann es zur regionalen Ausdehnung der Infektion kommen. Dagegen werden Gehirnabszeß, Sinusvenenthrombose oder Meningitis nach Einführung der Antibiotikatherapie genauso selten beobachtet wie die generalisierte Sepsis. Eine Reihe von Streptokokkenarten produzieren das Scharlachtoxin mit der Folge von typischen Haut- und Schleimhautveränderungen, aber auch leichten Myokarditiden, Nephritiden und dem sogenannten Scharlachrheumatoid.

Davon zu unterscheiden ist das akute rheumatische Fieber, das sich etwa 2½ Wochen nach der Streptokokkeninfektion manifestiert und durchschnittlich etwa 2 Monate andauert. Eine entzündliche Aktivität über 6 Monate hinaus, wie sie in etwa 5% beobachtet wird, ist prognostisch ungünstig. Bei etwa drei Viertel aller Patienten werden Aorten- bzw. Mitralklappe betroffen. Der weitere Verlauf ist uneinheitlich und unter anderem vom Ausmaß der Klappenveränderung in der akuten Krankheitsphase abhängig. Rezidive treten nach schweren Streptokokkeninfekten oder bei vorgeschädigten Herzklappen häufiger auf; ihre Wahrscheinlichkeit nimmt mit zunehmender Dauer des krankheitsfreien Intervalls ab. Patienten, die nach 6 Monaten keine signifikanten Klappendefekte aufweisen und bei denen es im weiteren nicht zu erneuten Attacken kommt, haben eine sehr gute Prognose.

Die zweite Streptokokkennachkrankheit ist die akute Glomerulonephritis, die etwa 1½ Wochen nach der Infektion auftritt. Die Letalität der akuten Krankheitsphase liegt in schweren Fällen bei 3%. Meistens kommt es jedoch innerhalb der 1. Woche zu einer Normalisierung der Nierenfunktion. Hämaturie und Proteinurie dauern hingegen noch einige Monate an. Ein schlechtes prognostisches Zeichen ist eine über 10 Tage anhaltende oligurische Phase. Dabei zeigen Erkrankungen von Kindern oder während Epidemien einen deutlich günstigeren Verlauf als die sporadische Form des Erwachsenen, bei der in mindestens einem Viertel aller Fälle fortschreitende Nierenschäden zu beobachten sind (5).

Während die lokalen Infektionen der oberen Luftwege auch unbehandelt ausheilen würden, verringern Antibiotika die angesprochenen Komplikationen. Ohne Therapie ist in etwa 2% mit akutem rheumatischem Fieber, in weniger als 5% mit einer Glomerulonephritis zu rechnen. Durch die Antibiotikagabe innerhalb der 1. Krankheitswoche wird das rheumatische Fieber verhindert. Demgegenüber ist die Effektivität der Prophylaxe für die Glomerulonephritis umstritten, optimistische Zahlen sprechen von einer Reduktion um 50%. Die bei rezidivierenden Tonsillitiden durchgeführte Entfernung der Rachenmandeln wird kontrovers beurteilt. Zwar sind die Verläufe anschließender Infektionen milder, es fehlt aber auch ein guter Indikator für die Erkrankung.

Streptococcus pyogenes ist außerdem der klassische Erreger des Erysipels. Neben der lokalen Ausbreitung der Infektion, insbesondere zur Meningitis oder Sinusvenenthrombose, stellen Pneumonie und hämatogene Streuung weitere Komplikationen dar. Die Letalität ist gering, Todesfälle infolge einer Sepsis treten jedoch bei Kindern, älteren Menschen und abwehrgeschwächten Patienten auf. Die Infektion neigt zu Rezidiven, so daß es zu einer zunehmenden Obliteration der Lymphgefäße mit Folge einer Elephantiasis kommen kann. Beim Befall des Larynx werden letale Ausgänge durch ein Glottisödem beobachtet. Nach Sanierung der Eintrittspforte und antibiotischer Therapie bilden sich die Hautveränderungen jedoch in aller Regel innerhalb von 1–2 Wochen zurück. Auch nach Hautinfektionen sind Scharlach und die Poststreptokokken-Glomerulonephritis beschrieben, nicht dagegen das rheumatische Fieber.

Erkrankungen durch Pneumokokken

Eine Infektion mit Streptococcus pneumoniae nimmt in aller Regel ihren Ausgang vom Nasopharynx und breitet sich auf Mittelohr und Lunge aus. Komplikationen einer Otitis media sind Trommelfellruptur, Ausdehnung zur Mastoiditis und Meningitis. Die Letalität der Pneumokokkenpneumonie liegt bei 25% in unbehandelten Fällen und um 5% unter Antibiose. Für eine schlechtere Prognose sprechen schwere Vorerkrankungen, höheres Alter, Infektionen mit dem Serotyp 3, außerdem Leukopenie, Ausweitung der Lobär- zur Bronchopneumonie und nicht zuletzt die Dissemination im Rahmen der Sepsis.

In der Regel führt die Rückbildung der Lungeninfiltrate zu einer Restitutio ad integrum. Geschieht das verzögert oder unvollständig, spricht man von einer sogenannten karnifizierenden Pneumonie. Die Folge ist eine zunehmende Fibrosierung des interstitiellen Bindegewebes. Häufig werden Lungenabszesse zu Ausgangspunkten für Rezidive. In etwa 20% aller Fälle wird die Pneumonie durch eine Pleuritis begleitet, die meist folgenlos ausheilt, Pleuraschwielen sind selten. Einen stärkeren Einfluß auf die Lungenrestriktion haben Schwarten nach dem in etwa 1% zu beobachtenden Pleuraempyem. Außerdem kann es dadurch zu weiteren lokalen Komplikationen, wie bronchopleurale Fisteln oder Ruptur nach außen, kommen. Mitunter führt die Ausbreitung auch zur Perikarditis und zum Perikardempyem. Letzteres ist in der akuten Krankheitsphase mit einer hohen Letalität behaftet, bei Überlebenden resultiert vereinzelt eine Perikardkonstriktion.

Die hämatogene Streuung führt zur Metastasierung in verschiedene Organe. Die schlechteste Prognose mit einer Letalität von 25% hat die bakterielle Meningitis, zumal in weiteren 35% mit neurologischen Residuen gerechnet werden muß. Prognostisch ungünstige Faktoren sind komatöser Bewußtseinszustand, die gleichzeitig vorkommende Pneumonie sowie eine niedrige Leukozyten- bzw. hohe Bakterienzahl im Liquor. Eine ernste, aber mit 1% relativ seltene Komplikation stellt die Endokarditis dar. Meistens ist die Aortenklappe betroffen, die Folge eine rasch progrediente Herzinsuffizienz. Für die Sepsis beträgt die Sterblichkeitsrate unbehandelt 25% und unter Antibiose 12% (13). Im Rahmen einer disseminierten intravasalen Gerinnung werden auch generalisierte Blutungen beobachtet.

Streptokokkenendokarditis

Streptokokken sind die häufigsten Erreger einer Endokarditis, man unterscheidet verschiedene Verlaufsformen. Infektionen durch die Streptococcus-viridans-Gruppe sowie durch Streptococcus bovis sind in der Regel subakut. Die von Enterokokken verursachte Endokarditis kann dagegen entweder akut oder subakut verlaufen. Meist werden vorgeschädigte Herzklappen befallen. Einen Sonderfall stellt die Endokarditis nach einem Klappenersatz dar. In der Frühphase sind neben gramnegativen Keimen und Pilzen vor allem Staphylokokken die häufigsten Erreger und führen zu einem fulminanten Verlauf. Demgegenüber spielen Streptokokken die entscheidende Rolle bei der Pathogenese von sogenannten Spätendokarditiden, die mit einer Häufigkeit von ca. 1% pro Jahr auftreten. Da diese in aller Regel schwer medikamentös zu therapieren sind, ist eine erneute Operation nur selten zu umgehen.

Der Befall der Aortenklappe führt in 75%, die Beteiligung der Mitralklappe in 50% der Fälle zur progredienten Herzinsuffizienz. Mitunter bilden sich an arteriellen Gefäßwänden sogenannte mykotische Aneurysmen aus, die noch Jahre nach der eigentlichen Infektion rupturieren können. Zu arteriellen Embolien kommt es bei zwei Dritteln aller akuten Verlaufsformen und bei etwa einem Drittel im

Rahmen der Endocarditis lenta. Diese müssen aber nicht immer klinisch signifikant sein. Relativ häufig werden Hirninfarkte, Hirnabszesse oder Meningoenzephalitiden beobachtet. Weitere Begleiterkrankungen sind Arthritis, Glomerulonephritis und Perikarditis (23).

Früher verstarben fast alle Erkrankten nach etwa einem Monat (Endocarditis acuta) bzw. einem halben Jahr (Endocarditis lenta). Durch Antibiose und gegebenenfalls auch rechtzeitigen Klappenersatz liegt die Letalität der akuten Krankheitsphase heute bei 10%. Allerdings ist im weiteren Verlauf bei etwa 20% der Überlebenden mit zunehmenden Beeinträchtigungen zu rechnen. Prädisponierende Faktoren sind vorbestehende Herzklappenfehler und -prothesen, fortgeschrittene Schädigungen aufgrund verzögerter Therapie sowie hohes Alter. Auch Infektionen mit nicht penicillinsensiblen Keimen, Rezidive und die bereits erwähnten Komplikationen sind prognostisch ungünstig. Dagegen liegt die Sterblichkeitsrate intravenös Drogenabhängiger mit 5% relativ niedrig.

Staphylokokkeninfektionen

Staphylococcus aureus ist ein häufiger Erreger von Haut- und lokalen Wundinfektionen. Dabei haben Follikulitis, Furunkel sowie Lymphangitis eine gute Prognose, allerdings besteht beim Befall der Gesichtshaut die Gefahr einer Sinusvenenthrombose. Chronische Träger von Staphylococcus aureus neigen zu Rezidiven. Schwerere Pyodermien, wie etwa die Impetigo, beobachtet man fast ausschließlich bei Kindern. Als Folge einer Bakteriämie ist in ca. 20% aller Fälle die hämatogene Streuung in verschiedene Organe beschrieben. Der septische Schock ist dagegen selten; eine Sonderform, das Toxic shock syndrome, hat eine Letalität von 10%.

Die Sterblichkeitsrate der Endokarditis durch Staphylococcus aureus steigt von 25% bei jungen, zuvor gesunden Patienten auf 70% für Ältere oder Vorerkrankte an (12). Die wesentlichen Komplikationen (unter anderem Herzinsuffizienz und arterielle Embolien) sowie prognostische Faktoren wurden im vorangegangenen Abschnitt über die Streptokokken bereits erwähnt. Die Letalität der Staphylokokkenendokarditis intravenös Drogenabhängiger und der subakuten Verlaufsform durch Staphylococcus epidermidis liegt mit 10% vergleichsweise niedrig. Dagegen ist bei der Endocarditis lenta nach einem Klappenersatz fast immer eine Reoperation notwendig, dennoch stirbt jeder 2. Patient.

In 40% aller Bakteriämien kommt es zu einer Mitbeteiligung des zentralen Nervensystems, vor allem zur Staphylokokkenmeningitis. In den ersten Wochen treten intrazerebrale Infarkte oder Blutungen mit letalem Ausgang gehäuft auf. Für Patienten mit einem Liquor-Shunt sind Infektionen mit Staphylococcus epidermidis typisch. Der Verlauf ist günstig, wenn der Shunt rechtzeitig entfernt wird. Die Staphylococcus-aureus-Pneumonie auf dem Boden einer vorbestehenden Lungenerkrankung hat wegen der zahlreichen Komplikationen eine schlechte Prognose. Osteomyelitis und bakterielle Arthritis als Folge einer Verletzung oder im Rahmen der Bakteriämie betreffen hauptsächlich vorgeschädigte Gelenke. Die antibiotische Therapie muß hier meist über längere Zeit durchgeführt werden, da Rezidive nicht selten sind. Bei erfolgloser Behandlung ist ein operativer Eingriff angezeigt, insgesamt liegt so die Heilungsrate bei etwa 90%.

Ein von Staphylokokken produziertes Enterotoxin ist Ursache einer Lebensmittelvergiftung. Da seine Wirkung maximal 48 Stunden anhält, wird lediglich symptomatisch therapiert.

Diphtherie

Die Prognose der Diphtherie ist abhängig von verschiedenen Faktoren und steht im Zusammenhang mit der Toxinkonzentration. Diese läßt sich anhand der Schwere des Krankheitsbildes und der Geschwindigkeit, in der sich die Symptome entwickeln, abschätzen. Der Verlauf wird damit von der Virulenz des Erregers, der Stärke der Immunabwehr des Patienten, vor allem jedoch durch den Ort der lokalen Infektion bestimmt. Infektionen der oberen Luftwege zeigen einen günstigeren Verlauf als der Befall des unteren Respirationstraktes. Die Letalität beträgt etwa 20% (31), sinkt aber nach vorangegangener Schutzimpfung auf 2%.

Die Myokarditis ist mit 50% die häufigste und auch gefährlichste Komplikation. Nur in jedem 10. Krankheitsfall wird sie jedoch klinisch apparent, meistens als Befall des Reizleitungssystems in der 3. Krankheitswoche. In schweren Fällen steigt die Letalität auf 90%, und es resultieren bleibende Schäden. Neben selteneren neurologischen Ausfällen in der akuten Krankheitsphase treten im Rahmen der Diphtherie in 15% aller Fälle sogenannte Spätlähmungen auf. Betroffen sind die motorischen Hirnnerven, typischerweise 3–4 Wochen nach Abheilung der lokalen Infektion, und peripher motorische Nerven mit begleitenden Sensibilitätsstörungen einige Wochen später. Die Ausfälle bilden sich vollständig, aber mitunter erst nach Monaten zurück. Weitere Komplikationen sind Pneumonie, Thrombozytopenie, Enzephalitis und toxinbedingtes Nierenversagen. Da schon 48 Stunden nach Ausbruch der Erkrankung der weitere Verlauf nicht mehr beeinflußt werden kann, hat die rechtzeitige Applikation von Antitoxin entscheidenden Einfluß auf den Verlauf.

Infektionen mit Clostridien

Tetanus

Die Letalität einer suffizient therapierten Infektion mit Clostridium tetani beträgt bis zu 40%, die unbehandelte Erkrankung endet meist tödlich. Für infizierte Neugeborene oder abwehrgeschwächte Patienten sowie nach Verletzungen im Gesichtsbereich ist der Ausgang ebenfalls ungünstig. Als prognostisch günstig werden dagegen das verzögerte Auftreten und die geringe Ausprägung von Symptomen sowie das Überleben der 1. Krankheitswoche bewertet. Nach 6–8 Wochen ist die Erkrankung dann meist ausgeheilt, als einziges Residuum findet man noch für einige Zeit eine Reststeifigkeit der ehemals betroffenen Muskulatur.

Botulismus

Das von Clostridium botulinum produzierte thermolabile Neurotoxin ist die Ursache einer seltenen Lebensmittelvergiftung. Die Symptomatik reicht von abortiven Formen bis zu perakuten, innerhalb weniger Stunden letal endenden Verläufen. Häufige Todesursachen sind Lähmung der Atemmuskulatur oder die Folgen einer Aspirationspneumonie. Unbehandelt führt die Intoxikation dann in 70% aller Fälle zum Tode. Heute liegt die Überlebensquote bei suffizienter medizinischer Betreuung zwischen 80 und 90%. Überlebende haben bis auf eine einige Monate andauernde Muskelschwäche keine Residuen.

Gasbrand

Die Intoxikation durch das Exotoxin von Clostridium perfringens verläuft unbehandelt in der Regel tödlich. Auch unter suffizienter Therapie liegt die Letalität bei etwa 25% bzw. bei 50% im Rahmen einer Sepsis. Einen wesentlichen Einfluß auf die Prognose hat die Schnelligkeit der chirurgischen Sanierung. Weitere Maßnahmen wie antibiotische Therapie, intermittierende Gabe von 100%igem Sauerstoff oder Applikation von Antitoxin sind in ihrer Wirksamkeit umstritten.

Das Enterotoxin von Clostridium perfringens ist für eine Form von Lebensmittelvergiftung verantwortlich, die jedoch innerhalb von 24 Stunden ohne weitere kausale Therapie ausheilt.

Pseudomembranöse Kolitis

Meist als Folge einer oralen Antibiotikatherapie verursachen von Clostridium difficile produzierte Toxine eine Kolitis. Ihr Verlauf ist in der Regel gutartig, die Diarrhoen sistieren nach Absetzen der Antibiotika. Seltener kommt es zum Vollbild der pseudomembranösen Kolitis mit Zeichen einer Sepsis, deren gefährlichste Komplikationen Darmperforation und toxisches Megakolon darstellen. Die Letalität beträgt dann in unbehandelten Fällen bis zu 30%. Dagegen heilen bei der frühzeitigen Gabe von Vancomycin auch schwere Fälle meist innerhalb von 48 Stunden aus. Charakteristisch ist die mit ca. 25% relativ hohe Rezidivrate, die fast immer durch eine erneute Therapie beherrscht werden kann. Rezidive kommen gehäuft im Alter und kurz nach Darmoperationen vor.

Milzbrand

Unter suffizienter Therapie heilt der Hautmilzbrand in der Regel folgenlos aus, nur selten bleibt eine Narbe zurück. Die Letalität liegt unter 1%, in unbehandelten Fällen dagegen um 20%. Wesentliche Komplikation ist die in 10–20% auftretende Bakteriämie, deren Folgen, Sepsis und Meningitis, mit einer höheren Sterblichkeitsrate behaftet sind. Der seltene Darmmilzbrand endet in 50%, die von Bacillus anthracis verursachte Mediastinitis und Pneumonie in fast allen Fällen trotz Therapie tödlich.

Infektionen mit Enterobakterien

Salmonellosen

Typhus abdominalis und Gastroenteritis sind die beiden wichtigsten von Salmonellen hervorgerufenen Erkrankungen. Die akute Symptomatik des Typhus entwickelt sich im Laufe einer Woche, hält etwa 14 Tage an und bildet sich dann langsam zurück. Sie reicht von oligosymptomatischen bis zu foudroyanten Verläufen, die innerhalb einer Woche tödlich enden. Mit 5% am häufigsten treten auch bei suffizienter Therapie schwere Blutungen und Darmperforationen auf. Weitere Komplikationen sind Meningitis, Myokarditis, Pneumonie, Nephritis und Anämie. Durch Antibiotika wird die Letalität von 10 auf 1% gesenkt. Eine besondere Bedeutung kommt der symptomatischen Therapie zu, gute sozioökonomische Verhältnisse sind mitbestimmend für die Prognose. Vor allem innerhalb der ersten 14 Tage der Rekonvaleszenz muß mit Rezidiven gerechnet werden, die insgesamt jedoch milder verlaufen als die Erstmanifestation. Davon zu unterscheiden sind die in etwa 3% auftretenden, meist asymptomatischen Dauerausscheider. Als Fokus kommt vor allem die Gallenblase, mit 30% aber auch der Darm und mit 5% die Niere in Frage. Neben Salmonella typhi führen auch Infektionen mit Salmonella paratyphi zu einem typhösen Krankheitsbild, das jedoch in aller Regel leichter und mit weniger Komplikationen verläuft.

Die Salmonellengastroenteritis heilt dagegen nach einigen Tagen auch ohne kausale Therapie folgenlos aus. Einen protrahierten Verlauf findet man allerdings bei Tumorkranken sowie Patienten, die mit Antibiotika oder Steroiden vorbehandelt wurden. Die seltenen letalen Ausgänge bei Kindern, alten Menschen sowie Vorerkrankten sind meist auf eine Exsikkose zurückzuführen. Vereinzelt wird als Spätfolge eine reaktive Arthritis beobachtet. Sehr selten kommt es zur Bakteriämie mit Streuung in verschiedenen Organen. Eine besonders hohe Letalität weist dabei der Befall vorgeschädigter Herzklappen oder arteriosklerotischer Veränderungen großer Arterien auf. Andere typische Lokalisationen sind Knochenmark und solide Tumoren. Die Letalität beträgt bei septischen Verläufen durch Infektionen mit Salmonella cholerae-suis etwa 20%, ist jedoch von Begleiterkrankungen des Patienten abhängig. Die Salmonellengastroenteritis hinterläßt keine Immunität. Bei einigen asymptomatischen Patienten, gehäuft nach antibiotischer Therapie, lassen sich die Erreger noch bis zu 6 Wochen später nachweisen (27); Dauerausscheider sind seltener als beim Typhus.

Shigellosen

Shigellen sind die Erreger der bakteriellen Ruhr. Die Diarrhoen dauern unbehandelt 1–2 Wochen an, gefolgt von einer 6wöchigen Rekonvaleszenzphase. Durch Antibiotika läßt sich die Krankheitsdauer halbieren und die Ausscheiderphase noch deutlicher verkürzen. Die Letalität liegt für symptomatisch und kausal therapierte Patienten unter 1‰, ist aber bei Kindern und Älteren als Folge der Exsikkose höher. Ungünstiger verlaufen Infektionen durch Shigella dysenteriae, deren Sterblichkeitsrate unbehandelt etwa 20% beträgt.

Ernste Komplikationen sind im allgemeinen kaum zu erwarten. Mit 2% noch am häufigsten kommt es 3 Wochen nach der Erkrankung zu Oligoarthritiden oder Symptomen eines Morbus Reiter, insbesondere bei HLA-B27-positiven Patienten. Die Rekonvaleszenzphase ist weiter durch die Möglichkeit von Rezidiven und osmotischen Durchfällen aufgrund einer kurzfristigen Nahrungsmittelunverträglichkeit gekennzeichnet. Andere Komplikationen sind Darmperforation, Meningitis, Guillain-Barré-Syndrom, Neuropathien sowie bei älteren Patienten eine Mesenterialthrombose. Bakteriämien mit metastatischen Organabsiedelungen sind selten (2). Die Infektion hinterläßt eine auf den Serotyp beschränkte Immunität von unterschiedlicher Dauer.

Erkrankungen durch Escherichia coli

Die häufigste von Escherichia coli verursachte Erkrankung ist eine Gastroenteritis. Die Durchfälle sistieren in aller Regel innerhalb einer Woche ohne Residuen. Umstritten ist die Anwendung von Antibiotika, sie können in schweren Fällen die Erkrankungsdauer verkürzen. Motilitätshemmende Medikamente haben sich als nachteilig erwiesen. Gefährlich, vor allem für alte Menschen oder Kleinkinder, ist der Wasser- und Elektrolytverlust.

Die Prognose extraenteraler Escherichia-coli-Infektionen ist abhängig von ihr zugrundeliegenden Krankheiten. So verlaufen Infektionen im Rahmen einer malignen oder hämotologischen Erkrankung vergleichsweise ungünstig, zudem ist ohne die Beseitigung prädisponierender Faktoren die Rezidivhäufigkeit hoch. Die Sepsis ist mit einer Letalität von 30–40% behaftet.

Cholera

Neben oligosymptomatischen Verläufen ist die Infektion mit Vibrio cholerae durch das Auftreten massiver reiswasserartiger Durchfälle gekennzeichnet. Durch den damit verbundenen Wasser- und Elektrolytverlust verstirbt bei schlechter medizinischer Versorgung jeder 2. Erkrankte. Dagegen sinkt unter optimaler Substitution die Letalität auf fast 0% bzw. bei Kleinkindern auf etwa 1%. Der Verlauf läßt sich durch Antibiotika verkürzen, aber auch ohne Therapie sistieren die Durchfälle etwa nach einer Woche. Die Erreger lassen sich in vielen Fällen noch monatelang in Stuhl und Galle nachweisen.

Pertussis

Der Keuchhusten zeigt beim Erwachsenen einen leichten Verlauf. Nach einem Prodromalstadium und der akuten Krankheitsphase folgt eine 2- bis 6wöchige Rekonvaleszenz. Wesentliche Komplikationen ergeben sich aus Superinfektionen des Respirationstraktes, Otitis media und Pneumonie. Mitunter führen die durch das Husten verursachten intraabdominellen und intrathorakalen Drucksteigerungen zu Pneumothorax, Leistenbruch, Analprolaps oder sogar zur intrazerebralen Blutung. Die Hypoxie während der Hustenanfälle könnte für die sehr seltene Enzephalopathie verantwortlich sein, die man fast ausschließlich bei Kindern beobachtet und die mit einer Letalität von bis zu 50% behaftet ist. Mittel der Wahl ist Erythromycin, das jedoch nur in der Frühphase den weiteren, endotoxinbedingten Verlauf verkürzen kann. Durch Antibiotikagabe läßt sich zudem das Auftreten von Superinfektionen verhindern, die früher die Prognose entscheidend bestimmten.

Hämophilusinfektionen

Beim Erwachsenen ist Haemophilus influenzae in den meisten Fällen der Erreger einer lokalen Infektion des Nasopharynx, die sich in die Nasennebenhöhlen, das Mittelohr und den unteren Respirationstrakt ausdehnen kann. In aller Regel nimmt sie einen leichten Verlauf. Pneumonien können jedoch bei Vorerkrankten auch unter Therapie letal enden (22). Am stärksten sind Kleinkinder gefährdet. So ist Haemophilus influenzae der wichtigste Erreger einer Meningitis in dieser Altersklasse mit einer Letalität von 90% in unbehandelten Fällen und von 10% unter Therapie. Eine dramatische Erkrankung mit einer Sterblichkeitsrate von 30% ist auch die Epiglottitis acutissima, die bei insuffizienter Therapie innerhalb von kurzer Zeit beim Kleinkind zum Tode durch Ersticken führt. Andere Komplikationen sind Bakteriämie mit Dissemination, eitrige Arthritis und Perikarditis.

Haemophilus ducreyi ist der Erreger des Ulcus molle. Unbehandelt kommt es lokal zu einer destruierenden Ausbreitung, die nach einigen Wochen unter Narbenbildung abheilt. Häufig werden Superinfektionen und regionale Lymphknotenschwellungen beobachtet. Antibiotika beschleunigen den Heilungsprozeß.

Infektionen mit Neisserien

Gonorrhoe

Bei Männern beginnt die Infektion durch Neisseria gonorrhoeae mit einer eitrigen Urethritis, die unbehandelt etwa 2 Monate andauert und sich in 10% auf Prostata, Nebenhoden und Samenblase ausbreitet. Bei Frauen ist primär die Zervix, seltener die Urethra entzündet. Ohne Therapie dehnt sich die Erkrankung in 15% aus. Gefürchtet ist die eitrige Salpingitis, die gehäuft bei Patienten mit Intrauterinpessar beobachtet wird und zu Rezidiven neigt. Eine wesentliche Gefahr der unbehandelten Gonorrhoe ist für beide Geschlechter die Sterilität durch Strikturen und Verwachsungen. Diese findet sich bei 15% aller Patientinnen nach einer Salpingitis, nach zwei Rezidiven sogar in der Hälfte aller Fälle. Selten kommt es zur hämatogenen Streuung. Typisch ist die Monarthritis großer Gelenke. Neben Hepatitis und Myokarditis stellt der Befall der Herzklappen eine ernste, in Einzelfällen auch letale Komplikation dar (18). Vor Einführung der Credé-Prophylaxe führte die Blepharokonjunktivitis bei Neugeborenen zur Erblindung.

Meningokokkeninfektionen

Die klinische Symptomatik einer Meningokokkensepsis reicht von einem milden, nur einige Tage andauernden Krankheitsbild bis zur schwersten Variante, dem Waterhouse-Friderichsen-Syndrom, das in 15% aller Fälle beobachtet wird. Der Patient verstirbt bei ungünstigen Verläufen innerhalb von wenigen Stunden. Prognostisch schlechte Zeichen sind rasches Entwickeln von Petechien, systolischer Blutdruck unter 100 mmHg, Fieber über 40 °C, Leuko- und Thrombozytopenie sowie Alter unter 2 bzw. über 50 Jahren (11). Eine weitere Verlaufsform ist die chronische Sepsis, bei der es intermittierend zu Fieber, Hautveränderungen und später auch Meningitis kommt; die Beschwerden können über Monate persistieren.

Als Meningitis manifestiert sich eine Meningokokkeninfektion in 30% aller Fälle isoliert und zu 20% im Rahmen der Sepsis. Mit letalen Ausgängen muß vor allem in den ersten 24 Stunden gerechnet werden, danach stabilisiert sich in der Regel der Patient. Es resultieren epileptische Anfälle, Hydrozephalus oder neurologische Ausfälle. Letztere bilden sich nach Monaten meistens zurück.

Nach Einführung der Antibiotikatherapie sank die Letalität der Infektion insgesamt von 75 auf 10%. Die Sterblichkeit der Sepsis beträgt dagegen 30%, in schweren Fällen des Waterhouse-Friderichsen-Syndroms überleben nur etwa 10% der Patienten die akute Krankheitsphase. Als Komplikationen der Meningokokkeninfektion sind Arthritis, Perikarditis, Endokarditis sowie Pneumonie zu nennen. Nach der Infektion kommt es zu einer serotypspezifischen Antikörperbildung. Diese verhindert eine Zweitinfektion oder mildert zumindest deren Verlauf.

Legionellose

Legionella pneumophila ist der Erreger einer atypischen Pneumonie. Die Letalität beträgt durchschnittlich 10%, steigt aber ohne Therapie auf 25% an und ist für abwehrgeschwächte Patienten noch deutlich höher. In 20% aller Fälle kommt es zur respiratorischen Insuffizienz. Komplikationen sind akutes Nierenversagen, Pankarditis und neurologische Ausfälle, die sich nicht immer vollständig zurückbilden. Andere Residuen sind bis auf Narbenbildung in der Lunge selten.

Infektionen mit Spirochäten

Syphilis

Die Erkrankung durch Treponema pallidum durchläuft unbehandelt verschiedene Stadien. Initial ist die Lues durch das Auftreten des sogenannten harten Schankers gekennzeichnet, der innerhalb einiger Wochen ausheilt. Danach schließt sich das Sekundärstadium mit charakteristischen Effloreszenzen an Haut und Schleimhäuten für die Dauer von 2–6 Wochen an. Bei Abwehrgeschwächten führt die sogenannte Lues maligna zu Todesfällen. Innerhalb der folgenden 4 Jahre werden in 25% der unbehandelten Fälle Rezidive beobachtet. Auch ohne Therapie kommt es bei zwei Dritteln nach der Sekundärphase zu einem Stillstand der Erkrankung, wenngleich die Infektion lebenslang noch als latent vorhanden nachweisbar bleibt.

Bei dem übrigen Drittel der Erkrankten treten nach einer Latenz von Jahren die Komplikationen des Tertiärstadiums auf. Dazu gehören in ca. 15% der Fälle Gummen und Syphilome. Während eine Gefäßbeteiligung bei der Hälfte aller von der Tertiärlues Betroffenen nachzuweisen ist, werden die Veränderungen nur in etwa 10% klinisch apparent. Häufig erst nach über 20 Jahren entstehen syphilitische Veränderungen großer Arterien mit Aneurysmabildung, vor allem der Aorta ascendens. Der Befall der Koronarien führt zu Abgangsstenosen, der der Aortenklappe zur Insuffizienz mit einer 10-Jahres-Überlebensquote von nur 40%.

Das zentrale Nervensystem ist in der Tertiärphase bei 7% der Infizierten involviert. Als Lues cerebrospinalis bezeichnet man entzündliche Veränderungen mesenchymaler Strukturen des Zentralnervensystems. Selten kommt es zu einer basalen Meningitis mit Hirnnervenbeteiligung, die auch nach Therapie Residuen hinterläßt. Endarteriitiden führen zur Aneurysmabildung und Insulten, unbehandelt nach Rezidiven zur Demenz (4).

Meist erst nach über 10 Jahren beobachtet man im Quartärstadium infolge einer chronischen Meningoenzephalitis die progressive Paralyse mit unterschiedlich ausgeprägten psychotischen Symptomen, fortschreitender Demenz und neurologischen Ausfällen. Eine weitere Spätkomplikation der Neurolues ist die Tabes dorsalis, die bei etwa einem Drittel beobachtet wird und durch die Degeneration der Hinterwurzeln und Hinterstränge gekennzeichnet ist. Auch wenn ein spontaner Stillstand möglich ist, verläuft die Erkrankung ohne Therapie meistens progredient. Die Gesamtletalität der unbehandelten Neurolues beträgt etwa 30 %.

Unter Lues connata versteht man die diaplazentar von der Mutter auf das Kind übertragene Infektion. 35 % der infizierten Kinder werden tot geboren oder sterben innerhalb der ersten Monate, bei 40 % entwickeln sich die Symptome der Früh- oder Spätsyphilis. Erst 5 Jahre nach einer unbehandelten Infektion der Mutter ist die diaplazentare Übertragung auf den Fetus unwahrscheinlich.

Bei antibiotischer Therapie innerhalb des 1. Krankheitsjahres ist die Prognose gut, die Lues heilt ohne Residuen aus. Dagegen ist das Tertiärstadium von zum Teil irreversiblen Organschäden gekennzeichnet. Bei der progressiven Paralyse kommt es in 40–80 %, abhängig von der Ausprägung der Symptomatik, zu einer Verbesserung der Beschwerden. Auch für die Tabes dorsalis ist das Ansprechen auf Antibiotika ungewiß. Dagegen reagieren Gummen und die basale Meningitis gut. Für Schwangere sollte die Therapie vor der 16. Schwangerschaftswoche einsetzen, um den Behandlungserfolg zu sichern.

Zecken-Borreliose

Der Erreger der Erythema-migrans- oder Lyme-Krankheit ist Borrelia burgdorferi. Die Erkrankung verläuft in der Regel in 3 Phasen. Das Initialstadium ist unter anderem durch das charakteristische Erythema chronicum migrans gekennzeichnet, das nach einigen Wochen abheilt, aber zu Rezidiven neigt. Durch antibiotische Therapie kann das Voranschreiten der Infektion verhindert werden.

Unbehandelt kommt es im 2. Stadium nach einigen Wochen oder Monaten zu neurologischen oder kardialen Komplikationen. In 15 % findet sich eine Meningoradikulitis (Bannwarth-Syndrom) mit dem typischen Befall der Hirnnerven, auf dem nordamerikanischen Kontinent überwiegt die Meningoenzephalitis. Nach Antibiose bessert sich die neurologische Symptomatik in der Regel schon am 2. Tag deutlich, in unbehandelten Fällen kann sie bis zu 1 ½ Jahren andauern. Bei jedem 10. Patienten beobachtet man infolge einer mehrwöchigen Myokarditis vor allem die Blockierung des Reizleitungssystems, ohne Therapie folgen Rezidive.

Einige Wochen, zum Teil aber noch 2 Jahre nach der Infektion, manifestiert sich im Tertiärstadium eine Oligoarthritis. Mit 60 % ist diese in Amerika häufiger als in unseren Breiten, vornehmlich sind große Gelenke betroffen. Sie dauert einige Wochen an und rezidiviert in den folgenden Jahren. Bei 10 % der Erkrankten führt die chronische Form zu bleibenden Destruktionen an Knorpel und Knochen. Die intravenöse Therapie mit Penicillin hat in nur etwa der Hälfte aller Fälle Erfolg (16). Weitere seltenere Spätkomplikationen sind Enzephalomyelitis und Acrodermatitis chronica atrophicans.

Leptospirose

Die Leptospirose ist durch einen biphasischen Verlauf gekennzeichnet. Nach schweren Allgemeinsymptomen in den ersten Tagen und kurzzeitiger relativer Beschwerdefreiheit folgen verschiedene Organmanifestationen, die bis zu einem Monat andauern können. Diese sogenannten Spätsymptome sind in ihrer Ausprägung sehr variabel, meist jedoch gutartig. Andererseits kommt es in dieser Phase bei schweren Verlaufsformen zu letalen Ausgängen, wie sie am häufigsten bei einer Infektion mit Leptospira icterohaemorrhagiae als Morbus Weil beobachtet werden.

Komplikationen der Erkrankung sind Hepatitis mit einer zum Teil ausgeprägten Bilirubinämie, hämorrhagische Diathese und interstitielle Nephritis. Seltener sind Meningitis, Neuritis und Myokarditis. Während es bei den häufigen anikterischen Verläufen nur selten zu Todesfällen kommt, liegt die Letalität bei ikterischen Patienten unter 50 Jahren bei 10 % und über 50 Jahren sogar bei 50 %. Weitere prognostisch ungünstige Zeichen sind Oligurie sowie das akute respiratorische Atemnotsyndrom. Residuen einer Leptospirose, wie etwa bleibende Nierenschäden oder neurologische Defizite, sind selten. Allerdings kann es nach Monaten der Beschwerdefreiheit zu einer chronisch rezidivierenden Iridozyklitis kommen. Die antibiotische Therapie ist nur bei Beginn innerhalb der ersten 4 Krankheitstage wirksam. Die Erkrankung hinterläßt eine speziesbezogene Immunität.

Chlamydieninfektionen

Die von Chlamydia psittaci verursachte Ornithose manifestiert sich am häufigsten als atypische Pneumonie, nur selten sind auch andere innere Organe betroffen. Die Erkrankung dauert 1–3 Wochen, teilweise bis zu 4 Monaten an, gefolgt von einer längeren Rekonvaleszenzzeit; auch Rezidive kommen vor. Als seltene Komplikationen sind Endokarditis und Splenomegalie zu nennen. In vielen Fällen heilt die Erkrankung ohne Therapie aus. Insgesamt beträgt die Letalität unter Antibiose etwa 1%. Ein anderer, erst kürzlich entdeckter Erreger einer atypischen Pneumonie ist Chlamydia pneumoniae. Der Verlauf ähnelt einer Infektion mit Mycoplasma pneumoniae.

Chlamydia trachomatis gehört zu den häufigsten Erregern einer venerisch übertragenen Urethritis bzw. Zervizitis. Beim Mann kann es zur Epididymitis und zum Reiter-Syndrom kommen. Bei der Frau dehnt sich die Infektion über Endometrium und Tuben auch auf das Peritoneum aus. Durch Verklebungen können so Sterilität und extrauterine Schwangerschaft die Folge sein. Insgesamt verläuft die Erkrankung meist mild, wenn nicht asymptomatisch. Komplikationen wie Perihepatitis, Endokarditis und atypische Pneumonie sind selten. Auch unbehandelt heilt die Infektion meist innerhalb von Monaten aus. Durch antibiotische Therapie kann diese Zeit entscheidend verkürzt werden.

Das Lymphogranuloma inguinale, eine zweite von Chlamydia trachomatis verursachte Geschlechtserkrankung, führt unbehandelt zu einer Periadenitis mit Ulzerationen und Ausdehnung des Prozesses, wenn es nicht nach 3–4 Monaten spontan abheilt. Wird die unbehandelte Infektion chronisch, kommt es durch Narbenbildung zu Stenosen von Rektum und Harnröhre und seltener infolge der Verklebungen von Lymphgefäßen zu genitaler Elephantiasis. Unter der Therapie mit Tetracyclinen wird eine rasche Verbesserung des zum Teil schwer beeinträchtigten Allgemeinbefindens und des Lokalbefundes in der Frühphase erreicht. Die Lymphknotenschwellungen sind dagegen nur langsam regredient. Spätkomplikationen, wie Strikturen, müssen chirurgisch saniert werden.

Serotypen des gleichen Erregers führen zu der in unseren Breiten sporadisch auftretenden Einschlußkonjunktivitis. Die Prognose ist in aller Regel gut, jedoch hält die Symptomatik für einige Wochen, zum Teil bis zu 2 Jahren an. In außereuropäischen Endemiegebieten wird durch andere Serotypen von Chlamydia trachomatis eine Keratokonjunktivitis, das Trachom, verursacht. Infolge rezidivierender Infektionen kommt es zu Hornhautnarben bis hin zur Erblindung.

Mykoplasmeninfektionen

Die Mykoplasmenpneumonie nimmt in der Regel auch unbehandelt einen günstigen Verlauf. Erkrankungen der oberen Luftwege heilen innerhalb von 3 Wochen, die atypische Pneumonie innerhalb von 6 Wochen folgenlos aus. Durch den Einsatz geeigneter Antibiotika läßt sich die Heilung beschleunigen. Die Letalität ist außerordentlich gering. In weniger als 5% der Fälle kommt es zu Komplikationen, wie hämolytische Anämie, Raynaud-Syndrom, Erythema exsudativum multiforme majus (Stevens-Johnson-Syndrom) sowie Meningoenzephalitis und Guillain-Barré-Syndrom. Die Dauer der relativen Immunität schwankt zwischen 2 und 10 Jahren.

Infektionen mit Mykobakterien

Tuberkulose

Die Erstinfektion einer Lungentuberkulose verläuft häufig asymptomatisch. Durch Streuung werden andere Lungenabschnitte und als Frühgeneralisation auch weitere Organe betroffen. Bei schlechter Abwehrlage schreitet die Primärtuberkulose progredient fort. In der Regel aber verkalkt der Primärkomplex nach einiger Zeit, in anderen Organen bleiben meistens keine Residuen zurück.

In etwa 10% aller Fälle, am häufigsten innerhalb der ersten 3 Jahre, kann es bei nachlassender Immunabwehr zur Reaktivierung der noch infektionstüchtigen eingekapselten Erreger in der Lunge oder aus anderen Organen kommen. Säuglinge und alte Menschen sind besonders gefährdet, bei ihnen ist zudem der Verlauf schwerer. Ohne Therapie ist die progrediente Primär- wie die reaktivierte Postprimärtuberkulose eine chronische konsumierende Erkrankung. Insgesamt beträgt die Letalität dann etwa 60% mit einer mittleren Überlebenszeit von 2½ Jahren. Neben der subakuten und der chronischen Variante findet sich die fulminante, häufig letal endende Verlaufsform einer Miliartuberkulose bei anergischen, also abwehrschwachen Patienten.

Komplikationen des Lungenbefalls sind Atelektasen und Bronchiektasen infolge von Bronchusstenosen sowie der Pleuraerguß. Häufig geht allerdings die tuberkulöse Pleuritis einer aktiven Tuberkulose voraus: Unbehandelt folgt auch auf einen spontan regredienten Pleuraerguß in etwa 60% aller Fälle innerhalb der nächsten Jahre der manifeste Lungenbefall. Die voranschreitende käsige Nekrose führt zu Lungenkavernen und bronchogener Ausdehnung. Bei Kontakt zur Pleura kommt es zum Empyem bzw. über eine bronchopleurale Fistel zum (Pyo-)Pneumothorax mit schlechter Prognose. Spätfolgen narbiger Veränderungen sind restriktive Ventilationsstörungen, Cor pulmonale und Pleuraschwarten. Kavernen können mit der Folge rezidivierender Blutungen von Aspergillus besiedelt werden. Durch Gefäßarrosionen resultieren Hämoptysen und hämatogene Streuung.

Zu Manifestationen in anderen Organen kommt es durch die hämatogene Aussaat während der Postprimärphase oder als Reaktivierung eines in der Frühgeneralisation entstandenen Herdes (1). Die häufigste extrathorakale Lokalisation stellt der Befall der (Hals-) Lymphknoten dar. Die Beteiligung des Urogenitalsystems ist über Jahre zunächst asymptomatisch. Die Erkrankung breitet sich meistens von den Nieren auf die ableitenden Harnwege und die Genitalorgane aus. Die durch Narbenbildung verursachte obstruktive Hydronephrose trägt zur progredienten Niereninsuffizienz bei. Bei der Frau kommt es durch den Befall der Tuben, aber auch des Uterus und der Ovarien zur Sterilität. Die Urogenitaltuberkulose ist medikamentös gut angehbar.

Von der tuberkulösen Meningitis sind unter anderem auch Hirnnerven und die Hypophyse betroffen. In unbehandelten Fällen beträgt die Letalität fast 100%, unter oraler antituberkulöser Therapie stirbt etwa ein Viertel der Betroffenen. Bei weiteren 20% bilden sich die neurologischen Schädigungen nicht vollständig zurück. Tuberkulome des Gehirns imponieren klinisch wie Tumoren und können die Ursache für epileptische Anfälle sein.

Die Skelettuberkulose manifestiert sich am häufigsten als thorakale oder lumbale Spondylitis sowie als Arthritis und Tendosynovitis. Meistens ist die antituberkulöse Therapie ausreichend, chirurgische Maßnahmen sind nur bei nicht regredienter Kompression von Spinalnerven und bei drohender Instabilität der Wirbelsäule notwendig. Darüber hinaus können auch andere Lokalisationen, wie der Gastrointestinaltrakt, Milz und Peritoneum sowie Nebennieren, Haut und das Perikard, von der disseminierten Tuberkulose betroffen sein.

Die heute angewandten, vergleichsweise kürzeren Therapieschemata erzielen in unkomplizierten Fällen eine Heilungsquote von über 95%; so z. B. die Kombination von Isoniazid und Rifampicin für 9 Monate, eventuell ergänzt durch ein 3. Tuberkulostatikum in den ersten Wochen. Neben der Resistenzentwicklung ist die Compliance des Patienten das größte therapeutische Problem. Daher wird bei etwas geringerer Erfolgsrate die intermittierende Medikation, etwa 2mal pro Woche, angewandt (7). Nach ca. 10 Wochen ist das Sputum bei den meisten Patienten negativ, eine vollständige pulmonale Konsolidierung wird nach etwa 6 Monaten erreicht. Rezidive sind mit einer Häufigkeit von unter 1% nach suffizienter Therapie selten und treten in den meisten Fällen innerhalb des 1. Jahres nach Therapieende auf.

Lepra

Das Frühstadium der Lepra ist durch uncharakteristische hypästhetische Hautveränderungen gekennzeichnet, die spontan innerhalb von 2 Jahren in drei Viertel aller Fälle ausheilen. Persistiert der Erreger, kommt es bei guter Abwehrlage zur Ausbildung der sogenannten tuberkuloiden Lepra mit lokal begrenzten Hautveränderungen, aber auch zu frühzeitigen Läsionen peripherer Nerven. Demgegenüber beobachtet man bei der lepromatösen Lepra infolge einer schlechten Abwehrlage diffuse Haut- und Gewebsdestruktionen sowie die Streuung in verschiedene Organe.

Neben diesen beiden polaren Verlaufsformen werden noch drei weitere Zwischenstadien unterschieden, bei denen es einerseits wie bei der tuberkuloiden Lepra zu spontanen Ausheilungen mit bleibenden Nervenschädigungen, andererseits aber auch zum Übergang zur chronisch progredienten lepromatösen Lepra kommen kann. Todesursache sind nicht selten eine Amyloidose oder eine Sekundärinfektion.

Sensibilitätsstörungen führen zu Verletzungen bis hin zum Verlust von Gliedmaßen. Das Fortschreiten der Erkrankung kann durch geeignete medikamentöse Therapie in fast allen Fällen verhindert werden (19). Die bis dahin eingetretenen Veränderungen sind meistens jedoch irreversibel.

Virale Erkrankungen

Herpesvirusinfektionen

Herpes simplex

Eine Infektion mit Herpes-simplex-Viren verläuft in der Regel gutartig und ist selbstlimitierend. Herpes-simplex-Virus Typ I befällt bevorzugt die Mund- und Rachenschleimhaut. Rezidivierende Herpeskeratitiden können zu Hornhautnarben bis hin zur Blindheit führen. Beim Herpes-simplex-Virus Typ II liegt die Erstmanifestation bevorzugt an der Haut-Schleimhaut-Grenze des (Anal- und) Genitalbereiches. Da das Virus in den betroffenen Ganglienzellen persistieren kann, treten bei etwa 50% der Typ-I- und 80% der Typ-II-Virusträger klinisch geringer ausgeprägte Rezidive auf (21).

Die gefürchtetste Komplikation einer Herpes-simplex-Infektion ist die Enzephalitis mit einer Letalität von 50% und Defektheilung in weiteren 25% aller Fälle. Der Befall innerer Organe oder die generalisierte Herpes-simplex-Infektion beobachtet man fast ausschließlich bei abwehrgeschwächten Patienten. Durch die systemische Gabe antiviraler Chemotherapeutika ließ sich deren schlechte Prognose deutlich verbessern. Von schweren Komplikationen abgesehen, ist beim immunkompetenten Patienten die Anwendung von Aciclovir nur bei der Erstmanifestation oder einer hohen Rezidivrate eines Herpes genitalis sowie der neonatalen Erkrankung sinnvoll. Herpes-simplex-Infektionen scheinen sowohl mit dem Erythema multiforme als auch mit dem Zervixkarzinom assoziiert zu sein.

Varizellen-Zoster

Bei einer Varizelleninfektion beobachtet man neben den typischen Hautveränderungen der Windpocken vor allem im Erwachsenenalter eine Reihe von Komplikationen, wie interstitielle Pneumonie, Superinfektion der Haut, Hepatitis und Befall des zentralen Nervensystems. Die Letalität ist im allgemeinen gering. Stärker gefährdet sind jedoch schwangere und abwehrgeschwächte Patienten; für Neugeborene wird sogar eine Sterblichkeitsrate von bis zu 30% angegeben. Bei einer intrauterinen Infektion kann es in einem geringen Prozentsatz zu Mißbildungen der Extremitäten, des Auges und des zentralen Nervensystems kommen.

Als endogenes Rezidiv tritt gehäuft im Alter oder bei geschwächter Immunlage ein Herpes zoster auf. Nach Abheilung der meist auf wenige Dermatome beschränkten Effloreszenzen kommt es wegen der zugrundeliegenden Neuritis sensibler Nerven vor allem bei Älteren in jedem 2. Fall zu Neuralgien (29). Die Symptomatik der Gürtelrose kann mehrere Monate, teilweise auch über 1 Jahr anhalten, läßt sich aber möglicherweise durch die kurzfristige Anwendung von Glucocorticoiden mildern. Seltene Komplikationen sind der disseminierte Hautbefall bei abwehrgeschwächten Patienten, Enzephalomyelitis und ein apoplektischer Insult Wochen oder Monate nach der Erkrankung als Folge einer zentralen Arteriitis. Wegen der hohen Letalität dieser Komplikationen empfiehlt sich die rechtzeitige antivirale Therapie mit Aciclovir oder Vidarabin.

Infektiöse Mononukleose

In der Regel ist die Infektion mit dem Epstein-Barr-Virus eine selbstlimitierende, harmlose Erkrankung. Neurologische Komplikationen oder Begleithepatitis hinterlassen nur in Ausnahmefällen Folgeschäden. Seltene letale Ausgänge sind dagegen bei Milzruptur, Enzephalitis und Einengung der Luftwege durch Lymphknotenschwellungen beschrieben. Zur Therapie schwerer Komplikationen hat sich die Gabe

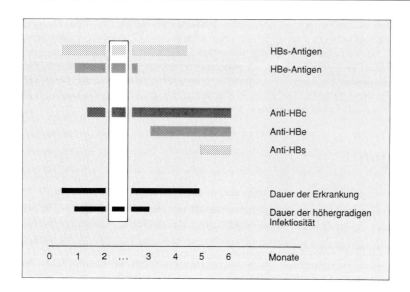

Abb. 16.**1** Schema der serologischen Marker einer **akuten** Hepatitis-B-Infektion im zeitlichen Verlauf. *Als Einschub:* die Marker zu Beginn einer **chronischen** Hepatitis B

von Glucocorticoiden bewährt. Die Existenz einer chronischen Mononukleose mit persistierenden Beschwerden ist umstritten. Sowohl das Burkitt-Lymphom als auch das nasopharyngeale Karzinom scheinen mit einer Epstein-Barr-Virus-Infektion assoziiert zu sein.

Zytomegalie

In den meisten Fällen verläuft die Zytomegalievirusinfektion in der akuten Krankheitsphase klinisch inapparent, seltener unter dem Bild einer Mononukleose, die folgenlos abheilt. Komplikationen wie interstitielle Pneumonie, Hepatitis oder neurologische Symptome hinterlassen keine Dauerschäden. Das Virus persistiert jedoch lebenslang latent im Wirtsorganismus und wird mit erhöhter Letalität unter anderem während der Schwangerschaft und bei Schwächung des Immunstatus reaktiviert. Es kann zu bakteriellen Superinfektionen und zum disseminierten Organbefall kommen. Letzterer war bislang therapeutisch kaum beeinflußbar. Das seit kurzem eingesetzte Ganciclovir (DHPG) verlängert dagegen die Überlebenszeit signifikant. Die bei jeder 100. Schwangerschaft zu beobachtende Übertragung des Virus auf das Kind führt in etwa 20% dieser Fälle unter anderem zu Leberschäden und zerebralen Mißbildungen.

Virushepatitiden

Hepatitis A

Die Infektion mit dem Hepatitis-A-Virus ist in der Regel eine harmlose, selbstlimitierende Erkrankung. In weniger als 1% aller Fälle kommt es zu einem fulminanten Verlauf mit Leberzellnekrose und teilweise letalem Ausgang. Bis zu einem Jahr nach der Infektion können Rezidive auftreten, chronische Verläufe sind jedoch nicht beschrieben. Die Erkrankung hinterläßt meistens eine lebenslange Immunität.

Hepatitis B

Die akute Hepatitis-B-Infektion heilt in über 90% aller Fälle in einigen Monaten folgenlos aus und hinterläßt neben einem HBe-, vor allem einen HBs-Antikörper-Titer (Abb. 16.**1**). In unter 1% aller Fälle kommt es dagegen zu einer fulminant verlaufenden, massiven Lebernekrose, die in bis zu 80% letal endet, bei Überlebenden jedoch nur selten Residuen hinterläßt. Begleiterkrankungen einer akuten Virushepatitis können Arthritis, Vaskulitis, Glomerulonephritis und selten auch Myokarditis und Pneumonie sein. Eine besonders schlechte Prognose haben Pankreatitis und aplastische Anämie.

In 5–10% aller Fälle kann das Virus nicht innerhalb von 6 Monaten eliminiert werden. Neben asymptomatischen Trägern des HBs-

Antigens mit unauffälliger Leberhistologie unterscheidet man die chronisch aktive von der chronisch persistierenden Hepatitis. Letztere zeichnet sich durch einen oligosymptomatischen, nicht progredienten Verlauf aus und heilt in vielen Fällen nach einigen Jahren ab. Nur selten entwickelt sich aus dieser Verlaufsform eine chronisch aktive Hepatitis, die durch den fortgesetzten oder erneuten Nachweis des HBe-Antigens wahrscheinlich wird. Insgesamt heilt die Hepatitis bei etwa der Hälfte aller chronischen Hbs-Träger innerhalb einiger Jahre aus. Prognostisch günstige Faktoren sind der rasche Abfall des HBe- und HBs-Antigens, der Anstieg der korrespondierenden Antikörper, der fehlende Nachweis von Virusgenom im Serum, Alter unter 40 Jahren sowie hohe Serumaminotransferasenwerte und eine gesteigerte entzündliche Aktivität in der Leberhistologie während der Frühphase der Erkrankung.

Bei der chronisch aktiven Hepatitis kommt es infolge einer langsam fortschreitenden Nekrose zu einer progredienten Leberinsuffizienz, teilweise in Verbindung mit einer Leberzirrhose. Während die 5-Jahres-Überlebensrate einer chronisch persistierenden Hepatitis 97% beträgt, ist sie 86% für die chronisch aktive Verlaufsform bzw. nur 55% bei gleichzeitiger Zirrhose (30). Bei einem geringen Teil der Erkrankten beobachtet man mit der Zeit einen Stillstand der entzündlichen Aktivität, laborchemisch durch den Verlust des HBe-Antigens und den Nachweis von Anti-HBe erkennbar. Versuche, diese Serokonversion medikamentös zu fördern, waren bislang relativ wenig erfolgreich. Jedoch liegen über die Anwendung von Interferonen und Vidarabin erste vielversprechende Ergebnisse vor. Ein besonders gutes Ansprechen auf die Alphainterferontherapie läßt sich bei negativem HIV-Test, niedrigem Hepatitis-B-Virus-DNA-Spiegel, hohem AST-Serumwert und nach einem ikterischen Verlauf in der Frühphase erwarten (17). Die Anwendung von Glucocorticoiden verschlechtert dagegen die Prognose. Die chronische Hepatitis scheint mit dem hepatozellulären Karzinom assoziiert zu sein, beeinflußt seine Prognose jedoch nicht.

Hepatitis C

Die Hepatitis-C-Virus-Infektion ist mit der Hepatitis B vergleichbar. Allerdings wird die Erkrankung in dem höheren Prozentsatz von 30–50% chronisch, vor allem nach einer anikterischen Akutphase (26). Hierbei überwiegt jedoch mit Ausnahme von älteren Patienten die chronisch persistierende Form, so daß der Verlauf milder ist. Außerdem zeigt die Hepatitis C damit eine größere Ausheilungstendenz, die möglicherweise durch die Gabe von Glucocorticoiden noch gefördert werden kann.

Hepatitis D

Das unvollständige Hepatitis-Delta-Virus kommt ausschließlich gleichzeitig mit einer Hepatitis-B-Infektion vor. Eine simultane Erkrankung zeigt vermehrt einen schweren Verlauf mit einer fulminanten Hepatitis in der Akutphase; sie wird aber nicht gehäuft chronisch. Auch bei einer Superinfektion auf eine bestehende Hepatitis B kommt es in bis zu 40% aller Fälle zu einer fulminanten Hepatitis. Darüber hinaus wird als Folge eines Deltavirusbefalls eine Hepatitis-B-Infektion vermehrt chronisch und man beobachtet häufiger den Wandel einer chronisch persistierenden in eine chronisch aktive Verlaufsform. Glucocorticoide oder Immunsuppressiva beeinflussen die Prognose nicht (9).

Hepatitis E

Das Hepatitis-E-Virus ist der Erreger der bislang als enteral übertragene Variante der Non-A-non-B-Hepatitis bekannten Erkrankung. Sie ähnelt in der Symptomatik einer Hepatitis-A-Infektion, die Chronifizierung ist ebenfalls nicht bekannt. Fulminante Verläufe finden sich dagegen gehäuft; für Schwangere wird sogar eine Letalität über 10% angegeben.

Picornavirusinfektionen

Erkrankungen durch Polioviren

In über 90% der Fälle verläuft die Poliovirusinfektion inapparent und hinterläßt eine lebenslange Immunität für einen ihrer 3 Serotypen. In weiteren knapp 10% manifestiert sie sich grippeähnlich oder seltener mit den Symptomen einer abakteriellen Meningitis. Bleibende Lähmungen resultieren dagegen nur in 1%. Dabei werden in 5–25% dieser paralytischen Verlaufsformen nicht nur die motorischen Vorderhörner des Rückenmarks, sondern auch der Hirnstamm betroffen, so daß zentrale Atemlähmung oder Kreislaufregulationsstörungen mit einer Letalität von 50% die Folge sind.

Die asymmetrischen, proximal betonten Lähmungen bilden sich nur langsam zurück. Erst nach etwa 6 Monaten müssen Residuen weitgehend als dauerhaft angesehen werden. Mit zunehmendem Alter des Infizierten, nach verstärkter körperlicher Anstrengung in der akuten Krankheitsphase, aber auch bei Zustand nach Tonsillektomie oder während einer Schwangerschaft sollen die Restzustände stärker ausgeprägt sein. Intensive Rehabilitationsmaßnahmen können den Grad der eingetretenen Behinderung verringern. Häufig ist auch eine zunehmende Einschränkung der Lungenfunktion zu beobachten. Diese wird teilweise durch eine progrediente Skoliose der Wirbelsäule bedingt und kann operativ korrigiert werden. Nach Jahren kann es zu dem sogenannten Postpoliosyndrom kommen, das durch eine progrediente Muskelschwäche gekennzeichnet ist. Diese schreitet jedoch nur sehr langsam voran und führt selten zu einer deutlichen Verschlechterung der vorbestehenden Behinderungen.

Orthomyxovirusinfektionen

Influenza

Die Grippe ist für einen zuvor gesunden Erwachsenen im allgemeinen eine selbstlimitierende, harmlose Erkrankung. Die Infektion mit dem Virustyp A verläuft am schwersten, die mit dem Virustyp C am mildesten. In einzelnen Fällen schließt sich der akuten Krankheitsphase eine einige Wochen andauernde Rekonvaleszenz an. Gefährlich ist die Ausdehnung auf den unteren Respirationstrakt als Folge einer bakteriellen Superinfektion, besonders aber in Form einer virusbedingten Pneumonie. Neben der Verschlechterung chronisch obstruktiver Lungenerkrankungen sind als weitere, aber sehr seltene Komplikationen Myositis, Myo- und Perikarditis sowie Enzephalitis und Guillain-Barré-Syndrom zu nennen. Gefährdet sind vor allem ältere und abwehrgeschwächte Menschen sowie Patienten mit kardialen oder pulmonalen Vorerkrankungen. Durch die prophylaktische Impfung dieses Personenkreises kann die Sterblichkeit um etwa zwei Drittel gesenkt werden (14). Neben seiner Bedeutung als Prophylaktikum verkürzt Amantadin beim frühzeitigen Einsatz die Dauer der Grippesymptomatik.

Paramyxovirusinfektionen

Parainfluenza

Auch das Parainfluenzavirus ruft eine Infektion des Respirationstraktes hervor. Da diese eine gewisse Immunität hinterläßt und es sich bei Erkrankungen im Erwachsenenalter fast ausschließlich um Reinfektionen handelt, ist der Krankheitsverlauf milde, Komplikationen sind selten, und die Letalität ist sehr gering.

Mumps

Die Infektion mit dem Mumpsvirus ist fast immer eine gutartige Erkrankung. Bei jugendlichen und erwachsenen Männern wird jedoch in 25% eine begleitende Orchitis beobachtet. Diese führt bei jedem 2. Betroffenen zu einer teilweise reversiblen, meist einseitigen Hodenatrophie und hat somit nur selten Sterilität zur Folge. In ca. einem Drittel der Fälle kommt es zu einer selbstlimitierenden Meningitis. Dagegen endet die seltene Enzephalitis vereinzelt letal oder mit neurologischen Residuen. Bei einer Erkrankung im ersten Trimenon treten Aborte gehäuft auf, mit fetalen Mißbildungen muß jedoch nicht gerechnet werden. Von den meisten Autoren wird ein Zusammenhang zwischen Mumpsinfektion und Typ-I-Diabetes mellitus als Folge einer Pankreatitis verneint.

Masern

Masern heilen in der Regel folgenlos aus und hinterlassen eine lebenslange Immunität. Beim Erwachsenen verläuft die Erkrankung schwerer als beim Kind. Todesfälle sind selten (unter 1%) und dann meistens auf virusbedingte Infektionen des Respirationstraktes oder aber bakterielle Superinfektionen zurückzuführen. Die in etwa 1‰ auftretende Masernenzephalitis endet in jedem 10. Fall tödlich und hinterläßt bei etwa der Hälfte der Überlebenden neurologische Defizite. Davon zu unterscheiden ist die letztlich immer letal verlaufende, subakute sklerosierende Panenzephalitis, eine mit einer Häufigkeit von 1/100 000 vorkommende Slow-Virus-Infektion. Andere Komplikationen, wie Hepatitis, Keratokonjunktivitis oder Myokarditis, hinterlassen selten Spätfolgen. Bei Älteren kann die Verschlechterung einer bestehenden Herzinsuffizienz im Rahmen der Maserninfektion zum Tode führen.

Togavirusinfektionen

Röteln

Die postnatale Rötelninfektion ist eine gutartige, selbstlimitierende Erkrankung. Letale Verläufe treten in Einzelfällen im Rahmen einer thrombozytopenischen Purpura oder einer Meningoenzephalitis auf, letztere mit einer Häufigkeit von 1/5000. Arthritische Beschwerden der akuten Krankheitsphase können einige Monate persistieren.

Demgegenüber führt die konnatale Rötelninfektion zu Mißbildungen, unter anderem am Herzen und am Auge, sowie zu Schädigungen des zentralen Nervensystems. Es kommt zur Mikrozephalie bzw. psychomotorischer und geistiger Retardierung. Mit zunehmender Schwangerschaftsdauer nehmen die Schwere der Defekte und ihre Häufigkeit ab. Diese beträgt im ersten Schwangerschaftsmonat ca. 90% und am Ende des ersten Trimenons, wenn Hörschäden dominieren, noch 30%. Neurologische Residuen von Infektionen nach dem 4. Monat sind selten (25). In etwa 20% aller Fälle führen die Organmißbildungen zum Spontanabort. Durch passive Impfung kann zwar die Symptomatik der mütterlichen Infektion gemildert werden, nicht jedoch die Auswirkungen auf den Embryo.

Frühsommer-Meningoenzephalomyelitis

Die Frühsommer-Meningoenzephalomyelitis ist eine häufig inapparent verlaufende, durch Zecken übertragene Erkrankung. Im Rahmen des biphasischen Verlaufs kommt es in der zweiten Hälfte zu einer Meningitis oder Meningoenzephalomyelitis. Die akute neurologische Symptomatik bildet sich meist rasch zurück, Defektheilungen sind selten. Eine effiziente Therapie ist nicht bekannt, die Letalität liegt zwischen 1 und 2%. Die russische Variante der Erkrankung ist dagegen durch eine höhere Sterblichkeitsrate und eine größere Häufigkeit von neurologischen Residuen gekennzeichnet.

Denguevirusinfektionen

Das Denguefieber ist eine biphasisch verlaufende Erkrankung. Fieber und andere Symptome halten etwa eine Woche an und hinterlassen keine Residuen. In unter 5% aller Fälle kommt es jedoch, gehäuft bei Reinfektionen, zur Komplikation des hämorrhagischen Denguefiebers mit einer Letalität zwischen 1 und 50%, abhängig von der Effizienz der rein symptomatischen Therapie und der Schwere des Krankheitsbildes.

Gelbfieber

Die Symptomatik des Gelbfiebers reicht von subklinischen Verläufen über leichte, prognostisch günstige Fälle mit Fieber und verstärkter Blutungsneigung bis zu schweren malignen Verlaufsformen. Letztere werden in etwa 20% aller Fälle beobachtet und führen bei jedem 2. Erkrankten innerhalb von 14 Tagen zum Tod. Infolge einer Leberzellnekrose kommt es zu Ikterus, Leberausfallkoma, hämorrhagischer Diathese und hypovolämischem Schock. Weitere Komplikationen sind Myokarditis, akutes Nierenversagen, Enzephalitis und Bronchopneumonie. Durch eine effektive, rein symptomatische Therapie kann die Prognose entscheidend verbessert werden. Residuen, meistens Arrhythmien oder Herzinsuffizienz, sind selten.

Rhabdovirusinfektionen

Tollwut

Die Letalität einer Tollwutvirusinfektion beträgt 100%. Im Mittel führen jedoch nur 30–50% aller Bißverletzungen durch ein erkranktes Tier zu einer manifesten Infektion. Die Erkrankungshäufigkeit ist abhängig von der Tierart sowie der Schwere und der Lokalisation der Wunde. Nach Kopfverletzungen, gefolgt von Traumata der oberen Extremität, ist der Manifestationsindex am höchsten. Dieser kann aber durch sorgfältige Wundbehandlung sowie passive und aktive Impfung gesenkt werden.

Parasitäre Erkrankungen

Infektionen mit Flagellaten

Lambliasis

Eine Infektion mit Giardia lamblia (Lamblia intestinalis) ist im allgemeinen eine oligosymptomatische, innerhalb weniger Wochen selbstlimitierende Erkrankung. In einigen Fällen kommt es jedoch zu chronisch rezidivierenden Diarrhoen und der Entwicklung eines Malabsorptionssyndroms. Geeignete Chemotherapeutika führen zu einem raschen Sistieren der Durchfälle und einer allmählichen Regeneration der Dünndarmschleimhaut. Da mit der initialen Therapie nur in ca. 90% die vollständige Elimination des Darmparasiten gelingt, muß mit Rezidiven gerechnet werden.

Leishmaniosen

Leishmania donovanii ist der Erreger der visceralen Leishmaniose oder Kala-Azar. Im fortgeschrittenen Stadium kommt es bei gastrointestinaler Beteiligung zu einem Malabsorptionssyndrom. Oftmals werden als Folge der geschwächten Immunabwehr Sekundärinfektionen beobachtet. Blutungen an Haut oder Schleimhäuten sind häufige Todesursachen. Insgesamt enden 90% aller unbehandelten Fälle letal, davon etwa ein Viertel innerhalb weniger Monate. Abhängig vom Therapiebeginn liegt demgegenüber die Heilungsquote, etwa bei Anwendung 5wertiger Antimonpräparate, zwischen 75 und 90%, jedoch sind Rezidive keine Seltenheit. Außerdem treten in etwa 10% nach der scheinbaren Ausheilung sogenannte Post-Kala-Azar-Hautläsionen auf, die teilweise über Jahre persistieren können.

Die kutane Leishmaniose oder Orientbeule ist dagegen eine selbstlimitierende Erkrankung. Infektionen mit Leishmania major heilen innerhalb von 6 Monaten, Infektionen durch Leishmania tropica spätestens nach 2 Jahren unter Narbenbildung aus. Sie hinterlassen lebenslange Immunität. Auch bei der amerikanischen Haut- und Schleimhautleishmaniose beobachtet man eine Rückbildung der Hautveränderungen innerhalb von einem halben Jahr, sofern diese durch Subtypen von Leishmania mexicana verursacht werden. Dagegen kann es nach Infektionen mit Subtypen von Leishmania brasiliensis zu persistierenden kutanen Läsionen sowie zu destruktiven Schleimhautveränderungen kommen. Die meisten Patienten können durch geeignete Chemotherapeutika geheilt werden (3).

Trypanosomiasis

Trypanosoma cruzi ist der Erreger der amerikanischen Chagas-Krankheit. Die akute Infektion wird klinisch nur in etwa einem Drittel aller Fälle manifest und heilt auch ohne Therapie innerhalb von 3 Monaten aus. Für schwere Fälle sind dagegen Myokarditis und Meningoenzephalitis mit einer Frühletalität von 5–10% beschrieben. Nach einer Latenzphase von Jahren bzw. Jahrzehnten treten bei einem Teil der Infizierten Spätkomplikationen auf. Am häufigsten beobachtet man eine Kardiomyopathie (8), außerdem kommt es durch den Untergang von Ganglienzellen in der glatten Muskulatur unter anderem zum Megaösophagus und Megakolon mit entsprechenden Folgekomplikationen. Die Chemotherapeutika Nifurtimox und Benznidazol führen in der akuten Krankheitsphase in den meisten Fällen zu einer Elimination der Parasiten. Dagegen ist ihre Wirksamkeit im Latenzstadium und in der chronischen Krankheitsphase nicht erwiesen.

Die afrikanische Trypanosomiasis oder Schlafkrankheit wird von Trypanosoma brucei verursacht. Die in West- und Zentralafrika vorkommende Infektion mit Trypanosoma brucei gambiense verläuft in der Frühphase relativ milde. Nach einer beschwerdefreien Latenz von vielen Monaten treten Zeichen eines Befalls des Zentralnervensystems auf, der chronisch progredient schließlich letal endet. Bei einer Infektion mit Trypanosoma brucei rhodesiense kommt es dagegen schon zu Beginn durch Myo- oder Perikarditis zu Todesfällen bzw. im weiteren Verlauf zu einer meist letal endenden Meningoenzephalitis. Die medikamentöse Heilungsquote beträgt insgesamt ca. 90%. Die Therapie des ZNS-Befalls ist dagegen schwieriger und hinterläßt teilweise neurologische Residuen.

Infektionen mit Sporozoen

Malaria

Die Prognose der Malaria ist abhängig vom Erregertyp. Die Malaria tertiana ist im allgemeinen durch eine ausgeprägte Symptomatik in der akuten Krankheitsphase gekennzeichnet und umfaßt durchschnittlich etwa 10 Fieberschübe. Die Letalität dieser Infektionen mit Plasmodium ovale oder Plasmodium vivax ist sehr gering. Im Rahmen einer Plasmodium-vivax-Infektion kommt es allerdings häufiger als bei anderen Verlaufsformen zur Milzruptur, die dann in bis zu 80% tödlich enden kann. Die in der Leber persistierenden Hypnozoiten sind für die auch noch nach 5 oder mehr Jahren auftretenden Rezidive verantwortlich (Abb. 16.2).

Die seltenere, durch Plasmodium malariae verursachte Malaria quartana hat ebenfalls eine gute Prognose. Hier werden etwa 20 Fieberschübe bis zur Ausheilung beobachtet. Als spezifische Komplikation ist eine schwere Immunkomplex-Glomerulonephritis zu nennen. In unbehandelten Fällen können erythrozytäre Formen persistieren und jahrzehntelang zu Rezidiven führen.

Plasmodium falciparum ist der Erreger der mit einer deutlich höheren Letalität behafteten Malaria tropica. Gefährlichste Komplikation ist die zerebrale Verlaufsform mit einer durchschnittlichen Sterblichkeit von 20%. Bei etwa jedem 10. Betroffenen ist zudem mit neurologischen oder psychopathologischen Residuen zu rechnen. Prognostisch ungünstige Zeichen sind Koma, Krampfanfälle sowie Hypoglykämie, Leukozytose, ausgeprägte Anämie und vor allem Hyperparasitämie (24). Als Schwarzwasserfieber, das möglicherweise im Zusammenhang mit einer Chinintherapie auftritt, bezeichnet man eine schwere Form der intravasalen Hämolyse mit nachfolgender Hämoglobinurie. Da diese Komplikationen vor allem bei unbehandelten Patienten auftreten, hat bei rechtzeitigem Therapiebeginn auch die unkomplizierte Malaria tropica eine akzeptable Prognose. Demgegenüber findet sich eine erhöhte Letalität bei Schwangeren und deren Feten. Rezidive treten in nicht suffizient behandelten Fällen noch innerhalb von 1½ Jahren auf.

Toxoplasmose

Toxoplasma gondii ist der Erreger einer der häufigsten parasitären Infektionskrankheiten (Abb. 16.3). Bei funktionierendem Immunsystem verläuft die Erkrankung klinisch inapparent oder milde mit passageren Lymphknotenschwellungen, die bis zu einigen Monaten andauern können. Nur selten kommt es zu einem prolongierten oder schweren Krankheitsbild, in dem nach hämatogener Streuung entzündliche Veränderungen in verschiedenen Organen manifest werden. In diesen Ausnahmefällen ist eine medikamentöse Therapie sinnvoll, die die Krankheitsdauer verkürzt und die Symptomatik abschwächt. Die als Folge der hämatogenen Aussaat entstandenen Gewebszysten verursachen zwar meist keine Krankheitssymptomatik, können aber lebenslang persistieren und stellen somit bei einer Resistenzminderung des Wirtes den Ausgangspunkt für eine endogene Reinfektion dar.

Für dauerhaft abwehrgeschwächte Patienten endet die Infektion schließlich vielfach letal; klinisch steht der Befall des zentralen Nervensystems im Vordergrund. Unter Therapie wird ein Drittel der Betroffenen asymptomatisch, bei einem weiteren Drittel bessern sich zumindest die Beschwerden. Die Rezidivquote beträgt jedoch über 50%, da die Gewebszysten medikamentös nicht eliminiert werden können (15).

Bei einer kongenitalen Infektion ist im 1. Drittel der Schwangerschaft eine Übertragung auf das Kind mit 15% zwar selten, hat aber schwere Organschäden zur Folge. Im letzten Trimenon dagegen kommt es in 65% zu geringeren Schäden, meist des zentralen Nervensystems. Rechtzeitige antibiotische Therapie senkt die Wahrscheinlichkeit von Schädigungen des Feten.

Infektionen mit Rhizopoden

Amöbenruhr

Bei vielen Patienten verläuft eine Infektion mit Entamoeba histolytica klinisch inapparent. Schwere Verläufe einer Amöbenruhr treten bei abwehrgeschwächten Patienten, nach Cortisontherapie und in der Schwangerschaft auf. Als Komplikationen sind Mesenterialthrombosen, Blutungen, Darmperforationen sowie die Ausbildung von Strikturen beschrieben. Nach

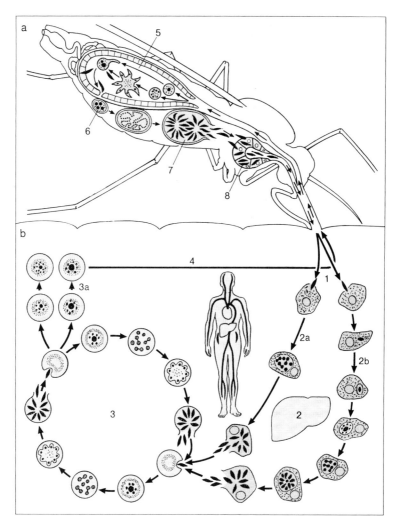

Abb. 16.**2a** u. **b** Entwicklungszyklus von Malariaplasmodien (aus Kayser, F. H., K. A. Bienz, J. Eckert, J. Lindenmann: Medizinische Mikrobiologie. Thieme, Stuttgart 1989)
a Entwicklungszyklus im Menschen:
   1   Sporozoit, aus infizierter Anopheles-Mücke,
   2   Entwicklung in der Leber,
   2a primäre Gewebeschizonten und Schizogonie in Hepatozyten (bei allen Plasmodiumarten),
   2b Hypnozoiten und spätere Schizogonie in Hepatozyten (nur bei Plasmodium vivax und Plasmodium ovale),
   3   schizogone Weiterentwicklung in Erythrozyten,
   3a Entwicklung geschlechtlich differenzierter Plasmodien (weibliche Makrogametozyten und männliche Mikrogametozyten)
b Entwicklungszyklus in der Anopheles-Mücke:
   4   Aufnahme von Makro- und Mikrogametozyten durch blutsaugende Mücke,
   5   Befruchtung von Makrogameten (runde Gebilde) durch Mikrogameten (längliche Gebilde),
   6   befruchteter Makrogamet (Ookinet) in der Magenwand der Mücke,
   7   Oozyste mit Sporozoiten in der Magenwand,
   8   infektionstüchtige Sporozoiten in Speicheldrüsen

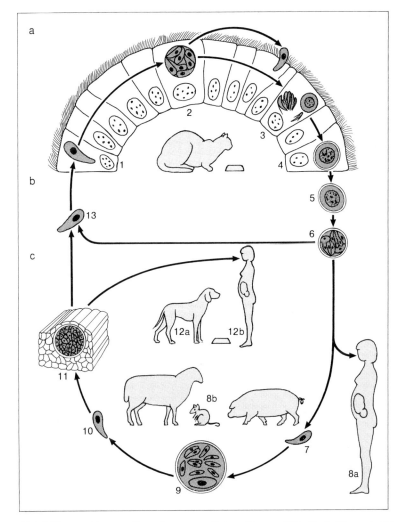

Abb. 16.**3a−c** Entwicklungszyklus von Toxoplasma gondii (aus Kayser, F.H., K. A. Bienz, J. Eckert, J. Lindenmann: Medizinische Mikrobiologie. Thieme, Stuttgart 1989)
a Entwicklung im Endwirt (Katze): enteroepitheliale Phase mit Ausbildung von Geschlechtsformen:
   1 in Epithelzelle des Dünndarms eingedrungenes Toxoplasma,
   2 ungeschlechtliches Vermehrungsstadium mit Endozoiten. Pfeil: Hinweis auf mehrere Generationen dieser Vermehrung,
   3 Ausbildung der Geschlechtsformen (Gametogonie) und Bildung der Zygote,
   4 Oozyste
b Exogene Phase: Sporogonie:
   5 im Kot der Katze ausgeschiedene, unsporulierte Oozyste,
   6 sporulierte Oozyste mit 2 Sporozysten und je 4 Sporozoiten
c Entwicklung im Zwischenwirt (Säugetiere, Vögel, Mensch); extraintestinale Phase, nur ungeschlechtliche Vermehrung des Parasiten:
   7 im Organismus frei gewordener Sporozoit nach oraler Aufnahme von Oozysten,
   8a Infektion des Menschen,
   8b Infektion verschiedener Tierarten,
   9 ungeschlechtliche Vermehrungsstadien (Endozoiten) in einer Körperzelle,
   10 freier Endozoit
   11 Zyste mit Zystozoiten in der Muskulatur,
   12a Infektion von Karnivoren mit Zysten im Fleisch von Tieren,
   12b Infektion des Menschen mit Toxoplasmazysten im Fleisch,
   13 Infektion der Katze mit infektiösen Stadien aus Oozysten oder Zysten

längerem Verlauf kommt es mitunter zu Amöbenabszessen in der Leber, in der Regel ohne signifikante Leberfunktionsstörungen. Ein Ikterus wäre ein prognostisch ungünstiges Zeichen. Auch die Ausbreitung per continuitatem in Lunge und Perikard sowie die hämatogene Streuung sind beschrieben. Während die Letalität im allgemeinen unter 1% liegt, erhöht sich die Sterblichkeitsrate durch die erwähnten Komplikationen. Die Amöbenruhr spricht auf geeignete Chemotherapeutika gut an, nach Spontanheilung neigt sie zu Rezidiven.

Infektionen mit Zestoden

Rinder- und Zwergbandwurmbefall

Beim Menschen verläuft die Infestation mit Taenia saginata meist symptomlos oder mit leichten gastrointestinalen Beschwerden. Unbehandelt persistiert der Rinderbandwurm über Jahre im Intestinum. Durch geeignete Anthelminthika gelingt meist die vollständige Elimination des Parasiten. Seltene ernstere Komplikationen sind Ileus, Appendizitis und Pankreatitis als Folge von Okklusionen durch abgestoßene Bandwurmglieder. Gleiches gilt für den Zwergbandwurm, Hymenolepis nana.

Schweinebandwurmbefall

Der intestinale Befall mit Taenia solium entspricht dem des Rinderbandwurms. Darüber hinaus können sich seine Finnen in verschiedenen Geweben, meist Haut und Muskulatur, einlagern. Dort bleiben sie im allgemeinen asymptomatisch. Der Befall des Herzmuskels führt jedoch zu Myokarditis und Herzinsuffizienz. Noch seltener ist das zentrale Nervensystem mit einer Letalität von 50% in unbehandelten Fällen und 10% unter Therapie betroffen. Die Heilungsquote der Neurozystizerkose durch Praziquantel beträgt etwa 50% (28). Die Erfolgschancen für die chirurgische Sanierung sind abhängig von der Lokalisation der Zyste.

Echinokokkose

Die oral aufgenommenen Eier des Hundebandwurms, Echinococcus granulosus, setzen sich als Finnen zunächst über den Portalkreislauf zu 60% in der Leber und zu 30% in der Lunge fest. In wenigen Fällen kommt es auch zur Streuung im großen Kreislauf. Es bilden sich langsam an Größe zunehmende Zysten, die lange Zeit symptomlos bleiben und durch Ruptur, Sekundärinfektion oder lokale Druckerscheinungen auffällig werden können. Therapie der Wahl ist die operative Entfernung der Finnenblase. Gefahr bei einer spontanen oder intraoperativen Ruptur ist neben der hämatogenen Aussaat vor allem der allergische Schock mit einer Letalität von 3%. Die medikamentöse Therapie ist unbefriedigend. Unbehandelt sterben etwa 15% aller Erkrankten.

Die Infestation mit dem Fuchsbandwurm, Echinococcus multilocularis, ist dagegen durch die Ausbildung einer Vielzahl von kleinen Echinokokkusblasen fast ausschließlich in der Leber gekennzeichnet. Diese wachsen wie ein maligner Tumor infiltrativ verdrängend, selten kommt es auch zur hämatogenen Streuung in andere Organe. Da eine operative Therapie meistens nicht möglich ist und die medikamentöse Behandlung nur die Ausbreitungsgeschwindigkeit verringern kann, endet die Erkrankung nach Monaten in einem hohen Prozentsatz letal.

Infektionen mit Trematoden

Bilharziose

Die Erstmanifestation einer Schistosomiasis verläuft meistens klinisch inapparent, so daß die ersten Symptome nach rezidivierenden Reinfektionen oder im Rahmen einer chronischen Bilharziose etwa 10–15 Jahre später auftreten. Bei einer Infektion mit Schistosoma mansoni bzw. bei der schwerer verlaufenden Erkrankung durch Schistosoma japonicum führen Eiablagerungen im Gewebe zur reaktiven Ausbildung von Granulomen. Am häufigsten ist hiervon das Portalvenensystem betroffen mit der Folge einer portalen Hypertension. Im fortgeschrittenen Stadium kommt es auch zur pulmonal-arteriellen Hypertonie, Glomerulonephritis und mit einer Häufigkeit von 2% zu einem therapeutisch meist gut beeinflußbaren Befall des zentralen Nervensystems. Bei einer Infektion mit Schistosoma haematobium stehen bei gleicher Pathogenese Einengungen der ableitenden Harnwege sowie die Affektion von Venen des Urogenitalsystems klinisch im Vordergrund.

Durch entsprechende Chemotherapie können 75% aller Infizierten geheilt werden. Auch die granulomatösen Wucherungen sind in den ersten Jahren reversibel, Spätkomplikationen können jedoch nur noch in ihrer Progredienz beeinfußt werden.

Infektionen mit Nematoden

Trichinellose

Eine Infektion mit Trichinella spiralis verläuft in vielen Fällen asymptomatisch. Nach anfänglichen gastrointestinalen und Allgemeinsymptomen kommt es später zum Befall der quergestreiften Muskulatur, wo die Larven eingekapselt länger als 10 Jahre latent persistieren können. Als Residuum klagen viele Patienten auch noch nach Jahren mit abnehmender Häufigkeit über Muskelschmerzen (10). Komplikationen wie Pneumonie, Myokarditis und Meningoenzephalitis (Letalität 10%) sind für die in etwa 1% auftretenden Todesfälle verantwortlich, mit denen in der 3.–6. Krankheitswoche zu rechnen ist. Eine Therapie während der intestinalen Phase in den ersten Stunden der Infektion ist immer erfolgreich. Dagegen ist die medikamentöse Eliminierung der Muskeltrichinellen problematisch.

Pilzerkrankungen

Infektionen mit Sproßpilzen

Candidiasis

Die häufigste Manifestation einer Candidiasis ist der lokal begrenzte Befall der Haut oder der Schleimhaut von Oropharynx, Gastrointestinaltrakt bzw. des Urogenitalsystems. Durch lokal angewandte Antimykotika sind diese gut therapierbar. Bei abwehrgeschwächten Patienten findet man dagegen chronisch persistierende Infektionen, die entsprechend ihrer Grundkrankheit schlechter medikamentös beeinflußbar sind.

Von einer systemischen Candidiasis mit Streuung in verschiedene Organe sind ebenfalls meistens immunsupprimierte Patienten betroffen. Unbehandelt endet diese letal, aber auch unter Therapie, etwa mit intravenösem Amphotericin B, stirbt jeder 2. Erkrankte, zudem ist mit Rezidiven zu rechnen (20). Immunkompetente, bei denen der Befall vorwiegend iatrogen, etwa nach Antibiose, Steroidmedikation oder Katheterisierung, hervorgerufen wurde, haben jedoch nach Beseitigung der Ursache eine gute Prognose. Eine Ausnahme stellt die Candidaendokarditis nach offener Herzoperation dar. Auch unter einer aggressiven antimykotischen Therapie in Verbindung mit einer Reoperation kommt es hier häufig zu letalen Ausgängen und einer hohen Rezidivrate.

Cryptococcus-Mykose

Primärmanifestation der Kryptokokkose ist ein mitunter selbstlimitierender, unbehandelt aber häufig über Jahre chronisch progredienter Lungenbefall. Bei abwehrgeschwächten Patienten kommt es nicht selten zur hämatogenen Streuung, insbesondere zu einer in über 80% letal endenden Meningoenzephalitis. Schlechte prognostische Zeichen sind hoher intrakranieller Druck, niedriger Zuckergehalt und Lymphozytenzahl im Liquor sowie Zeichen der fortgesetzten Dissemination, wie Antigennachweis im Serum oder positive Blutkulturen (6). Durch systemische Antimykotika läßt sich die Letalität auf etwa 20% senken. Bei AIDS-Patienten wird häufig nur ein Stillstand erreicht; meistens bleiben neurologische Residuen zurück, und es treten Rezidive auf. Isolierte Lungen-, Haut- oder Knochenabsiedelungen werden erfolgreich chirurgisch entfernt.

Infektionen mit Schimmelpilzen

Aspergillus-Mykose

Beim abwehrgeschwächten Patienten führt die Aspergillose zu einer invasiv fortschreitenden Lungenerkrankung mit sekundärer hämatogener Streuung in etwa der Hälfte aller Fälle. Unbehandelt endet die Erkrankung letal, unter Therapie überleben etwa 50%, wenn der Immundefekt erfolgreich beeinflußt werden kann. Die Zerstörung von Lungenparenchym oder die Dissemination ist bei immunkompetenten Patienten dagegen selten. In Hohlräumen, die überwiegend durch pulmonale Vorerkrankungen entstanden sind, kann es zur oligosymptomatischen Ausbildung eines Aspergilloms kommen. Hier ist eine chirurgische Sanierung erfolgversprechender als die antimykotische Therapie.

Als allergische bronchopulmonale Aspergillose bezeichnet man Überempfindlichkeitsreaktionen vom Typ I und Typ III. Auch wenn die medikamentöse Elimination der Schimmelpilze meist nicht gelingt, kann diese obstruktive Lungenerkrankung symptomatisch meist gut therapiert werden.

Literatur

1 Alvarez, S., W. R. McCabe: Extrapulmonary tuberculosis revisited: a review of experience at Boston city and other hospitals. Medicine 63 (1984) 25–55
2 Barrett-Connor, E., J. D. Connor: Extraintestinal manifestations of shigellosis. Amer. J. Gastroenterol. 53 (1970) 234–245
3 Berman, J. D.: Chemotherapy for leishmaniasis: biochemical mechanisms. clinical efficacy, and future strategies. Rev. infect. Dis. 10 (1988) 560–586
4 Chapel, T. A.: Syphilis: review and update. Comprehens Ther. 12 (1986) 63–71
5 Chugh, K. B., H. S. Malhotra, V. Sakhuja: Progression to end stage renal disease in poststreptococcal glomerulonephritis. Int. J. artif. Org. 10 (1987) 189–194
6 Diamond, R. D., J. E. Bennett: Prognostic factors in cryptococcal meningitis. Ann. intern. Med. 80 (1974) 176–181
7 Dutt, A. S., D. Moers, W. W. Stead: Short-course chemotherapy for extrapulmonary tuberculosis. Ann. intern. Med. 104 (1986) 7–12
8 Espinosa, R., H. A. Carrasco, F. Belandria: Life expectancy analysis in patients with Chagas' disease: prognosis after one decade (1973–1983). Int. J. Cardiol. 8 (1985) 45–56
9 Farci, P., C. Barbara, C. Navone, F. Bortolotti: Infection with the delta agent in children. Gut 26 (1985) 4–7
10 Fröscher, W., F. Gullotta, M. Saathoff, W. Tackmann: Chronic trichinosis. Europ. Neurol. 28 (1988) 221–226
11 Garlund, B.: Prognostic evaluation in meningococcal disease. Intens. Care Med. 12 (1986) 302–307
12 Garzoni, D., F. Nager: Zur Klinik der Staphylokokkenendokarditis. Schweiz. med. Wschr. 120 (1990) 21–26
13 Gransden, W. R., S. J. Eykyn, I. Phillips: Pneumococcal bacteraemia: 325 episodes diagnosed at St Thomas' Hospital. Brit. med. J. 290 (1985) 505–508
14 Gross, P. A., G. V. Quinnan, M. Rodstein, J. R. LaMontagne: Association of influenza immunization with reduction in mortality in an elderly population. Arch. intern. Med. 148 (1988) 562–565
15 Haverkos, H. W.: Assessment of therapy for toxoplasma encephalitis. Amer. J. Med. 82 (1987) 907–914
16 Herzer, P., B. Wilske, V. Preac-Mursic, G. Schierz, M. Schattenkirchner, N. Zoellner: Lyme arthritis: clinical features, serological and radiographic findings of cases in Germany. Klin. Wschr. 64 (1986) 206–215
17 Hess, G.: Interferon bei chronischen Virushepatitiden. Dtsch. Ärztebl. 88 (1991) 786–791
18 Hook, E. W., K. K. Holmes: Gonococcal infections. Ann. intern. Med. 102 (1985) 229–243
19 Katoch, K., G. Ramu, U. Ramanathan, K. V. Desikan: Comparison of three regimens containing rifampin for treatment of paucibacillary leprosy patients. Int. J. Leprosy 55 (1987) 1–8
20 Komshian, S. V., A. K. Uwaydah, J. D. Sobel, L. R. Crane: Fungemia caused by Candida species and Torulopsis glabrata in the hospitalized patient: frequency, characteristics, and evaluation of factors influencing outcome. Rev. infect. Dis. 11 (1989) 379–390
21 Lafferty, W. E., R. W. Coombs, J. Benedetti, C. Critchlow, L. Corey: Recurrence after oral and genital Herpes simplex virus infections. New Engl. J. Med. 316 (1987) 1444–1449
22 Lewin, D. C., M. I. Schwarz, R. A. Matthay, F. M. LaForce: Bacteremic Hemophilus influenzae pneumonia in adults. Amer. J. Med. 62 (1977) 219–224
23 Linde, M., H. Hinrichsen, S. Schubert, W. Kirch: Infective endocarditis at a hospital of the University of Kiel, 1959–1987. Klin. Wschr. 68 (1990) 921–926
24 Molyneux, M. E., T. E. Taylor, J. J. Wirima, A. Borgstein: Clinical features and prognostic indicators in paediatric cerebral malaria: a study of 131 comatose Malawian children. Quart. J. Med. 71 (1989) 441–459
25 Miller, E., J. E. Cradock-Watson, T. M. Pollock: Consequences of confirmed material Rubella at successive stages of pregnancy. Lancet 1982/II, 781–784
26 Muss, N., G. G. Froesner, F. Sandhofer: Epidemic outbreak of non-A, non-B hepatitis in a plasmapheresis center. II: Clinical observations and a four-year follow-up of patients. Infection 13 (1985) 61–65
27 Neill, M. A., S. M. Opal, J. Heelan, R. Giusti: Failure of ciprofloxacin to eradicate convalescent fecal excretion after acute salmonellosis: experience during an outbreak in health care workers. Ann. intern. Med. 114 (1991) 195–199

28 Robles, C., A. M. Sedano, N. Vargas-Tentory, S. Galindo-Virgen: Long-term results of praziquantel therapy in neurocysticerocosis. J. Neurosurg. 66 (1987) 359–363
29 Strauss, S. E.: Varicella-zoster virus infections. Ann. intern. Med. 108 (1988) 221–237
30 Weissberg, J. I., L. L. Andres, C. I. Smith, S. Weick, J. E. Nichols, G. Garcia: Survival in chronic hepatitis B. Ann. intern. Med. 101 (1984) 613–616
31 Windorfer, A., P. Naumann: Zur gegenwärtigen Diphtherie-Situation. Dtsch. med. Wschr. 108 (1983) 1987–1089

17 HIV-Infektion

P. Walger und H. Vetter

Übertragung der HIV-Infektion

Bei der HIV-Infektion handelt es sich um eine chronische Infektionskrankheit, die durch ein humanpathogenes Retrovirus, das „humane Immundefizienzvirus" (HIV) übertragen wird. Verantwortlich für die epidemische Ausbreitung sind der sexuelle, parenterale und der perinatale Übertragungsmodus. Auch wenn seit der Entdeckung des ätiologischen Agens das Virus aus Blut, Serum, Samen, Vaginalsekret, Speichel, Muttermilch, Tränen, Urin, Liquor und bronchoalveolärer Flüssigkeit isoliert werden konnte, sind eindeutige Übertragungen nur durch Blut- und Sameninokulation dokumentiert. Eine Infektion durch Vaginalsekret und Muttermilch wird als sehr wahrscheinlich erachtet.

Promiskuität, unabhängig von der sexuellen Präferenz, und das „needle sharing" der intravenösen Drogenabhängigen sind die entscheidenden Antriebskräfte der Epidemie.

Die Ausbreitung der HIV-Infektion unter Kindern ist im wesentlichen abhängig von der HIV-Prävalenz unter gebärfähigen intravenösdrogenabhängigen Frauen.

Die Übertragung auf Empfänger von Blutprodukten, Blutkonserven, Organen oder Samen infizierter Spender ist unter den Bedingungen obligater Antikörpersuchtests bzw. geeigneter Virusinaktivierungsverfahren seit 1985 eine extreme Seltenheit.

Natürlicher Verlauf der HIV-Infektion

Der natürliche Verlauf der HIV-Infektion läßt eine große Variation von zeitlichem Ablauf, Dauer einzelner Krankheitsphasen, Manifestationsrate von AIDS und Überlebenszeit erkennen.

Eine im klinischen Alltag gebräuchliche Einteilung unterscheidet folgende Stadien der chronischen HIV-Infektion:

1. asymptomatische HIV-Infektion,
2. Lymphadenopathiesyndrom (LAS),
3. AIDS-related complex (ARC),
4. AIDS (aquired immunodeficiency syndrome).

Hinzu kommt bei etwa 20% aller Infizierten ein akutes retrovirales Syndrom wenige Wochen nach der Infektion und noch vor der Serokonversion. Die meist nur wenige Tage andauernde Symptomatik hat Ähnlichkeiten mit einer infektiösen Mononukleose, zeigt gelegentlich ein generalisiertes Exanthem sowie eine multilokuläre Lymphadenitis. Myalgien, Arthralgien, Diarrhoe und das alleinige Bild einer passageren akuten Meningoenzephalitis können vorkommen (5, 10).

Von den Stadien der chronischen HIV-Infektion sind eindeutig definiert das erste, weil es sich einzig an der klinischen Symptomfreiheit des infizierten Patienten orientiert, und das letzte, weil es die AIDS-Falldefinition der „Centers for Disease Control" (CDC) der USA zur Grundlage hat (2).

Hiernach wird als AIDS die klinische Manifestation des Endstadiums der HIV-Infektion bezeichnet. Der ätiologische Kausalzusammenhang von zellulärem Immundefekt und HIV-Infektion muß durch einen HIV-Antikörper-Nachweis oder durch direkten Erregernachweis mittels Virusisolation gesichert sein. Andere Ursachen einer zellulären Immunschwäche dürfen nicht vorliegen.

Unter diesen Voraussetzungen wird die Diagnose „AIDS" gestellt, wenn eine oder mehrere spezifische sekundäre Folgekrankheiten bestehen, die in Form eines Diagnosenkatalogs Bestandteil der CDC-Falldefinition sind.

Die Pneumocystis-carinii-Pneumonie ist mit über 60% der AIDS-Erstdiagnosen vor Etablierung einer Primärprophylaxe die häufigste sekundäre Folgekrankheit des HIV-assoziierten Immunschwächesyndroms.

Der Übergang vom asymptomatischen Stadium zum manifesten Endstadium AIDS geht mit einem progredienten Verlust der zellulären und humoralen Immunkompetenz einher. Konstitutionelle Allgemeinsymptome wie Fieber, Diarrhoe und Gewichtsverlust, die länger als einen Monat persistieren und für die es keine sonstigen Ursachen gibt, können das klinische Bild ebenso prägen wie zahlreiche vorwiegend kutane und mukokutane Sekundärerkrankungen.

Die generalisierte HIV-assoziierte Lymphknotenschwellung bei noch nicht meßbarer Beeinträchtigung des Immunstatus kennzeichnet das Stadium LAS. Die progrediente Verschlechterung des Immunstatus in Verbindung mit hierdurch bedingten Sekundärkomplikationen im Vorfeld von AIDS definiert das Stadium ARC.

AIDS-Manifestation

Die Zeitdauer zwischen Beginn der HIV-Infektion und der Manifestation von AIDS kann um Jahre variieren. Das Risiko, an AIDS zu erkranken, ist von der Dauer der Infektion abhängig. Gegenwärtig ist eine abschließende Quantifizierung der Manifestationsrate nicht möglich, da es wahrscheinlich Latenzzeiten gibt, die länger als der bisherige Beobachtungszeitraum von etwa 12 Jahren andauern dürften.

Zahlreiche Studien geben Aufschluß über den natürlichen Verlauf der HIV-Infektion, die AIDS-Manifestationsrate, Überlebenszeiten und Faktoren, die den Verlauf beeinflussen bzw. determinieren.

Der Zusammenhang von AIDS-Manifestationsrate und Dauer der Infektion wurde erstmals durch die Zwischenergebnisse der San Francisco City Clinic Cohort Study des Departments of Public Health (San Francisco) sowie der Centers for Disease Control (Atlanta) nachgewiesen.

Es wurden die Daten einer Kohorte von 6705 homo- und bisexuellen Männern ausgewertet, die zwischen 1978 und 1980 im Rahmen von Hepatitis-B-Studien gewonnen wurden. Aufgrund rückwirkender HIV-Antikörpertests aus eingefrorenen Serumproben und durch Daten zur Sexualanamnese war der Infektionszeitpunkt von 507 an AIDS erkrankten Männern bekannt, so daß die AIDS-Manifestationsraten analysiert werden konnten. Die jüngste Auswertung über einen mittleren Beobachtungszeitraum von 144 Monaten zeigte folgende Ergebnisse: Es erkrankten 3% der HIV-infizierten Männer der Kohorte nach 36 Monaten an AIDS, 20% nach 72 Monaten, 45% nach 108 Monaten und 62% nach 144 Monaten. Die Letalitätsraten betrugen für die jeweils gleichen Zeitpunkte 2%, 12%, 34% und 56%. Für die AIDS-Manifestation betrug der Median 116 Monate, für die Letalität 136 Monate (1) (Abb. 17.**1**).

Die amerikanische Multicenter AIDS Cohort Study (MACS) kommt mit einem Regressionsmodell zur Abschätzung des unbekannten Infektionszeitpunktes von 1523 seropositiven homosexuellen Männern zu vergleichbaren Daten. Unter Berücksichtigung von methodischen Problemen, die zu Unter- bzw. Überschätzungen der AIDS-Manifestationsraten führen, läßt die MAC-Studie folgende Schlüsse zu: Im 1. Jahr nach Serokonversion tritt AIDS in weniger als 0,5% der Fälle auf, nach 60 Monaten in ca. 20%. Ein deutlicher Anstieg der Rate zeigt sich zwischen 12 und 30 Monaten, eine weitgehend konstante Rate zwischen 30 und 60 Monaten (14).

Auch die Daten einer kanadischen Studie belegen den Trend überproportional steigender AIDS-Manifestationsraten in Abhängig-

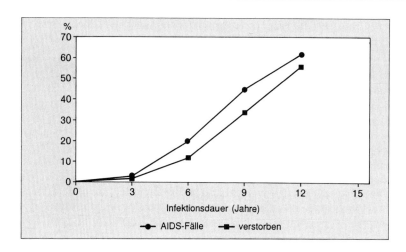

Abb. 17.**1** AIDS-Manifestations- und Letalitätsraten der Patienten der San Francisco City Clinic Cohort Study (n = 507) mit bekanntem Infektionszeitpunkt (Follow up: 13 Jahre)
(nach Buchbinder u. Mitarb.)

keit von der Dauer der HIV-Infektion. Die kumulativen AIDS-Prävalenzraten einer Kohorte von 158 seropositiven homosexuellen Partnern von AIDS- oder ARC-Patienten mit geschätztem Infektionszeitpunkt lagen bei 5,2% nach 36 Monaten, bei 9,4% nach 58 Monaten, bei 16,4% nach 60 Monaten, bei 23,6% nach 72 Monaten, bei 23,6% nach 84 Monaten, bei 35,5% nach 96 Monaten und bei 41,4% nach 108 Monaten (3).

Studien zur kumulativen AIDS-Prävalenz bei anderen Risikogruppen zeigen ähnliche Daten wie bei homosexuellen Männern (11). So betrug die Rate bei 104 britischen Hämophilen nach 8 Jahren 31% (7) und bei Patienten nach Bluttransfusionen nach 5 Jahren 25% (6).

Da die methodischen Schwierigkeiten, insbesondere in der Bestimmung des realen Infektionszeitpunktes, und die Nichtberücksichtigung möglicher Kofaktoren eine formale Vergleichbarkeit der Studien nicht erlauben, müssen längere Beobachtungszeiträume im Rahmen prospektiver Studien abgewartet werden, um zu exakteren Daten zu gelangen.

Kofaktoren der Progression zu AIDS

In zahlreichen Untersuchungen ist der Frage nachgegangen worden, ob es neben der Infektionsdauer weitere Faktoren gibt, die die Progression zu AIDS und damit die Prognose der HIV-Infektion beeinflussen.

Eine 3-Jahres-Zwischenanalyse aus der San Francisco General Hospital Study ergab als einzigen Kofaktor mit Einfluß auf die AIDS-Manifestationsrate das Alter der Patienten zum Zeitpunkt der Serokonversion. Bei 288 untersuchten seropositiven homosexuellen Männern betrug das relative AIDS-Risiko der über 35jährigen, verglichen mit den unter 35jährigen, 2,1 (p = 0,015).

Die kumulative AIDS-Prävalenz lag zum Zeitpunkt der Auswertung, 3 Jahre nach Studienbeginn, bei 17%. Die Wahrscheinlichkeit, an AIDS zu erkranken, betrug nach einer mittleren Infektionsdauer von 6 Jahren 22% (95% Konfidenzintervall = 16–30%) und war damit vergleichbar mit den Ergebnissen anderer Studien (13).

Eine strenge Korrelation von AIDS-Manifestation und Alter konnte für Hämophile nachgewiesen werden. So ergab eine amerikanische Multicenter-Studie in einer Auswertung der AIDS-Manifestationsraten bei 319 HIV-infizierten Hämophilen eine kumulative 8-Jahres-AIDS-Prävalenz von 25,1 ± 4,8%. Aufgeschlüsselt nach Alter zum Zeitpunkt der Serokonversion betrugen die Raten 13,3 ± 5,3% bei 125 Patienten im Alter von 1–17 Jahren, 26,8 ± 6,4% bei 130 Patienten im Alter von 18–34 Jahren und 43,7 ± 8,5% bei 64 Patienten im Alter von 35–70 Jahren.

Weder demographische noch hämophilieassoziierte Faktoren waren mit dem AIDS-Risiko signifikant korreliert.

Verglichen mit den Manifestationsraten homosexueller Patienten zeigte die Gruppe der Kinder und Jugendlichen (1–17 Jahre) und die der jüngeren Erwachsenen (18–34 Jahre) eine deutlich geringere Progressionswahrscheinlichkeit innerhalb des untersuchten Zeitraumes von 8 Jahren. Vergleichbare Raten fanden sich lediglich für die Gruppe der älteren Erwachsenen (35–70 Jahre) (9).

Hinweise für die Bedeutung weiterer Kofaktoren wurden in einer Untersuchung über den natürlichen Verlauf der posttransfusionellen HIV-Infektion gefunden (17).

Es wurden die Daten von 694 Empfängern von Blutkonserven ausgewertet, deren Spender (n = 112) später an AIDS erkrankten oder später serokonvertierten (n = 31). Im 1. Jahr nach Bluttransfusion verstarben 63% (n = 437), von denen 16 HIV-infiziert waren. 420 Patienten sind allerdings nicht getestet worden. Von den Überlebenden waren 84 Patienten HIV-Antikörper-negativ, 119 Patienten waren HIV-Antikörper-positiv, 54 Patienten sind nicht getestet worden. Die Auswertung der AIDS-Manifestationsraten ergab eine 49%ige Wahrscheinlichkeit (95% Konfidenzintervall = 36–62%), innerhalb von 7 Jahren an AIDS zu erkranken. Verglichen mit HIV-Antikörper-positiven Empfängern, die noch nicht an AIDS erkrankt waren, hatten HIV-infizierte Empfänger, die an AIDS erkrankten, eine größere Anzahl von Blutkonserven erhalten (21 vs. 7; p = 0,01).

Das Risiko, an AIDS zu erkranken, war darüber hinaus abhängig vom Erkrankungsstadium der Blutspender. Es war höher nach Transfusionen von solchen Spendern, die früh nach der Blutspende an AIDS erkrankten.

Das durchschnittlich hohe Alter der Transfusionsempfänger von 46 Jahren (median) macht die ca. 50%ige AIDS-Manifestationsrate innerhalb von 7 Jahren nicht vergleichbar mit den Daten anderer Risikogruppen, die niedriger liegen. Die Erhöhung des Risikos durch die Anzahl der Blutkonserven und den Zeitpunkt der AIDS-Manifestation des Blutspenders könnte möglicherweise Folge der Inokulation einer größeren Menge Viren sein. Auch könnte die Inokulation stärker pathogener HIV-Varianten, wie sie in fortgeschrittenen Krankheitsstadien isoliert werden, eine Rolle spielen.

Insgesamt deuten die Untersucher die hohe AIDS-Manifestationsrate bei Transfusionsempfängern als Beleg für die Existenz von einem oder mehreren Kofaktoren, die die Progression der Infektion beschleunigen.

Die vermutete Bedeutung von Pathogenität und Qualität der inokulierten Viren scheint durch serologische und virologische Analysen im Zusammenhang mit dem natürlichen Verlauf der HIV-Infektion bestätigt zu werden.

So korreliert die Progression der HIV-Infektion mit dem Ausmaß der HIV-Virämie im zellfreien Plasma. Empfänger von Blutkonserven, deren Spender sich bereits in fortgeschrittenen Stadien der HIV-Infektion befinden, dürften demnach größere Mengen freier Viren übertragen bekommen als von Spendern früherer Stadien (4).

In weiteren Studien ist der Frage nachgegangen worden, ob eine vermehrte Antigenstimulation in der Lage ist, den zeitlichen Ablauf der HIV-Infektion zu modulieren. In-vitro-Untersuchungen haben gezeigt, daß HIV-infizierte T-Lymphozyten vermehrt HIV exprimieren, wenn Antigenstimuli auf sie einwirken. Diese Experimente mit Langzeitkulturen HIV-infizierter T-Lymphozyten lassen vermuten, daß es auch unter In-vivo-Bedingungen zu einer vermehrten HIV-Expression kommt, wenn Antigenstimuli wirksam werden. Solche Bedingungen liegen z. B. als Resultat verschiedener Infektionen (Malaria, sexuell übertragbare Krankheiten, Hepatitis u. a.) oder nach Exposition mit allogenem Blut, Blutprodukten oder Sperma vor (19).

Während HIV-infizierte Zellen über längere Zeiträume entweder kein Virus im Sinne einer latenten Infektion oder nur geringe Mengen an Viren im Sinne einer chronischen Infektion exprimieren, könnte die antigenvermittelte Stimulation zu einer Aktivierung des Infektionszustandes mit vermehrter Freisetzung (Expression) neuer Viren und Befall bislang nicht infizierter CD4-Rezeptor-tragender Zellen führen.

Nach der daraus resultierenden Induktion zytopathologischer Effekte, an deren Ende der CD4-Zelltod stünde, wäre die Folge die In-vivo-Progression des Immundefektes und damit die Akzeleration des Krankheitsverlaufs (8).

Die Hypothese einer Übertragbarkeit der In-vitro-Ergebnisse auf den Verlauf der HIV-Infektion in vivo hat sich in bisherigen epidemiologischen Studien nicht bestätigen lassen. Unterschiedlich häufige Infektionen in der Latenzphase haben hiernach keinen signifikanten Einfluß auf die AIDS-Manifestationsrate. Da diese wesentlich vom Faktor „Dauer der HIV-Infektion" dominiert wird und allenfalls vom Alter des Patienten zum Zeitpunkt der Serokonversion beeinflußt wird, gilt es zu berücksichtigen, daß die noch kurzen Beobachtungszeiträume und die kleinen Fallzahlen der Studien nicht ausreichen könnten, Kofaktoren von geringerer Wertigkeit zu entdecken.

Die erhebliche individuelle Variationsbreite der Zeit zwischen HIV-Infektion und AIDS-Manifestation läßt sich gegenwärtig nur im Sinne obiger Durchschnittsangaben prognostisch eingrenzen. Unter Berücksichtigung potentieller Kofaktoren ist eine individuelle Vorhersage des AIDS-Manifestationszeitpunktes nicht möglich. Zwar existieren eine Reihe prognostisch bedeutsamer Faktoren mit Vorhersagewert, deren wichtigster die absolute T-4-Helferzell-Zahl darstellt, es ist jedoch wahrscheinlicher, daß es sich bei diesen Parametern um Sekundärphänomene und nicht um Determinanten der HIV-Infektion handelt.

Überlebenszeit von AIDS

Nach dem Eintritt des Vollbildes AIDS wird der weitere Verlauf durch das Auftreten unterschiedlicher klinischer Erscheinungsformen eines vorwiegend zellulären Immunschwächesyndroms in Form von opportunistischen Infektionen, typischen Neoplasien, zentralnervösen Manifestationen oder progredienter Kachexie geprägt. Pneumocystis-carinii-Pneumonie, Toxoplasmose-Enzephalitis, Systemmykosen, Infektionen mit Viren der Herpes-Gruppe und atypische Mykobakteriosen sind die häufigsten und charakteristischen infektiologischen Diagnosen von AIDS, des Endstadiums der HIV-Infektion.

Die mediane Überlebenszeit wird in zahlreichen älteren Studien mit weniger als 12 Monaten angegeben. In Australien betrug sie bei 549 AIDS-Patienten 10 Monate (18), in New York bei 2541 AIDS-Patienten nach Pneumocystis-carinii-Pneumonie als AIDS-Erstmanifestation 10,5 Monate (15).

Erhebliche Variationen der Überlebenswahrscheinlichkeiten sind zum Teil durch die Inhomogenitäten der untersuchten Patientenkollektive bedingt. So werden für Patienten mit der AIDS-Initialdiagnose Kaposi-Sarkom günstigere Überlebensraten gefunden. Dies dürfte durch die Tatsache bedingt sein, daß das Kaposi-Sarkom bereits in Frühphasen der HIV-Infektion ohne manifesten Immundefekt auftreten kann. Die Prognose dieser Patienten gleicht derjenigen anderer Gruppen, wenn der Krankheitsverlauf auf das Auftreten der ersten opportunistischen Infektion zusätzlich zum Kaposi-Sarkom bezogen wird.

In der größten bislang untersuchten Kohorte, den 5833 New Yorker AIDS-Patienten bis 1986, lagen die Überlebenszeiten zwischen 0 bei 665 Patienten, die zum Zeitpunkt der Erstdiagnose starben, und 9 Jahren bei einem Patienten. Die mittlere 5-Jahres-Überlebensrate betrug 15,1%, die 1-Jahres-Überlebensrate etwa 50% (15). Deutlich kürzer war die mediane Überlebenszeit bei New Yorker Strafgefangenen. Bei 380 untersuchten Personen betrug sie nur 7,1 Monate (16).

Kofaktoren mit Einfluß auf die AIDS-Überlebenszeit

Es wurden zahlreiche Faktoren gefunden, die Einfluß auf die Dauer der Überlebenszeit nach AIDS-Diagnosestellung haben. Aufschluß hierüber gibt uns neben der New Yorker Studie die Auswertung der Überlebensraten von 4323 Patienten aus San Francisco zwischen Juli 1981 und Dezember 1988. In dieser Studie konnten erstmals Trends einer verbesserten medizinischen Betreuung, insbesondere die Effekte der antiviralen Therapie mit Zidovudin analysiert werden. Die mittlere Überlebenszeit für alle Patienten betrug 12,5 Monate, die 5-Jahres-Überlebensrate lag bei 3,4%. Die 3-Jahres-Überlebensrate betrug 8,7%. Die längste Überlebenszeit lag bei 8,1 Jahren.

Prognostisch bedeutsam waren die Initialdiagnose (AIDS-Erstmanifestation), das Patientenalter und das Jahr der Erstdiagnose.

Die mittleren Überlebenszeiten änderten sich nicht zwischen 1981 und 1985, zeigten aber einen signifikanten Anstieg seit 1986. Ursächlich werden hierfür Verbesserungen in Diagnostik, Therapie und Prophylaxe insbesondere in bezug auf die häufigste opportunistische Infektion, die Pneumocystis-carinii-Pneumonie, und der Beginn einer kausalen antiviralen Therapie mit Zidovudin angeführt.

Die Überlebenszeit von Patienten mit Zidovudintherapie war signifikant länger als die von Patienten ohne eine solche Behandlung.

Eine günstigere Überlebenswahrscheinlichkeit hatten auch Patienten mit der alleinigen Diagnose Pneumocystis-carinii-Pneumonie oder Kaposi-Sarkom, während andere Diagnosen, Kombinationen mehrerer Diagnosen oder Zweiterkrankungen innerhalb der ersten 3 Monate nach Erstdiagnose eine schlechtere Prognose hatten.

Während höheres Alter prognostisch ungünstig war, fanden sich für weitere Faktoren wie ethnische Zugehörigkeit und Übertragungsmodus keine signifikanten Unterschiede. Eine schlechtere Überlebenswahrscheinlichkeit für Frauen und für posttransfusionelle Übertragung basierte auf geringen Fallzahlen und muß mit Zurückhaltung gewertet werden.

Für andere AIDS-Manifestationen als die der Pneumocystis-carinii-Pneumonie konnten Verbesserungen der Prognose nicht gefunden werden. Außer der Zidovudintherapie wurden andere medizinisch relevante Faktoren im einzelnen nicht analysiert. Insbesondere fand die Durchführung der inzwischen etablierten Primär- und Sekundärprophylaxe der Pneumocystis-carinii-Pneumonie noch keine Berücksichtigung.

Es dürfte anzunehmen sein, daß hierdurch bedingte positive Effekte einen zusätzlichen Einfluß auf die Verbesserung der Überlebensraten haben (12).

Literatur

1 Buchbinder, S., N. Hessol. P. O'Malley, L. Barnhart, R. Underwood, C. Rubino, S. Holmberg, A. Lifson: HIV disease progression and the impact of prophylactic therapies in the San Francisco City Clinic Cohort study (SFCCC): a 13 year follow up. In: VIIth International Conference on AIDS, Florence 1991 (abstr. No. WC 42)
2 Centers for Disease Control (CDC): Leads from the MMWR, Suppl. 15. Revision of the CDC surveillance case definition for aquired immunodeficiency syndrome. J. Amer. med. Ass. 258 (1987) 1143–1154
3 Coates, R. A., S. Read, F. Shephard, M. Fanning, C. Soskolne, K. Johnson, L. Calzavara, M. Klein, V. Farewell. D. McFadden: Outcomes of HIV infection in a cohort of male sexual contacts of men with AIDS or ARC. In: IVth International Conference on AIDS, Stockholm 1988 (abstr. No. 4140)
4 Coombs, R. W., A. C. Collier, J. P. Allain, B. Nikora, M. Leuther, G. F. Gjerset, L. Corey: Plasma viremia in human immunodeficiency virus infection. New Engl. J. Med. 321 (1989) 1626–1631
5 Cooper, D. A., J. Gold, P. McLean: Acute AIDS retrovirus infection: definition of a clinical illness associated with seroconversion. Lancet 1985/I, 537–540
6 Curran, J. W., H. W. Jaffe, A. M. Hardy, W. M. Morgan, R. M. Selik, T. J. Dondero: Epidemiology of HIV-infection and AIDS in the United States. Science 239 (2988) 610–616
7 Eyster, M. E., M. H. Gail, J. O. Ballard, H. Al-Mondhiry, J. J. Goedert: Natural history of human immunodeficiency virus in hemophilics: effects of t-cell subset, platelet counts, and age. Ann. intern. Med. 107 (1987) 1–6
8 Fauci, A. S.: The human immunodeficiency virus: infectivity and mechanism of pathogenesis. Science 239 (1988) 617–622
9 Goedert, J. J., C. M. Kessler, L. M. Aledort, R. J. Biggar, W. A. Andes, G. C. White, J. E. Drummond, K. Vaidya, et al.: A prospective study of human immunodeficiency virus type I infection and the development of AIDS in subjects with hemophilia. New Engl. J. Med. 321 (1989) 1141–1148
10 Ho, D. D., M. G. Sangadharan, L. Resnick, F. Dimarzo-Verones, T. R. Rots, M. S. Hirsch: Primary human lymphotropic virus type III infection. Ann. intern. Med. 103 (1985) 880–883
11 Jason, J., K. Lui, M. Ragni, W. Darrow, N. Hessol: Risk of developing AIDS in HIV-infected cohorts of hemophilic and homosexual men. In: IVth International Conference on AIDS, Stockholm 1988 (abstr. No. 4139)
12 Lemp, G.F., S. F. Payne, D. Neal, T. Temelso, G. W. Rutherford: Survival trends for patients with AIDS. J. Amer. med. Ass. 263 (1990) 402–406
13 Moos, A. R. P. Bacchetti, D. Osmond: Seropositivity for HIV and the development of AIDS or AIDS related condition: three year follow up of the San Francisco General Hospital Cohort. Brit. med. J. 298 (1988) 745–750
14 Munoz, A., M. C. Wang, S. Good, R. Detels, H. Ginzburg, L. Kingsley, J. Phair, B. F. Polk: Estimation of the AIDS-free times after HIV-I-seroconversion. In: IVth International Conference on AIDS, Stockholm 1988 (abstr. No. 4129)
15 Rothenburg, R., M. Woelfel, R. Stoneburner, J. Milberg, R. Parker, N. Truman: Survival with the acquired immunodeficiency syndrome: experience with 5833 cases in New York city. New Engl. J. Med. 317 (1987) 1297–1302
16 Truman, B. J., S. Chang, J. Mikl, S. Kain-Hyde, R. Broadus, D. Morse: Survival experience of New York State Prison in males with AIDS. In: IVth International Conference on AIDS, Stockholm 1988 (abstr. No. 4588)

17 Ward, J. W., T. J. Bush, H. A. Perkins, L. E. Lieb, J. R. Allen, D. Goldfinger, S. M. Samson, S. H. Pepkowitz, L. P. Fernando, P. V. Holland, S. H. Kleinmann, A. J. Grindon, J. L. Garner, G. W. Rutherford, S. D. Holmberg: The natural history of transfusion-associated infection with human immunodeficiency virus. New Engl. J. Med. 321 (1989) 947–952

18 Whyte, B. M., C. E. Swanson, D. A. Cooper: Survival of patients with AIDS in Australia. In: IVth International Conference on AIDS, Stockholm 1988 (abstr. No. 4592)

19 Zagury, D., J. Bernard, R. Leonard, R. Cheynier, M. Feldman, P. S. Sarin, R. C. Gallo: Longterm cultures of HTLV-III-infected T-cells: a modell of cytopathology of T-cell depletion in AIDS. Science 231 (1986) 850–853

18 Maligne Erkrankungen

O. M. Koch

Hämatologische Systemerkrankungen und maligne Lymphome

Akute myeloische Leukämie

Die Prognose der akuten myeloischen Leukämie (AML) hat sich durch Therapie mit aplasiogenen, sequentiellen Chemotherapieprotokollen wesentlich verbessert. Komplette hämatologische Remissionen werden bei ca. 70% der aggressiv chemotherapeutisch behandelten Patienten erreicht. In den verschiedenen Therapiestudien liegen die Remissionsraten derzeit zwischen 55–72%, die der über 60jährigen Patienten bei 38–50% (1). Prognostisch ungünstig für das Erreichen einer kompletten hämatologischen Remission sind ein präexistierendes myelodysplastisches Syndrom vor Ausbruch der akuten Leukose, ein höheres Lebensalter, eine hohe periphere Blastenzahl und ein schlechter Allgemeinzustand bei Einleitung der Chemotherapie. Morphologische oder immunhämatologische Befunde beeinflussen das Therapieergebnis bei der akuten myeloischen Leukämie weitaus weniger, als es bei der akuten lymphatischen Leukämie mit ihren immunzytologisch definierbaren Risikofaktoren der Fall ist. Eine Ausnahme findet sich bei promyelozytären Leukämien, bei denen als zytogenetisch günstiges Prognostikum sich die Translokation t(15;17) nachweisen läßt. Diese Leukämien können durch eine Therapie mit All-trans-Retinolsäure zu über 60% der Fälle in eine stabile hämatologische Remission gebracht werden. Läßt sich bereits vor Ausbruch der akuten myeloischen Leukämie ein myelodysplastisches Syndrom verfolgen, sind die Remissionschancen geringer und die Remissionen oft von kurzer Dauer (Prognose der myelodysplastischen Syndrome, s. dort). Unbehandelt führt die akute myeloische Leukämie innerhalb weniger Wochen und Monate zum Tode.

Ungefähr 50–70% der therapierten Patienten in kompletter hämatologischer Remission erleiden ein Rezidiv der Erkrankung innerhalb von 2–3 Jahren, so daß nach 5 Jahren nur ca. 30% der Patienten noch am Leben sind. Rezidive mehr als 3–4 Jahre nach Induktionschemotherapie und Erreichen der kompletten hämatologischen Remission sind selten, so daß der primäre Therapieanspruch bei der akuten myeloischen Leukämie ein kuratives Ziel verfolgt.

Die allogene Knochenmarktransplantation von einem verwandten Geschwisterspender führt bei der Hälfte der transplantierten Patienten zu anhaltenden hämatologischen Remissionen und ist auch bei Berücksichtigung der transplantationsbedingten Frühletalität der alleinigen Chemotherapie überlegen (2).

Das Rezidiv einer akuten myeloischen Leukämie verschlechtert richtungweisend die Gesamtprognose. Bei Frührezidiven, innerhalb von 6 Monaten nach Erreichen der kompletten hämatologischen Remission, wird bei nur 20–30% der Erkrankten eine erneute komplette Remission erreicht (3). Die mittlere Überlebenszeit bei rezidivierten Patienten beträgt nach dem ersten Rezidiv 7 Monate. Nach 3 Jahren leben weniger als 10% der ausschließlich chemotherapierten Patienten. In der Rezidivsituation hat die Durchführung einer allogenen Knochenmarktransplantation günstigen Einfluß auf den weiteren Krankheitsverlauf, da sich in 20–35% der Fälle noch Dauerremissionen erreichen lassen (3). Zweit- und Drittrezidive oder primär chemotherapieresistente

Leukämien haben eine äußerst schlechte Prognose. Durch Chemotherapie werden nur kurzdauernde hämatologische Remissionen erreicht.

Akute lymphatische Leukämie

Bei der akuten lymphatischen Leukämie (ALL) wurde in den 70er und 80er Jahren mit sequentiellen Polychemotherapieprotokollen, die in Anlehnung an die Therapieschemata der akuten lymphatischen Leukämie des Kindesalters entstanden, eine Verbesserung der Heilungschancen erreicht. Durch Kombinationschemotherapieprotokolle mit Anthracyclinen, Vincaalkaloiden, Asparaginase, Steroiden, Alkylantien und Antimetaboliten werden in über 70% komplette hämatologische Remissionen erreicht (4, 5). Die 5-Jahres-Überlebensrate aller Patienten liegt bei 37%.

Im Gegensatz zur akuten myeloischen Leukämie hat die Bestimmung des immunologischen Subtyps und weiterer zyto- und molekulargenetischer Risikofaktoren eine entscheidende prognostische Bedeutung. Als Risikofaktoren bei der akuten lymphatischen Leukämie können ein höheres Lebensalter, hohe Blastenzahl im peripheren Blut, ungünstiger immunologischer Subtyp, verzögertes Erreichen einer kompletten hämatologischen Remission während der Induktionstherapie und das Vorhandensein der Translokation t(9;22) mit Ausbildung des Philadelphia-Chromosoms genannt werden (6).

In einer Niedrigrisikogruppe werden bei 60% der Patienten Dauerremissionen erreicht, hingegen liegt in der Hochrisikogruppe das krankheitsfreie Überleben nur bei 20–25% (5). Kommt es zum Rezidiv der Erkrankung, werden unabhängig vom primären Risikotyp nur kurzfristige Remissionen durch Chemotherapie erreicht. Stabile Remissionen können dann nur durch eine allogene Knochenmarktransplantation erzielt werden (7).

Chronische lymphatische Leukämie und Morbus Waldenström

Die chronische lymphatische Leukämie (CLL) hat unter den niedrigmalignen lymphoproliferativen Erkrankungen die *günstigste Prognose*. Für die Beurteilung der individuellen Prognose ist im Einzelfall eine stadienorientierte Einschätzung notwendig. Die mittleren Überlebenszeiten sind sehr unterschiedlich in den verschiedenen Krankheitsstadien, definiert nach Rai u. Mitarb. (8) oder Binet u. Mitarb. (9). Heilungen lassen sich bei der chronischen lymphatischen Leukämie durch Chemotherapie nicht erzielen. Die Indikation zur zytoreduktiven Therapie wird in Abhängigkeit von der klinischen Symptomatik unter palliativer Zielsetzung gestellt. Signifikante Verlängerungen der Überlebenszeit werden durch den Einsatz der Chemotherapie nicht erreicht (10). Prognostisch ungünstig bei der chronischen lymphatischen Leukämie sind ein diffuser Knochenmarkbefall (im Gegensatz zum follikulären Befall) und eine kurze Lymphozytenverdopplungszeit (11, 12).

Bei einem Stadium A nach *Binet* (periphere Lymphozytenzahl üer 15000/µl, lymphozytärer Infiltrationsgrad im Knochenmark von über 40%, fehlende klinische Zeichen hämatopoetischer Insuffizienz), findet sich bei den zumeist älteren Patienten (Altersmedian über 60 Jahre) keine wesentliche Verkürzung der statistischen, biologischen Lebenserwartung eines Vergleichskollektivs. In einem Stadium B (definiert wie Stadium A, zusätzlich aber noch Lymphknotenvergrößerungen von mehr als 3 Lymphknotenarealen) beträgt das Überleben im Mittel noch 7 Jahre nach Diagnosestellung. Im Stadium C mit Zeichen hämatopoetischer Insuffizienz wie Thrombozytopenie, Granulozytopenie und Anämie werden mittlere Überlebenszeiten von nur noch 2 Jahren erreicht.

Die Prognose entsprechender Stadien des Morbus Waldenström *(lymphoplasmozytoides Immunozytom)* unterscheidet sich nicht wesentlich von der chronischen lymphatischen Leukämie. Ausschließlich nodale Stadien werden beim lymphoplasmozytoiden Immunozytom selten diagnostiziert.

Haarzellenleukämie

Die Haarzellenleukämie ist eine eigene lymphoproliferative Erkrankung und unterscheidet sich prognostisch von den chronischen lymphatischen Leukämien. Die mediane Überlebenszeit liegt bei 5–7 Jahren. Es wurden aber auch vereinzelt Krankheitsverläufe bis zu 20 Jahren beobachtet. Die klinisch im Vordergrund stehende Panzytopenie und Anämie wird durch die Splenektomie bei 40% der Fälle normalisiert. Durch die Interferontherapie mit rekombinanten Humaninterferonen kann bei ca. 40% der Behandelten eine hämatologische Vollremission erreicht werden. Die häufig lebensbedrohliche Panzytopenie wird in 80% der Fälle normalisiert. Inwieweit sich durch die Interferonbehandlung die Prognose bei der nur sehr langsam progredient verlaufenden chronischen lymphoproliferativen Erkrankung verbessert hat, kann noch nicht hinreichend beurteilt werden (13).

Niedrigmaligne Non-Hodgkin-Lymphome

Die prognostisch relevante Stadieneinteilung der Non-Hodgkin- und Hodgkin-Lymphome wird überwiegend nach der Ann-Arbor-Klassifikation vorgenommen, die ursprünglich für die Erfassung der unterschiedlichen Stadien des Morbus Hodgkin eingeführt wurde (14). Stadium I und II definieren nodale Manifestationen eines Lymphoms in 1 bzw. 2 und mehr Lymphknotenarealen auf einer Seite des Zwerchfells. Das Stadium III weist nodalen Lymphombefall auf beiden Seiten des Zwerchfells, das Stadium IV metastatischen Befall eines parenchymatösen Organs oder des Knochenmarks auf. Der Zusatz „A" oder „B" wird gewählt, je nachdem ob Allgemeinsymptome wie Fieber, Nachtschweiß oder Gewichtsverlust bestehen (B) oder fehlen (A).

Die wichtigsten Entitäten der niedrig malignen Non-Hodgkin-Lymphome sind das *lymphoplasmozytoide* Immunozytom, das *zentrozytische* Lymphom und das *zentrozytisch-zentroblastische* Lymphom (15). Die niedrig malignen Non-Hodgkin-Lymphome haben häufig eine sehr niedrige Proliferationstendenz. In fortgeschrittenen Stadien wird daher die Therapie symptomorientiert indiziert. Unabhängig vom Ausmaß des Lymphknotenbefalls sind Beteiligung parenchymatöser Organe wie Leber, Niere, Gastrointestinaltrakt oder Zentralnervensystem als Risikofaktoren zu werten. Auch große lokale Tumormassen („bulky disease") und eine erhöhte Serumlactatdehydrogenase sind bei den niedrigmalignen (und auch bei den hochmalignen) Non-Hodgkin-Lymphomen prognostisch ungünstig.

Rasche Krankheitsverläufe werden beim *zentrozytischen* Lymphom gefunden, das auch bei frühen, klinisch nodal imponierenden Stadien bereits die Tendenz zur Generalisierung mit Absiedelungen in Knochenmark und andere parenchymatöse Organe aufweist. Das zentrozytische Lymphom wird nur selten in einem Stadium I oder II diagnostiziert. Die mediane Überlebenszeit liegt für alle Stadien bei 36 Monaten. Nach 4 Jahren unterschreitet die Zahl der Überlebenden sogar noch die Zahl der überlebenden Patienten bei den hochmalignen Non-Hodgkin-Lymphomen (16). Eine hämatologische Vollremission kann bei 41–58% der behandelten Patienten erreicht werden, die mediane Überlebenszeit liegt bei 32–37 Monaten. Das Rezidiv tritt bereits 7–10 Monate nach der Behandlung auf (17, 18).

Das *zentroblastisch-zentrozytische* Lymphom hat demgegenüber eine bessere Prognose, da die nodalen Stadien eine deutlich geringere Tendenz zur metastastischen Generalisierung aufweisen. Somit ist die alleinige Strahlentherapie bis zum Stadium III A unter kurativer Zielsetzung möglich. In weiter fortgeschrittenen Stadien kommt symptomorientiert die Chemotherapie vorwiegend mit Cyclophosphamid, Vincristin und Prednison zum Einsatz (19). Es werden beim zentrozytisch-zentroblastischen Lymphom Remissionen in 50–80% der Fälle erreicht. Dauerremissionen finden sich bei der ausschließlich palliativ indizierten Therapie nicht mehr. Auch wird durch einen verzögerten Einsatz der Chemotherapie bei fortgeschrittenen Stadien die Prognose nicht ungünstig beeinflußt.

Hochmaligne Non-Hodgkin-Lymphome

Die wichtigsten Vertreter der hochmalignen Non-Hodgkin-Lymphome sind das *zentroblastische* und das *immunoblastische* Lymphom. Das *lymphoblastische* Lymphom hat eine sehr hohe Tendenz zur Generalisierung und unterscheidet sich durch eine ungünstigere Prognose von den beiden anderen genannten Entitäten.

Lokalisierte nodale Stadien I (und II [A]) werden bei hochmalignen Lymphomen selten diagnostiziert. Findet sich ein lokalisiertes Stadium bei klinisch adäquater Stadiendiagnostik, sind die Heilungschancen unter alleiniger Strahlentherapie im Stadium I und in Kombination mit Chemotherapie im Stadium II günstig (mehr als 60% Dauerremissionen). Bei Einsatz der Chemotherapie mit den Substanzen Adriblastin, Cyclophosphamid, Vincristin, Prednison oder ähnlich wirksamen Protokollen werden Remissionen in 60 bis über 80% der Fälle aller Krankheitsstadien und Dauerremissionen um 40% erreicht (19–21).

Beim *zentroblastischen* Lymphom sind im Stadium I und I E (Befall eines Organs durch kontinuierliches Wachstum des Lymphoms) nach Durchführung einer alleinigen Strahlentherapie nach 3 Jahren noch 80% der Patienten rezidivfrei (21). Das *immunoblastische* Lymphom hat eine trendmäßig schlechtere Prognose in vergleichbaren Stadien.

Das *lymphoblastische* Lymphom wird kaum in lokalisierten Stadien diagnostiziert und weist eine sehr hohe Tendenz zur Generalisierung bei einem insgesamt aggressiven Wachstumsverhalten auf. Allgemein wird die Therapie mit Chemotherapieprotokollen wie bei der akuten lymphoblastischen Leukämie durchgeführt.

Kommt es nach Chemotherapie eines hochmalignen Non-Hodgkin-Lymphoms zum Rezidiv der Tumorerkrankung, werden durch weitere Chemotherapien zumeist nur kurzdauernde Remissionen erreicht. Ein kurativer Therapieansatz ist durch alleinige Chemotherapie nicht mehr gegeben. Die autologe Knochenmarktransplantation oder die periphere Stammzellentransplantation kann hier noch anhaltende Remissionen in 20–40% der Fälle erreichen.

Lymphogranulomatose (Morbus Hodgkin)

Die Prognose der Lymphogranulomatose hat sich durch die Fortschritte in der Strahlen- und Chemotherapie grundlegend verbessert. Durch Anwendung einer stadienorientierten Therapie nach der *Ann-Arbor-Klassifikation* (s. o.) lassen sich bei Krankheitsstadien mit ausschließlich nodalem Befall ohne Vorliegen von Allgemeinsymptomen („B"-Symptomen) in hohem Maße Heilungen erzielen (22). Bei Anwendung eines modernen Behandlungskonzeptes hat der histologische Subtyp der Erkrankung heute geringeren Einfluß auf die Prognose der Erkrankung.

In nodal lokalisierten Stadien, Stadium I oder II mit Beteiligung von Lymphknotenstationen auf einer Seite des Zwerchfells, werden bei Fehlen weiterer Risikofaktoren durch alleinige Strahlentherapie anhaltende Vollremissionen über 10 Jahre in 70–85% der Fälle erreicht. Werden rezidivierende Patienten einer weiteren Chemotherapie unterzogen, so finden sich 10-Jahres-Überlebensquoten von 80–95% (23, 24). Bei Vorliegen von Risikofaktoren, wie Allgemeinsymptomem oder großen Tumormassen, eines großen Mediastinaltumors, diffusen Milzbefalls und Beschleunigung der Blutsenkungsreaktion ist die Prognose deutlich schlechter. Prognostisch ungünstig ist auch das verzögerte Ansprechen auf die eingeleitete Therapie. Ungefähr die Hälfte aller Patienten mit initialem Fieber und Gewichtsverlust erleiden innerhalb von 7 Jahren nach der Primärtherapie einen Rückfall der Erkrankung (24). Im Stadium III mit Befall von Lymphknotenstationen auf beiden Seiten des Zwerchfells liegen die 10-Jahres-Überlebenszeiten noch bei über 60% (25). Im Stadium IV mit Knochenmark- oder anderem Organbefall wird unter alleiniger Chemotherapie noch für 40–50% der Patienten ein Überleben der 10-Jahres-Grenze erreicht. Da die 10-Jahres-Überlebenszeit auch in fortgeschrittenen Stadien der Erkrankung ebenfalls vom Vorhandensein zusätzlicher Risikofaktoren beeinflußt wird, können die Angaben zu Überlebenszeiten auch nur als Durchschnittswerte einer heterogenen Risikogruppe aufgefaßt werden.

Bei Rezidiv der Erkrankung nach konventioneller Chemotherapie wird in jüngerer Zeit die autologe Knochenmarktransplantation nach aggressiver Chemotherapie durchgeführt. Dieses experimentelle Verfahren führt bei 20–40% der so behandelten Patienten noch zu anhaltenden Remissionen (26).

Bis zu 10% der chemotherapierten Patienten entwickeln Jahre nach der Erstbehandlung Sekundärneoplasien. Vorwiegend werden myelodysplastische Syndrome und akute myeloische Leukämien beobachtet.

Multiples Myelom (Plasmozytom, Morbus Kahler)

Das *solitäre* Plasmozytom des Skelettsystems wird nur sehr selten diagnostiziert. Innerhalb von 4 Jahren findet sich bei der überwiegenden Zahl der Patienten „mit solitärem Knochenherd" die Generalisierung mit multiplem Befall des Skelettsystems. Eine besondere Entität ist das solitäre, extraossäre Plasmozytom, das im Bereich der oberen Luftwege auftritt. Bei adäquater radiologischer Therapie findet sich zumeist keine Generalisierung.

Die klinische Nachweisbarkeit eines Myeloms scheint häufig am Ende einer mehrjährigen diagnostischen Latenzperiode zu stehen. Es gibt fließende Übergänge zwischen der „monoklonalen Gammopathie unbekannter Bedeutung" und dem manifesten Myelom. Besteht eine „benigne Gammopathie" über einen Zeitraum von 15 Jahren, so entwickeln 30% der Patienten ein multiples Myelom, einen Morbus Waldenström, oder eine andere lymphoproliferative Erkrankung (27).

Die Prognose des Plasmozytoms wird maßgeblich durch die Tumormasse beeinflußt. Hinweise auf eine große Tumormasse sind eine stärkergradige Anämie als Zeichen der ausgeprägten Knochenmarkinfiltration, eine Hyperkalzämie, die Höhe des monoklonalen „M"-Gradienten in der Serumelektrophorese und der β-Mikroglobulin-Spiegel im Serum. Hilfreich für die Abschätzung der Prognose ist die Einteilung in Krankheitsstadien nach Durie u. Salmon (28).

Stadium I:
Hämoglobingehalt > 10 g/dl,
normales Serumcalcium,
radiologischer Nachweis von höchstens einer Osteolyse,
IgG < 5 g/dl, IgA < 3 g/dl,
Leichtketten-Paraproteinausscheidung im Urin < 4 g/24 h;

Stadium II:
generalisierte (plasmozytombedingte) Osteoporose oder mehrere Osteolysen, Parameter, die weder zu Stadium I oder III passen;

Stadium III:
ein oder mehrere Parameter erfüllt:
Hämoglobingehalt < 8,5 g/dl,
Hypercalzämie,
multiple Osteolysen,
IgG > 7 g/dl, IgA > 5 g/dl,
Leichtketten-Paraproteinausscheidung im Urin > 12 g/24 h.

Für alle Stadien gilt „A": Serumkreatinin < 2 mg/dl,
„B": Serumkreatinin > 2 mg/dl.

Für das Stadium I A liegen die mittleren Überlebenszeiten bei 76 Monaten. Im Stadium III B sinkt die mittlere Überlebenszeit auf 5–7 Monate nach Diagnosestellung. Als negatives Prognostikum wirkt sich bei allen Stadien der Grad der Niereninsuffizienz aus, der häufig durch Vorhandensein einer prognostisch sehr ungünstigen Bence-Jones-Paraproteinurie bestimmt wird. Plasmozytisch-plasmazelluläre Myelome haben einen deutlich günstigeren Verlauf als Myelome mit einem polymorphen oder gar plasmoblastischen Differenzierungsgrad (29, 30). Alle Stadien zusammengenommen, hat das prognostisch ungünstigere IgA-Plasmozytom eine mediane Überlebenszeit von 36 Monaten, die sich bei einer Bence-Jones-Paraproteinurie auf nur 18 Monate verkürzt (28). Patienten mit gutem Ansprechen auf die Primärtherapie weisen eine günstigere Prognose auf. So können im Einzelfall bei Fehlen von Risikofaktoren Überlebenszeiten von über 10 Jahren erreicht werden.

Myeloproliferative Syndrome

Unter dem Oberbegriff der myeloproliferativen Syndrome wird eine Gruppe prognostisch sehr unterschiedlich zu wertender hämatologischer Krankheitsbilder zusammengefaßt. Es fallen hierunter die chronische myeloische Leukämie, die Osteomyelofibrose, die Polycythaemia vera und die essentielle Thrombozythämie. Klinisch im Vordergrund steht die ausgeprägte Proliferation von mindestens einer myeloischen Zellreihe.

Chronische myeloische Leukämie

Bei mehr als 90% der Fälle mit chronischer myeloischer Leukämie (CML) läßt sich die Translokation t(9;22), das „Philadelphia-Chromosom", nachweisen (31). Das Vorliegen dieses zytogenetischen Markers charakterisiert die klassische chronische myeloische Leukämie. Myeloproliferative Syndrome, die unter dem klinischen Bild einer chronischen myeloischen Leukämie verlaufen und diesen zytogenetischen Marker nicht besitzen, weisen eine schlechte Prognose auf.

Die mediane Überlebenszeit bei der CML beträgt 36–40 Monate. Klinische Risikofaktoren können bei der chronischen myeloischen Leukämie schlechter als bei anderen hämatologischen Systemerkrankungen definiert werden. Weniger als 10% der Patienten mit Philadelphia-Chromosom-negativer chronischer myeloischer Leukämie überleben die 3-Jahres-Grenze (32) und 5-Jahres-Überlebenszeiten werden kaum noch erreicht. Finden sich neben dem Philadelphia-Chromosom weitere chromosomale Anomalitäten, liegt eine um ca. 40% höhere jährliche Todesrate als bei der klassischen chronischen myeloischen Leukämie ohne zusätzliche strukturelle oder numerische chromosomale Veränderungen vor (33). Ungünstig ist allgemein eine hohe Blastenzahl im peripheren Blut, eine stärkergradig erhöhte Lactatdehydrogenase im Serum und eine ausgeprägte Splenomegalie.

In der chronischen Phase der Erkrankung können die stark erhöhten Zellzahlen und das klinische Beschwerdebild effektiv durch eine chemotherapeutische Behandlung gebessert werden, ohne daß hierdurch allerdings ein positiver Effekt auf die Überlebenszeit zu erreichen wäre. In den letzten Jahren ist unter der Therapie mit humanen Interferonen bei 10–20% der so behandelten Patienten das zeitweise Verschwinden von Philadelphia-Chromosom-positiven Metaphasen beschrieben worden (34, 35). Ob in unselektionierten Patientenkollektiven durch diese Therapie eine Verlängerung des Gesamtüberlebens zu erreichen ist, kann noch nicht abschließend beurteilt werden.

Das Ende der chronischen Phase der chronischen myeloischen Leukämie ist durch den Eintritt der „Akzeleration" und schließlich durch den terminalen Blastenschub bestimmt. Eine therapeutische Rückführung aus dem Blastenschub in die chronische Phase gelingt nur in wenigen Fällen für ein kurzes Zeitintervall. Das Überleben im Blastenschub beträgt unabhängig von der gewählten Therapie nur wenige Wochen (der Median liegt bei ca. 3–4 Monaten). Der Verlauf des häufigeren myeloischen Blastenschubs ist dabei noch rascher als der des zeitweise zumeist therapeutisch beeinflußbaren lymphoiden Blastenschubs.

Das Therapieverfahren mit kurativem Anspruch bei der chronischen myeloischen Leukämie in chronischer Phase ist die allogene Knochenmarktransplantation. Wird die transplantationsbedingte Frühletalität berücksichtigt, beträgt das Langzeitüberleben allogen transplantierter Patienten über 60%.

Polycythaemia vera

Im Vordergrund der insgesamt gesteigerten Myelopoese steht bei der Polycythaemia vera (PCV) die ausgeprägte Proliferation der Erythropoese (36). Der Anstieg des Hämatokrits und die häufig gefundene ausgeprägte Thrombozytose beeinflussen die Prognose durch interkurrente Komplikationen wie Thrombosen und Embolien. Thrombozythämische Zustände bei der Polycythaemia vera sind häufig von einem ausgeprägten Plättchenfunktionsverlust begleitet, so daß obere gastrointestinale Blutungen ebenfalls krankheitstypische Komplikationen sind. Diese verschiedenen Komplikationen sind für 30–50% der Todesfälle verantwortlich. Der Median des Gesamtüberlebens bei der Polycythaemia vera liegt bei ca. 7–8 Jahren.

In der Untersuchung der amerikanischen Polycythemia vera Study Group entwickelten 8,6% der Patienten terminal einen Blastenschub, der unter dem klinischen Bild einer akuten myeloischen Leukämie verlief (37). Die Therapie der Erkrankung durch Phlebotomie, Radiophosphor oder Behandlung mit alkylierenden Substanzen hatte Einfluß auf die Häufigkeit der Leukämieentwicklung. Die höchste Rate leukämischer Neoplasien trat bei kombinierter Therapie von Radiophosphor mit Alkylanzien auf. Bei der alleinigen Aderlaßtherapie wurden Leukämien nur selten beobachtet.

Essentielle Thrombozythämie

Die essentielle Thrombozythämie ist eine klonale Erkrankung der Knochenmarkstammzelle, bei der in erster Linie die Megakaryopoese gesteigert ist. Die Erkrankung muß differentialdiagnostisch wegen ihrer günstigen Prognose gegen Sonderformen der Osteomyelofibrose und der (Philadelphia-Chromosom-negativen) chronischen myeloischen Leukämie abgegrenzt werden. Die bei der Osteomyelofibrose und bei der chronischen myeloischen Leukämie häufige und typische Transformation in einen terminalen Blastenschub tritt bei der essentiellen Thrombozythämie nicht auf. Die Patienten sind gefährdet durch thromboembolische Komplikationen. In einer retrospektiven Analyse überlebten 61% der Patienten die 10-Jahres-Grenze (38).

Myelodysplastische Syndrome

Myelodysplastische Syndrome (MDS) sind hämatologische Erkrankungen, bei denen die Hämatopoese durch einen Stammzellendefekt gestört ist. Myelodysplastische Syndrome können über Jahre klinisch als *refraktäre Anämien* imponieren. Myelodysplasien mit erhöhtem Blastenanteil im Knochenmark neigen zu einem raschen Übergang in eine akute myeloische Leukämie (39).

Klinisch im Vordergrund steht die Anämie, Infektneigung und Blutungsbereitschaft. Das Vorliegen struktureller oder numerischer chromosomaler Anomalien wie z.B. 5q−, −7, 7q−, +8, 12p− kann als prognostisch ungünstig angesehen werden. Die Einteilung der myelodysplastischen Syndrome nach dem Knochenmarkbefund hat prognostische Bedeutung (Tab. 18.1).

Tabelle 18.1 Einteilung und Klassifikation der myelodysplastischen Syndrome in prognostischer Reihenfolge. Die refraktäre Anämie hat die günstigsten Überlebenszeiten

Typ	Abkürzung
1. Refraktäre Anämie	RA
2. Refraktäre Anämie mit Ringsideroblasten	RA/RS
3. Refraktäre Anämie mit Exzeß von Blasten	RAEB
4. Refraktäre Anämie mit Exzeß von Blasten in Transformation	RAEB/T
5. Chronische myelomonozytäre Leukämie	CMMOL

Bei Patienten mit refraktärer Anämie mit einem Blastenanteil von unter 5% im Knochenmark liegt die mediane Überlebenszeit bei über 5 Jahren. Die refraktäre Anämie mit Ringsideroblasten weist ähnliche Überlebenszeiten auf. Bei der refraktären Anämie mit Exzeß von Blasten und der chronischen myelomonozytären Leukämie werden mediane Überlebenszeiten um 2 Jahre erreicht. Im Falle der refraktären Anämie mit Exzeß von Blasten in Transformation liegt ein Übergangsstadium zur akuten myeloischen Leukämie vor, entsprechend schlecht sind hier die mittleren Überlebenszeiten von etwas mehr als 1 Jahr. Die Analyse der Todesursachen bei Patienten mit myelodysplastischen Syndromen zeigt, daß die Mehrzahl der Patienten in der nicht leukämischen Phase an interkurrenten Infektionen oder Blutungskomplikationen verstirbt.

Karzinome und nicht epitheliale bösartige Tumoren

Bronchialkarzinom

Nichtkleinzelliges Bronchialkarzinom

70% der Bronchialkarzinome zählen zur Gruppe der nichtkleinzelligen Bronchialkarzinome. Hier finden sich verschiedene histologische Subtypen wie das Plattenepithelkarzinom, das Adenokarzinom und histologische Mischtumoren. Klinisch, prognostisch und vom therapeutischen Ansatz ist es gerechtfertigt, diese histologisch verschiedenen Tumoren in der Gruppe der nichtkleinzelligen Bronchialkarzinome zusammenzufassen. Die Tumoren sind nur mäßig strahlen- und chemotherapiesensibel, so daß bei der überwiegenden Mehrzahl der Patienten nur für das operative Vorgehen ein potentiell kurativer Therapieansatz in lokalisierten Stadien bestehen kann. Weniger als ein Drittel aller diagnostizierter Karzinome kann aber aus

Gründen der fortgeschrittenen Tumorausbreitung oder auch wegen internistischer Begleiterkrankungen noch reseziert werden. Karzinome im Stadium I und II mit einer Tumorausdehnung bis über 3 cm, fehlender Infiltration von Nachbarorganen, aber Vorhandensein eventuell befallener ipsilateraler peribronchialer und hilärer Lymphknoten werden einer operativen Behandlung zugeführt. In einem Stadium, in dem bei kleinem Primärtumor noch keine lymphogene und hämatogene Metastasierung vorliegt, kann die 5-Jahres-Überlebensquote der chirurgisch behandelten Patienten 60–70% betragen. Falls in einem lokoregionalen Stadium mit befallenen ipsilateralen Lymphknoten noch eine operative Maßnahme angestrebt wird, lebt ca. nur ein Drittel der Patienten länger als 5 Jahre (40). Bei alleiniger Strahlentherapie im Stadium III hingegen liegt die 5-Jahres-Überlebensquote lediglich bei 5–10%. In einem fortgeschrittenen Stadium III der Erkrankung mit ausgedehnter Lymphknotenmetastasierung oder im Stadium IV mit hämatogener Fernmetastasierung wird die 5-Jahres-Grenze nur in Ausnahmefällen erreicht.

Chemotherapeutisch läßt sich das nichtkleinzellige Bronchialkarzinom kaum beeinflussen. Bei Anwendung von aggressiven Polychemotherapieprotokollen werden mit ca. 30% Remissionsraten kaum bessere Ergebnisse als mit der alleinigen Therapie mit einer Monosubstanz erreicht. Spricht der Tumor auf die Chemotherapie an, liegen beim fortgeschrittenen nichtkleinzelligen Bronchialkarzinom die medianen Überlebenszeiten lediglich bei 12–14

Monaten (41) und unterscheiden sich nicht wesentlich von denen der Patienten, die ausschließlich mit einer optimalen supportiven Therapie versorgt wurden.

Kleinzelliges Bronchialkarzinom

Das kleinzellige Bronchialkarzinom zeigt für solide Tumoren ein ungewöhnlich rasches Wachstum und wird nur sehr selten in einem lokoregional begrenzten Stadium diagnostiziert. Bei alleiniger Anwendung supportiver Maßnahmen beträgt die mittlere Überlebenszeit 2–4 Monate. Prognostisch ist die Unterscheidung in ein lokoregionales und ein fortgeschrittenes Stadium relevant („limited" und „extensive disease", Tab. 18.2). Unbehandelt beträgt die mediane Überlebenszeit im Stadium „limited disease" 3 Monate und fällt bei „extensive disease" auf nur 1,5 Monate ab (42).

Wegen der raschen Tendenz zur lymphogenen und hämatogenen Generalisierung haben die Operation und die Strahlentherapie keine Bedeutung in der Primärtherapie des kleinzelligen Bronchialkarzinoms. Durch die Anwendung klassischer Chemotherapieprotokolle mit Substanzen wie Adriamycin, Cyclophosphamid, Etoposid werden komplette Remissionen im Stadium „limited disease" in 65%, im Stadium „extensive disease" in 43% der Fälle erreicht. Das mediane Überleben wird dadurch in den beiden Stadien auf 15 bzw. 9,5 Monate verlängert (43). Die Behandlung mit platinhaltigen Kombinationsprotokollen kann die Ansprechraten zusätzlich verbessern, wobei hierdurch aber keine wesentliche Verlängerung der medianen Überlebenszeit erreicht werden kann (44). Ungefähr 25% der Patienten überleben mehr als 2 Jahre, wobei Langzeitüberlebende in der Gruppe der Patienten mit „extensive disease" nicht beobachtet werden. Der Prozentsatz der die 5-Jahres-Grenze überlebenden Patienten in einem nicht selektionierten Patientenkollektiv mit „extensive disease" liegt bei 1% (45).

Tabelle 18.2 Kriterien zur prognostisch relevanten Unterscheidung zwischen „limited disease" und „extensive disease" beim kleinzelligen Bronchialkarzinom

Lokoregionale Tumorausbreitung („limited disease"):
Primärtumor jeder Größe und/oder
– ipsilateraler hilärer und mediastinaler Lymphknotenbefall
– N.-phrenicus-Parese
– N.-recurrens-Parese
– ipsilateraler Pleuraerguß ohne Nachweis von Tumorzellen

Fortgeschrittenes Tumorleiden („extensive disease"):
Primärtumor jeder Größe und/oder
– kontralateraler Lymphknotenbefall
– Infiltration der Toraxwand durch den Tumor
– kontralaterale Lungenparenchymmetastasen oder hämatogene Fernmetastasen

Kolorektale Karzinome

Eine sehr günstige Prognose weisen die chirurgisch behandelten Frühstadien kolorektaler Karzinome auf, die unter kurativer Zielsetzung reseziert werden können. Relevant für die Ab-

Tabelle 18.3 Dukes-Stadien kolorektaler Karzinome

Dukes A	Tumor auf die Darmwand begrenzt
Dukes B	Tumor durchbricht die Muscularis propria
Dukes C	Zusätzlich Vorhandensein von Lymphkotenmetastasen
Dukes D	Vorhandensein hämatogener Fernmetastasen

schätzung der Prognose ist neben dem Differenzierungsgrad des Tumors das bei Diagnosestellung vorliegende Dukes-Stadium (Tab. 18.3). Es soll hier die Prognose der internistisch behandelten, fortgeschrittenen Karzinome besprochen werden.

Für die Dukes-Klassifikation sind eine Reihe von Untergruppen definiert worden, die vorwiegend das Ausmaß der Lymphknotenmetastasierung erfassen und damit eigene prognostische Untergruppen schaffen.

Beim fortgeschrittenen kolorektalen Karzinom (Vorliegen von Lymphknotenmetastasen und Absiedelungen des Tumors in parenchymatöse Organe) ist durch eine zytostatische Therapie eine wesentliche Verlängerung der Überlebenszeiten nicht mehr zu erreichen. Kombinationschemotherapieprotokolle, Substanzen wie 5-Fluorouracil in Kombination mit pharmakologischen Modulatoren wie Folinsäure, Methotrexat oder Interferonen, haben Remissionsraten von 30–40% und führen zu Remissionen, die 9–10 Monate andauern (46, 47). Die mediane Überlebenszeit der mit 5-Fluorouracil und Folinsäure behandelten Patienten liegt bei 19,5 Monaten (48). Die 2-Jahres-Grenze überleben 20% der therapierten Patienten. Vollremissionen werden durch die internistische Chemotherapie bei weniger als 10% der behandelten Patienten erreicht. Nach neueren Daten erbringt beim Kolonkarzinom die adjuvante postoperative Chemotherapie bei Patienten im Stadium Dukes C, eventuell aber auch im Stadium Dukes B eine Verlängerung des kranheitsfreien Intervalls und eine höhere Rate von Langzeitremissionen (49, 50).

Bei Resistenz gegenüber dem primär eingesetzten Chemotherapieprotokoll kann derzeit die Behandlung mit einem Alternativprotokoll das Überleben nicht günstig beeinflussen.

Liegen Spätmetastasierungen in Leber und Lunge vor, kann die chirurgische Resektion (Metastasektomie) die Gesamtprognose noch verbessern. Obwohl es nach Resektion von Lebermetastasen in ca. 40% der Fälle zum Auftreten einer erneuten Metastasierung in das Organ und in 30% zu einer erneuten Lungenmetastasierung nach pulmonaler Metastasektomie kommt, liegt dennoch die 5-Jahres-Überlebensquote metastasektomierter Patienten bei 25%. Solche Langzeitremissionen können mit systemischer Chemotherapie nicht erreicht werden.

Mammakarzinom

Die internistische Chemotherapie des fortgeschrittenen Mammakarzinoms hat trotz Einführung einer Reihe neuer Chemotherapiesubstanzen nicht zu einer Verbesserung der Gesamtprognose metastasierter Tumorleiden geführt.

Wird bei kleinem Primärtumor und Befall von regionalen Lymphknoten nach Mastektomie und diagnostischer Lymphknotenentfernung der axillaren Lymphknoten eine adjuvante Chemotherapie durchgeführt, so findet sich bei Verwendung des FAC-Protokolls (5-Fluorouracil, Adriamycin, Cyclophosphamid) bei 58% der Patientinnen im Stadium II und bei 36% im Stadium III ein krankheitsfreies Überleben der 10-Jahres-Grenze (51). Liegen bei der Primäroperation bereits mehr als 10 tumorbefallene Lymphknoten vor, sind nach 5 Jahren weniger als 30% der Patientinnen noch krankheitsfrei, ca. 40% überleben die 5-Jahres-Grenze, und nach 10 Jahren sind weniger als 20% der Patientinnen noch am Leben.

Bei kleinen Tumoren (T1 und T2) wird mit gutem Erfolg eine brusterhaltende „Lumbektomie" mit Entfernung des Tumorknotens durchgeführt. Diese Maßnahme kann bei anschließender Strahlentherapie ohne erhöhtes Risiko eines lokalen Rezidivs vertreten werden. In einer Studie mit 1593 Patientinnen hatten 93% nach 5 Jahren, 86% nach 10 Jahren und 82% nach 15 Jahren noch kein lokales Rezidiv des Tumors (52).

Das Fehlen von Östrogen- oder Progesteronrezeptoren im Tumorgewebe ist ein wichtiger Risikofaktor. Selbst bei kleinen, nodal nicht metastasierten Tumoren sollte bei negativem Hormonrezeptorstatus wegen der schlechten Prognose dieser Tumoren eine adjuvante Chemotherapie durchgeführt werden (53, 54).

Beim metastasierten Mammakarzinom ist eine Spätmetastasierung in Lunge oder Skelettsystem prognostisch günstiger als eine Metastasierung in die Leber oder mehrere parenchymatöse Organe. Hormonrezeptorpositive Tumoren sprechen für Monate auf eine hormonelle Therapie an. Eine Chemotherapie erbringt Remissionen in ca. 60% der Fälle, hingegen werden Heilungen aber nicht mehr erreicht. Vom Einsatz einer Zweitlinienchemotherapie nach sekundärer Resistenzentwicklung sind Ansprechraten von 20–30% mit kurzdauernden Remissionen zu erwarten (55).

Inflammatorische Mammakarzinome (4% aller Mammakarzinome) zeigen einen raschen Krankheitsverlauf. Die Tumoren breiten sich diffus innerhalb der Lymphspalten der Haut aus, so daß bereits primär eine systemische Chemotherapie durchgeführt wird. Nach alleiniger Strahlentherapie überleben weniger als 5% die 5-Jahres-Grenze, ein krankheitsfreies Intervall von 2 Jahren wird zumeist nicht erreicht.

Magenkarzinom

Die Prognose dieses Tumors hat sich in den letzten Jahren nicht wesentlich verbessert. Die überwiegende Mehrzahl der Karzinome ist bereits zum Zeitpunkt der Diagnose nicht mehr unter kurativer Zielsetzung operabel. 80–90% der Tumoren werden operiert, allerdings ist nur etwa die Hälfte der Karzinome radikal resezierbar. In einer großen japanischen Studie mit 8000 Patienten wurden 89% der Patienten operiert. Insgesamt lag die 5-Jahres-Überlebensquote bei knapp unter 40%. Bei kurativ intendierter Operation lag sie bei 59,4%. Nur 5% der Patienten, die palliativ operiert wurden, überlebten die 5-Jahres-Grenze (56).

Bei Lebermetastasen liegt die mittlere Überlebenszeit bei nur 4–6 Monaten. Auch durch den Einsatz von Palliativchemotherapieprotokollen (z. B. 5-Fluorouracil, Adriamycin, Mitomycin) mit Ansprechraten von 30–40% werden mediane Überlebenszeiten von nur ca. 6 Monaten (5–11 Monate) erreicht (57, 58). Werden aggressivere Chemotherapieprotokolle eingesetzt, ist der Anteil der auf die Therapie ansprechenden Patienten höher. Patienten, die eine Tumorrückbildung unter der Therapie erfahren, haben eine deutlich bessere Prognose, wobei bei Erreichen einer kompletten Remission des Tumors (unter 20% der Fälle) auch Überlebenszeiten von über 20 Monaten in Einzelfällen erreicht werden können (59). Eine adjuvante, postoperative Chemotherapie hat die Prognose des Magenkarzinoms nicht verbessern können (60).

Ösophaguskarzinom

Nur die Hälfte aller Ösophaguskarzinome kann zum Zeitpunkt der Diagnose noch einer operativen Therapie zugeführt werden. Die mittlere Überlebenszeit des Gesamtkollektivs liegt unter 1 Jahr. Früh findet sich beim Ösophaguskarzinom der Einbruch in umgebende, nicht resezierbare anatomische Strukturen wie Mediastinum, Gefäße und Trachea.

Neben der Strahlentherapie als perkutane Hochvolttherapie oder als endoluminale Brachytherapie wird zunehmend Chemotherapie mit Substanzen wie Cisplatin, Fluorouracil und Etoposid in der Palliativtherapie eingesetzt. Die Ansprechraten einer Chemotherapie liegen bei 35% partiellen und kompletten Remissionen (ca. 10%) mit einer medianen Überlebenszeit der chemotherapierten Patienten von 3,5–7 Monaten (61).

Pankreaskarzinom und Karzinom der Gallenwege

Pankreaskarzinome werden zumeist in einem nicht mehr kurativ resezierbaren Zustand diagnostiziert. Im Korpus- und Schwanzbereich des Pankreas gelegene Karzinome, die erst spät klinisch symptomatisch werden, haben eine deutlich schlechtere Prognose als Karzinome im Pankreaskopfbereich. Selten wird die 5-Jahres-Grenze überlebt. Chemotherapeutisch werden Substanzen wie 5-Fluorouracil, Ifosfamid, Adriamycin, Mitomycin eingesetzt. Auch bei Einsatz der Chemotherapie liegen die 5-Jahres-Überlebensquoten unter 5%. Eine Chemotherapie wird nur palliativ zur Reduktion tumorbedingter klinischer Symptome durchgeführt.

Karzinome der Gallenblase und der Gallenwege sind bei Diagnosestellung in der Regel nicht radikal resezierbar. Selbst bei einem kleinen Gallenblasenkarzinom, das sich noch intramural ausbreitet, überleben weniger als 5% der

Patienten die 5-Jahres-Grenze. Die Tumoren der Gallenblase und ableitenden Gallenwege sind praktisch chemotherapieresistent.

Eine günstige Prognose hingegen hat das Karzinom der Papilla Vateri, welches bereits bei geringer Tumorausdehnung zur klinischen Symptomatik (Ikterus) führt und somit in einem lokal begrenzten, operablen Stadium diagnostiziert wird.

Hepatozelluläres Karzinom

Hepatozelluläre Karzinome entwickeln sich häufig auf dem Boden einer präexistenten Leberzirrhose, so daß durch die Begleiterkrankung die Möglichkeiten einer chirurgischen oder internistischen Therapie begrenzt sind. Der Tumor ist weitgehend chemotherapieresistent. Partielle Remissionen werden mit einer systemischen Chemotherapie bei weniger als 20% der behandelten Patienten erreicht. Auch lokale Chemoperfusionen der Leber über einen in die A. hepatica implantierbaren Katheter können trotz einer höheren Remissionsrate die Gesamtüberlebenszeit nicht verbessern.

Mesenchymale Tumoren

Weichteilsarkome

Alle Weichteilsarkome sind nur mäßig strahlen- und chemotherapiesensibel. Die Qualität der primären chirurgischen Versorgung ist neben der Größe des Tumors und dem Differenzierungsgrad des Tumorgewebes von entscheidender prognostischer Bedeutung.

In einer größeren Studie mit 565 Patienten mit Weichteilsarkomen wurden am Memorial Sloan-Kettering Cancer Center in New York prognostische Faktoren untersucht (62). Das analysierte Patientenkollektiv bestand aus 21,4% Liposarkomen, 20,2% malignen fibrösen Histiozytomen, 20% Leiomyosarkomen, 11% Fibrosarkomen und 9,6% Tendosynovialsarkomen. Knapp über die Hälfte der Tumoren waren an den Extremitäten lokalisiert. Die Lokalisation am Stamm ist ein ungünstiges Prognostikum, da die Möglichkeiten einer radikalchirurgischen Sanierung stark eingeschränkt sein können. In einem Beobachtungszeitraum von 19 Monaten traten bei 22,7% der Patienten Metastasierungen auf. Hochdifferenzierte, kleine Tumoren (unter 5 cm) ohne weitere Risikofaktoren haben mit Heilungsraten von über 90% nach 10 Jahren eine ausgezeichnete Prognose (63, 64). Die chirurgische Metastasektomie von isolierten Spätmetastasen (zumeist in der Lunge) kann noch zu stabilen Remissionen führen (65). Eine Verlängerung der mittleren Überlebenszeiten ist durch Chemotherapie beim fortgeschrittenen Weichteilsarkom nicht zu erreichen.

Literatur

1 Büchner, T., W. Hiddemann: Treatment strategies in acute myeloid leukemia (AML): A. First-line chemotherapy. Blut 60 (1990) 61
2 Schäfer, U. W.: Knochenmarktransplantationen am Universitätsklinikum Essen. Onkologie 11, Suppl. 2 (1988) 3
3 Hiddemann, W., T. Büchner, J. van de Loo: Grundlagen der Rezidivtherapie bei akuter myeloischer Leukämie. Dtsch. med. Wschr. 114 (1989) 599
4 Hoelzer, D., R. P. Gale: Acute lymphoblastic leukemia in adults: recent progress, future directions. Semin. Hematol. 24 (1987) 27
5 Hoelzer, D., E. Thiel, H. Löffler, T. Büchner, A. Ganser, G. Heil, P. Koch, M. Freund, H. Diedrich. H. Rühl, et al.: Prognostic factors in a multicenter study for treatment of acute lymphoblastic leukemia in adults. Blood 71 (1988) 123
6 Maurer, J., J. W. Janssen, E. Thiel, J. van Denderen, W. D. Ludwig, U. Aydemir, B. Heinze, C. Fonatsch, J. Harbott, A. Reiter, H. Riehm, D. Hoelzer, C. R. Bartram: Detection of chimeric BCR-ABL genes in acute lymphoblastic leukaemia by the polymerase chain reaction. Lancet 337 (8749) (1991) 1055
7 Jehn, U., R. Grunewald: Postremissions-Behandlung der akuten Leukämie im Erwachsenenalter: allogene Knochenmarktransplantation oder Chemotherapie? Klin. Wschr. 66 (1988) 614
8 Rai, K. R., A. Sawitsky, E. P. Cronkite, A. D. Chanana, R. N. Levy, B. S. Pasternack: Clinical staging of chronic lymphocytic leukemia. Blood 46 (1975) 219
9 Binet, J. L., A. Auquier, G. Dighiero, C. Chastang, H. Piguet, J. Goasguen, G. Vaugier, G. Potron, P. Colona, F. Oberling, M. Thomas, G. Tchernia, C. Jacquillat, P. Boivin, C. Lesty, M. T. Duault, M. Monconduit, S. Belabbes, F. Gremy: A new prognostic classification of chronic lymphocytic leukemia derived from a multivariate survival analysis. Cancer 48 (1981) 198
10 Knospe, W. H., V. J. Loeb, C. M. J. Huguley: Biweekly chlorambucil treatment of chronic lymphocytic leukemia. Cancer 33 (1974) 555

11 Montserrat, E., J. Sanchez-Bisono, N. Vinolas, C. Rozman: Lymphocyte doubling time in chronic lymphocytic leukaemia: analysis of its prognostic significance. Brit. J. Haematol. 62 (1986) 567
12 Rozman, C., L. Hernandez-Nieto, E. Montserrat, R. Brugues: Prognostic significance of bone-marrow patterns in chronic lymphocytic leukaemia. Brit. J. Haematol. 47 (1981) 529
13 Golomb, H. M., M. J. Ratain: Recent advances in the treatment of hairy-cell leukemia. New Engl. J. Med. 316 (1987) 870
14 Carbone, P. P., H. S. Kaplan, K. Musshoff, D. W. Smithers, M. Tubiana: Report of the committee of Hodgkin's disease staging classification. Cancer Res. 31 (1971) 1860
15 Lennert, K., A. C. Feller: Histopathologie der Non-Hodgkin-Lymphome (nach der aktualisierten Kiel-Klassifikation). Springer, Berlin 1990
16 Bonadonna, G. S. Jotti: Prognostic factors and response to treatment in non-Hodkin's lymphomas. Anticancer Res. 7 (1987) 685
17 Brittinger, G., P. Meusers, K. Musshoff, T. Gyenes: Non-Hodgkin-Lymphome und Plasmozytom. In Gross, R., C. G. Schmidt: Klinische Onkologie. Thieme, Stuttgart 1985
18 Brittinger, G., H. Bartels, H. Common, E. Dühmke, M. Engelhard, H. H. Fülle, U. Gunzer, T. Gyenes, R. Heinz, E. König, P. Meusers, H. Pralle, H. Themel, T. Zwingers, K. Musshoff, A. Stacher, H. Brücher, F. Herrmann, W. D. Ludwig, W. Pribilla, A. Burger-Schüller, G. W. Löhr, H. Gremmel, J. Oertel, H. Gerhartz, K. M. Köppen, I. Boll, D. Huhn, T. Binder, A. Schoengen, L. Nowicki, H. W. Pees, P. G. Scheurlen, H. Leopold, M. Wannenmacher, M. Schmidt, H. Löffler, G. Michelmayr, E. Thiel, R. Zettel, U. Rühl, H. J. Wilke, E. W. Schwarze, H. Stein, A. C. Feller, K. Lennert, (Kieler Lymphomgruppe): Klinische und prognostische Relevanz der Kiel-Klassifikation der Non-Hodgkin-Lymphome. Onkologie 9 (1986) 118
19 Pfreundschuh, M., M. Schaadt, V. Diehl: Chemotherapie der Non-Hodgkin-Lymphome (NHL). Internist 27 (1986) 506
20 Laurence, J., M. Coleman, S. L. Allen, R. T. Silver, M. Pasmantier: Combination chemotherapy of advanced diffuse histiocytic lymphoma with the six-drug COP-BLAM regimen. Ann. intern. Med. 97 (1982) 190
21 Gerhartz, H. H., W. Wilmanns, G. Brittinger, M. Engelhard, R. Heinz, D. Huhn, P. Meusers, W. Siegert, A. Stacher, E. Thiel, et al.: Risiko-adaptierte Therapie hochmaligner Non-Hodgkin-Lymphome mit COP-BLAM/IMVP-16: eine prospektive multizentrische Studie. Onkologie 12 (1989) 22
22 Moormeier, J. A., S. F. Williams, H. M. Golomb: The staging of Hodgkin's disease. Hematol. Oncol. Clin. N. Amer. 3 (1989) 237
23 Jotti, G. S., G. Bonadonna: Prognostic factors in Hodgkin's disease: implications for modern treatment (review). Anticancer Res. 8 (1988) 749
24 Farah, R., R. R. Weichselbaum: Management of stage I and II Hodgkin's disease. Hematol. Oncol. Clin. N. Amer. 3 (1989) 253
25 Farah, R., H. M. Golomb, D. E. Hallahan, R. K. Desser, M. L. Griem, R. Blough, J. E. Ultmann, R. R. Weichselbaum: Radiation therapy for pathologic stage III Hodgkin's disease with and without chemotherapy. Int. J. Radiat. Oncol. Biol. Phys. 17 (1989) 761
26 Jagannath, S., J. O. Armitage, K. A. Dicke, S. L. Tucker, W. S. Velasquez, L. Smith, W. P. Vaughan, A. Kessinger, L. J. Horwitz, F. B. Hagemeister, et al.: Prognostic factors for response and survival after high-dose cyclophosphamide, carmustine, and etoposide with autologues bone marrow transplantation for relapsed Hodgkin's disease. J. clin. Oncol. 7 (1989) 179
27 Kyle, R. A.: ‚Benign‘ monoclonal gammopathy: a misnomer? J. Amer. med. Ass. 251 (1984) 1849
28 Durie, B. G. M., S. E. Salmon: A clinical staging system for multiple myeloma: correlation of measured myeloma cell mass with presenting clinical features, response to treatment, and survival. Cancer 36 (1975) 842
29 Bartl, R., B. Frisch, R. Burkhardt, A. Fateh-Moghadam, G. Mahl, P. Gierster, M. Sund, G. Kettner: Bone marrow histology in myeloma: its importance in diagnosis, prognosis, classification and staging. Brit. J. Heamatol. 51 (1982) 361
30 Bartl, R., B. Frisch, H. Diem, M. Mundel, A. Fateh-Moghadam: Bone marrow histology and serum beta 2 microglobulin in multiple myeloma: a new prognostic strategy. Europ. J. Haematol., Suppl. 51 (1989) 88
31 Nowell, P. C., D. A. Hungerford: A minute chromosome in human chronic granulocytic leukemia. Science 132 (1960) 1497
32 Kohno, S., S. Abe, A. A. Sandberg: The cromosomes and causation of human cancer and leukemia: XXXVIII. Cytogenetic experience in Ph1-negative chronic myelocytic leukemia (CML). Amer. J. Hematol. 7 (1979) 281
33 Sokal, J. E., G. A. Gomez, M. Baccarani, S. Tura, B. D. Clarkson, F. Cervantes, C. Rozman, F. Carbonell, B. Anger, H. Heimpel, et al: Prognostic significance of additional cytogenetic abnormalities at diagnosis of Philadelphia chromosome-positive chronic granulocytic leukemia. Blood 72 (1988) 294
34 Talpaz, M., H. M. Kantarjian, K. McCredie, J. M. Trujillo, M. J. Keating, J. U. Gutterman: Hematologic remission and cytogenetic improvemet induced by recombinant human interferon alpha A in chronic myelogenous leukemia. New Engl. J. Med. 314 (1986) 1065
35 Niederle, N., O. Kloke, C. Doberauer, R. Becher, D. W. Beelen, C. G. Schmidt: Alpha-2-Interferon: erste Behandlungsergebnisse bei der chronischen myeloischen Leukämie. Dtsch. med. Wschr. 111 (1986) 767

36 Burkhardt, R., R. Bartl, K. Jager, B. Frisch, G. Kettner, G. Mahl, M. Sund: Chronic myeloproliferative disorders (CMPD). Pathol. Res. Pract. 179 (1984) 131

37 Ellis, J. T., P. Peterson, S. A. Geller, H. Rappaport: Studies of the bone marrow in polycythemia vera and the evolution of myelofibrosis and second hematologic malignancies. Semin. Hematol. 23 (1986) 144

38 Jahn, M., B. Zonnchen, W. Kopcke, R. Hehlmann: Klinische Charakterisierung der essentiellen Thrombozytämie im Vergleich zu anderen myeloproliferativen Erkrankunen und reaktiven Thrombozytosen. Klin. Wschr. 66 (1988) 190

39 Coiffier, B., P. Adeleine, O. Gentilhomme, P. Felman, D. Treille-Ritouet, P. A. Bryon: Myelodysplastic syndromes: a multiparametric study of prognostic factors in 336 patients. Cancer 60 (1987) 3029

40 Mountain, C. F.: A new international staging system for lung cancer. Chest 89 (1986) 225S

41 Drings, P., H. Becker, H. Bulzebruck, N. Djawid, E. Ruchalla, P. Stiefel, H. W. Tessen: Die Chemotherapie des nichtkleinzelligen Bronchialkarzinoms mit Ifosfamid in Kombination mit Cisplatin, Etoposid oder Vindesin. Onkologie 11, Suppl. 2 (1988) 47

42 Minna, J. D., H. Pass, E. Glatstein, D. C. Ihde: Cancer of the lung. In DeVita, V. T., S. Hellman, S. A. Rosenberg: Cancer-Principles and Practice of Oncology. 3. Auflage. Lippincott, Philadelphia 1989

43 Aisner, J., M. Whitacre, J. Abrams, K. Propert: Doxorubicin, cyclophosphamide, etoposide and platinum, doxorubicin, cyclophosphamide and etoposide fos small-cell carcinoma of the lung. Semin. Oncol. 13 (1986) 54

44 Einhorn, L. H.: Initial therapy with cisplatin plus VP-16 in small-cell lung cancer. Semin. Oncol. 13 (1986) 5

45 Spiegelman, D., L. H. Maurer, J. H. Ware, M. C. Perry, A. P. Chahinian, R. Comis, W. Eaton, B. Zimmer, M. Green: Prognostic factors in small-cell carcinoma of the lung: an analysis of 1,521 patients. J. clin. Oncol. 7 (1989) 344

46 Abbruzzese, J. L., B. Levin: Treatment of advanced colorectal cancer. Hematol. Oncol. Clin. N. Amer. 3 (1989) 135

47 Erlichman, C., S. Fine, A. Wong, T. Elhakim: A randomized trial of fluorouracil and folinic acid in patients with metastatic colorectal carcinoma. J. clin. Oncol. 6 (1988) 469

48 O'Connell, M. J.: A phase III trial of 5-fluorouracil and leucovorin in the treatment of advanced colorectal cancer: a Mayo Clinic/North Central Cancer Treatment Group study. Cancer 63 (1989) 1026

49 Moertel, C. G., T. R. Fleming, J. S. MacDonald, D. G. Haller, J. A. Laurie, P. J. Goodman, J. S. Ungerleider, W. A. Emerson, D. C. Tormey, J. H. Glick, et al.: Levamisole and fluorouracil for adjuvant therapy of resected colon carcinoma (see comments). New Engl. J. Med. 322 (1990) 352

50 Mayer, R. J., M. J. O'Connell, J. E. Tepper, N. Wolmark: Status of adjuvant therapy for colorectal cancer. J. nat. Cancer Inst. 81 (1989) 1359

51 Buzdar, A.U., S. W. Kau, T. L. Smith, G. N. Hortobagyi: Tem-year results of FAC adjuvant chemotherapy trial in breast cancer. Amer. J. clin. Oncol. 12 (1989) 123

52 Kurtz, J. M., R. Amalric, H. Brandone, Y. Ayme, J. J. M. Spitalier: Local recurrence after breast-conserving surgery and radiotherapy. Frequeny, time course, and prognosis. Cancer 63 1989) 1912

53 Consensus Conference: Adjuvant chemotherapy for breast cancer. J. Amer. med. Ass. 254 (1985) 3461

54 Mansour, E. G., R. Gray, A. H. Shatila, C. K. Osborne, D. C. Tormey, K. W. Gilchrist, M. R. Cooper, G. Falkson: Efficacy of adjuvant chemotherapy in high-risk node-negative breast cancer: an intergroup study. New Engl. J. Med. 320 (1989) 485

55 Henderson, I. C., J. C. Allegra, T. Woodcock, S. Wolff, S. Bryan, K. Cartwright, G. Dukart, D. Henry: Randomized clinical trial comparing mitoxantrone with doxorubicin in previously treated patients with metastatic breast cancer. J. clin. Oncol. 7 (1989) 560

56 Nakajima, T., M. Nishi: Surgery and adjuvant chemotherapy for gastric cancer. Hepato-Gastroenterol. 36 (1989) 79

57 Queisser, W., H. Flechtner: Chemotherapy of advanced gastric carcinoma. Onkologie 9 (1986) 319

58 Wils, J., H. Bleiberg: Current status of chemotherapy for gastric cancer. Europ. J. Cancer 25 (1989) 3

59 Preusser, P., W. Achterrath, H. Wilke, L. Lenaz, U. Fink, A. Heinicke, J. Meyer, H. Bünte: Chemotherapy of gastric cancer. Cancer Treatm. Rev. 15 (1988) 257

60 Allum, W. H., M. T. Hallissey, K. A. Kelly: Adjuvant chemotherapy in operable gastric cancer: 5 year follow-up of first British Stomach Cancer Group trial. Lancet 1989/I, 571

61 Rosenberg, J. C., A. S. Lichter, L. W. Leichman: Cancer of the esophagus. In DeVita, V. T., S. Hellman, S. A. Rosenberg: Cancer – Principles and Practice of Oncology. 3. Auflage. Lippincott, Philadelphia 1989

62 Torosian, M. H., C. Friedrich, J. Godbold, S. I. Hajdu, M. F. Brennan: Soft-tissue sarcoma: initial characteristics and prognostic factors in patients with and without metastatic disease. Semin. surg. Oncol. 4 (1988) 13

63 Lack, E. E., S. M. Steinberg, D. E. White, T. Kinsella, E. Glatstein, A. E. Chang, S. A. Rosenberg: Extremity soft tissue sarcomas: analysis of prognostic variables in 300 cases and evaluation of tumor necrosis as a factor in stratifying higher-grade sarcomas. J. surg. Oncol. 41 (1989) 263

64 Rooser, B., R. Attewell, N. O. Berg, A. Rydholm: Prognostication in soft tissue sarcoma: a model with four risk factors. Cancer 61 (1988) 817

65 Jablons, D., S. M. Steinberg, J. Roth, S. Pittaluga, S. A. Rosenberg, H. I. Pass: Metastasectomy for soft tissue sarcoma: further evidence for efficacy and prognostic indicators. J. thorac. cardiovasc. Surg. 97 (1989) 695

Sachverzeichnis

A

Abszeß, Appendizitis 106
Abt-Letterer-Siwe-Erkrankung 82
ACE 81
ACE-Hemmer 10, 12ff, 17
– Altershypertonie 63
– Diabetes mellitus 175
– Enalapril 13
– progressive systemische Sklerose 201
Acetaldehyd 19
Acetylsalicylsäure 205
Achalasie 92
Achlorhydrie 97
Acrodermatitis chronica atrophicans 216
Adenokarzinom 94, 104, 245
Adenom 104
– ACTH-bildendes, selektive transsphenoidale Resektion 162
– kompensiertes autonomes 163
– paraselläre Ausdehnung 160
– suprasellläre Ausdehnung 160
– transsphenoidale mikrochirurgische Entfernung 160
– tubuläres 111
– tubulovillöses 111
– villöses 111
Adenomatosis 111
Adenoviren, Bronchiolitis 78
Adipositas, Gicht 170ff
– Typ-II-Diabetes 177
Adrenalektomie, beidseitige 64
– bilaterale, Morbus Cushing 162
Adrenogenitales Syndrom 166ff
Adriamycin 246ff
Adriblastin 242
Aescin 47
AGS s. Adrenogenitales Syndrom
AIDS 72, 154, 232
– Hämophilie 234
– homosexuelle Männer 234
– Kofaktoren 234
– Kryptokokkose 229
– Letalitätsrate 233
– mediane Überlebenszeit 236
– opportunistische Infektionen 236
– Patient nach Bluttransfusion 234

– Progression der Infektion 235
– Risikogruppen 234
– Überlebenszeit 236f
– – antivirale Therapie 236
– – Diagnostik 236
– – Kofaktoren 236f
– – medizinische Betreuung 236
– – Prophylaxe 236
– – Therapie 236
– Vollbild 236
– zentralnervöse Manifestationen 236
AIDS-Erstmanifestation 236
AIDS-Falldefinition der „Centers for Disease Control" 232f
AIDS-Manifestation 233, 236
AIDS-Manifestationsrate 233
AIDS-related complex 232
Akromegalie 160f
– Respirationstrakt 160
Aktivitätsindex nach Best 108
Akutes retrovirales Syndrom 232
Aldosteronantagonisten 64, 167
Aldosteronismus, primärer 64
Aldosteronkonzentration 167
Alkalose 196
– metabolische 196
– respiratorische 196
Alkohol 19, 122f
Alkoholabstinenz 20
Alkoholabusus, chronischer 72, 123
– diabetische Mikroangiopathie 175
– Pneumonie 73
Alkoholhepatitis 123
– akute 122
– Bilirubin 123
– Bilirubinkonzentration 123
– Gammaglobulin 123
– Gamma-GT 123
– GOT 123
– Laborparameter 123
– Leberzirrhose, Bilirubin 123
– – Gammaglobulin 123
– – Gamma-GT 123
– – GOT 123
– – Laborparameter 123
– Quick-Wert 123
– Transaminasen 123
Alkylantien, akute lymphatische Leukämie 240
Alphafetoprotein 132

Alphapartikelbestrahlung, Gesichtsfeldausfall 162
– Hypophyseninsuffizienz 162
– Morbus Cushing 162
Alport-Syndrom 156
Alter 2, 4
Alterspolyarthritis, chronische 198
Alveolitis, akut verlaufende 81
– exogen allergische 81
– granulozytäre 83
Amanita-phalloides-Intoxikation 122
Amantadin 222
Amenorrhoe 166
– Östrogentherapie 166
– Prolaktinom 161
Aminoglutethimid 162
5-Aminosalicylsäure 107
Amiodaron 16
Amitryptilin 21, 207
Amöbenruhr 225f, 228
Amöbiasis 20
Amoxicillin 101
Ampulla Vateri 134
Amputation, Diabetes mellitus 176
Amputationsrisiko 41
Amyloid 17
Amyloidose 106, 109, 153, 203
– Lepra 219
Analgetikanephropathie 154
Anämie, chronische lymphatische Leukämie 240
– Haarzellleukämie 241
– hämolytische 217
– – Mykoplasmenpneumonie 217
– perniziöse 97
– refraktäre 245
– – Blasten 245
– – – in Transformation 245
– – Ringsideroblasten 245
– Typhus 213
Aneurysma dissecans 36
– Aortenisthmusstenose 36
– intrakranielles mykotisches 36
– mykotisches, Streptokokken 210
– Rupturgefahr 44
Aneurysmabildung, Syphilis 215
ANF s. Antinukleäre Faktoren
Angiitis, allergische 83

Sachverzeichnis

Angina pectoris 6, 31, 37
– – instabile 2f
– – stabile 2
Angiokeratoma corporis diffusum 156
Angiosarkom 51
Angiotensin-converting-Enzym 81
Anopheles-Mücke 226
Anorexia nervosa 166
Antazida 93
– Ulcus duodeni 100
Anthracycline 20
– akute lymphatische Leukämie 240
Antiarrhythmika 15, 17
Antibiotika 24
Anticholinergika 101
Antidepressiva 92
– trizyklische 21
Antihypertensiva 61
Antihypertensive Therapie 62
Antikardiolipinantikörper 201, 203
Antikoagulanzientherapie 46
Antikoagulation, orale, Thrombolyse 50
Antikörper, antimitochondriale 126
– antinukleäre, chronische Polyarthritis 198
Antimetabolite, akute lymphatische Leukämie 240
Antimonpräparate 224
Antimykotika 229
Antinukleäre Faktoren 200, 204
– – Fluoreszenzmuster 200
Antirheumatika, Ulkuskrankheit 98
α_1-Antitrypsin-Mangel 77
Aorta ascendens, dissezierendes Aneurysma 44
– – unkompliziertes Aneurysma 44
– descendens, unkompliziertes Aneurysma 44
– Ruptur, Aortenisthmusstenose 36
Aortenaneurysma 44f
– Prognose 44
– rupturiertes abdominelles 44
– Spontanverlauf 44
– Therapie 44
Aortenbogensyndrom 202
Aortendruck, diastolischer 31
Aorteninsuffizienz 24, 31f
– Diastolendauer 31
– hochgradige 32
– Insuffizienzfläche 31
– linksventrikuläre Dehnbarkeit 31
– mittelgradige 31
– peripherer Widerstand 31
– Volumenüberlastung 32
Aortenisthmusstenose 35f
Aortenklappe, bikuspide 36
– Streptokokken 210

Aortenklappenapparat, bikuspidaler 28
Aortenklappensegelseparation 29
Aortenruptur 36, 44
Aortenstenose 24, 28ff, 205
– leichtgradige 29
– schwere 30f
– – Klappenöffnungsfläche 30
Aortenvitien 203
Aphten 203
Apnoeindex 77
Apolipoprotein-B-Spiegel 184
Appendizitis 106
Aprotinin 138
ARC s. AIDS-related complex
ARDS s. Adult-respiratory-distress-Syndrome 80
Armlymphödem 50
Armvenenthrombose 48
Arrhythmie 72
– Diabetes mellitus 176
– ventrikuläre 2, 6
Arteria carotis, Dissektion 45
– pulmonalis 37
– radialis 40
– subclavia 45
– ulnaris 40
Arteria-subclavia-Stenose 47
Arterienthrombose, Schlaganfall 46
Arterienverschluß 38
– embolischer 39
– iliakaler 43
– thrombotischer 39
Arteriitis, granulomatöse 40
– temporalis 40
Arthritis 170
– akute Virushepatitis 220
– juvenile chronische 203
– – – HLA-B27-Antigen 203
– Meningokokkensepsis 215
– mutilans 204
– postenteritische 204
– postinfektiös-reaktive 204f
– – HLA-B27-Antigen 204
– rheumatoide 23f
– Skelettuberkulose 218
– Streptokokkenendokarditis 211
– tuberkulöse 206
Arthrose 206
Asbestose 83f
Asparaginase, akute lymphatische Leukämie 240
Aspergillose 229
– allergische bronchopulmonale 82
– bronchopulmonale 229
Aspergillus 218
Aspergillus-Mykose 229f
Aspirationspneumonie 212
Aspirationsthrombektomie 39
Aspirin 3, 7

Asthma bronchiale 74ff
– – Bronchiolitis 78
– – Rauchgewohnheiten 74
– intrinsisches 74
– kindliches 74
– saisonales 74
Asthmaformen, ganzjährige 74
AST-Serumwert 221
Asystolie 18
Aszites 33, 130
– akute portosystemische Enzephalopathie 131
– Leberzirrhose 129
– – alkoholische 123
Atelektase, Tuberkulose 218
Atemstoß, obstruktive Lungenerkrankung 77
Atemwegserkrankungen 74ff
Atenolol 6
Atherogenese 177
Atherosklerose, Gicht 170
– koronare 181
– – Progression/Regression 184f
Atmungsorgane, Erkrankungen 72
Attacke, transistorisch ischämische 46
Aufholwachstum 162
Ausdehnung, bronchogene 218
Ausstrombahn, systolische 28
Australische Studie 61
– – über leichte Hypertonie 62
Auswurffraktion 13
– linksventrikuläre 10
Autoimmunerkrankung 18
Autounfall, Schlafapnoe 77
AV-Block III. Grades 16
Azathioprin 107f
– idiopathische Lungenfibrose 82
Azidose 195
– akute Pankreatitis 138
– Lactatbildung 195
– metabolische 195
– renal-tubuläre 157
– respiratorische 85, 195

B

Bacillus anthracis 212
Bakteriämie 211
Bakterielle Erkrankungen 209ff
Balanitis circinata 204
Bandinstabilität 206
Bannwarth-Syndrom 216
Barett-Syndrom 94
Bart, Testosteron 166
Bartter-Syndrom 157
Baseler Studie 39f
Bauchaortenaneurysma 44

Bauchspeicheldrüsenentzündung 134
Beckenarterien, arteriosklerotische Gefäßveränderung 40
Beckenarterienstenose, dilatierte 43
Beckenplastik, Nierenzyste 64
Beckenvenenthrombose 48
Begleitmyokarditis 18
Behçet-Syndrom 203
Beinvenenthrombose 79
Belastungsangina 31
Belastungsdyspnoe 33
Belastungs-EKG 2, 6 f
– Angina pectoris 4
– Blutdruckabfall 4
– positives 3
– ST-Strecken-Senkung 2, 4
Belastungsfähigkeit, körperliche 2
Belastungshaltung, sternosymphysale 207
Bence-Jones-Paraproteinurie 243
Berger-Nephritis 148
Bergleute, Silikose 83
Betablocker 3, 6
– Altershypertonie 63
– Ösophagusvarizen 96
Betasympathikomimetika, inhalative 76
Bewegungsapparat, degenerative Erkrankungen 198 ff
– rheumatische Erkrankungen 198 ff
Bilharziose 228 f
Bilirubin 124
– primär biliäre Zirrhose 125
Bilirubinämie, Leptospirose 216
Bindegewebserkrankungen, degenerative 206 ff
Bißverletzung 223
Bland-White-Garland-Syndrom 36
Blepharokonjunktivitis 215
Blockbilder 4
– atrioventrikuläre 21
– intraventrikuläre 21
Blocker, adrenerger 64
Blut, HIV-Virus 232
Bluthochdruck, Diabetes mellitus 160
Blutinokulation, HIV-Virus 232
Blutkonserve, Empfänger 235
– HIV-Virus 232
Blutprodukte, HIV-Virus 232
Blutung, alkoholische Leberzirrhose 123
– Ballontamponade 95
– Colitis ulcerosa 107
– gastrointestinale 72, 99
– – Aszites 130
– – Leberzirrhose 129
– intrakranielle, Aortenisthmusstenose 36

– Ösophagusvarizen 95
– streßinduzierte, Ulkus 102
BOOP s. Bronchiolitis obliterans mit organisierender Pneumonie
Borrelia burgdorferi 216
Botulismus 212
Bradburry-Eggleston-Syndrom 69
Bromocriptin 160 f
Bronchialkarzinom 245 f
– Asbestose 84
– kleinzelliges 246
– – Chemotherapieprotokoll 246
– – „extensive disease" 246
– – „limited disease" 246
– nichtkleinzelliges 245
– – hämatogene Metastasierung 245
– – Polychemotherapieprotokoll 246
Bronchialobstruktion 77
Bronchiektase 72, 78
– antibiotische Therapie 78
– mukoziliare Clearance 78
– Tuberkulose 218
Bronchiolitis 78
– obliterans 78
– – mit organisierender Pneumonie 78
– postinfektiöse 78
Bronchitis, chronische 76 f
– chronisch-obstruktive, Silikose 83
Bronchoalveoläre Flüssigkeit, HIV-Virus 232
Bronchopneumonie 83
Bronchuskarzinoid 84
Bronchusobstruktion 84
Bronchusstenose 218
Build and Blood Pressure Study 60
Burkitt-Lymphom 220
Bypass, femorokruraler 43
– femoropopliteraler 43
Bypasschirurgie 3

C

Calcium 17
Calciumantagonisten 3, 15 f
– Altershypertonie 63
– periphere arterielle Verschlußkrankheit 41
Calciumhaushalt, Störungen 194
Calciumüberschuß 194
Canada-Syndrom 111
Candidaendokarditis 229
Candidiasis 229
CAPD s. Peritonealdialyse, chronisch ambulante
Captopril 12 ff
CASS-Studie 2

CD4-Zelltod 235
Chagas-Krankheit 92, 224
Chemotherapeutika 20
– antiparasitäre 20
Chemotherapie, Histiocytosis X 82
– Kavernenbildung 72
Chiasmasyndrom 161
Child-Klassifikation 95
Chinintherapie 225
Chlamydia pneumoniae 217
– psittaci 217
– trachomatis 217
Chlamydieninfektion 217
Chlorpromazin 21
Cholangitis 134
– eitrige 134
– primär sklerosierende 107, 109, 126 f
Cholera 214
Cholesterin und koronare Herzkrankheit 181 f
Cholesterinspiegel, geschlechtsabhängiges Risiko 185
Cholesterol-Lowering-Atherosclerosis-Studie 184
Cholezystektomie, akute Pankreatitis 139
Cholezystitis 133
Chondroprotektiva 206
Chorionkarzinom 166
Churg-Strauss-Syndrom 40, 83, 152
Churg-Strauss-Vaskulitis 202
Chylomikronämiesyndrom 188
Chylothorax 84
Cimetidin 96, 98, 102, 138
Circulus Willisii 36
Cisaprid 93, 96 f, 104
Cisplatin 166, 248
Clarithromycin 73
CLAS s. Cholesterol-Lowering-Atherosclerosis-Studie
Claudicatio intermittens 44
– – Hypertonie 60
Clofibrat 183
Clostridieninfektion 212
Clostridium botulinum 212
– difficile 212
– tetani 212
Colchicin 171
COLD 77
– sekundärer Pneumothorax 84
Colestipol 184
Colestyramin 182
Colitis ulcerosa 106 f
– – Enteroarthritis 204
– – Formeldiät 107
– – Steroidtherapie 107
Colon irritabile 104
Compliance 163
Concretio cordis 21

Consensus-Studie 11
COOP-Studie 63
Cor pulmonale 79 f
– – Asthma bronchiale 74
– – chronisch hypoxisches 77
– – – obstruktive
  Lungenerkrankung 77
– – komplizierendes,
  Bronchiektase 78
– – Silikose 83
– – Zwerchfellähmung 85
Coronary care unit s. Überwachungsstation
– Drug Project 183
– – – Research Group 171
Corticosteroide 46
– Schocklunge 80
Cortisol 168
Cortison 168
Coxa valga 206
Coxsackie-Karditis 18
Coxsackie-Viren 22
CP s. Polyarthritis, chronische
nCPAP s. Überdruckbeatmung,
  kontinuierliche nasale
Credé-Prophylaxe, Gonorrhoe 215
CREST-Syndrom 201
Cryptococcus-Mykose 229
Cumarin 38
– arterielle Verschlußkrankheit 42
– Lungenembolie 79
– tiefe Beinvenenthrombose 49
Cushing-Syndrom 64
– hypophysär-hypothalamische Formen 64
– malignes 64
Cyclophosphamid 20, 202, 241 f, 246 f
– idiopathische Lungenfibrose 82
C-Zell-Karzinom 165

D

Darmperforation, Ruhr 213
Daunorubicin 20
o,p'-DD, Morbus Cushing 167
o,p'-DDD, Morbus Cushing 162
Dehnungsbehandlung, Ösophagus 92
Denguefieber 223
Denguevirusinfektion 223
Dermatomyositis 201
Dermatomyositis/Polymyositis 201
Diabetes 96
– insipidus 160
– – renalis 157
– jugendlicher 174
– mellitus 2 ff, 6, 40, 152 f, 174 ff
– – Gicht 170 ff

– – Hypertonie 60
– – IDDM 174
– – Klassifikation 174
– – Manifestationsalter 175
– – Mody 174
– – NIDDM 174
– – periphere chronisch arterielle
  Verschlußkrankheit 39, 42
– – Typ-I-Diabetes 174, 178
– – – Lebenserwartung 175
– – – Prognose 174 f
– – – prognostische Risikofaktoren 178
– – – WHO-Report 175
– – TypII-Diabetes 178
– – – Polymorbidität 176
– – – Prognose 176 f
– – – prognostische Risikofaktoren 178
– – Verlauf 174
Dialyse 157
Diarrhoe 213
Diastolendauer 31
Diathese, hämorrhagische, Gelbfieber 223
– – Leptospirose 216
Digitalarterienverschluß 40
Digitalis 10, 20
Digitalispräparate 24
Digoxin 10
Dilatation 12
– perkutane transluminale 43, 63
– renovaskuläre Hypertonie 63
Diphtherie 211 f
Diskusprolaps 207
Disposition, familiäre 15
Dissektion 45
Diuretika 10, 17, 20, 24
– akute portosystemische Enzephalopathie 131
– Altershypertonie 63
Divertikel 94
Divertikulitis 110
Divertikulose 110
Doddsche Venen 48
Domperidon 93, 96
Dopaminagonist 160
– Makroadenom 161
– Mikroadenom 161
– Unverträglichkeit 161
Doxorubicin 20
D-Penicillamin 127, 201
Dreigefäßerkrankung 2 f
Dressler-Syndrom 23
Drogenabhängige, needle sharing 232
– Staphylokokkenendokarditis 211
– Streptokokkenendokarditis 211
Druckgradient, intrakavitärer 15
– transaortaler 31

Ductus arteriosus 35
– – persistierender 35
– Botalli 35
– thoracicus 84
Dumping-Syndrom 103
Dünndarmvarizen 131
Duodenalulzera 100
Duodenopankreatektomie 139
Duodenum 96 ff
Dysautonomie, familiäre s. Riley-Day-Syndrom
Dysphagie, Ösophagus 92
Dysplasie 94
– fibromuskuläre 63
Dyspnoe 30, 33
Dysregulation, hypotone 10

E

Echinococcus granulosus 228
Echinokokkose 228
Echokardiographie 20
Echoviren 23
EDTA s. European Dialysis and
  Transplant Association
Einetagenverschluß 40
Eingefäßerkrankung 2
Einschlußkonjunktivitis 217
Eisen 17
Eisenhomöostase 128
Eisenmenger-Reaktion 35
Eisenspeicher 128
Eiweißmangel 19
Eiweißstoffwechsel, Diabetes mellitus 174
Ejektionsfraktion 4 f, 14, 17
– linksventrikuläre 2 f
EKG, AV-Block 4
– Schenkelblock 4
Eklampsie 65
Elektrolythaushalt, Störungen 190 ff
Elephantiasis 210
Embolektomie 38
Embolie 39
– arterielle 16 f
– – Staphylokokkenendokarditis 211
– pulmonale 26
– systemische 24, 26
Emboliegefahr, rauhe Plaques 45
Emetin 20
Empyem 218
Enalapril 10 ff
Endarteriektomie 45
Endarteriitis, Syphilis 215
Endobrachyösophagus 93 f
Endocarditis acuta 211
– lenta 24, 211
– parietalis fibroplastica 17

Sachverzeichnis

Endokard 17
Endokardfibrose 82
Endokarditis 24, 205
– Abwehrlage 24
– an künstlichen Herzklappen 24, 210
– bakterielle 24, 26, 34, 36
– – Ventrikelseptumdefekt 35
– Erreger 210
– infektiöse 24 f
– Meningokokkensepsis 215
– Ornithose 217
– rheumatische 24
– Staphylococcus aureus 211
– Urethritis 217
Endokrine Erkrankungen 160 ff
Endomyokardfibrose 17
Endozoit 227
Entamoeba histolytica 225
Enteroarthritis, Colitis ulcerosa 204
– Morbus Crohn 204
Enterobakterien 213 ff
Enterokokken 210
Enterokokkenendokarditis 24
Enterotoxin, Clostridium perfringens 212
– Staphylokokken 211
Enthesopathie 204
Enzephalitis, Diphtherie 212
– Herpes simplex 219
– infektiöse Mononukleose 219
– Influenza 222
– Mumps 222
Enzephalomyelitis 216, 219
Enzephalopathie, hepatische 123, 130 ff
– – Leberzirrhose 129
– portosystemische 131 f
– – fulminantes Leberversagen 131
– – Leberzirrhose 131
Enzymdefekt, angeborener 170
Eosinophilie 122
Epididymitis, Chlamydia trachomatis 217
Epiglottis acutissima, Haemophilus influenza 214
Epiphysenfugen 167
Epiphysenschluß 162
Epstein-Barr-Virus 219
– Hepatitis 121
ERCP 127
Erwachsenendiabetes 174
Erysipel 209
– Lymphgefäße 50
Erythema chronicum migrans 216
– exsudativum multiforme majus 217
– multiforme 219
Erythema-migrans-Krankheit 216
Erythromycin 214

Escherichia coli 213 f
Ethambutol 73
Etoposid 166, 246, 248
Etretinat 204
European Dialysis and Transplant Association 145
Euthyreose 163
Evans Country Study 171
EWPHE-Studie 62
Echinokokkusblasen 228
Exotoxin, Clostridium perfringens 212
Exraucher 3
Extremität, obere, sekundäres Lymphödem 50
– untere, deszendierendes sekundäres Lymphödem 50
Extremitätenarterien, obere, Verschluß 38

F

Fabry-Syndrom 156
Familial-Atherosclerosis-Treatment-Studie 184
Famotidin 102
Fanconi-Syndrom 157
Farmerlunge 81
FATS s. Familial-Atherosclerosis-Treatment-Studie
Fehlernährung 19
Felty-Syndrom 199
– Splenektomie 199
Femoralvenenthrombose 48
Femoropoplitealer Verschluß 43
Fersenschmerz 204
Fertilität, adrenogenitales Syndrom 167
– dopaminerge Substanzen 161
Fettleber, alkoholische, Bilirubin 123
– – Gammaglobulin 123
– – Gamma-GT 123
– – GOT 123
– – Laborparameter 123
– Gicht 172
Fettsäuren, mehrfach ungesättigte 184
Fibromyalgiesyndrom 207
Fibroostitiden 204
Fibrosarkom 249
Fieber 6
– akutes rheumatisches 18
– rheumatisches 18 f, 26
– – Herzvergrößerung 26
– – Mitralstenose 26
Fingerarterien, Urolyse 43
Fingerarterienverschluß 39 f

Fistel, aortokavale 44
– bronchopleurale 210
– Morbus Crohn 109
Flagellaten 224
5-Fluorouracil 247 f
5-Fluorourazin 142
Fluphenazin 21
Folinsäure 247
Follikulitis 211
Framingham-Studie 1, 9, 60, 170 f, 181
Fructosamin 178
Frühsommer-Meningoenzephalomyelitis 223
Frühsyphilis 216
Fuchsbandwurm 228
Fundoplikation 94
Funktion, linksventrikuläre 28
Funktionsstörung, linksventrikuläre 1
Furunkel 211

G

Galaktorrhoe 161
Gallenblase, Erkrankungen 133 ff
Gallenblasenkarzinom 133
Gallengangssteine 134, 139
Gallengangstumor 134
Gallenkolik 134
Gallensteine 133
– Bildung 109
– Kolikanfall 133
– stumme 133
Gallensteinleiden, symptomatisches 133
Gallenwege 119 ff
– Erkrankungen 133 ff
– Karzinom 248 f
Galliumszintigramm 81
Gametogonie 227
Gammopathie, benigne 243
– monoklonale, unbekannter Bedeutung 243
Ganciclovir (DHPG) 220
Ganglienblocker 61
Gangrän, Diabetes mellitus 176
Gardner-Syndrom 111
Gasaustauschstörungen, Silikose 83
Gasbrand 212
– Antitoxin 212
Gastrinom 142
Gastritis 98
– akute 97
– atrophische 97
– chronische 97
Gastroenteritis 213
– Escherichia coli 213
Gastrojejunostomie 103

Gastroparese 97
Gefäßendoprothese 43
Gefäßerkrankungen 38 ff
Gefäßfunktion, lipidsenkende Behandlung 185
Gefäßmuskelzellen, Hyperinsulinämie 177
Gefäßprozeß, peripherer entzündlicher 40
Gefäßwandläsion, arteriosklerotische 39
Gehirnabszeß 209
– Antibiotikatherapie 209
Gehtraining, kontrolliertes 41
Gelbfieber 223
– Leberzellnekrose 223
Gelenkerkrankungen, degenerative 206 ff
– entzündliche 198 ff
Gemfibrozil 182
Genitalien, Testosteron 166
Genu varum 206
Gesamtcholesterin, erhöhtes, koronares Risiko 181
– Senkung 182, 184 f
– – koronare Morbidität 182
– – Metaanalyse 182
Gesamt/HDL-Cholesterin-Quotient 184, 187
Gesamtwasserbestand 190
Geschlechtsmerkmale, Testosteron 166
Gewebeschizonten 226
Gewichtsabnahme, Schlafapnoe 77
Giardia lamblia 224
Gicht 154, 170 ff
– Arbeitsfähigkeit 170
– Begleitkrankheiten 172
– chronische 171
– Colchicin 171
– Defektheilung 171
– diabetogene Faktoren 172
– Diät 171
– Genkopplung 172
– harnsäuresenkende Medikamente 171
– kardiovaskuläre Krankheiten 171
– Nephrolithiasis 170
– Nephropathie 170
– Risikofaktor 170
– Verlauf 170 f
Gichtanfall 170
Gichtnephropathie 170 f
Globalinsuffizienz, Cyclophosphamid 20
Glomerulonephritis, akute 209
– – Virushepatitis 220
– membranoproliferative 150
– membranöse 149 f
– mesangioproliferative 148

– rapid progressive 150
– Schistosoma japonicum 228
– Streptokokkenendokarditis 211
Glomerulopathie 146 f
– Systemerkrankung 150
Glomerulosklerose, fokale segmentale 147
Glottisödem 210
Glucocorticoide 24
– endokrine Orbitopathie 163
– Hepatitis 221
Glucosetoleranz, pathologische 172
Glucosetoleranzstörung 40
Glukosurie, renale 157
γ-Glutamyltransferase 77
Glyceroltrinitrat 96
Glykogen 17
GnRH s. Gonadotropin-Releasing-Hormon
Goldpräparate 204
Gonaden 166 f
Gonadotropine 166
Gonadotropin-Releasing-Hormon 166 f
Gonokokkenarthritis 205
Gonorrhoe 214 f
Goodpasture-Syndrom 82, 150
Gorlinsche Formel 29
Göttinger Risiko-, Inzidenz- und Prävalenz-Studie 182
Granulomatose 83
– allergische 40, 152
Granulozytopenie 199
– chronische lymphatische Leukämie 240
Grenzwerthypertonie 60
Grippeviren 22
GRIPS s. Göttinger Risiko-, Inzidenz- und Prävalenz-Studie
Guillain-Barré-Syndrom, Influenza 222
– Mykoplasmenpneumonie 217
– Ruhr 213
Gummen 215 f
Gürtelrose 219
GUSTO-Studie 7
Gynäkomastie 167

H

Haarzellenleukämie 241
– Humaninterferon 241
– Interferontherapie 241
– Splenektomie 241
Haemophilus ducreyi 214
– influenzae 205, 214
Halothan 122
Halothanhepatitis 122
Hamartom 84

Hämatogene Streuung 210
Hämatothorax 84
Hämaturie 149
Hamman-Rich-Syndrom 81
Hämochromatose, idiopathische 127 f
Hämodiafiltration 157
Hämodialyse 152
Hämodilutionstherapie 46
– periphere arterielle Verschlußkrankheit 41
Hämofiltration 157
Hämolyse, fulminantes Leberversagen 124
Hämolytisch-urämisches Syndrom 152
Hämophilusinfektion 214
Hämoptyse 35, 79
Hämorrhagie 98
– pulmonale, systemischer Lupus erythematodes 200
Hämorrhagiesyndrom, pulmonales 82
Hämostase, Diabetes mellitus 177
Handarterien, Urolyse 43
Handarterienverschluß 39 f
Hand-Schüller-Christian-Erkrankung 82
Harnsäure 171
Harnsäurenephropathie 171
Harnsäureurolithiasis 171
Harnwege, Erkrankungen 144 ff
Hartnup-Erkrankung 157
Hautmilzbrand 212
HbA1c 178
H2-Blocker 93
– Cimetidin 93
– Famotidin 93
– Reizmagen 96
HBsAG-positiver Träger 120
HCC s. Leberzellkarzinom, primäres
HCG s. Human chorionic gonadotropin
HCM s. Kardiomyopathie, primär hypertrophische
HDL-Cholesterin 180, 186
– kardiovaskuläres Risiko 186
– Typ-II-Diabetes 177
Heimdialyse 157
Helicobacter pylori 97, 100 f
Helsinki-Heart-Studie 182
Heparin 3
– Lungenembolie 79
– tiefe Beinvenenthrombose 50
Heparintherapie, Schlaganfall 46
Hepatitis, Anti-HBe 221
– chronisch aggressive 128
– – – Übergang in Leberzirrhose 128

– – autoimmune 129
– – persistierende 128
– chronische 124 ff
– drogeninduzierte 121
– fulminante 119 ff, 127
– Gonorrhoe 214
– HBeAg 121, 221
– HBsAg 120, 221
– HBs-Träger 221
– HIV-Expression 235
– Koinfektion 120
– Masern 222
– persistierende 221
– Superinfektion 121
– toxische 73
– Verlaufsformen 121
– Windpocken 219
Hepatitis A 119 f, 220
– Epidemie 119
Hepatitis B 120 f, 220
– akute 119 f
– – Chronifizierungsrisiko 119
– – HBsAG 119
– – HBV-Antigenämie 119
– chronische 128
– – HBsAg 128
– – HBV-Genom 128
Hepatitis C 120, 221
– akute 120
– – Chronifizierungsrisiko 120
– chronische 120, 128 f
– – anti-HCV 120
– fulminante 120
Hepatitis D 120, 129, 221
– akute 120
– chronische 129
Hepatitis E 221
– akute 121
Hepatitis-A-Virus 121, 220
Hepatitis-B-Carrier-Status 119
Hepatitis-B-Studie 233
Hepatitis-B-Virus, DNA-Spiegel 221
– Replikation 121
Hepatitis-C-Virus 221
– RNA 120
Hepatitis-D-Virus 221
– Prävalenz 121
Hepatitis-E-Virus 221
Hepatitisepidemie 119
Hepatomegalie 33
– primär biliäre Zirrhose 125
Hepatorenales Syndrom 130
Hepatozyten, Schizogonie 226
Hernien, gemischte 94
Herpes genitalis 219
– simplex 219
– – antivirale Chemotherapeutika 219
– – Typ I 219

– – Typ II 219
– zoster 219
Herpesvirusinfektion 219
– AIDS 236
– Hepatitis 121
Herzfunktion, diastolische 16
Herzgröße 3
Herzinfarkt 72
– Hypertonie 60, 62
– primärer Aldosteronismus 64
Herzinsuffizienz 5 f
– Aortenisthmusstenose 36
– chronische 9 ff
– – Anamnese 9
– – Epidemiologie 9
– – Prävalenz 9
– – Prognose 10
– – PROMISE-Studie 10
– – prospektive Studien 10 f
– – Schweregrad 9
– Hypertonie 60
– Schlafapnoe 77
– Staphylokokkenendokarditis 211
– Streptokokken 210
Herzklappen, künstliche, Endokarditis 24
Herzkrankheit, koronare 1
– – Primärprävention 182
Herzminutenvolumen 17
Herzmuskelerkrankung, toxisch/nutritive Einflüsse 19 f
Herzrhythmusstörung 15 f, 18
– komplexe 3
– maligne 1, 17
– Schlafapnoe 77
Herztod, plötzlicher 1, 12, 15 f, 33
– – Hämoptyse 35
– – Hypotonie 69
Herzvergrößerung 17
– rheumatisches Fieber 26
Hiatushernie, axiale 93
High-density-Lipoprotein-Cholesterin s. HDL-Cholesterin
Hirnabszeß, Bronchiektase 78
– Streptokokkenendokarditis 211
Hirnblutung, ASS-Therapie 45
Hirninfarkt, Streptokokkenendokarditis 211
Hirschsprungsche Krankheit 104
Histiocytosis X 82
Histiozytom, malignes fibröses 249
HIV-Antikörper-Nachweis 233
HIV-Epidemie, Antriebskräfte 232
HIV-Expression 235
HIV-Infektion 232 ff
– akutes retrovirales Syndrom 232
– Akzeleration des Krankheitsverlaufs 235
– Antigenstimulation 235
– asymptomatische 232

– ätiologisches Agens 232
– chronische 232
– Dauer 233
– Infektionszeitpunkt 233
– konstitutionelle Allgemeinsymptome 233
– Lymphadenopathiesyndrom 232
– natürlicher Verlauf 232
– posttransfusionelle 235
– Stadien 232
– Überlebensrate 233
– Übertragungsmodus 232
HIV-Test, Hepatitis 221
HIV-Virämie 235
HMG s. Human menopausal gonadotropin
Hochdruckkomplikationen 62
Hochrisikopatient 7
HOCM s. Kardiomyopathie, hypertrophe obstruktive
Hodenfunktion, endokrine 166
– exokrine 166
Hodentumor 166
Hodgkin-Lymphom 241
– Ann-Arbor-Klassifikation 241
Honigwabenlunge 82
Hospitalisation 13
Hospitalisierung, Milrinon 10
H2-Rezeptor-Antagonisten 102
Human chorionic gonadotropin 167
– menopausal gonadotropin 167
Humaninterferon 241
Hundebandwurm 228
HUS s. Hämolytisch-urämisches Syndrom
Hydralazin 11, 92
– Kombination mit Isosorbiddinitrat 11
Hydronephrose 64
Hydrozephalus, Meningitis 215
Hyperaldosteronismus, primärer 167
Hyperbilirubinämie 130
Hypercholesterinämie 2
– diabetische Mikroangiopathie 175
– homozygote familiäre 181
– Hypertonie 60
– LDL-Rezeptor 181
– polygene 188
Hypereosinophiles Syndrom 82
Hyperglykämie, Diabetes mellitus 174
– Typ-II-Diabetes 177
Hyperinsulinämie, Makroangiopathie 177
– Typ-II-Diabetes 177
Hyperinsulinismus 141
Hyperkaliämie 193
Hyperkalzämie, Plasmozytom 243

Hyperkalziämie 194
– Malignom 194
Hyperkapnie 77
– akute 195
Hyperlipidämie 39, 180 ff
– familiär-genetische, Prognose 187
– Gicht 171 f
– primäre, Prognose 187
Hyperlipoproteinämie Typ II 184
Hypermobilitätssyndrom 206
Hypernatriämie 192
Hyperparasitämie, Malaria tropica 225
Hyperparathyreoidismus 165
– chronische Pankreatitis 140
– primärer 165
– sekundärer 165
– tertiärer 165
Hyperplasie, bilaterale 64
Hyperprolaktinämie 161
Hyperreagibilität, bronchiale 74
Hypersensitivitätsangiitis 40
Hypertension Detection and Follow up Program 61 f
– portale, Ösophagusvarizen 95
Hyperthyreose 163
Hypertonie 9, 39, 60 ff, 167
– Aldosteronkonzentration 167
– älterer Patient 62
– arterielle 2 ff, 6
– – Gicht 170
– Behandlungsstudien 61 f
– diabetische Mikroangiopathie 175
– Gicht 171
– isolierte systolische 62
– leichte 61
– – antihypertensive Therapie 62
– – Australische Studie 62
– milde 60 f
– mittelschwere 60 f
– pulmonalarterielle 34
– pulmonale 24, 34
– renale 63
– renoparenchymatöse 63
– renovaskuläre 63
– – rekonstruktives operatives Verfahren 63
– Risikofaktoren 60
– Schlafapnoe 77
– Schwangerschaft 65
– schwere 60 f
– Typ-II-Diabetes 177
– unbehandelte essentielle 61
Hypertonieformen, spezielle 63 f
Hypertoniehäufigkeit, Diabetes mellitus 177
Hypertriglyzeridämie, Typ-II-Diabetes 177
Hyperurikämie 170 ff
– asymptomatische 171

– primäre 170
– Risikoindikator 171
– sekundäre 170
Hyperventilationssyndrom 196
Hypnozoiten 225
Hypoglykämie, Malaria tropica 225
Hypogonadismus, hypergonadotroper 166
– hypothalamischer 166
– Mann 166
Hypokalzämie 23, 194
Hypomagnesiämie 194
– diabetische Mikroangiopathie 175
Hyponatriämie 192
Hypoosmolarität 191
– ADH-Sekretion 191
Hypoparathyreoidismus 165, 194
Hypophyse 160 f, 166
Hypophysenadenom 64, 160 f
– ACTH-produzierendes 64, 162
Hypophyseninsuffizienz 161
Hypophysenvorderlappeninsuffizienz 160, 162
Hypopituitarismus 69
Hypothalamus 166
Hypothyreose 163 f
Hypotonie 4 ff, 67
– chronische 67, 69
– – Auswurfleistung des Herzens 69
– – Hypopituitarismus 69
– – idiopathische orthostatische 69 f
– – Nebennierenrindeninsuffizienz 69
– – neurale Regulation 69
– – neurologische Erkrankungen 69
– – Ursachen 68
– Kreislaufkollaps 67
– orthostatische 67 f
– – 5-Jahre-Letalitätsrate 68
– – kardiovaskuläre Medikamente 68
– – Prävalenz 67
– – psychotrope Medikamente 68
– – sekundäre Ursachen 68
– – Ursachen 68
– mit Synkope 67 ff
– – Bewußtseinsverlust 69
– – kardiale Synkope 69
– – plötzlicher Herztod 69
– – ventrikuläre Tachykardie 69
– – zerebraler Blutfluß 69
Hypoxämie 77
Hypoxämischer Patient 77
Hypoxanthin-Guanin-Phosphoribol-Transferase-Mangel (HGPRTase-Mangel) 170

I

Ifosfamid 248
IgA-Nephritis 148
IgA-Plasmozytom 243
IgA-Rheumafaktor 198
IHC s. Hämochromatose, idiopathische
Ikterus 130, 228
– Leberzirrhose 129
– – alkoholische 123
Ileofemoralvenenthrombose 50
Ileokolitis, Morbus Crohn 108
Ileorektostomie, Colitis ulcerosa 107
Ileostoma, Colitis ulcerosa 107
Ileus 106
Imipramin 21
Immunkomplex, zirkulierender, chronische Polyarthritis 198
Immunkomplex-Glomerulonephritis, Malaria quartana 225
Immunologische Erkrankungen 82
Immunozytom, lymphoplasmozytoides 240 f
Immunsuppressiva 18
– endokrine Orbitopathie 163
Immunthyreopathie 163
Infarkt, nichttransmuraler 6
– subendokardialer 6
– transmuraler 4, 6
Infarktbild, EKG 37
Infarktsterblichkeit 6
Infekt, bronchopulmonaler 34
Infektarthritis 205 ff
Infektionskrankheiten 209 ff
Influenza 222
Inokulation 235
Insuffizienz, akute respiratorische 77
– primäre autonome s. Bradbury-Eggleston-Syndrom
– rechtsventrikuläre 33
– respiratorische 81
– – Asbestose 84
– – Schocklunge 80
– vertebrobasiläre 45
Insuffizienzfläche 31
Insulin 175
Insulinära 174
Insulinom 141
Insulinresistenz, Typ-II-Diabetes 177
Insult, zerebrovaskulärer, primärer Aldosteronismus 64
Insultrate, zerebrale, Karotisstenose 45
Intensivüberwachung 7
Interferon, chronisch myeloische Leukämie 244
International Study of Infarkt s. ISIS
Intervall-Gehtraining 41

Iridozyklitis 203
- Leptospirose 216
Iritis 204
Ischämie, chronisch kritische 41
ISDN s. Isosorbiddinitrat
ISIS-1-Studie 6
ISIS-2-Studie 4
ISIS-3-Studie 7
Isoniazid 73, 218
Isosorbiddinitrat 11, 96
- Kombination mit Hydralazin und Enalapril 11

J

JCA s. Arthritis, juvenile chronische
Jodsalzprophylaxe 163
Joslin-Klinik, Diabetes mellitus 174

K

Kachexie, chronische Hypotonie 69
- progrediente, AIDS 236
Kala-Azar 224
Kaliumhaushalt, Störungen 193
Kaliummangel 193
Kaliummangelsyndrom 193
Kaliumüberschuß 193
Kallmann-Syndrom 166
Kammerflimmern 6, 18
Kammertachykardie 21
Kaposi-Sarkom 236
Kardiomegalie 20, 28
Kardiomyopathie 9, 15
- alkoholisch bedingte 19 f
- Bestrahlungsbehandlung 21 f
- Chagas-Krankheit 224
- dilatative 16 f, 20
- - mit Kongestion 16 f
- - ohne Kongestion 16 f
- hypertrophe nicht obstruktive 15 f
- - obstruktive 15
- idiopathische s. Kardiomyopathie, primäre
- latente 17
- medikamentös induzierte 20 f
- - - Chemotherapeutika 20
- - - psychiatrische Medikamente 21
- obliterative 17
- primär hypertrophische 15
- primäre 15 ff
- - Definition 15
- - postoperative Komplikationen 16
- - Prognose unter Therapie 15 f
- restriktive 17, 82
- sekundäre 15, 18 ff

Kardiotomie 23
Karditis 18
- rheumatische 19, 27
- - Prognose 19
Karnivoren 227
Karotisendarteriektomie 46
Kartagener-Syndrom 78
Karzinoid 17
- Dünndarm 111
- Magen 97
Karzinoidmetastasierung 17
Karzinoidtumor 84
- atypischer 84
Karzinom 245 f
- cholangioläres 127
- Colitis ulcerosa 107
- embryonales 166
- hepatozelluläres 249
- - chronische Hepatitis 221
- kolorektales 94, 246
- - 5-Fluorouracil 247
- - Duke-Klassifikation 247
- - Folinsäure 247
- - Interferon 247
- - Lebermetastasen 247
- - Metastasektomie 247
- - Methotrexat 247
- - Morbus Crohn 109
- nasopharyngeales, Epstein-Barr-Virus 220
Katheterdilatation 43
Kavernenbildung 72
Kayser-Fleischerscher Kornealring 124
Keime, gramnegative 24
Keratodermie 204
Keratokonjunktivitis 217
- Masern 222
Keuchhusten 214
K-H-ATPase-Hemmer Omeprazol 94
Kinderwunsch, Amenorrhoe 167
Klappenersatz 29
Klappeninsuffizienz 6
Klappenöffnungsfläche 29 f
Klatskin-Tumor 134
Kleinwuchs, hypophysärer 162
- - Aufholwachstum 162
- - Epiphysenschluß 162
- - Längenwachstum 162
- - Pubertät 162
- - Pubertätsabschluß 162
Knochenmarksuppression 166
Knochenmarktransplantation, allogene 239 f
- - chronisch myeloische Leukämie 244
- autologe, Morbus Hodgkin 242
Knollenblätterpilzvergiftung 122
Koinfektion, Hepatitis 121

Kolektomie, Colitis ulcerosa 107
- Morbus Crohn 109
Kolikanfall 133
Kolitis, ischämische 110
- membranöse, Antibiotikatherapie 212
- pseudomembranöse 212
Kollagenose 23, 83, 198 ff, 202
- Perikarditis 23
Kollateralenbildung 38
Kollateralkreislauf 36
Kolonkarzinom 111
- Serumcholesterin 186
Koma, diabetisches 175
- hypophysäres 162
- hypothyreotes 164
- Malaria tropica 225
Kompensationsmechanismen 28
Kompressionsbehandlung, Lymphödem 51
- Varikosyndrom 47
Kompressionsdauerbehandlung, Sklerosierung 48
- Venenhärese 48
Kompressionssyndrom 50
Kontrazeptiva, Morbus Crohn 108
Konus-Trunkus-Septum 34
Koronaranomalie 36 f
Koronararterien 15
Koronare Läsion, Progression 184
Koronarfistel 36
Koronarinsuffizienz, chronische 1 ff
- - prognostische Kriterien 1 f
- - Sterblichkeit 1
- - therapeutische Beeinflussung der Prognose 3
Koronarrisiko, Hyperlipidämie 180
Koronarsinus 36
Koronarsklerose, Bewegung 184
- Lebensgewohnheiten 184
- Rauchverbot 184
- Regression 184
- Streßbewältigung 184
- vegetarische Diät 184
Koronarstenose 5
- konnatale 36
Körperbehaarung, Testosteron 166
Krampfanfälle, Malaria tropica 225
Kraniopharyngeom 166
Kraniotomie 160
Krankengymnastik, Wirbelsäulensyndrom 207
Krankenhausaufenthalt, Angina pectoris 4
Kreatinin, akutes Nierenversagen 144
Kreatinkinase 6
- Anstieg 4
Krossektomie 47
Krossenligatur 47

Kryoglobulinämie 153
Kryptokokkose 229
Kurzdarmsyndrom 110
– Malabsorption 110
Kyphoskoliose 85
– Überdruckbeatmung 85

L

Lactatazidose 195
Lactoseintoleranz 105
Lamblia intestinalis 224
Lambliasis 224
Langzeithyperglykämie, diabetische Mikroangiopathie 175
– Typ-I-Diabetes 178
LAS s. Lymphadenopathiesyndrom
Laufbandergometertest 2
Lavage, bronchoalveoläre 81
– Lymphozytenanteil 81
LDL-Cholesterin s. Low-density-Lipoprotein-Cholesterin
Leber 119 ff
Leberabszeß 106
Leberausfallkoma, Gelbfieber 223
Lebererkrankungen 119 ff
Leberhistologie 127
Leberkoma 126
Lebertransplantation, primär biliäre Zirrhose 124, 126
Leberversagen 127
– EEG 121
– fulminantes 124
– – Immunsuppression 124
– – Transaminase 124
– Hepatitis 121
Leberzellkarzinom, primäres 132
– – Aszites 132
– – Ikterus 132
– – Katabolie 132
– – Leberzirrhose 132
Leberzellnekrose, Hepatitis 122
Leberzirrhose 122, 127, 129
– alkoholische 123, 129
– – Child-Klassifikation 123, 130
– Aszites 129
– chronische Hepatitis C 128
– – Hepatitis D 129
– Colitis ulcerosa 107
– hepatorenales Syndrom 130
– Ikterus 129
– kompensierte 129
– Komplikationen 129
– kryptogene 129
– Morbus Crohn 109
– Ösophagusvarizen 95
– posthepatische 129
– Rezidivblutung 131
Legionellen 73

Legionellose 215
Leichtketten-Paraproteinausscheidung 243
Leiden-Interventionsstudie 184
Leiomyom 104
Leiomyosarkom 249
Leishmania brasiliensis 224
– donovanii 224
– major 224
– mexicana 224
– tropica 224
Leishmaniose 224
– kutane 224
– viszerale 224
Lepra 218 f
– lepromatöse 218 f
– tuberkuloide 218 f
Leptospirose 216
Leukämie, akute lymphatische 239 f
– – – allogene Knochenmarktransplantation 240
– – – immunologischer Subtyp 240
– – – Kombinationschemotherapieprotokolle 240
– – – Philadelphia-Chromosom 240
– – – Translokation t (9;22) 240
– – lymphoblastische 242
– – myeloische 239, 243 f
– – – Blastenzahl 239
– – – myelodysplastisches Syndrom 239
– – – Remissionsraten 239
– chronisch myeloische 243 f
– – – allogene Knochenmarktransplantation 244
– – – Blastenschub 244
– – – Interferon 244
– – – Lactatdehydrogenase 244
– – – lymphoider Blastenschub 244
– – – Philadelphia-Chromosom 244
– – – zytogenetischer Marker 244
– chronische lymphatische 240
– promyelozytäre 239
– – Translokation 239
Leukozyten 4
Leukozytopenie, Meningokokkensepsis 215
Leukozytose 4, 6
– Malaria tropica 225
Libido 166 f
Libidoverlust, Mann, Prolaktinom 161
Linksherzdekompensation 32
Linksherzhypertrophie 23
Linksherzinsuffizienz 31
Linksherzversagen 4

Links-Rechts-Shunt 37
– persisitierender Ductus arteriosus 35
Lipid Research Clinics Coronary Primary Prevention Trial 182
Lipoprotein (a) 187
Liposarkom 249
Liquor, HIV-Virus 232
Liquorfistel 160
Lisurid 161
Lithiumsalze 21
Löffler-Syndrom 82
Löfgren-Syndrom 81
Lovastatin 184
Low-density-Lipoprotein-Cholesterin 180
LRC-CPPT s. Lipid Research Clinics Coronary Primary Prevention Trial
Lues 215 f
– cerebrospinalis 215
– connata 216
– maligna 215
– Tertiärstadium 215
Lungenabszeß 210
– Bronchiektase 78
Lungenblutung, persisitierender Ductus arteriosus 35
Lungenembolie 48, 72, 79 f
Lungenemphysem 76 f, 84
– Asthma bronchiale 74
– Pneumothorax 85
– Silikose 83
Lungenerkrankung, chronisch obstruktive 72, 77
– – – sekundärer Pneumothorax 84
– chronische 4
– eosinophile 82
– interstitielle 80 f
Lungenfibrose, idiopathische 78, 81
– progrediente 83
Lungenfunktion 77
– Alter 76
– Rauchen 76
Lungenhämosiderose 82
– idiopathische 83
Lungenkaverne 218
Lungenödem 85
Lungenstauung 4 ff
Lungentuberkulose 72 ff
Lupus erythematodes 24, 83
– systemischer 147, 150, 199 ff
– – – antinukleäre Faktoren 200
– – – dDNS-Antikörper 200
– – – Sozialstatus 200
Lupuspneumonie 200
Lyme-Arthritis 204 f
Lyme-Krankheit 216
Lymphadenopathiesyndrom 232
Lymphangioleiomyomatose 82

Lymphangitis 211
Lymphdrainage, manuelle, Lymphödem 51
Lymphgefäße 50f
– Therapie 51
Lymphgefäßtransplantation 51
Lymphknotenmetastasen 84
Lymphknotenschwellung 209
Lymphmassage, apparative, Lymphödem 51
Lymphödem, deszendierendes sekundäres 50
– sekundäres 50
– – obere Extremität 50
Lymphogranuloma inguinale 217
Lymphogranulomatose 242f
– Ann-Arbor-Klassifikation 242
Lymphom, immunoblastisches 242
– lymphoblastisches 242
– malignes 239ff
– zentroblastisches 242
– zentroblastisch-zentrozytisches 241
– zentrozytisches 241
– zentrozytisch-zentroblastisches 241
Lysetherapie, lokale 38
– – PTA 43
Lysodren 167

M

MACS s. Multicenter AIDS Cohort Study
Magen 96ff
Magenkarzinom 97, 99, 103, 248
Magenstumpfkarzinom 103
Magentumor, benigner 103
Makroangiopathie, Diabetes mellitus 176ff
Makrogamet 226
Makrogametozyten 226
Makroprolaktinom 161
Malabsorption 104
Malabsorptionssyndrom 224
Malaria 225
– HIV-Expression 235
– quartana 225
– – Immunkomplex-Glomerulonephritis 225
– tertiana 225
– tropica 225
– – Anämie 225
– – Hypoglykämie 225
Malariaplasmodien 226
– schizogene Weiterentwicklung 226
Malassimilationssyndrom 105

Malignom 105
– chronische Pankreatitis 140
Mammakarzinom 21, 247f
– FAC-Protokoll 247
– inflammatorisches 248
– Lumbektomie 247
– metastasierendes 248
– Östrogenrezeptor 247
– Progesteronrezeptor 247
– Strahlentherapie 247
Mangelernährung, chronische Hypotonie 69
Mantelpneumothorax 85
Marfan-Syndrom 206
Markschwammniere 156
Maryland-Studie 44
Masern 23, 222
Masernenzephalitis 222
Mastodynie 167
Mastoiditis 210
Maturity-onset diabetes of young people s. Mody
MCTD s. Mischkollagenose
Mediastinalemphysem 84
Mediastinaltumor, Lymphogranulomatose 242
– Morbus Hodgkin 242
Mediastinitis 94f
– Milzbrand 212
Medical Research Council Working Party 77
Megakaryopoese, essentielle Thrombozythämie 245
Megakolon 105
– Chagas-Krankheit 224
– toxisches 107, 109
Megaösophagus, Chagas-Krankheit 224
– Motilitätsstörung 92
Mehretagenverschluß 40
Mehrgefäßerkrankung 2, 4
Memorial Sloan-Kettering Cancer Center New York 249
MEN Typ II 165
– Typ III 165
Ménétriersche Krankheit 104
Meningitis 160, 210, 215, 223
– abakterielle 221
– Antibiotikatherapie 209
– bakterielle 210
– basale, Syphilis 215f
– Haemophilus influenza 214
– Leptospirose 216
– Milzbrand 212
– Mumps 222
– Ruhr 213
– tuberkulöse 72, 218
– Typhus 213
Meningoenzephalitis 216, 224
– Chagas-Krankheit 224

– chronische, Syphilis 216
– Kryptokokkose 229
– Mykoplasmenpneumonie 217
– Streptokokkenendokarditis 211
– Trichinellose 229
Meningoenzephalomyelitis 223
Meningokokkeninfektion 215
Meningokokkensepsis 215
Meningoradikulitis 216
Menometrorrhagien 167
Mensesunregelmäßigkeiten, Prolaktinom 161
Mesalazin 109
Mesenterialinfarkt 110
Mesenterialthrombose, Ruhr 213
Mesenterialvenenthrombose 110
Mesotheliom, Asbestose 84
– malignes, Asbestose 84
Metabolisches Syndrom 177
Metabolismus, Diabetes mellitus 174
Methotrexat 247
– niedrigdosiertes 204
Metoclopramid 93, 96
MHFT 12
Mikroadenom 160f
Mikroalbuminurie, Diabetes mellitus 175, 177
Mikroangiopathie, Diabetes mellitus 174f
Mikrogamet 226
Mikrogametozyten 226
Mikrozephalie 223
Miliartuberkulose 72, 218
Milrinon 10
– Therapieabbruch 10
Milzbrand 212
Milzruptur, infektiöse Mononukleose 219
– Plasmodium vivax 225
Minimal-change-Glomerulonephritis 147f
Mischkollagenose 201f
Mischtumor, histologischer 245
Misoprostol 100, 102
Mitomycin 248
Mitotane 167
Mitralinsuffizienz 15f, 24, 27f, 31
– Operationsindikation 27
– Prognose 27
– rheumatische 27
– Verlauf 27
Mitralklappe, Streptokokken 210
Mitralklappenersatz, Mitralinsuffizienz 15
Mitralklappeninsuffizienz 16
Mitralklappenkonstruktion 15
Mitralklappenprolaps 27
Mitralklappenprolapssyndrom 27

Mitralstenose 24f, 27f, 205
- akutes rheumatisches Fieber 26
- - - - Operationsindikation 26
Mitralvitien 28
- kombinierte 24
Mittelmeerfieber 154
Mody 174
Monarthritis, Gonorrhoe 214
Monitor-Überwachung 4
Mononukleose 219f
- infektiöse 23
Morbus Basedow 163
- Bechterew 203
- - HLA-B27-Antigen 203
- - Invalidisierung 203
- - juveniler 203
- - seniler 203
- Ceelen 82
- Crohn 108, 110
- - Enteroarthritis 204
- - - HLA-B27-Antigen 204
- - Gallensteinbildung 109
- - Steroidtherapie 108
- Cushing 161f, 167
- - Bestrahlung 162
- - selektive transsphenoidale Resektion 162
- Forestier 206
- Hodgkin 21, 241ff
- - Ann-Arbor-Klassifikation 242
- - Chemotherapie 243
- Kahler 243
- Parkinson 70
- Reiter, HLA-B27, Ruhr 213
- Scheuermann 207
- Still 203
- - Ankylosierung 199
- - Erwachsener 199
- Takayasu 46
- Waldenström 240, 243
- Weil 216
- Whipple 105
- - Tetracyclin 105
- Wilson 124, 127
- Winiwarter-Buerger 40
Motilitätsstörung, Ösophagus 92
MRC-Studie 62
MRFIT s. Multiple Risk Factor Intervention Trial
Mukoviszidose 78f
- chronische Pankreatitis 140
Multicenter AIDS Cohort Study 233
Multiorganversagen 80
Multiple Risk Factor Intervention Trial 62, 176, 181
Multivarianzanalyse, Triglyceride 187
Mumps 23, 222
- Typ-I-Diabetes mellitus 222
Mumpsvirus 222

Münchner Herzinsuffizienzstudie 12
Muskelmasse, linksventrikuläre 28, 31
- Testosteron 166
Muttermilch, HIV-Virus 232
Myatrophie, chronische Polyarthritis 198
Mycobacterium avium intracellulare 73
- kansasii 73
- tuberculosis 73
Mycoplasma pneumoniae 217
Myelodysplastisches Syndrom 243, 245
Myelom, multiples 243
- - lymphoproliferative Erkrankung 243
- - plasmozytisch-plasmazelluläres 243
Myelomniere 153
Myeloproliferatives Syndrom 243f
Mykobakterieninfektion 217f
Mykobakteriose, atypische 72f
- - AIDS 236
Mykoplasmeninfektion 217
Mykoplasmenpneumonie 217
Myokard, linksventrikulärer, Hypertrophie 32
Myokardfibrose 21
Myokardinfarkt 1f, 9, 13
- akuter 4ff
- - Begleiterkrankungen 5
- - Intensivüberwachung 7
- - prognostische Kriterien 4f
- - Sterblichkeit 4
- - therapeutische Beeinflussung der Prognose 6f
- Diabetes mellitus 176
Myokardinsuffizienz 37
Myokarditis 9, 18ff, 205
- akute 18
- - Virushepatitis 220
- Chagas-Krankheit 224
- Diphtherie 211
- Gonorrhoe 214
- granulomatöse 19
- Influenza 222
- Leptospirose 216
- Masern 222
- rheumatische 18f
- Trichinellose 229
- Typhus 213
Myopathie 201
Myositis, Influenza 222
Myotomie 16
- anteriore, Ösophagus 92

N

N-Acetylcystein, Hepatitis 122
Nagel-Patella-Syndrom 157
Nagelveränderungen 204
NASCET-Studie 46
National Cancer Institute 20
- Diabetes Data Group 174
- Health Survey, USA 73
Natriumhaushalt, Störungen 191f
Natriummangel, primärer 191
Natriumüberschuß, primärer 192
Nebenniere 167
Nebennierenrindenadenom 64
Nebennierenrindeninsuffizienz 162, 168
Nebennierenrinden-Zelladenom 167
Nebenschilddrüse 165
Nebenschilddrüsenkarzinom 165
Needle sharing, intravenöse Drogenabhängige 232
Neisseria gonorrhoeae 214f
Neisserieninfektion 214f
Nelson-Syndrom 64, 162
Nematodeninfektion 229
Neoplasie, AIDS 236
- multiple endokrine s. MEN
Nephrektomie 63f
Nephritis, interstitielle, Leptospirose 216
- Typhus 213
Nephrolithiasis 109, 170
Nephronophthise 156
Nephropathie 170
- diabetische 152
- obstruktive 155
Nephrotisches Syndrom 146
- - Ursachen 149
Nephrotoxizität 166
Nervensystem, sympathisches 10
Nervus saphenus 48
Neuritis, Leptospirose 216
Neurolues 216
Neuropathie 96
- Diabetes mellitus 176
- Ruhr 213
Neurotoxin, thermolabiles 212
Neurotoxizität, Chemotherapie 166
Neurozystizerkose 228
New York Heart Association s. NYHA
Niacin 184
Nicotinsäure 183f
Niere, bakterielle Infektion 154
- isolierte tubuläre Defekte 157
Nierenerkrankung 144ff
- angeborene 155f
- chronisch tubulointerstitielle 154
- chronische 145
- medullär-zystische 156

– polyzystische 155 f
Nierenersatztherapie 145, 157 f
Nierenfunktion 145
Nierengefäßerkrankungen, Hypertonie 60
Niereninsuffizienz 145
– terminale 146
Nierenparenchym 165
– Urämie, Hyperparathyreoidismus 165
Nierenrindennekrose 145
Nierentransplantation 158
Nierenversagen, akutes 144
– – Legionellose 215
– chronisches 145
– toxinbedingtes, Diphtherie 212
Nierenzyste 64
Nierenzystenentfernung 64
Nifedipin 92
Nifurtimox 224
Nikotinabusus 39
– periphere chronisch arterielle Verschlußkrankheit 39
Nitrat 3, 15, 92
Nizatidin 102
Non-A-non-B-Hepatitis 121, 221
Non-Hodgkin-Lymphom 241
– Ann-Arbor-Klassifikation 241
– bulky disease 241
– hochmalignes 242
– – Chemotherapie 242
– niedrigmalignes 241
– Serumlactatdehydrogenase 241
Noradrenalin 21
Nußknackerösophagus 92
NYHA 9 f, 6

O

Oberschenkelarterien, arteriosklerotische Gefäßveränderung 40
Obstipation 104
– akute portosystemische Enzephalopathie 131
Obstruktion, intraventrikuläre 15
– Rückbildung 16
Octreotid 161
Ödem 33, 192
Ogilvie-Syndrom 104
Oligoarthritis, Zecken-Borreliose 216
Omeprazol 102
Oozyste 226 f
– Sporozoit 226
Operation, renovaskuläre Hypertonie 63
Orbitadekompressionsbehandlung 164

Orbitopathie, endokrine 163 f
– – Glucocorticoide 163
– – retroorbitale Bestrahlung 163
Orchitis, Mumps 222
Orientbeule 224
Ornithose 18, 23, 217
Orthomyxovirusinfektion 222
Orthopnoe 33
Oslo-Studie 62, 183
– diätetische Beratung 183
– Nikotinkonsum 183
Ösophagektomie 94
Ösophagitis 93
Ösophagomyotomie 93
Ösophagus 92 ff
– Motilitätsstörung 92
Ösophaguskarzinom 92, 248
– endoluminale Brachytherapie 248
Ösophagusperforation 94
Ösophagusspasmus 92
Ösophagusvarizen 95, 131
– NIEC-Index 131
– primär biliäre Zirrhose 126
Ösophagusvarizenblutung 130 f
– primär biliäre Zirrhose 126
Ösophagusverletzungen 94 f
Osteochondrose 206
– juvenile 207
Osteomyelofibrose 243
– essentielle Thrombozythämie 245
Osteoporose 166
Östrogenproduktion, Cholesterinspiegel 185
Otitis media 210
– – Pertussis 214
Ovarialdysgenesie 166
Ovulation, Makroprolaktinom 161
– Mikroprolaktinom 161

P

rt-PA, akute Beinvenenthrombose 49
t-PA s. Tissue plasminogen activator
Panarteriitis nodosa 24, 40, 151, 201 f
Panenzephalitis 222
– Slow-Virus-Infektion 222
Pankarditis, Legionellose 215
Pankolitis 109
Pankreas, Erkrankungen 137 ff
Pankreasinsuffizienz 139 f
Pankreaskarzinom 140, 248
Pankreastumor, endokrin aktiver 141 f
Pankreatitis 134
– akute 134, 137 ff
– – biliäre 134
– – ERCP 139

– biliäre 134
– chronische 139 ff
Pankreatitisrezidiv 134
Panzerherzbildung 23
Panzytopenie, Haarzellenleukämie 241
Papilla Vateri, Karzinom 249
Papillarmuskelabriß 6
Papillotomie 138
Paracetamolhepatitis, akute 122
Paracetamolmenge, Hepatitis 122
Paracetamolvergiftung, Hepatitis 121
Parainfluenza 222
Parainfluenzavirus 222
– Bronchiolitis 78
Paralyse, progressive, Syphilis 216
Paramyxovirusinfektion 222
Parasitäre Erkrankungen 224 ff
Parasympathikomimetika 93
Parathormon 165
PEEP 80
Penicillin 24, 216
Peptid, atriales natriuretisches 10
Periarthropathie 207
Perihepatitis, Urethritis 217
Perikarderguß 18
Perikarditis 22 f, 205
– bakterielle 22
– chronische 23
– idiopathische 22
– immunogene 23
– Influenza 222
– Kollagenose 23
– konstriktive 23 f
– Meningokokkensepsis 215
– bei Myxödem 23
– Stoffwechselerkrankung 23
– Streptokokkenendokarditis 211
– tuberkulöse 23
– urämische 23
Peritonealdialyse 157
– chronisch ambulante 157
Peritonitis 110
– bakterielle 130
Perphenazin 21
Pertussis 214
– Prodromalstadium 214
Petechie, Meningokokkensepsis 215
Pfortaderthrombose 131
– Varizenblutung 130
Phäochromozytom 64 f, 167
– Lokalisationsdiagnostik 64
Pharmaka, positiv inotrope 15
Pharyngitis 209
Phenothiazine 21
Philadelphia-Chromosom 240, 244
– essentielle Thrombozythämie 245
Phlegmasia coerulea 48

Phosphatdiabetes 157
Phosphodiesterasehemmstoff 10
Phrenikusparese 85
Picornavirusinfektion 221 f
Pilzendokarditis 24
Pilzerkrankungen 23, 229 f
Pilzvergiftung 122
– Quick-Wert 122
Piperazine 21
Pirenzepin 96, 101
Plaques, kalkhaltige 45
– LDL-Cholesterin 185
– rauhe 45
– ulzerierte 46
Plasmapherese 152
– akute Pankreatitis 138
Plasmaviskosität, Diabetes mellitus 177
Plasmodien 226
Plasmodium falciparum 225
– malariae 225
– ovale 225 f
– vivax 225 f
Plasmodiumarten 225 f
Plasmozytom 153, 243
– Hyperkalzämie 243
– Leichtketten-Paraproteinausscheidung 243
– β-Mikroglobulin-Spiegel 243
– monoklonaler „M"-Gradient 243
– solitäres 243
– – extraossäres 243
Plattenepithelkarzinom 245
Plazebo 6, 11 ff
Pleuraasbestose 84
Pleuraempyem 84, 210
– Bronchiektase 78
– Dekortikation 84
Pleuraerguß 85
– maligner 84
Pleuraerguß-Empyem 84
Pleuritis exsudativa 72
Plexus myentericus 104
Pneumocystis-carinii-Pneumonie 233
– AIDS 236
– – Primärprophylaxe 237
– – Sekundärprophylaxe 237
Pneumokokken 73, 210
Pneumokokkenpneumonie 210
Pneumokoniose 83 ff
Pneumonie 73 f, 84, 210
– akute Virushepatitis 220
– Alter 73
– atypische 215, 217
– – Urethritis 217
– Begleiterkrankungen 73
– chronische eosinophile 82
– Diphtherie 212
– interstitielle, Windpocken 219

– Meningokokkensepsis 215
– Milzbrand 212
– multimorbider Patient 73
– nosokomiale 73 f
– Pertussis 214
– Trichinellose 229
– Typhus 213
Pneumothorax 79, 82, 84 f
– doppelseitiger 84
– sekundärer 84
Poliovirusinfektion 221
Polyarthritis, chronische 198, 201 f, 205
– – funktionelle Beeinträchtigung 198
– – Krankheitsbeginn 198
– – Prodromalphase 198
– – prognostische Parameter 200
– – Serum-C3-Titer 198
– – Serum-C4-Titer 198
– – Vollremission 198
Polycythaemia vera 243 f
– – alkylierende Substanzen 244
– – Phlebotomie 244
– – Radiophosphor 244
– – Study Group 244
Polymyalgia rheumatica 202
Polymyositis 201
Polypen 97
– Kolonkarzinom 111
– Magen 103
Pooling-Project 60, 181
Porzellangallenblase 133
Postinfarktfieber 4
Post-Kala-Azar-Hautläsion 224
Postmenopause, Cholesterinspiegel 185
Postpoliosyndrom 222
Postprimärtuberkulose, reaktivierte 218
Poststreptokokken-Glomerulonephritis 210
Postthrombotisches Syndrom 47, 49 f
Posttransfusionshepatitis 120
Potenz 166
Pouch, ileo-analer 107
Pouchitis 107
P-Proteinantikörper, antiribosomale 201
Präeklampsie 145
Prähospitalisierungsphase 4
Prätransplantationszeit, Aszites 126
– Bilirubin 126
– Enzephalopathie 126
– Kreatininerhöhung 126
– primär biliäre Zirrhose 126
Praziquantel 228
Prazosin 11
Prednison 108, 241 f
Presbyösophagus 92

PROCAM s. Prospektive Kardiovaskuläre Münster-Studie
Profundaplastik 44
Proktitis 107
Proktokolektomie, Colitis ulcerosa 107
Proktosigmoiditis 107
Prolaktinkonzentration 161
Prolaktinom 161
Prolaktinsekretion 161
Promazin 21
PROMISE-Studie 10
Promiskuität 232
Propanolol 96
Prospektive Kardiovaskuläre Münster-Studie 182
Prostacyclin 152
Prostaglandinanaloga 102
Prostaglandin-Applikation, periphere arterielle Verschlußkrankheit 41
Prostata 166
Proteinurie 65, 146
– Diabetes mellitus 175
– – – Spätsyndrom 175
PSC s. Cholangitis, primär-sklerosierende
PSE s. Enzephalopathie, portosystemische
Pseudohypoparathyreoidismus 165
Pseudomonas 24, 79, 206
Pseudoobstruktion 104
Pseudozyste, chronische Pankreatitis 141
Psittakose 18
Psoriasisarthritis 204
PTA s. Dilatation, perkutane transluminale
Pulmonalarteriendruck 26, 28, 35 f
Pulmonalismitteldruck 79 f
Pulmonalkapillardruck 27
Pulmonalklappenfehler 33
Pulmonalstenose 33
Pumpleistung 5
Pumpversagen 4, 12
Purpura Schoenlein-Henoch 151
– thrombotische thrombozytopenische 152
Pyloroplastik, Ulkusrezidiv 103
Pyodermie, Staphylococcus aureus 211

Q

QRS-Verbreiterung 21
QT-Verlängerung 21
Quick-Wert, primär biliäre Zirrhose 125

R

Radiojod 163
Radiojodtherapie 163
Radiophosphor 244
Ramus circumflexus 2
– interventricularis anterior 2 f
Ranitidin 93, 102
Rauchen 2 f
– Asthma bronchiale 76
– diabetische Mikroangiopathie 175
Raucher, Asbestose 83
– COLD 77
Raynaud-Syndrom, Mykoplasmenpneumonie 217
– primäres 41 f
– sekundäres 42
Rechtsherzinsuffizienz 32
Rechtsherzversagen 34
– Cor pulmonale 80
– Lungenembolie 79
Rechtsschenkelblock, inkompletter 28
Recombinant tissue plasminogen activator s. rt-PA, akute Beinvenenthrombose
Reflux 93
– gastroösophagealer 93
Refluxkrankheit 93 f
Refluxösophagitis 93
Regurgitation 31
Reiter-Syndrom 204
– Chlamydia trachomatis 217
– HLA-B27 204
Reizleitungssystem, Schädigung 6
Reizmagen 96
– Motilitätsstörung 96
Relaxation, linksventrikuläre 16
Remnant-Hyperlipidämie 188
Renal-parenchymatöse Erkrankung, doppelseitige, Hypertonie 63
– – einseitige, Hypertonie 63
Renin 167
Renin-Angiotensin-System 10
Reservekapazität, pulmonal vaskuläre 79
Residualsteine 133
Respiratorisches Versagen 72
Respiratory-syncytical-Virus 78
Respiratory-syncytical-Virus-Bronchiolitis 78
Retentionspneumonie 84
Retrovirus, humanpathogenes 232
Rezidiv 19
Rezidivblutung 131
Rezidivblutungsrisiko 131
– Child-Klassifikation 131
Rezidivstruma 163
Rezidivulkus 98

Rhabdomyolyse 145
Rhabdovirusinfektion 223
Rheumafaktor 198
Rheumalunge 198
Rheumatisches Fieber 205
– – akutes 209
Rhinoviren, Bronchiolitis 78
Rhizopodeninfektion 225 ff
Riesenzellarteriitis 202
Rifampicin 218
Riley-Day-Syndrom 70
Rinderbandwurmbefall 228
Ringsideroblasten 245
Ro(SS-A-)Antikörper 201
Röteln 23, 223
Roxatidin 102
RS-Virus s. Respiratory-syncyticalVirus
Rückenschule 207
Rückflußöffnung 31
Ruheschmerz 41 f
– periphere arterielle Verschlußkrankheit 42
– Rückbildung 44
Ruhr, bakterielle 213
Ruscus 47
Rutosidtherapie 47

S

Sakroileitis 204
Salmonella cholera-suis 213
– paratyphi 213
– typhi 213
Salmonellengastroenteritis 213
Salmonellose 213
Salpingitis 214
– eitrige 214
Saluretika 172
Salycilate 24
Salzverlustsyndrom 167
Samen, HIV-Virus 232
Sameninokulation, HIV-Virus 232
San Francisco City Clinic Cohort Study 233
– – General Hospital Study 234
Saphenavenen, autologe 43
Sarkoidose 19, 80 f
– akute 81
– myokardiale 19
Sauerstofflangzeittherapie, Hypoxämie 80
Sauerstoffsättigung, niedrige 36
Sauerstofftherapie, kontinuierliche, hypoxämischer Patient 77
Sauerstoffverbrauch, myokardialer 31
Säure-Basen-Haushalt 190 ff
– Störungen 195 ff

SAVE 10, 12 ff
Schanker 215
Scharlach 210
Scharlachtoxin 209
Schilddrüsenautonomie 163
Schilddrüsenentzündung, chronische 164
Schilddrüsenerkrankungen 163 ff
Schilddrüsenhormon 164
Schilddrüsenhormonwerte 163
Schilddrüsenkarzinom, anaplastisches 165
– follikuläres 164
– medulläres 165
– papilläres 164
Schilddrüsentumor 164 f
– bösartiger 164
– gutartige Knoten 164
Schimmelpilzinfektion 229 f
Schistosoma haematobium 228
– japonicum 228
– mansoni 228
Schistosomiasis 20, 228
Schizogonie 226
Schlafapnoe 77
– obstruktive 77 f
Schlafneigung 77
Schlaganfall 45
– Arterienthrombose 46
– Hypertonie 60
– STOP-Studie 62
Schleimhautleishmaniose 224
Schocklunge (s. auch Adult-respiratory-distress-Syndrome) 80
– Mitralstenose 26
– pulmonalarterielle Hypertonie 34
Schwangerschaft, Lymphgefäße 50
Schwangerschaftsfettleber, akute 123 f
Schwangerschaftshypertonie 65
Schwarzwasserfieber 225
Schweinebandwurmbefall 228
Screening, postpartales 79
Sedativa, akute portosystemische Enzephalopathie 131
Sekundärneoplasie 243
Seminom 166
Sepsis 134, 210
– Antibiotikatherapie 209
– Bronchiektase 78
– Milzbrand 212
Septum interventriculare 34
– primum 33
– secundum 33
Serotonin 21
Serratia 24
Serum, CK-MB-Anstieg 4
– HIV-Virus 232
Serumcalcium, akute Pankreatitis 138

Serumcholesterin, Beeinflussung der Prognose 183
- Gesamttodesrate 183
- Interventionsstudien 183
- Krebsmortalität 186
- Senkung 182
- - Lebensqualität 183
Serumcholesterinspiegel 181
- diätetische Beratung 183
- Lebenserwartung 183
- niedriger 183
Serumharnsäure 171
Serumnatriumkonzentration 10
Seven-Countries-Studie 183
Sexualverhalten 166
Sexuell übertragbare Krankheiten, HIV-Expression 235
SHEP-Studie 62
Shigellose 213
Shunt-Operation 95
Shunt-Umkehr 34
- persisitierender Ductus arteriosus 35
- Ventrikelseptumdefekt 34
Shy-Drager-Syndrom 70
Silikose 83
Silikotuberkulose 72
Simultaninfektion, HBV und HDV 120
Sinus Valsalvae 37
Sinusvenenthrombose 210
- Staphylococcus aureus 211
Sinus-venosus-Defekt 33
Sjögren-Syndrom 201 f
Skelettuberkulose 218
Sklerodermie 17, 83, 151
- Diffusionskapazität 83
Sklerose, progressive systemische 201
- - - anti-Scl-70 antizentromere Antikörper 201
Sklerosierung 48
Sklerosierungstherapie, Ösophagusvarizen 95
- Rezidivblutung 95
SLE s. Lupus erythematodes, systemischer
SOLVD-P-Studie 10 f
SOLVD-T-Studie 10 f
Somatomedin-C-Sekretion 160
Somatostatin 142
Somatostatinanaloga 161
SPA s. Spondylitis ankylosans
Spannungspneumothorax 84
Spätsyphilis 216
Speichel, HIV-Virus 232
Spirochäteninfektion 215 f
Spironolacton 64, 167

Splenomegalie 199
- chronisch myeloische Leukämie 244
- Ornithose 217
Spondylarthropathie, seronegative 203
Spondylarthrose 206
Spondylitis ankylosans 203 f, 218
- Skelettuberkulose 218
Spondyloarthritis ankylopoetica 24
Spondylose 206
Spondylosis deformans 207
- hyperostotica 206
Spontanlyserate 38
Spontanpneumothorax 84
- primärer 85
Sporogonie 227
Sporozoeninfektion 225
Sporozoit 226
Sproßpilze 229
Sprue 105
- Steroide 105
- tropische 105
- - Tetracyclin 105
Staphylococcus aureus 24, 79, 205, 210 f
- epidermidis 210 f
Staphylokokkeninfektion 211
- Endokarditis 24, 211
- Meningitis 211
- Pneumonie 211
Status, sozioökonomischer 24
Stenose, arteriosklerotische 63
- femoropopliteale 43
- iliakale 43
- narbige 94
- peptische 94
Stents 43
Steroide, akute lymphatische Leukämie 240
- - Pankreatitis 138
- Bronchiolitis 78
- progressive systemische Sklerose 201
- rheumatisches Fieber 205
- Stenose 95
Steroidtherapie, allergische Angiitis 83
- Granulomatose 83
- idiopathische Lungenfibrose 82
Stevens-Johnson-Syndrom 217
Still-Syndrom 203
Stockholm-Ischaemic-Heart-Disease-Secondary-Prevention-Studie 183
Stoffwechselsyndrom 172
STOP-Hypertension-Studie 62
Streptococcus bovis 210
- pneumoniae 210

- pyogenes 209
- viridans 24, 210
Streptokinase 7, 39
- arterielle Verschlußkrankheit 42 f
- intravenöse Gabe, Beinvenenthrombose 49
- systemische ultrahohe Therapie 39
Streptokinasebehandlung 6 f
Streptokinaselysetherapie, ultrahohe, Beinvenenthrombose 49
Streptokokken 205, 210
- β-hämolysierende 18, 209
Streptokokkeninfektion 24, 209 f
- Endokarditis 210 f
- rheumatisches Fieber 205
Streptozotocin 142
Streßulkusprophylaxe 101
- akute Pankreatitis 138
Strikturoplastik, Morbus Crohn 109
Stripping, Vena saphena 48
Struma 163
- diffusa, euthyreotes 163
- szintigraphisch kalter Bezirk 163
ST-Strecken-Senkung 2, 6
ST-Strecken-Veränderung 6
Subclavian-steal-Effekt 45
Subklaviaverschluß 47
Subluxation, zervikale 198
Sucralfat 93, 100
Sulfamethoxazol 202
Sulfasalazin 107 f, 204
Superinfektion, Hepatitis 121
Susceptible smokers 76
Sympathektomie, lumbale 44
Syndrom der immotilen Zilien 78
Syndrom X 177
Synkope 10, 31
Syphilis s. Lues
Syphilom 215
Systematrophie, multiple s. Shy-Drager-Syndrom
Systemerkrankung 18
- hämatologische 239 ff
Systemmykose, AIDS 236

T

Tabes dorsalis 216
T-Abflachung 21
Tachykardie, paroxysmale supraventrikuläre 15
- ventrikuläre 87
- ventrikuläre, Hypotonie 69
Taenia saginata 228
- solium 228
Takayasu-Arteriitis 40
Takayasu-Syndrom 202
Tamponaden 21

Tecumseh-Studie 170f
Tendomyopathie 207
Tendosynovialsarkom 249
Tendosynovitis, Skelettuberkulose 218
Teratom 166
Teresplastik 94
Terlipressin 96
Testosteron 166
Tetanus 212
Tetrachlorkohlenstoff, Hepatitis 121
Tetracyclin, Morbus Whipple 105
– tropische Sprue 105
Theophyllinpräparate 76
Therapie, antiarrhythmische 16
– chirurgische, primäre Kardiomyopathie 15
– thrombolytische 6f
Thiazidsaluretika 172
Thoracic-outlet-Syndrom 47
Thorakotomie, Pleuraerguß-Empyem 84
Thoraxwanderkrankung 85
Thrombangiitis obliterans 40
Thrombektomie 38, 50
– venöse 50
Thrombendarteriektomie 46
Thrombolyse 4, 6f
– intraarterielle lokale 42
– kontinuierliche sytemische, arterielle Verschlußkrankheit 42
Thrombolysetherapie 50
Thrombophlebitis, oberflächliche Venen 48
Thrombose 39
– mittelschwere klinische Symptome 48
Thromboserisiko 48
Thrombosesyndrom 48ff
– prophylaktische Heparintherapie 48
– Therapie 48f
Thrombozytenaggregation, Diabetes mellitus 177
Thrombozytenaggregationshemmer 42, 45
Thrombozythämie, essentielle 243, 245
– – Blastenschub 245
– – chronisch myeloische Leukämie 245
– – Osteomyelofibrose 245
– – Philadelphia-Chromosom 245
Thrombozytopenie, chronische lymphatische Leukämie 240
– Diphtherie 212
– Meningokokkensepsis 215
Thrombus, intrakardialer 17
Thyreoiditis, akute 164
– – bakterielle eitrige 164

– chronische 164
– subakute 164
TIA-Häufigkeit 46
T-Inversion 19, 21
Tissue plasminogen activator 7, 41f
T-Lymphozyten, HIV-infizierte 235
Togavirusinfektion 223
Toleranzzeit, ischämische 38
Tollwut 223
– Bißverletzung 223
Tonsillitis 209
Tophi 170
– gelenknahe 171
Toxic shock syndrome 211
Toxine 121f
Toxoplasma gondii 225, 227
Toxoplasmose 225
Toxoplasmose-Enzephalitis, AIDS 236
Tracheostoma 78
– Kyphoskoliose 85
Trachom 217
Tränen, HIV-Virus 232
Trematodeninfektion 228f
Treponema pallidum 215
TRH-Test, negativer 163
Trichinella spiralis 229
Trichinellose 229
Trichlorpromazin 21
Trichterbrust 85
Triglyceride 180
– kardiovaskuläres Risiko 187
– metabolisches Syndrom 187
– Therapieentscheidung 187
Trikuspidalfehler 32
Trikuspidalinsuffizienz 17, 32f
Trikuspidalklappe 32
Trilostan 64
Trommelfellruptur 210
Trommelschlegelfinger 79
Trypanosoma brucei 224
– – gambiense 224
– – rhodensiense 224
– – cruzi 92, 224
Trypanosomiasis 224
Tuberkulom, Gehirn 218
Tuberkulose 24, 72f, 217f
Tuberkulosetherapieschemata 73
Tumor, benigner 84, 111
– – Magen 103f
– bösartiger, Serumcholesterin 186
– extrathyreoidaler 165
– hormonrezeptorpositiver 248
– intrathyreoidaler 165
– mesenchymaler 249
– nicht epithelialer bösartiger 245f
– nichtseminomatöser 166
– semimaligner 84
Tumorprogression 84

Type II Coronary Intervention Studie 184
Typhus 213
– abdominalis 213

U

Überdruckbeatmung, kontinuierliche nasale 78
– Kyphoskoliose 85
Überwachungsstation 4
Ulcus duodeni 97f
– molle, Haemophilus ducreyi 214
– ventriculi 97f
– – blutender, Billroth I 103
– – – Billroth II 103
– – – – Dumping-Syndrom 103
Ulkus, Blutungen 102f
 Streßulkusprophylaxe 101
– Thrombektomie 50
– venöses 47
Ulkuskrankheit 98
– Perforationsgefahr 99
– Rezidivprophylaxe 102
– Stenose 99
Ullrich-Turner-Syndrom 166
United States Veterans Study 77
Unterarmarterien, Urolyse 43
Unterarmarterienverschluß 40
Unterschenkelarterienverschluß, isolierter 44
Unterschenkelvenenthrombose, isolierte tiefe 48
Urämie 23, 150
Uratablagerungen 171
Uratnephropathie 170f
Urethritis, Chlamydia trachomatis 217
Urin, HIV-Virus 232
Urogenitaltuberkulose 218
Urokinase 39
– intravenöse Gabe, Beinvenenthrombose 49
Urolithiasis 171
US Public Health Service Hospitals, kooperative Studie 61
Usual interstitial pneumonia 81
Uveitis 203
Uvulopalatopharyngoplastik 78

V

Vaginalsekret, HIV-Virus 232
Vagotomie, selektive proximale, Ulkus 103
Vancomycin 212
Varikosesyndrom 47f
– Therapie 47

Varikosis, primäre 47
- sekundäre 47
Varizellen-Zoster 219
Varizenblutung, erste 130
- - Child-Klassifikation 130
Vaskulitis 82, 150 ff, 198
- akute Virushepatitis 220
- chronische Polyarthritis 198
- nekrotisierende 202
Vasoaktive Medikamente, arterielle Verschlußkrankheit 41
- Substanz 1
Vasodilatatoren 20
Vasopressin 96
Vena saphena parva 48
- - Stripping 48
Venen, oberflächliche, Thrombophlebitis 48
Venenbypass, femoropoplitealer 44
Venenhärese 48
Veneninsuffizienz, subfasziale 47
Ventrikeldruck, systolischer 28
Ventrikelfunktionsstörung 12
- Messung 20
- systolische 13, 17
Ventrikelmuskulatur, Hypertrophie 15
Ventrikelseptumdefekt 6, 16, 34 f
- Herzinsuffizienz 34
Ventrikelthrombus 17
Verapamil 16
Verätzung, Ösophagus 94
Verkürzungsfraktion 17
Verner-Morrison-Syndrom 142
Verschluß, femoropoplitealer 43
Verschlußkrankheit, akute arterielle 38 ff
- - - Prognose 38
- - - Therapie 38 f
- asymptomatische periphere arterielle 40
- extrakranielle 45 f
- - klinisch asymptomatischer Patient 45
- - symptomatischer Patient 45
- periphere chronische arterielle 39
- - - - femoropoplitealer Abschnitt 40
- - - - Spontanverlauf 39
- Therapie 45 f
Veterans Administration Heart Failure Trials s. VHeFT
Veterans-Administration-Studie 62
VHeFT 1 10 f
VHeFT 2 10 f
Vibrio cholerae 214
Vinblastin 166
Vincaalkaloide, akute lymphatische Leukämie 240
Vincristin 241 f

Vipom 142
Virale Erkrankungen 219 ff
Virus, inokulierter, Pathogenität 235
- - Qualität 235
Virushepatitis 220 ff
- akute 119, 220
Virusinfekt 18, 22
- Alkoholiker 19 f
Virusmyokarditis 18
Virusperikarditis 22
Virusschädigung, Ethambutol 73
Visuseinschränkung 163
Visusverlust 163
Vitalkapazität, idiopathische Lungenfibrose 81
Vitaminmangel 19
Vitien 9
Vogelhalterlunge 81
Volumen, linksventrikuläres enddiastolisches 27
Vorderwandinfarkt 4
Vorhof, linker, Herzvergrößerung 26
Vorhofarrhythmie, pulmonalarterielle Hypertonie 34
Vorhofflimmern 15, 24, 26
- Mitralinsuffizienz 27
Vorhofmyxom 24
Vorhofseptumdefekt 33 f
- Arrhythmie 33
- pulmonale Hypertonie 33
- - Infekte 33

W

Wachstumshormone 162
Wachstumshormonkonzentration 160
Wachstumshormonmangel, isolierter 162
Wachstumshormonsekretion 160 f
Wachstumshormonspiegel 160
Wallersche Degeneration 92
Wandauflagerung, thrombotische 45
Wasserhaushalt, Störungen 190 ff
Wassermangelzustand, primärer 190
Wasserüberschuß, primärer 190 f
Waterhouse-Fridrichsen-Syndrom 215
Wegenersche Granulomatose 83, 152, 202
Weichteilrheumatismus 207
Weichteilsarkom 249
- Metastasektomie 249
Weichteiltophi 171
Whitehall-Studie 176
WHO, Diabetes mellitus 174
WHO-Studie, unbehandelte essentielle Hypertonie 61

Widerstand, peripherer, Aorteninsuffizienz 31
- pulmonalvaskulärer 34
Windpocken 219
Wirbelsäulensyndrome 206 ff
- kompressionsbedingte 207
- spondylogene 206
- vertebrale 206
Wismut, kolloidales 101

Y

Ytrium 90 160

Z

Zecken-Borreliose 216
Zelle, CD4-Rezeptor-tragende 235
Zervixkarzinom 219
Zervizitis, Chlamydia trachomatis 217
Zestodeninfektion 228
Zidovudin 236
Zigarettenrauchen, Hypertonie 60
- inhalatives 76
Zirkulation, extrakorporale 79
Zirrhose, chronisch aktive Hepatitis 221
- HBV-induzierte 128
- juvenile „kryptogene" 127
- primär biliäre 124 ff
- - - Anti-M9 positiv 125
- - - Bilirubin 124
- - - Bilirubinanstieg 124
- - - Child-Klassifizierung 125
- - - Child-Stadium 125
- - - Serumbilirubinkonzentration 125
Zirrhosekomplikationen 123
Zöliakie 105
Zwerchfellähmung 85
- doppelseitige 85
- - akutes respiratorisches Versagen 85
- - respiratorische Azidose 85
Zwerchfellerkrankung 85
Zwergbandwurmbefall 228
Zyanose 33
Zygote 227
Zyklus, Makroprolaktinom 161
- Mikroprolaktinom 161
Zyklusunregelmäßigkeit, adrenogenitales Syndrom 167
Zystinurie 157
Zystozoit 227
Zytomegalievirus, Hepatitis 121
Zytomegalievirusinfektion 220
Zytopathologische Effekte, Induktion 235
Zytostatika 20